歯科衛生士のための

歯科用語小辞典 臨床編

改訂第2版

編 集

栢　豪洋
(元福岡医療短期大学学長)

内村　登
(元神奈川歯科大学教授)

近藤　武
(松本歯科大学名誉教授)

坂下英明
(明海大学名誉教授)

田中貴信
(愛知学院大学名誉教授)

北條博一
(元大阪歯科大学客員教授)

クインテッセンス出版株式会社

執筆者

青嶋　攻　　　　嶋　雄生　　　　黒田　英一　　　　田塚和廣　　　　藤古哲之文　　　
新井　高　　　　井　英洋　　　　黒子　晃和　　　　康末　正規也　　　古沢清良　一基
有末　眞　　　　川田　田志　　　小林　松正典　　　本田　義徳　　　　北條博和　屯豊
五十嵐清治　　　英洋　一　　　　小松　悠通　　　　村岡　俊彦　　　　星合　美三郎
伊藤振本　　　　小鷲田武　　　　小権　近悦明　　　田中野雅徳　　　　増田　曙三士昭
井上農夫男　　　悦　通　　　　　藤　英一　　　　　永中村洋徳　　　　増田　誠
今井久夫　　　　近藤　武明　　　坂下　栄己　　　　中村　好亮　　　　松田　秀
今滝良文　　　　坂　英一　　　　阪本　育登　　　　中西　康　　　　　松丸　三一
伊與木和郎　　　下本　栄育　　　塩田　貴弘　　　　丹羽　金一郎　　　松村柳　浩
上田五男　　　　阪塩　育登　　　篠崎　淳彦　　　　野村慶雄樹　　　　真田　秀茂
内村　登　　　　篠島崎水建章明久修士造夫一朗　　　見長谷川川信巳弘宏　　　三三宮崎秀忠夫蔵
太田紀雄　　　　嶋清　建進英教太和　　　蓮服部田　信　　　　　宮澤沢下田村村矢安山山若
大畑昇莫　　　　進新菅杉清宗高高　　　　花林　康賀　　　　　
岡本悦男　　　　原　教太和　　　高木みどり　　　　原原東　富美惠久博　　　
笠原　香　　　　杉本　洋　　　　高津寿夫　　　　久平　敏彦　　　
梶山　稔憲　　　清宗　　　　　　高竹原直　　　　　平　　沼辰邦　　　
加藤　正憲　　　高木みどり　　　竹村貴信　　　　　福沢　島和　　　
金澤　毅章　　　高津寿夫道造　　田中村尚治　　　　藤田　邦昭　　　
金子憲政秀　　　竹原直金信　　　田中　　　　　　東久井沼　美昭　　　
鎌田豪昌正洋宜　竹村　貴　　　　　　　　　　　　　　　　　　　　　
栢川越　正　　　　　　　　　　　　　　　　　　　　　　　　　　　　
河村　正昭司　　　　　　　　　　　　　　　　　　　　　　　　　　　
菊地　賢孝　　　　　　　　　　　　　　　　　　　　　　　　　　　　
岸　　正孝　　　　　　　　　　　　　　　　　　　　　　　　　　　　
熊坂純雄　　　　　　　　　　　　　　　　　　　　　　　　　　　　　

（五十音順）

序

　歯科に限らず医学の世界では，専門用語が多数存在している．昔から変わらず使われてきている用語もあれば，ここ数年で用いられるようになった新しい用語もある．さらに，これからも数多くの専門用語が生まれてくるであろう．

　医学に携わる者にとって，用語の理解と記憶は必要不可欠であるが，それは誰にとっても大変な作業である．そこで歯科衛生士を目指す学生，または現役の歯科衛生士として最低限必要と思われる歯科の臨床専門用語を抜粋し，まとめたのが本書である．わからない専門用語に出会ったら，とにかくその場で調べる習慣をつけることが，用語の理解と記憶を深める最良の方法ではないだろうか．そこで本書「歯科用語小辞典」は，常に携帯しやすいポケットサイズとしている．

　講義，基礎実習，臨床実習，日々の臨床において，常にそばには本書があり，読者が一つでも多くの専門用語を理解していただければ，私達にとって望外の喜びである．

2002年1月

編　者

凡　例

用語について
1. 歯科衛生士関係の臨床科目の用語を収録した．
2. 選択にあたっては，小社発行の「歯科衛生士教育マニュアル」ほかを参考とした．
3. 本書の性質上，おもに用語のもつ内容（用途，特徴など含めて）について解説を加え，原則として診断，治療等には亘っていない．
4. 用語はすべて現代かなづかいの表記に従い，五十音順に配列した（例外として「う（齲）蝕症1度，2度…」など数字やアルファベットの順に配列したものがある）．濁音，半濁音，促音，拗音も普通音として配列した．
5. 外国語は片かなで表記し，長音の場合は，のばす音が繰り返される音を読み，配列した（例：スケーリングはスケエリング，バーはバアと読む）．
6. OHI，MTM などの外国語（略語）は，五十音読みにして，そのまま配列した．
7. 用語が漢字の場合についてのみ，（　）内にふりがなを付した．
8. 用語名の欧文付記は，一部（人名に関する用語，略語など）を除き，原則として除いた．

解説文について
　用字用語は現代かなづかい，当用漢字を原則としたが，専門用語などについては，一部当用漢字以外も用いた．

同義語および見よ項目について
　同義語は🔾印で，見よ項目は➡印で示した．

科目名について
　科目名は，もっともその科目について関係のある用語に以下のような略語を入れた．解説についてさらに深く習得したい読者は，当該教本を参考にされたい（実習科目や基礎科目等に属すると思われる用語については示されていない）．

　　保存修復学　【修】　　　　口腔外科学　【外】
　　歯内治療学　【内】　　　　小児歯科学　【小】
　　歯周治療学　【周】　　　　歯科矯正学　【矯】
　　歯科補綴学　【補】　　　　口腔衛生学　【衛】

ア

アーカンサスストーン 天然石砥石で硬く,表面のきめも細かいため仕上げ用に用いられる.色は,白,灰色などである.スケーラー等金属器具を研磨する際には,潤滑油として,良質の鉱物油(ミネラルオイル)を使用する.

アーチバー ➡線副子

アーチフォーマー 【矯】角形矯正線を,前歯部の歯列形状に屈曲するために用いられる円筒状の器具.円筒の表面に線の大きさやトルクに応じた一定幅の溝が作られていて,適宜選択して使用される.

アーチレングスディスクレパンシー 同ディスクレパンシー 顎骨の大きさ(歯槽基底の長さ)と歯の大きさ(歯冠の近遠心幅径の総和)の相対的不調和のこと.顎骨の大きさに対して歯が小さい場合は空隙歯列弓に,また,歯が大きい場合は叢生になる.

アーチワイヤー 歯に矯正力を与えるための弾性に富んだ金属線材料で,エッジイズワイヤー(角形線),ラウンドワイヤー(円線)などがある.これをアーチ状にしてブラケットスロットに装着する.

アーティキュラーレ Articulare(Ar) 側方頭部X線規格写真の計測点で,下顎骨関節突起後縁と脳頭蓋底像との交点.左右側の像がずれるのでその中点をとる.

アーライン 【補】Ah-Line 軟口蓋と硬口蓋の境界線.Ahと発音させた際にみられる境界線であり,上顎全部床義歯の義歯床後縁を設定する際の基準となる.

RID指数 (――しすう) ある期間(多くの場合1年間)に,新たに発生したう蝕歯面数から,増加量(Relative Increment of Decay Index)を表す指数である.増加したう蝕歯面数という蝕が発生する可能性のあった歯面数の比を100倍として求められる.う蝕発生(罹患)率を表す指数であるが最近はほとんど用いられていない.

Rh抗原 (――こうげん) アカゲザルの血球に対する免疫血清によってヒトの血液凝集の差を見いだす因子をいう.

Rh式血液型 (――しきけつえきがた) 血液型の一種でRh因子により(+),(-)に分類される.白人ではRh(+)のもの約80%,Rh(-)のもの約15%であるが,民族的差異が大きく,日本人ではRh(+)が98~99.5%である.

RAテスト 同リウマチ因子反応 変性ヒトIgG吸着ポリエチレンラテックス粒子の凝集反応により,リウマチ因子(RF)を検出する方法で,スクリーニング試験として多く使用されている.このテストは鋭敏で,慢性関節リウマチで陽性率が高いが,ほかの膠原病でも検出されることがある.

RDテスト® う蝕活動性テストの一種で,唾液を検体として指示薬(レザズリン)により,唾液の酸産生能を測定しう蝕の活動性を調べる.

ISO規格 (――きかく) 国際規格の1つで,International Organization for Standardization(国際標準化機構)によって設定された規格である.歯科用医療器材についてはISO-TC 106部会において検討されている.

ICU Intensive Care Unit 同集中治療室(部) 全身的な管理を必要とする患者を収容し,呼吸,循環,代謝などすべての面から総合的な管理を行う所.

アイソトン2液 (――えき) 各種血液検査時の血液の希釈に用いられる溶液で,正常の血漿と同じ浸透圧(等張液)を有する.浸透圧の異なる溶液を用いた場合には,溶血が起こる.

Iバークラスプ 【補】部分床義歯の維持装置(クラスプ)の一種であり,鉤腕が支台歯の歯頸部方向からアンダーカットに入るバータイプのクラスプ.鉤腕の歯冠に接する部分が"I"型をしているのでIバーといい,遊離端義歯に用いることが多い.

アイビー法 (――ほう) Ivy method 出血時間測定の一方法.上腕につけた血圧計で40 mmHgの血圧を維持し,同側の前腕に2 mmの長さと深さの切創を作り,出てくる血液を30秒ごとに濾紙で吸いとる.血液が付着しなくなるまでの時間を求める.正常値:2~6分.

アイヒナーの分類 (――のぶんるい)【補】咬合支持域を考慮した欠損様式の分類方法.アイヒナー(Eichner)は小臼歯と大臼歯で保持されている対合関係を咬合支

持域とし，クラスAは，4箇所すべての咬合支持域で対合歯冠の接触がみられる，クラスBは4箇所の咬合支持域のいずれかが欠損しているもの，クラスCは対合歯間の接触がないの3種に分類した．

アイボリー型セパレーター （――がた――） 同歯間分離器【修】くさび型の歯間分離器で，即時歯間分離法に用いる．嘴部を歯間にネジを締め付けることによって割り込ませ歯間分離を行う．歯肉部にくい込んで傷つけるので，弓部をモデリングなどで固定して使う必要がある．

アイボリー型マトリックス （――がた――）【修】隔壁法に用いる．No.1は，S, M, Lのステンレス製バンドに穴があけてあって，その部にマトリックスリテーナーを引っかけて，既製隔壁とする．No.9は，トッフルマイヤー式に似る．

アウグスバーガー法 （――ほう） Augsberger formula 小児の薬用量を算定する計算式の1つで，年齢×4＋20/100×成人量＝小児薬用量で求める（Ⅱ式）．体重による算定法もある（Ⅰ式）．

アウス ⇒搔爬

亜鉛華グリセリン泥 （あえんか――でい） ➡酸化亜鉛グリセリン泥

亜鉛華ユージノール （あえんか――） ➡酸化亜鉛ユージノール

亜鉛華ユージノールセメント （あえんか――） ➡酸化亜鉛ユージノールセメント

悪習癖 （あくしゅうへき）➡不良習癖

悪性腫瘍 （あくせいしゅよう）【外】腫瘍とは自律性をもつ組織の増殖で，主として浸潤性に発育するものを悪性腫瘍という．一般に発育速度は速く，境界は不明瞭であり，周囲との癒着が多い，転移や再発が少なくない．進展に関してTNM分類が用いられる．

悪性貧血 （あくせいひんけつ） 大球性貧血に属する貧血．ビタミンB_{12}の吸収に必要な因子が欠如したために起こるビタミンB_{12}欠乏症である．口腔内症状としては，舌炎が特徴的である．

悪性リンパ腫 （あくせい――しゅ）【外】リンパ細網組織に原発する腫瘍の総称．ホジキン病と非ホジキンリンパ腫に大別．後者が大多数を占める．顎口腔領域では，頸部・顎下リンパ節が好発部位．ときに節外性に口腔に原発する．口蓋扁桃，舌根，歯肉，頰粘膜などに存在するリンパ組織から発生する．

悪性リンパ内芽腫 （あくせい――にくげしゅ） 同ホジキン病 リンパ組織を侵す原因不明の疾患で，系統的にリンパ節へ転移する．多くは20～30歳で発病し，男性のほうが女性の2倍の頻度を示す．

アクセサリーポイント ガッタパーチャによる根管充塡時に，マスターポイントを挿入した後の空隙を埋めるための補足ポイント．長さ，太さの異なる数種類のものがあり，スプレッダーを用いて側方に圧接しながら根管を充す．

アクチノバチルス・アクチノミセテムコミタンス *Actinobacillus actinomycetemcomitans*【周】グラム陰性の嫌気性小桿菌で，限局型若年性歯周炎の病巣から比較的高率に検出され，健康な歯肉縁下プラークからの検出率は低いため，限局型若年性歯周炎の原因菌の1つと考えられている．ロイコトキシンとよばれる白血球毒を産生して白血球やマクロファージを破壊する機能をもつ．口腔疾患以外で，細菌性心内膜炎の原因菌ともなる．

アクチノマイセス・ビスコーサス *Actinomyces viscosus*【周】グラム陽性の多形性桿菌．口腔放線菌（*A. israelii, A. viscosus, A. naeslundii* および *A. odontolyticus*）は放線菌症の原因菌として古くから知られていたが，現在では常在細菌叢の有力な構成員と考えられる．ただし，条件さえ整えば *A. viscosus* や *A. naeslundii* は，歯肉炎，歯根う蝕，難治性の根尖性歯周炎の原因菌となり，病原性を発揮する．

アクチバトール 同機能的（顎）矯正装置，FKO【矯】構成咬合によって咀嚼筋の機能力を，矯正力として利用した生物学的装置．その形態は上下顎にわたって一塊となった誘導線（1.0 mm）とレジン床からなる可撤式装置．成長期の上顎前突（下顎遠心咬合）や，機能的反対咬合などに適応される．

アグリーダックリングステージ 同みにくいあひるの子の時代 切歯交換期の特異な状態を表現したもので，乳切歯に代わり，大きな永久切歯が萌出し，捻転や歯間離開などあたかも萌出異常のような外観を呈する様をいう．

アクリノール液（――えき）　⦿リバノール液　アクリジン核をもつ黄色色素の局所用消毒液で，0.05〜0.2％液が用いられる．

アクリリックレジン　⦿アクリル酸樹脂　メタクリル酸誘導体を重合して得られる樹脂であり，人工歯や義歯床の作製に用いられる．比較的簡単な操作で修復物を作ることができ，化学的にも安定で色調の再現も容易であるが，吸水性があり耐摩耗性に劣る．

アクロメガリー　⦿巨端症，末端肥大症，末端巨大症　青春期以後下垂体腫瘍などで成長ホルモンの再分泌による疾患．骨，軟組織が過剰発育し，とくに四肢の末端，下顎骨などの過成長を示す．

亜酸化窒素（あさんかちっそ）　→笑気

アジソン(氏)病（――(し)びょう）　Addison's disease　進行性無力症と動脈性低血圧をともなう副腎皮質ホルモンの欠乏による副腎性症候群をいう．腰痛と胃障害，皮膚の黒色化，粘膜の色素沈着などを特徴とする．

亜硝酸ナトリウム（あしょうさん――）　歯科領域では，防錆剤として用いる．一般に消毒剤は防錆効果を有するものが少ないので，0.5〜1％亜硝酸ナトリウムを添加して使用する．亜硝酸ナトリウムは高圧蒸気滅菌器内でも使用できる．

ASPAセメント　グラスアイオノマーセメントのことで，ASPAは，粉末のアルミノシリケートガラスと液のポリアクリル酸の英字頭文字をとったもの．歯冠修復材，裏層材，合着材，小窩裂溝封鎖材の各製品が市販されている．

アスピリン　【外】　アスピリン（アセチルサリチル酸）は代表的な解熱鎮痛剤の1つ．抗凝血効果もあり，脳血管疾患や心疾患の治療にも使用される．胃腸障害，過敏症，造血臓器障害などの副作用があり，アスピリン喘息患者には禁忌．

アスピレーター　→排唾管

アスベストリボン　アスベスト（石綿）をリボン状にしたもので，鋳造リングの内面に巻きつけ，埋没材が膨張するときの緩衝地帯を作る．歯科精密鋳造時に金属の鋳造収縮を補償するために用いられる．

アズレン製剤（――せいざい）　アズレンスルフォン酸ナトリウムを主配合した薬剤．胃粘膜保護剤であり胃潰瘍，胃炎に用いられるが，含嗽剤（ハチアズレ®）として口腔内の炎症（口内炎，歯肉炎，舌炎，咽頭炎，扁桃炎）にも有効である．副作用は，下痢，便秘，腹痛，悪心，胃部不快感など．

アセトン臭の尿（――しゅう――にょう）　⦿アセトン尿　糖尿病，飢餓などの場合にアセトン特有の臭いを放つ尿である．肝臓においてアセトン体の生成が増し，筋肉がこれを消費しきれないと血液中のケトン体が増し，ついで尿中に多量に排泄されることによる．

アセトン体（――たい）　→ケトアシドーシス

アソートメントシステム　【小】　器材の収納整理システムの1つで，使用器材を品目別に分類収納しておき，必要に応じて該当する器材を取り出して使用する．

アタッチメント　【補】　義歯の支台装置の一種であり，メール（雄），フィメール（雌）の2つの部分からなり，それぞれが歯冠修復物または義歯に接合され，残存歯と義歯を可撤性に連結固定するものである．

アタッチメントレベル　【周】　アタッチメントレベル（付着の位置）とは，位置が動かない歯もしくは歯根に設けた基準点からポケット底（上皮付着部）までの距離の変化をいう．歯周治療後に距離が浅くなっている場合をアタッチメントゲイン（付着の獲得）といい，逆に距離が深くなっている場合をアタッチメントロス（付着の喪失）とよぶ．アタッチメントレベルを測定，比較する際には，前回と同じ基準点を使用する必要があるため，おもにセメント-エナメル境（CEJ）が用いられる．

アダムス・ストークス症候群（――しょうこうぐん）　Adams-Stokes syndrome　心臓の刺激伝導系の障害にともなう疾患であり，意識障害，失神などを起こす．また，脈拍の減少，不整，チェーン・ストークス呼吸を特徴とする症候群である．

圧下（あっか）　【矯】　挺出の逆で，歯軸方向に圧入させる移動で容易ではない．したがって歯槽底が強い圧迫帯となり，歯の根尖部の吸収を生じたりすることがある．

圧診（あっしん） ある疾患を診断治療する目的で圧を加え痛覚を調べる診断法を圧診という．腹部の疾患などでは患部を圧迫し，とくに疼痛を感じる圧痛点を検査して診断に役立てる．

圧痛点（あっつうてん） ➡バレーの圧痛点

圧迫止血法（あっぱくしけつほう） もっとも基本的な止血法の1つである．手指または滅菌ガーゼかあてがうを用いて，出血部位を圧迫することにより止血させる方法である．

圧迫側（あっぱくそく）【矯】 歯に矯正力を作用させると，歯は作用方向へ移動する．この場合圧迫された歯根膜側の反応として，破骨細胞による骨吸収が起こる．

アップライト【補】 クラスプの体部と大連結子を連結する小連結子のことで鉤脚，トラスアーム，支柱，尾部，脚部などともよばれている．

アテトーゼ（脳性麻痺）（──〈のうせいまひ〉） 同不随意運動型 脳性麻痺の1つの病型で不随意的な反射運動を特徴とし，歯科治療時に全身麻酔の適応となることが多い．上肢に多くみられ，精神的に緊張したときに種々の運動障害を伴う．

アデノイド肥大（──ひだい） 咽頭扁桃が肥大して気道が狭窄され鼻閉となり，口呼吸を行う．このため上顎前歯前突，上顎の狭窄や下顎が後退して，特徴のある顔貌（アデノイド顔貌）を起こす．

アドヘーシブレジン ➡ボンディング剤

アドレナリン ➡エピネフリン

アドレノクロム製剤（──せいざい） 同アドナ，アドレゾン アドレナリンが酸化されて生ずる赤色の色素で，毛細血管の異常に起因する漏出性出血に対して，全身的止血剤として用いられている．

アトロピン 副交感神経遮断薬で，迷走神経の緊張を減少させ心拍数を増加させる．救急処置時の徐脈が認められる際に用いられ，救急薬品として常備される薬剤の1つである．全身麻酔時の前投薬としても投与される．

アナナーゼ® パイナップルから抽出したタンパク分解酵素（ブロメライン）を主剤とした消炎酵素剤の商品名（山之内製薬）である．手術後の炎症，副鼻腔炎，呼吸器系疾患での痰のきれの悪いときなどに用いられる．副作用は発疹，胃腸障害などである．

アナフィラキシーショック 即時型免疫反応の1つで，気道閉塞様努力性呼吸をともなう呼吸困難，循環虚脱などきわめて重篤な症状を呈する．ショックの進行は急激で，発生直後の抗ショック療法が予後を決定する．予防には問診がもっとも重要である．

アナムネーゼ ➡既往歴

アニリン 芳香と刺激性の味をもつ無色または褐色がかった油性の液体で，多くの合成染料の母体となる有機化合物である．口腔内に症状を現す職業性疾病の原因物質で，口唇チアノーゼや歯肉に青紫の色素沈着をみる．

アパタイト 歯や骨の無機成分の基本構造をなすもので，ハイドロキシアパタイト，フロールアパタイト，カルボネートアパタイト，クロールアパタイトなどがあり，いずれも似たような構造を有する．

アバットメント（インプラントの）【補】 オッセオインテグレーテッドインプラントの構成要素の1つであり，骨内に埋入されたフィクスチャーに連結され，粘膜を貫通する部分のチタン製シリンダーをいう．3種類の高径(4.0, 5.5, 7.0mm)があり，フィクスチャー上の粘膜の厚さによって使い分ける．なお，アバットメントはスクリューによってフィクスチャーと連結されるため，上部構造と下部構造との中間構造体と考えることができる．

アピカルシート 同アピカルストップ【内】 根管治療の際に，リーマー，ファイルの先端が，根尖部の象牙・セメント境の狭窄部を破壊して根尖孔外に突き出し，根尖部根周組織を損傷しないように，根尖部の根管内に形成するステップ．

亜ヒ酸（あ──さん） 同無水亜ヒ酸，三酸化ヒ素【内】三酸化ヒ素(As₂O₃)のことである．歯髄除痛法のとき使用する．きわめて有毒である．そのため，歯髄除痛法に用いるときは，その使用量，使用時間，使用方法を正確に守り，仮封を厳密に行う必要がある．現在はほとんど用いられない．

亜ヒ酸糊剤（あ──さんこざい） ➡ネオアルゼンブラック

アブセス　→膿瘍

アフタ　口腔粘膜に発生する類円形の境界明瞭な小潰瘍をいう．潰瘍は浅く，有痛性で，周囲には紅暈を有し，表面は灰白色の偽膜が付着している．

アプリケーター　①塗布具，②膏薬のこと．cotton applicator とは綿棒のことをいう．

アブレーシブポイント　【修】回転切削具の1つである．ダイヤモンド，シリコーンカーバイド，アルミナ，シリカ systemのポイント，おもにシリコーンカーバイド（カーボランダム）製のポイントを指す．技工に用い，インレーなどの仕上げに低速で使用する．

アベルのプライヤー　乳歯冠・矯正用バンドのコンタリング（付形）などの調整に使用する鉗子である．乳歯冠調整時には，豊隆付与，接触点の形成付与などに用いる．

アマルガム　水銀と金属の化合物をいう．歯科用アマルガムは銀スズ合金と水銀との化合物で，練成充塡材料の1つとして臨床的に頻用されてきたが，水銀汚染の問題から，現在ではほとんど利用されていない．

アマルガムウェル　→アマルガムディッシュ

アマルガムカーバー　→アマルガム形成器

アマルガムガン　→アマルガムキャリア

アマルガムキャリア　同アマルガムガン，アマルガム輸送器　【修】アマルガム泥を窩洞に輸送するプラスチック製または金属製の器具で，アマルガム泥を汚染させることなく，確実に窩洞に填入できる．使用後は，アマルガム泥を除去しておかないと硬化して詰まる．

アマルガム形成器　（——けいせいき）　同アマルガムカーバー　【修】アマルガム泥填塞，バーニッシュ後，窩縁を露出させ，形態を整え，彫刻形成を行うのに用いる手用器具である．ジスコイド・クレオイド型，ビーチ型，フラーム型，ホーレンバック型などがある．

アマルガム計量器　（——けいりょうき）　アマルガム用合金の合金粉末と水銀を混和する際，一定の比率にするための計量器で，通常は合金粉末や水銀のビンの口に取りつけて使用する．

アマルガムコンデンサー　→アマルガム充塡器

アマルガム充塡器　（——じゅうてんき）　同アマルガムコンデンサー　【修】アマルガム泥を窩洞に填入後，十分に圧を加えながら塡塞するための充塡器である．手用，機械振動式，超音波式のものがある．

アマルガム修復　（——しゅうふく）　【修】歯科用アマルガムを充塡する金属性の成形修復の代表的なもの．比較的優れた修復法で，臼歯初期う蝕に多く用いられる．

アマルガムディッシュ　同アマルガム泥用容器，アマルガムウェル　【修】アマルガム泥を，窩洞に填入する前に，アマルガム泥を入れるステンレス製円筒容器で，アマルガムキャリアに採りやすい型になっている．

アマルガム泥用容器　（——でいようようき）　→アマルガムディッシュ

アマルガムバーニッシャー　【修】アマルガム泥を窩洞に塡塞し終わった後強い圧をかけ，圧接，概形成を行うときの手用器具である．バーニッシュにより，辺縁の圧接，過剰水銀の除去，気泡の除去ができる．

アマルガムミキサー　同アマルガム練和機，アマルガメーター　【修】アマルガムを器械練和するのに用いる．練和泥が安定し，練和時間も短い．カプセルは密閉し，練和時間を正確に守り，タブレットタイプの練和には，ペストルを入れる．

アマルガム輸送器　（——ゆそうき）　→アマルガムキャリア

アマルガム練和機　（——れんわき）　→アマルガムミキサー

アマルガメーター　→アマルガムミキサー

網トレー　（あみ——）　既製トレーの一種であり，金属の網にフレームと柄を付与したもので，印象材との結合が強固であるが，形態の調整がしやすい．使用後のトレー清掃の問題から，おもにアルギン酸印象材に用いられる．

アミノ基転移酵素　（——きてんこうそ）　同GOT，GPT　1つのアミノ酸からアミノ基をはずしてほかの α-ケト酸に結合させて別のアミノ酸を作る酵素群である．細胞内でアミノ酸の合成，分解などの代謝に重要な働きをする．

アミノ酸　（——さん）　アルカリ性の基で

アミノ

あるアミノ基-NH₂と酸性の基であるカルボキシル基-COOHを有する化合物で，タンパクの構成単位である．生体内で合成されない必須アミノ酸と，生体内で合成される可欠アミノ酸とに大別される．

アミノ酸価 （――さんか） ➡タンパク価

アミラーゼ 唾液アミラーゼのことをプチアリン（ptyalin）とよぶこともある．唾液アミラーゼは耳下腺唾液の主要成分で，顎下腺唾液の活性は耳下腺の20%であり，舌下腺や小唾液腺ではほとんどない．唾液のアミラーゼは膵液のアミラーゼと同じく α-アミラーゼで，デンプンやグリコーゲンを分解してデキストリンに，一部を α-マルトースにする．

アルカリ性食品 （――せいしょくひん）
血液は常にpH7.4の弱アルカリ性に保たれており，アルカリ性食品が血液が酸性になることを防ぐといわれるが間違いである．血液のpHが正常範囲より酸性に傾くことをアシドージス，アルカリ性に傾くことをアルカロージスという．このようなことは呼吸障害，腎障害でしか起こらない．

アルカリ性ホスファターゼ （――せい――）
➡ALP

アルギン酸ナトリウム （――さん――）
海藻から得られる高分子化合物のアルギン酸と，水溶性にするため加えられたナトリウム塩からなる．アルギン酸印象材の主成分である．

アルコールトーチランプ アルコールを燃料とするトーチランプで，有床義歯用印象採得時の筋圧形成など熱可塑性材料を軟化させるときに使用する．炎の調節が可能なので，人工歯排列，ワックスアップ，簡単なろう着などにも利用できる．

アルコールブロック 癌末期疼痛や三叉神経痛など原因不明の激痛に対する疼痛治療法の1つで，疼痛部位の支配神経に純エチルアルコールあるいは95%アルコールを注射し，長時間の除痛をはかる方法である．

アルゴンアーク コバルトクロム合金やニッケルクロム合金などの高溶金属を融解鋳造するために用いられる熱源の1つ．アルゴンガス雰囲気中で金属の酸化を防ぎながらアーク放電を起こし，高温を得る．

アルコン型咬合器 （――がたこうごうき）
【補】上弓に顆路指導部，下弓に顆頭の構造を備え生体に近い構造を有する咬合器．

アルジネート印象材 （――いんしょうざい）
海藻から抽出されたアルギン酸塩を成分とする弾性印象材．操作は簡単であり，ラバー系印象材と比較して硬化時の寸法安定性に欠け，細部の再現性も劣る．硬化後に離液作用により変形するのでただちに石膏を注入する．

アルシャンブルー 銅フタロシアニンにメチルイソチオウロニウムが結合した色素であり，組織化学的にはカルボキシル基をもつ酸性多糖類の染色，検出に用いられる．

アルデヒド製剤 （――せいざい） 根管治療，消毒剤の1つであり，ホルマリン製剤とパラホルムアルデヒド製剤の2つがある．ホルマリン製剤にはホルマリンクレゾール（FC），ホルマリングアヤコール（FG），パラホルムアルデヒド製剤にはパラロイド，ペリオドンなどがあげられる．

アルファー（α）石膏 ⑪硬（質）石膏 原料石膏をオートクレーブの中で加圧しながら120～130℃に加熱したとき生じる石膏で，硬質石膏の主成分で模型材として使用される．ベーター石膏に比較して硬く，寸法精度が良い．

アルファー（α）デンプン デンプンは，アミロースとアミロペクチンとからなる．生のデンプン（βデンプン）を加熱して，分子配列を不規則にした状態をαデンプンという．α-化した食品は，消化されやすくなる．

アルファー（α）トコフェロール ➡ビタミンE

アルミキャップ 【補】アルミニウムを主成分とするテンポラリークラウン用キャップで，支台歯の周径に一致したサイズを選択し，歯頚部のため切断，調整して用いる．軟質のため操作が容易で，咬合圧にて圧印形成できるが，微細な歯冠外形が付与しにくい，審美性が劣る，などの理由で，最近では利用頻度が低い．

アルミナスポイント ⑪ホワイトポイント，ホワイトアランダムポイント 【修】回転切削具，アブレーシブポイントの一種で，アルミナを焼成したポイント．お

もにコンポジットレジンの形態修正, 研磨の中仕上げに用いられる.

アルミナスポーセレン アルミナ結晶粒子を添加した陶材をいう. 他の歯科用陶材に比較し, 衝撃強さ, 曲げ強さ, 引っ張り強さ, 圧縮強さなどの機械的強度に優れ, ポーセレンジャケットクラウンなどに用いられる.

アレルギー反応 (――はんのう) 異物に対する生体の防御機構の反応のうち抗原と同時に侵入異物に対して生体の過剰反応により全身的または局所の組織障害を起こし, 生体に不利益となるものをいう.

アンキロージス 同強直 歯根が歯槽壁とセメント質や骨によって癒着することをいう. 歯根膜が広範に強い壊死を生じた場合, 低位乳臼歯, 残根などが高度なセメント増殖を起こした場合と再植歯や移植歯もセメント質性癒着をきたす.

アングルの不正咬合の分類 (――ふせいこうごう――ぶんるい) 【矯】 上顎第一大臼歯に対する下顎第一大臼歯の近遠心関係で不正咬合を分類した. Ⅰ級, Ⅱ級(1類, 2類), Ⅲ級に分類している.

アングルホーマー 【修】 手用切削具の1つである. 窩洞の各隅角, 点角を明瞭にし, 金箔の起始点, 保持形態の付与に用いる. 先端(刃先)と側方(刃部の軸)の3つに刃があり, 80〜85百分度の角をなす. 通常, 側方で引っ掻くように切削する.

暗視野法 (あんしやほう) 被検液に懸濁する細菌や微粒子に暗黒の視野下で強い光を照らし, 散乱された光線のみを像として観察する方法である. 暗視野照射顕微鏡を用いる. スピロヘータの検査や細菌の運動性の検査によく利用される.

鞍状型ポンティック (あんじょうがた――) 【補】 ポンティックの基底面形態の1つで, 歯槽堤の形態に広範囲で密着したもの. 審美性, 機能性では優れているが, 自浄性に劣り, 同部粘膜に炎症を起こしやすい.

鞍状歯(列)弓 (あんじょうし〈れつ〉きゅう) 下顎第二小臼歯が舌側転位(傾斜)を起こしたために, その部位の幅径がせまくなり, 鞍を前方からみたような形になった歯列弓形態異常をいう.

安静空隙 (あんせいくうげき) 同フリーウェイスペース 【補】 咀嚼筋の緊張を解除したとき下顎は上顎に対してほぼ一定の位置に落ち着くが, このときの上下歯間に出来る空間距離のことをいう. 義歯製作時に咬合高径決定の目安となる.

アンダーカット 同添窩 物体の断面において, 最大直径より下方に直径の小さい部位が存在するときの外形をいう. 歯冠の最大豊隆直下にあるアンダーカットはクラスプの維持となり, 無歯顎堤におけるアンダーカットは義歯の装着を妨げる.

安頭台 (あんとうだい) 通常歯科用ユニットの頭部を固定する装置(枕)で, 歯科治療においては頭部の方向角度がきわめて重要である.

鞍部 (あんぶ) ➡コル

アンプルカッター 注射液などを密封したアンプル(ガラス製器)の頭部を切る器具.

罨法療法 (あんぽうりょうほう) 同湿布療法 炎症性疾患の治療に消炎鎮痛を目的とした理学療法の1つである. 冷罨法, 温罨法, プリースニッツ罨法などの種類がある.

アンレー 臼歯の咬合面を被覆した鋳造歯冠修復物のことをいう. 広範囲の表在性欠損が臼歯咬合面に存在し, それが歯頚部にまで及んでいないときに用いられる.

イ

EEG ➡脳波
ENAP ➡切除新付着術
EMR ➡電気的根管長測定
EMG ➡筋電図
ECG ➡心電図

イージーレイ 同ラバーダムホルダー フレーム型ラバーダムホルダーの1つで, プラスチック製である. 形は四角で, 角に関節をそなえ, パンタグラフ状に変形するので, ラバーをかけたままX線撮影ができ, 歯内療法時の使用に好都合である.

EDTA液 (――えき) 【内】 根管の狭窄や象牙粒の形成により器械的拡大が困難な場合に使用する薬剤で, EDTAは根管壁のCa^{++}と結合し, キレートカルシウムを形成する結果, 象牙質が脱灰され根管拡大が容易となる. 中性剤で根尖部組織へ

の為害性は少ない.

EBAセメント® 酸化亜鉛ユージノールセメントの液にオルトエトキシ安息香酸(EBA)を加え,粉末に水素添加ロジン,シリカまたはアルミナを加えて強度を高めたもので,合着用に使用でき,歯髄の鎮静消炎効果を有する.

EPT →電気歯髄診

EPP 【周】 歯周ポケットの診査は診断,歯周病の進行状態を評価するために重要な診査である.ポケットプローブ(ポケット探針)を使用して,約25〜30gの圧で根面に沿って歯肉辺縁よりポケット底に挿入し深さを測定する.通常は1歯について6箇所(頬側近心,頬側中央,頬側遠心,舌側近心,舌側中央,舌側遠心)測定する.

異栄養 (いえいよう) 一般には貧弱な食事や,過食,消化不良などから起こる栄養失調状態をいう.歯科領域では歯周組織の退縮を指していう.たとえば廃用性萎縮.

イオン導入器 (——どうにゅうき) →バイオキュア®

イオン導入法 (——どうにゅうほう) 【内】電解質溶液に直流を送ると,電離したイオンは電荷と反対の電極に向かって移動することを医療に応用する方法で,おもに根管治療,象牙質知覚過敏の処置,歯周療法に用いられる.

閾値 (いきち) ある作用に対して反応する最小値をいう.たとえば,ある刺激に対して反応が早くなったときは「閾値が低くなった」,遅くなったときは「閾値が高くなった」という表現をする.

医原性要因 (いげんせいよういん) 辺縁不適合の修復物や補綴物,不適切な歯内処置および設計不良の義歯などのように,二次的疾患を引き起こす原因が医療にある場合.

移行義歯 (いこうぎし) 【補】 抜歯にともなう義歯の修理や再製が予想される場合,抜歯窩の治癒期間の機能と審美性を確保するために使用される暫間義歯.実際には旧義歯を改修して用いることが多い.

維持 (いじ) 【補】 義歯や修復物を,歯や口腔内から脱落しないように保持すること.

維持装置 (いじそうち) 【矯】 舌側弧線装置の主線を,固定歯に連続維持するものをいう.代表的維持装置にはSTロックがある.

維持装置 (いじそうち) 【補】 →支台装置

萎縮 (いしゅく) 正常な大きさまで発育した細胞,組織,臓器がその容積を縮小することをいう.発育不全とは異なる.生理的萎縮,廃用萎縮,圧迫萎縮などがある.

異常嚥下 (いじょうえんげ) →嚥下障害

異常嚥下癖 (いじょうえんげへき) 【小】 正常な嚥下運動と異なった形をとる習癖で,嚥下時に上下顎の歯が緊密に接触せず,舌が上下前歯の間から口腔前庭に突出し,咀嚼筋は収縮せず,口輪筋や頤筋が収縮する.この習癖は,開咬や前突の原因となる.

異常習癖 (いじょうしゅうへき) →不良習癖

移植片 (いしょくへん) 付着歯肉の幅が狭い症例で,口腔前庭を拡張して付着歯肉帯を形成する目的の粘膜弁.通常口蓋粘膜から採取され,1mm前後の厚さが理想とされる.

異所萌出 (いしょほうしゅつ) 【小】 一般的には第一大臼歯が萌出路の異常のため,第二乳臼歯の根を吸収し脱落させて,正常より近心位に萌出することがある.永久犬歯萌出時に,中切歯や側切歯の根を吸収,脱落させる場合もあるが原因は明らかでない.

位相差顕微鏡 (いそうさけんびきょう)屈折率の差を利用した顕微鏡で,微生物を水滴中で生きた状態で観察できる特徴がある.最近口腔清掃指導における動機づけの手段として,位相差顕微鏡によりプラーク中の運動性の微生物を観察する方法が導入されている.

イソジンガーグル® ポビドンヨード含嗽剤で,殺菌作用を示す.咽頭炎,扁桃炎,口内炎,などの感染性疾患に用いられる.

板状型インプラント (いたじょうがた——) →ブレード(型)インプラント

苺状舌 (いちごじょうぜつ) 猩紅熱発症時の舌症状として認められる.糸乳頭の腫脹および突出が著明となり,その様相がイチゴに似ていることから,この名称

一次救命処置（いちじきゅうめいしょち）⑤BLS (Basic Life Support), ベーシックライフサポート　患者の呼吸や循環が急に停止した場合その回復をはかるための一連の処置方法で, 発症したその場で行うべき処置をいう. 原則としてA（気道の確保）, B（人工呼吸）, C（心マッサージ）の順序で行う.

一次口蓋（いちじこうがい）　胎生6週頃に上顎突起と鼻突起から形成される. 将来上口唇, 切歯骨および同部の歯肉を形成する.

一次性咬合性外傷（いちじせいこうごうせいがいしょう）【周】　健康な歯周組織の負担能力を超えた咬合力によって引き起こされた歯周組織の破壊をいう. これに対し, 歯肉炎で組織の抵抗力が低下している場合には, 咬合力は過大でなくても歯周組織は障害を受ける. これを二次性咬合性外傷という.

一次性ショック（いちじせい――）　デンタルショックあるいは神経原性ショックとよばれるもので, 歯科治療に対する不安や恐怖, 治療時の疼痛などにより血管迷走神経反射が惹起され, 血圧が降下し, 顔面蒼白, 冷汗, 意識障害などの症状を呈する.

1日排尿量（――にちはいにょうりょう）24時間内に排泄された尿の全量. たとえば, 午前6時に排尿された尿は捨て, それ以後, 翌日6時の排尿までのすべての尿の量を合計すると1日排尿量がわかる. 健康成人男性で1,000～1,500 mℓ, 女性はこれよりやや少ない.

一壁性骨欠損（いちへきせいこつけっそん）【周】　歯槽窩壁のうち頬側壁, 舌側壁, 近心壁, 遠心壁のうち三壁の歯槽骨が欠損し, 一壁しか残っていない状態をいう. 周囲を取り囲んでいる壁数が少なくなるほど骨移植は不良となる.

一面窩洞（いちめんかどう）→単純窩洞

一塊鋳造（いっかいちゅうぞう）→ワンピースキャスト

1級アマルガム填塞法（――きゅう――てんそくほう）【修】　ラバーダム防湿を原則とする. キャリアで練和泥を窩洞に運び, 充填器で十分にコンデンスする. 過剰に盛り上げて圧縮してから表層を削除し, 表面をバーニッシュする. カーバーで形成彫刻し, 最後に咬合をチェックする.

Ⅰ級窩洞（――きゅうかどう）【修】　小窩裂溝にあたる窩洞で, 臼歯の咬合面, 切歯の舌面, 臼歯の頬面または舌面と咬合面とにまたがる窩洞. ブラック（G.V. Black）によりⅠ級からⅤ級まで分類された.

溢血斑（いっけつはん）　皮膚, 粘膜などにみられる点状出血のことをいい, 帽針頭大かそれよりやや大きいものを指す. これに対して, 斑状出血がある.

1歳6か月児健康診査（――さい――げつじけんこうしんさ）　1歳6か月になると, 歩行や言語等の精神運動発達の標識が容易になる. このことから1歳6か月児健康診査が市町村で行われる. ここでは心身障害の早期発見, むし歯予防, 栄養状態など保護者への指導も行われている. 異常が認められた場合には専門医による精密診査が行われる.

1歳6か月児歯科健康診査（――さいげつじしかけんこうしんさ）　1歳6か月でのむし歯有率を5%以下にすることが目標となっている. このためには乳児（1歳未満）でのむし歯予防の大切さが強調される. 歯科健康診査ではむし歯, 間食の時間, 清掃状態, 軟組織の異常, 咬合異常などが健診項目となっている. 保健指導が大切とされ, 3歳でのむし歯有率が30%以下になることが目的となっている.

一定時間尿（いっていじかんにょう）　一定時間内もしくは一定時間内に採取した尿. 尿中のタンパクや糖の測定以外に, 利尿剤などによる単位時間あたりの尿量変化や, 腎臓の糸球体濾過率（GFR）, 腎血漿流量（RPF）などを測定するために用いられる.

一般型曲線（いっぱんがたきょくせん）⑤S字（状）曲線

移転（歯）（いてん〈し〉）　同一歯列内で隣接する歯がその位置の順序を交換しているものをいう. 下顎側切歯と犬歯, 上顎第一小臼歯と犬歯.

遺伝障害（いでんしょうがい）⑤遺伝病　ある形質が親から子に伝わることを遺伝といい, 特定の遺伝因子が疾患や異常をまねいたと考えられる場合, 遺伝障害と

遺伝性歯肉過形成症 (いでんせいしにくかけいせいしょう) ➡歯肉線維腫(症)

遺伝病 (いでんびょう) ➡遺伝障害

イニシャルプレパレーション ➡初期治療

鋳肌荒れ (いはだあ——) 埋没したワックスパターンの表面が滑沢であるにもかかわらず、鋳造後の鋳造体表面が粗糙になること、埋没材の混水比の大きすぎ、埋没リングの急激な加熱、鋳型の加熱しすぎ、鋳込み温度の高すぎなど、いろいろの原因で起こる.

異物排泄試験 (いぶつはいじょしけん) 同BSPテスト 肝臓で生産される胆汁代謝の検査の1つで、肝臓から胆汁中に排泄されることが知られているブロムサルファレイン (bromsulphalein, BSP) を静脈内に注射し、一定時間経過後の排泄率を求めることにより肝機能の検査を行う.

イヤーロッド 【矯】頭部X線規格写真撮影時に、イヤーロッド(耳棒)を外耳孔に挿入することによって頭部が一定位に固定される. 中心X線がこの中心を通過するので射影拡大の中点でもある.

易溶陶材鋳造法 (いようとうざいちゅうぞうほう) 【修】ポーセレンインレーの作製法の1つで、溶融温度の低い陶材を溶かして金属インレーを作るように鋳造する方法.

医療廃棄物 (いりょうはいきぶつ) 【衛】医療廃棄物は医療関係機関 (病院、検査所など) における医療行為などにともなって発生する廃棄物をいう. 医療廃棄物にはプラスチック、消毒剤廃液、紙類などがあるが、とくに血液は感染性廃棄物として処理マニュアルが定められている.

医療法 (いりょうほう) 【衛】医療を提供する体制の確保をはかり、国民の健康を保持することを目的として、昭和23年に制定された. 医療法では、医療提供の理念、医療施設の定義、開設・廃止、管理、医療計画の作成、医療法人、広告などが定められている.

医療保険制度 (いりょうほけんせいど) 【衛】医療保険は医療保障の中心となる制度であり、被用者保険、国民健康保険および老人保健法による医療がある. 昭和36年に国民皆保険が実現した. 疾病や負傷については現物給付が、死亡や分娩については現金給付が行われる.

色見本 (いろみほん) ➡シェードガイド

陰極線オシログラフ (いんきょくせん——) ➡オシロスコープ

インクラインドバイトプレート ➡咬合斜面板

インサートチップ 超音波(ウルトラソニック)スケーラーの振動伝達部で、極微運動によって、歯石を直接除去する部分である. 歯面への接触面積は、約1/1,000インチ (1/40 mm) である.

インジェクションタイプ 精密印象材のなかで、支台歯や窩洞の微細な部分を正確に印象するために用いられる、流動性の良い印象材.

インシュリン 膵臓ランゲルハンス島β細胞から分泌されるホルモンで、細胞内へのブドウ糖の取り込みを促進し、血糖値を低下させる作用を有する.

印象 (いんしょう) 歯や顎堤などの形態を専用の材料で陰型に記録したものをいうが、通常はこれに石膏などを注入して各種の模型を作る. これに用いる材料を印象材、その術式を印象採得という.

印象圧 (いんしょうあつ) 【補】印象採得を行うときに歯や顎堤粘膜に加わる圧力のことで、ラバー系印象材のような圧の加えやすい材料を用いて行う印象採得は加圧印象といわれ、インプレッションペーストのようにフローの良い印象材を用いて行う印象採得を無圧印象という.

印象材 (いんしょうざい) 印象採得に用いられる材料のことで、熱可塑性のものと、化学反応によって硬化するものがある. また、硬化後、弾性を有する弾性印象材とそうでない非弾性印象材とがある. 製品としても多種のものが市販されているが、目的、口腔内の状態などにより選択使用される.

印象採得 (いんしょうさいとく) 診査や間接法による補綴物の作製の目的で、歯や顎堤などの形態を口腔外に再現するために、それらを陰型に記録すること.

印象用石膏 (いんしょうようせっこう) 【補】非弾性印象材の一種で、かつては

多目的に利用された．寸法精度は優れているが，アンダーカット部には適用しにくいので，現在は咬合採得やトランスファーコーピング時の歯列印象などに限定して利用される．

印象用接着剤 （いんしょうようせっちゃくざい） 印象材を印象用トレーに接着するもので，印象材に付属してそれぞれ専用のものが市販されているが，いずれも印象材練和直前にトレー内面に塗布するタイプである．とくにレジントレーにチオコールラバー印象材を適用する場合には，シロップ状の常温重合レジンを接着剤として用いる場合もある．

印象用トレー （いんしょうよう——） 印象採得時に，印象材を口腔内に挿入し，印象材硬化後，口腔外に取り出すために用いられる器である．印象材を補強し，変形を防ぐ役割も果たす．既製トレーと個人トレー，歯列印象用トレーと個歯トレーなど，多様に分類される．

インスツルメント研磨器 （——けんまき） スケーラーなど金属のインスツルメントの刃部を鋭利な状態に保つために研磨する器機をいう．研磨はルビー砥石，アーカンサス砥石をモーターなどで回転させることにより行う．

インスツルメントマーカー 同インスツルメントストップ リーマー，ファイルなどに根管長をマークするためのラバー小片をいう．これにより根尖孔からの器具の突出を防ぐ．また，柄部がネジ状になり，刃部の長さを根管長に合わせるものもある．

インターデンタルスティムレーター 同歯間刺激子 【周】 歯間部清掃用具の一種である．水分をよく吸収する軟らかいバルサの木片で作られているが，最近はプラスチック製のものもある．歯間部に静かに挿入して2～3回往復運動してプラークを除去する．歯肉を損傷させない注意が必要．

インターデンタルブラシ 歯間清掃用具の一種で，全体として，小型の円錐形，円柱形をしており，ナイロン製のブラシが，中心部より放射状に植毛されている．

インディアンストーン 【周】 スケーラー研磨用砥石には，天然石と人工石があるが，天然石はきめの細かいアーカンサスストーンと，きめの粗さが中程度のインディアンストーンとがある．研磨時は潤滑剤として良質の鉱物油を使用する．

咽頭炎 （いんとうえん） 急性咽頭炎は感冒，鼻疾患などにより咽頭粘膜の発赤，腫脹，嚥下痛，違和感，乾燥感，発熱をみる．慢性咽頭炎は鼻疾患や慢性の刺激により咽頭の違和感，乾燥感を訴える．

咽頭反射 （いんとうはんしゃ） 咽頭や喉頭を器具などで触れると，同部の緊張反射が起こる．これは個人差が強いが，消失するものでは脳疾患（球麻痺など）を考える．舌咽神経，迷走神経が求心性神経であり，それらを三叉神経などが遠心性神経となる．

院内感染 （いんないかんせん）【外】 病院における入院患者または外来患者が，原疾患とは別に新たに罹患した感染症，および医療従事者が病院内において罹患した感染症をいい，免疫不全患者や防御能低下が予想される患者をとくに監視する必要がある．

インバーテッドコーンバー 同倒円錐形バー 【修】 スチールバーの一種で，形は逆円錐形をしている．番号は33½～40までであり角形窩洞の付与や窩底を平坦にするのに用いる．

インプラント 【補】 生体の一部臓器が疾病や外傷により機能喪失あるいは欠損した場合，その形態，機能を回復するため非生物材料を生体内に植え込むこと．一般には天然歯に代わって機能を営むように顎骨に埋入された人工歯根のことをいう．

インプラント義歯 （——ぎし）【補】 歯根の役目を果たすような人工的材料を用いた装置を，骨膜下に固定するか顎骨内に植立し，これを支台として装着される義歯のことをいう．

インプレッションペースト 酸化亜鉛ユージノールインプレッションペーストのこと．酸化亜鉛ユージノール製剤の用途は多く，そのうち印象材として使用されるものをいう．他の用途のものとほとんど変わらないが，油類の混合を多くして流動性を高めている．精密，正確な印象がとれ，印象後の寸法変化も少ないが，弾力性に欠けるため，無歯顎用の印象材である．

インレー【修】 作業模型上で作製した一部歯冠修復物である．メタルインレー，ポーセレンインレー，レジンインレー，などがある．

インレー修復(充塡)（――しゅうふく〈じゅうてん〉）【修】 歯冠修復法の一種で，あらかじめ作業模型上で作製した修復物をセメントで合着する方法をいう．メタル，ポーセレン，レジンなどのインレーがあるが，おもにメタル(鋳造)インレーが使用される．

インレーセッター【修】 歯冠修復物をセメント合着する際，十分に圧を加え，セメント層を薄くするとともに，セメントが硬化するまで強く咬合させ，インレーの浮き上がりを防ぐ目的で使用する．ゴム部に対合歯，突起にインレーを当て使用する．

ウ

ウィザードフレーム 同ラバーダムホルダー【修】 ストラップ型のラバーダムホルダーで，頭部をまわる1本のストラップで固定するが，ときに，錘をぶらさげねばならない．臼歯部，多数歯に応用されるが，患者の髪形を乱し，口角に大きな張力が加わる欠点がある．

ウィダール反応（――はんのう） 免疫学的診断法の一種で，チフス性疾患の診断に用いられる補助診断検査法である．本反応に用いられる抗原としてVi抗原(莢膜性抗原)，TO抗原(腸チフスO抗原)，PA抗原(パラチフスA菌O抗原)，PB抗原(パラチフスB菌O抗原)，の4種類がある．1週間の間隔で検査を繰り返し，4倍以上の抗体価の上昇があれば感染を強く疑う．ただし，病初期にクロラムフェニコール投与を行うと，抗体産生が不十分となり，腸チフス菌陽性でもウィダール反応が陰性となることがある．

ウィッドマン法（――ほう）【周】 1916年Widmanによって提唱された歯周外科手術法．手術範囲に歯肉縁から約1 mm下方に横切開を入れ，両側の縦切開と連続させた後，弁を反転させ肉芽組織の除去と骨の削除を行う方法．侵襲が大きく骨の削除量と歯肉切除量が多くなり，治癒遅延などの欠点から現在は行われていない．

ウイリアムスの探針（――たんしん） Williams probe 歯周ポケット用探針の一種で，ポケットの測定がしやすいように，2箇所で角度がついている．先端は棒状で，1～10 mmまで目盛がついているが，4 mmと6 mmのところには目盛がなく見誤まらないようになっている．

ウイルス性肝炎（――せいかんえん）【外】肝臓をおもな増殖の場として，その結果肝炎を起こすウイルスを肝炎ウイルスといい，発症した肝炎をウイルス性肝炎という．起因ウイルスには，A型，B型，C型，D型，E型が確認されている．A型とE型は経口感染し，B型，C型，D型は血液を介して感染する．

ウェッジ 同くさび【修】 木製またはプラスチック製の三角錐の形を有し，歯間に挿入して，即時歯間分離や，隔壁法のマトリックスバンドの歯頸部の適合をよくするのに用いる．

ウェッジホルダー 同くさび把持器 ウェッジを歯間に挿入する際，ウェッジを確実に把持し，所定の位置に挿入しやすくするプラスチックまたは金属製の器具をいう．

ウェルホフ病（――びょう） Werlhof's disease ➡血小板減少性紫斑病

ウォータース法（――ほう） Waters projection 上顎洞，篩骨洞，前頭洞などの副鼻腔およびそれらの周囲の顔面骨を観察するための頭部X線撮影法の1つである．

ウォーターバス 同恒温槽 水温をある一定温度(通常は32～70℃の範囲)に保つことのできる水槽で，モデリングコンパウンドや筋圧形成時のインプレッションコンパウンドの軟化などに使用する．

うがい薬（――ぐすり）➡含嗽剤

う(齲)窩の開拡（――かーかいかく）軟化象牙質を除去するときに，遊離エナメル質が存在すると，軟化象牙質の広がりが判断できない．そのため，バーなどで遊離エナメル質を完全に除去して，軟化象牙質が十分明視できるようにすることである．

う(齲)窩の清掃と消毒（――かーせいそう――しょうどく） う窩内には種々の細菌が存在する．そのため，軟化象牙質を除去した後，う窩内に残存する象牙質

削片を洗い出し,乾燥させ,消毒剤を小綿球で貼付し,ストッピング,酸化亜鉛ユージノールセメントなどで仮封する.

う(齲)窩の電気抵抗値測定 (——かでんきていこうちそくてい) 【内】 電気抵抗値を利用することによってう窩の進行程度,窩洞の深さを測定するもので,健全なエナメル質では600 kΩ以上,エナメル質に限局する場合,欠損では251～599 kΩ,象牙質にまで達したう蝕,欠損では15.1～250 kΩ,露髄している場合(不顕性露髄を含む)は15 kΩ以下を示すといわれている.

う(齲)蝕 (——しょく) 同デンタルカリエス 多くのう蝕はエナメル質表層の脱灰現象から始まる.この現象が象牙質に拡大するとともに明らかな症状(う窩の形成)を示すことになる.この時期に治療がなされないと歯髄に拡大し,疼痛をおもな症状とする歯髄炎を起こす.乳歯列では1歳6か月児の5～10%が罹患する.永久歯列では,永久歯がほぼ萌出を完了する12歳で1人平均2～3本が罹患している.

う(齲)蝕円錐 (——しょくえんすい) う蝕の進行に伴う病巣部の形がエナメル質や象牙質においてそれぞれ円錐形になって,これをう蝕円錐とよぶ.エナメル質においては,円錐の底面は小窩裂溝う蝕で内方に,平滑面う蝕では外方に向く.

う(齲)蝕活動性試験 (——しょくかつどうせいしけん) 【衛】 萌出している歯がう蝕に罹りやすいか(感受性の有無),まですでに発症しているう蝕が将来拡大する傾向があるかを判定するための試験法をいう.臨床では保健指導の材料としても用いられている.試験法はう蝕発生に関する微生物(プラーク),唾液,歯,食物など試験試料によってさまざまである.

う(齲)蝕感受性 (——しょくかんじゅせい) う蝕感受性に関係のある因子としては,歯が萌出してからの期間(歯の年齢),前歯あるいは臼歯といった歯種がある.乳歯列では上顎乳中切歯は萌出後1～2年のうちに発生するが,それ以後に発生することは少ない.また,永久歯列では臼歯は萌出後3年以内に発生し,それ以後に発生することは少ない.

う(齲)蝕検査票 (——しょくけんさひょう) 歯科検診時や歯科治療を始めるにあたり,口腔内の検査の結果の記録を行うが,とくにう蝕の検査結果を適切に記録するための記録票をいう.前歯を4面に,臼歯を5面に分けて歯列図に表したものがよく用いられる.

う(齲)蝕検出針 (——しょくけんしゅつしん) う蝕の診査に用いる探針(エキスプローラー)の一種で,針先の部分は木綿針を加工したもので,着脱式になっており,針先の損耗が起こると使い捨てる.一定した針先の条件でう蝕の診査ができる.

う(齲)蝕原性細菌 (——しょくげんせいさいきん) う蝕は多要因性疾患であるが,細菌の関与なしには発症しないことが証明されている.動物実験の研究でう蝕を起こすいくつかの細菌が知られているが,*Streptococcus mutans*, *S. sanguis* などがそのおもな細菌である.

う(齲)蝕検知液 (——しょくけんちえき) 同アシッドレッド う蝕検知液は1.5%アシッドレッド含有のプロピレングリコール溶液である.アシッドレッドはフクシンの代替品として使われる.窩洞に滴下し赤染される象牙質の層は完全に除去しなければならない.赤染されない層は,保護すれば再石灰化をして治癒する層である.う蝕検知液を使うことにより,象牙質を最大限に残し,歯髄を保護することができる.

う(齲)蝕重症度指数 (——しょくじゅうしょうどしすう) CSI index 乳歯う蝕の状態を表す指数の1つで,C_1～C_4などの重症度を加味しており,う蝕の活動状態を知る指標であることを特徴とする.

う(齲)蝕症1度 (——しょくしょう——ど) ➡C_1

う(齲)蝕症2度 (——しょくしょう——ど) ➡C_2

う(齲)蝕症3度 (——しょくしょう——ど) ➡C_3

う(齲)蝕症4度 (——しょくしょう——ど) ➡C_4

う(齲)蝕抵抗性 (——しょくていこうせい) 一般には感受性のない状態を抵抗性があるという.う蝕に罹患することが少ない歯種としては,犬歯,下顎切歯が上

う(齲)蝕の疫学 (——しょく——えきがく)【衛】 う蝕罹患の特徴をみると、性別では男性と比較して女性のほうが多発する傾向がみられる。また、年齢的には歯が萌出した時期から臼歯では3年以内となっている。経年的には戦後は非常に少なく、その後は増加の一途をたどり、昭和50年（1975）にピークを迎え、その後は次第に減少している。これらの傾向は砂糖の消費量の増減と関係があるとされる。また地域的には町村部と比較して大都市部での減少が著しい。

う(齲)蝕の継発症 (——しょく——けいはつしょう) う蝕が適切に処置されない場合には、歯髄炎、そして根尖性歯周炎を継発し、骨膜炎、骨髄炎など全身的な症状を示すようになる。炎症の拡大を防ぐためには抜歯が行われ、歯の喪失が生じ、咀嚼機能の低下などの機能障害が起こる。

う(齲)蝕の好発部位 (——しょく——こうはつぶい) う蝕のできやすい部位をいい、一般的には小窩裂溝、隣接面部および歯頸部を3大好発部位とよぶ。充塡物辺縁やクラスプの周囲などにも好発し、年齢その他の諸因子によって好発部位も変化する。

う(齲)蝕の3大要因 (——しょく——だいよういん) 宿主（歯）、微生物（細菌）、およびう蝕に適した基質（食餌）の3条件が重なり合ったときにう蝕は発症する。このため3大要因とよぶが、経過した時間を含めて4大要因ともいわれる。

う(齲)蝕の処置法 (——しょく——しょちほう) う蝕を開拡して病巣部すなわちう蝕象牙質を除去し、清掃と消毒を行う。ついで歯髄周囲の健康象牙質の残存量に応じて、適正裏装あるいは覆髄を施し、実質欠損の修復を行う。

う(齲)蝕の診査 (——しょく——しんさ) う蝕の診査には、視診、触診、温度診、X線診、電気診のほかに、打診、嗅診などがある。診査用器具に平面型のデンタルミラーと、ほどよく先の尖った探針を用い、適切な照明下で行う。

う(齲)蝕の診査基準 (——しょく——しんさきじゅん) う蝕の重症度による基準が用いられており、エナメル質に限局したう蝕をC_1、象牙質に拡大したう蝕をC_2、歯髄にまで達したう蝕をC_3という。そしてC_4はう蝕の進行が著しく抜歯の必要なものをいう。しかしこのような基準とは別に、明らかなう窩を形成している段階からう蝕とする基準が使用されるようになっている。

う(齲)蝕の成因説 (——しょく——せいいんせつ) う蝕の原因論で、化学説、細菌説、化学細菌説（酸産生説）、タンパク溶解説、スルファターゼ説、フォスファターゼ説、タンパク溶解キレーション説などがある。

う(齲)蝕の発症要因 (——しょく——はっしょうよういん) う蝕はつぎの4要因がすべて重なったときに発症すると考えられる。まず宿主および歯として局所的要因と全身的要因がある。プラーク中のう蝕原性細菌要因、食品ごとに糖質要因さらにプラークが付着している時間要因がある。

う(齲)蝕ハイリスク児 (——しょく——じ)【小】 現在においてはう蝕がないが、近い将来においてう蝕が発症する可能性の高い小児、あるいはすでにう蝕があり、そのう蝕が進行または増加する危険性が高い小児をいう。

う(齲)蝕誘発要因 (——しょくゆうはつよういん) 砂糖がもっとも蝕誘発性の強い食品である。なぜなら、プラーク中の細菌により砂糖が代謝されると、脱灰を促進する酸や多糖類が産生される。すなわち、食品のう蝕誘発要因は、細菌に対する基質としてのプラーク形成能と酸産生能である。

う(齲)蝕抑制(率) (——しょくよくせい〈りつ〉) う蝕を予防することであるが、多くは予防対策を行った結果、どの程度の予防がなされたかを示す。その方法は予防対策をしない対照群と、対策を行った予防群（実験群）との差を明らかにすることである。また、予防対策を開始したときと終了したときのう蝕保有率の差を比較することもある。

う(齲)蝕予防処置法 (——しょくよぼうしょちほう) 歯にう蝕が発生するのを防ぐことおよびう蝕の進行を抑制することをいう. 歯質の強化としてフッ化物や各種薬剤の応用, 歯の環境要因の改善に歯口清掃, 食生活指導, 予防填塞, 抑制にフッ化ジアンミン銀塗布がある.

う(齲)蝕予防の体系 (——しょくよぼう——たいけい) う蝕予防の体系には3つの手段が考えられる. まず個人(患者)レベルではブラッシングなどであり, 専門家レベルではフッ化物の歯面塗布やフィッシャーシーラント応用である. そして地域レベルでは公共水道のフッ素添加やフッ素洗口の実施である.

う(齲)蝕罹患型 (——しょくりかんがた) 乳歯のう蝕では1本ごとに診査した結果により, その罹患部位により3型に分けられている. この方法は3歳児歯科健康診査で用いられたのが最初で, 1歳6か月児歯科健康診査でも準用されている. 臼歯あるいは上顎前歯が罹患しているのをA型, その両方が罹患しているのがB型, 下顎前歯を含む場合をC型という.

う(齲)蝕0度 (——しょく——ど) 過去の歯科疾患実態調査で用いられたことがあった. 診査にあたる人により程度が異なる程度の変化のもので, 探針の先端が歯質に入るかいなかによって判定した. しかし現在では用いられてはいない. 現在の要観察歯(CO)とほぼ同様である.

内開き形 (うちびら——がた) 【修】 修復物を窩洞から脱出させようとする外力に対して, 修復物が脱落しないように窩洞につける保持形態の1つで, 窩底のほうが広くなった窩洞となり, レジンやアマルガム修復に用いられる.

ウッドポイント オートマチックマレットの先端につける木製の種々の形態をもつポイントをいう. インレーのセメント合着の際, 窩洞の所定の位置まで嵌入させるために槌打して用いる.

エ

エアーウェイ ショック時の気道確保に際し, これを容易に, また確実に実施するため補助的に用いられる人工気道のこと. 使用法により, 経鼻用エアーウェイと経口用エアーウェイの2種類がある.

エアーシリンジ ➡気銃

エアースケーラー 【周】 圧縮空気を利用してスケーラーのチップを振動(3000 Hz〜6600 Hz)させ, 歯石や外来色素沈着物を除去するもので, ハンドピース部をエアータービンのホースに装着して使用する. 超音波スケーラーより振動が少なく, 除去能率は劣るが, 患者に対しての不快感が少ない.

エアータービン 圧搾空気を回転の起動にした切削器機で, 約300,000〜500,000 rpm/minの超高速回転を行い, エンジンなどに比べ切削能率は非常に高い. また, 高速回転で切削時に高熱を発するため, 注水下にて行う.

エアータービンハンドピース タービン用のバーを保持し, タービンの高速回転によりバーに伝える. 術者が把持するのはこの部分である. 頭部には注水用の噴射孔がある.

永久固定 (えいきゅうこてい) ⑥最終固定 【周】 暫間固定の後, 動揺歯を最終的に金属などで固定することにより, 咬合圧を多数歯に分散し, 歯周組織の安静をはかるために行う処置. インレー, クラウン, 3/4冠などを用いた固着式固定法と床を応用した可撤式固定法などがある.

永久歯う(齲)蝕 (えいきゅうし——く) 乳歯に代わって萌出してくる永久歯のう蝕症で, 永久歯中でもっとも蝕になりやすいのは, 6歳臼歯(上下顎第一大臼歯)で, 萌出後1〜2年で罹患するものが多く, 中には萌出途中にすでに罹患している.

永久歯の喪失 (えいきゅうし——そうしつ) 30歳代では1人平均1本程度であるが, 増齢とともに増加し50歳代では5本, 60歳代では10本となる. 以前は女性のほうが喪失傾向が大きかったが性差は少なくなっている. 最初の歯種としては第一大臼歯であるが, その後第二大臼歯が多くなる. 喪失の原因としては幼少期ではう蝕によるものが多いが, 増齢とともに歯周疾患によるものが多くなる.

永久修復 (えいきゅうしゅうふく) 【修】 鋳造用合金, アマルガム, 金箔などの金属や, 陶材, レジン, グラスアイオノマ

永久歯列期（えいきゅうしれつき）　第二大臼歯が萌出し，永久歯列が完成する12～13歳以降の時期をいう．ヘルマン(Hellman)の咬合発育段階ⅢC以後が，この時期に相当する．16歳までには，第三大臼歯を除くすべての永久歯は根尖まで石灰化を完了する．

永久補綴物（えいきゅうほてつぶつ）→ 最終補綴物

鋭鉤（えいこう）　熊手のような形で先端が鋭くとがっている鉤．手術時，粘膜や皮下組織の牽引に使用される．鉤の先端の数により，単，2爪，3爪，4爪鋭鉤などがある．

エイズ　AIDS　同後天性免疫不全症候群　【外】　HIVウイルス（ヒト免疫不全ウイルス）に感染した結果，CD4陽性Tリンパ球などが障害されて免疫不全状態となり，重症の日和見感染症の合併や二次性悪性腫瘍の発生，あるいは痴呆や運動障害などの神経症状をきたす疾患．口腔症状には口腔カンジダ症，口角炎，口腔毛状白板症，口腔カポジ肉腫などがある．

HB感染（――かんせん）　B型肝炎はA型肝炎に比較し，慢性化の傾向が強く，肝硬変症から肝癌への進展の傾向が強い．とくに医療従事者は血液，唾液などより感染するので注意が必要である．

HB抗原（――こうげん）　B型肝炎ウイルスの感染中に血中に認められるものである．HBs抗原は発病1～2か月前より血中に出現し，発病後1～3か月間血中に検出されている．

H-ファイル　【内】　切削加工による鋭利な刃をもつ根管拡大形成用手用器具で，根管壁に押しあてて引き出す動作のみで使用し，決して回転させてはならない．刃部は円錐を重ねたように刃が重なり，切削効率が高く，根管壁の能率的な削除，平滑化が可能である．

HY剤（――ざい）　同タンニン・フッ化物合剤　【修】　タンニン酸，フッ化亜鉛，フッ化ストロンチウム，pH調節剤からなり，二次う蝕予防，知覚過敏防止などの作用を有する．HY剤微量添加の各種セメントが市販されている．HYは，開発者の東，山賀の頭文字である．

鋭匙（えいひ）　病巣の掻爬や異物の除去に用いる．先端はスプーン状となりその辺縁は鋭い．歯科用鋭匙には前歯用と臼歯用があり根尖部，辺縁歯肉部病巣の掻爬に用いられる．外科用鋭匙は幅より大きな病巣の掻爬に用いられる．

鋭匙型スケーラー（えいひがた――）→ キュレット型スケーラー

栄養指導（えいようしどう）　栄養学，食品学，公衆衛生学，その他栄養に関する知識を応用し，個人および集団の栄養摂取をどのように改善したらよいか研究する学問である．栄養指導は，衛生教育であるといわれるが，一方的な押しつけ指導にしないことが大切である．

栄養障害（えいようしょうがい）　一定期間，栄養素の不足が続くと，栄養代謝に異常をきたし，正常機能が喪失してくる．栄養障害と関連する口腔症状は，口唇，歯，歯肉，舌などに現れやすい．

栄養所要量（えいようしょようりょう）　国民が健康を維持し，毎日の生活活動を充実して営むに必要とする1日に摂取しなければならない栄養素量を示したものである．本来，栄養所要量は年齢，性別，体格，労働，妊娠および授乳などの身体状況により異なる．

栄養素（えいようそ）　人体の成長，健康維持，生活活動，疾病の予防などのため摂取する物質を栄養素という．一般にはタンパク質，脂質，糖質，ビタミン，無機質の5種類をいう．歯の形成に関係ある栄養素は，タンパク質，無機質（カルシウム，リン），ビタミン(A, C, D)である．

栄養必要量（えいようひつようりょう）　人体が健康を維持するために必要な各種栄養素あるいはエネルギー量の最少量をいう．実際には，年齢，性別，生活内容，体格などに応じて異なる．

AIDMAの原則（――のげんそく）　丸森氏により提唱された歯口清掃指導の原則のこと．Attention（注目），Interest（興味），Desire（欲求），Memory（記憶），Action（行動）のそれぞれの頭文字をとった．

エーエス®　【内】　エーエスとは，亜ヒ酸製剤の1つであり，亜ヒ酸，パラホルムア

ルデヒドなどの失活剤を用いて歯髄組織を壊死させ，その知覚機能を破壊し生活機能のない物質に変化させる．

ASLO 同ASO，抗ストレプトリジンO価 リウマチ熱，急性腎炎，膠原病などレンサ球菌の感染症が疑われるとき，炎症の存在を推定する血清検査である．

ALP 同アルカリ性ホスファターゼ 血清アルカリ性ホスファターゼは，リン酸エステルを加水分解する酵素のうち，至適pHが8～10のものをいう．骨，肝組織に多く含まれ，前記の疾患時に上昇する．

エーカースクラスプ 【矯】1925年Akersによって発表されたレスト付き鋳造2腕鉤である．クラスプの基本形態とされ，臨床的使用頻度からも代表的なクラスプである．

A/G比 (――ひ) 体液タンパクのアルブミンとグロブリンの比率をいう．血清での正常値は1.0～2.0である．

A-スプリント A-splint ➡ワイヤーレジン固定装置

A点 (――てん) 【矯】頭部X線規格写真上における計測点の1つで，上顎歯槽基底部前縁の最深点．

ABO式血液型 (――しきけつえきがた) ヒトの赤血球におけるAおよびB なる血液型物質の分布により，分類した血液型．両方に反応するものをAB型，反応しないものをO型という．

A-B平面角 (――へいめんかく) 【矯】頭部X線規格写真上における計測基準．N-Pog線(顔面平面)と，A点，B点を結んだ直線のなす角度をいう．上下顎歯槽基底前方限界の前後的関係を知ることができる．

エールリッヒ氏法 (――しほう) Ehrlich's method 尿中ウロビリノーゲンの検査方法の1つ．エールリッヒ試薬 (p-ジメチルアミノベンズアルデヒドの塩酸溶液)を用い，色調変化 (赤色度) を判定する．判定基準は，－，±，＋，～＋＋＋の5段階に区分される．

疫学 (えきがく) 感染源，感染経路，感受性の3つを，疫学では感染症の3大要因といっている．これを発展させて，感染症のみならずどのような病気の原因をも考える．病気の原因を直接の原因 (病因)，人間を取り巻く環境と人間の条件に原因の1つとして対策に役立てようとする考えである．方法としては病気の分布 (性別，年齢など) を調べる記述疫学から始まる．

エキスカベーター ➡スプーンエキスカベーター

エキスプローラー ➡カリキュラスプローブ

エジェクター ➡排唾管

壊死セメント質 (えし――しつ) 歯周ポケットの形成は歯肉退縮を起こし，歯根表面の露出をうながす．その結果，歯根表面のセメント質は歯根膜からの栄養分が断たれ壊死する．さらに細菌叢にさらされて化学的変化を起こし，崩壊する．このような病的なセメント質をいう．

S-N平面 (――へいめん) 頭部X線規格写真上における，セラ (トルコ鞍の中心点) とナジオン (鼻前頭縫合部) とを結んだ水平基準平面の1つ．

S字(状)曲線 (――じ〈じょう〉きょくせん) 同一般曲線，シグモイド曲線 臓器発育曲線の1つで，筋肉，骨格，身長，体重，頭頸部の成長発育がこの形の曲線を示す．乳幼児期と思春期に著明な成長発育を示し，その曲線がS字型を示すため，S字曲線，S字状曲線ともいう．

S・Tメディア® う蝕活動性試験の1つであるスナイダーテスト用に開発された培地である．臨床で使用が容易なように工夫され，アンプルに入っている．

S.T.ロック® 舌側弧線装置の維持装置として用いられる既製アタッチメントで，管部を帯環に，脚部を主線にろう着することにより維持される．

SPA要素 (――ようそ) 【補】前歯部人工歯選択時に考慮しなければならない3つの要素．患者と義歯の調和をはかるため，患者の性別 (Sex) 性格 (Personal) 年齢 (Age) などを考慮し，女性では比較的小さく丸みのあるもの，男性では比較的大きくて角張った形態とする．

壊疽性口内炎 (えそせいこうないえん) 同水癌【外】口内炎の一種で，重篤な全身疾患を有している小児に起こりやすい．局所には紡錘状菌など多種類の菌が認められる．歯肉の壊疽に始まり，局所の腫脹，暗紫色を呈し，頬部，骨および同部の実質欠損と周囲の瘢痕を残

壊疽性歯髄炎（えそせいしずいえん） 歯髄の一部または全部が感染壊死し、壊疽片、膿汁、異物などが存在して特有の壊疽臭を発する歯髄炎をいう。う蝕の程度3度が多く、抜髄または感染根管治療として処置する。

エチレンオキサイドガス 加熱や薬液では滅菌、消毒が行えない器具や材料に用いられる滅菌用ガスである。これは、40～60℃の低温で使用するため器具材料を損傷せず、しかもすべての細菌を死滅させることから優れた滅菌法とされている。

X線診査（――せんしんさ） ⇔レントゲン診査 歯周疾患の進行度の判定は歯槽骨の吸収の程度によるので、X線診査は重要な診査法となる。歯周治療にはデンタルフィルムを用いた等長撮影法、歯間部撮影法、咬翼法、平行撮影法やパノラマX線撮影法を用い、骨吸収の程度や、骨吸収の型、歯根膜腔の状態、根分岐部病変などを診査する。

X線透過像（――せんとうかぞう） X線像において、健常組織との間にX線吸収差が生じ、黒化像として現れる像を意味する。上顎洞のような含気性構造や顎骨内の囊胞の像がこれに相当する。

エッジワイズ法（――ほう）【矯】 アングル（Angle, E.H. 1928年）によって発表された機械的矯正力による治療法。体系づけられた全帯環装置で、理想的に屈曲された角アーチワイヤーのエッジワイズ面を用いることにより、歯の三次元的移動が可能。

エッチング ⇔エナメルエッチング エナメル質に30～50%前後のリン酸、クエン酸などで表面処理を行い、表層に10～30μの凸凹部を作りエナメル質と複合レジンとの接着力の強化をはかる。

エトレン® ➡エンフルラン

エナメルエッチング ➡エッチング

エナメル器（――き） 歯胚の成長期の増殖期に相当する時期に内外エナメル上皮に囲まれ、歯胚が口腔上皮に対して杯を逆さにしたような杯状あるいは帽子状の形態を呈したものをいい、エナメル質を形成する。

エナメル棘（――きょく） ➡エナメルプロジェクション

エナメル質（――しつ） 歯冠の表層を覆う硬組織で、体の中でもっとも硬い組織である。エナメル小柱の方向に沿って形成されているため、う蝕に罹患するとエナメル小柱の走行に沿って進行する。またエナメル叢などの低石灰化域に達すると、急速に脱灰する。

エナメル質形成不全（症）（――しつけいせいふぜん〈しょう〉）⇔エナメル質減形成 種々の原因により石灰化障害が生じて、白濁したり、部分的にエナメル質が形成されなかったり（エナメル質減形成）、まったくエナメル質が形成されないことをいう。遺伝性のものもある。

エナメル質再石灰化（――しつさいせっかいか）⇔再石灰化

エナメル質生検法（――しつせいけんほう）⇔エナメルバイオプシー【衛】エナメル質の酸に対する抵抗性を測定する方法であって、一定の面積に切りぬいたろ紙片に塩酸や過塩素酸をしみ込ませ、それをエナメル質表面に付着させて一定時間脱灰する。その後ろ紙をはずして純水などでエナメル質から溶出したカルシウムやリンまたはフッ素を抽出し、抽出液についてこれらの元素の定量を行う。

エナメル質脱灰（――しつだっかい） う蝕あるいは人為的にエナメル質組織の主体をなす石灰塩が溶出され、歯質が脆弱化することをいう。う蝕成因説の1つである酸脱灰説は、歯垢中の細菌が産出する酸により脱灰されてう蝕が生ずるとしている。

エナメル小柱（――しょうちゅう） エナメル質の基本構造で、エナメル象牙境の表面からエナメル質表面へ、ほぼ放射状に配列している柱状構造物である。

エナメル上皮腫（――じょうひしゅ）⇔アダマンチノーム【外】歯原性上皮性腫瘍で、実質が歯胚上皮よりエナメル器に類似した構造を示す。臨床的に囊胞形成の有無により、囊胞性エナメル上皮腫と充実性エナメル上皮腫に大別される。多くは顎骨内に発生し、下顎臼歯部から上行枝部に多い。

エナメル突起（――とっき） ➡エナメルプロジェクション

エナメルバイオプシー ➡エナメル質生検法

- **エナメルプロジェクション** 同エナメル突起, エナメル棘 【周】 多根歯の歯頸部から根分岐部に向かって突起状に伸び出したエナメル質. この部を経由して歯肉の炎症が深部に波及しやすく, 術後の付着も起こりにくいため, 根分岐部病変の発生・悪化の原因となる. 頰側での発現頻度は50～60%.
- **エナメルボンディング法** (――ほう) ➡ エナメルボンドシステム
- **エナメルボンドシステム** 同ボンディング, エナメルボンディング法 コンポジットレジンをエナメル質に接着させる方法で, 酸処理(エッチング)にてエナメル質表面を粗糙にして接着面積を増し, レジンの投錨効果とぬれを高めたのち, ボンディング剤を塗布し, コンポジットレジンを充塡する一連の操作をいう.
- **NLA** neurolept analgesia 神経遮断剤と強力な鎮痛剤を併用することにより, 患者を周囲に無関心な状態とし, 手術が可能な無痛状態を得る方法である.
- **エネルギー量** (――りょう) 【衛】 栄養素の持つエネルギー量は実験によって求められ, 1gの糖質は4.1 kcal, 同様に脂肪が9.3 kcal, タンパク質は4.1 kcal である. 実際には, 食品中の栄養素がすべて吸収されるわけではないので, 吸収率を考慮する必要がある.
- **エノラーゼ** 解糖系酵素の1つで, グリセリン-2-リン酸からH_2Oを除去してフォスフォエノールピルビン酸を生ずる反応を触媒する酵素である. フッ素イオンにより阻害を受けるが, Mg^{++}(または, Mn^{++}, Zn^{++})により活性化される.
- **エピテーゼ** Epithese 【補】 眼, 皮膚, 耳, 鼻などの顔の表面の欠損を修復し, 審美性を回復するために製作される人工物である. 製作にはおもにシリコーンなどの軟性高分子材料が利用される.
- **エピレナミン** 同エピネフリン, アドレナリン 副腎皮質ホルモン. 交感神経系の強力な刺激物質で, 末梢血管の収縮, 血圧の上昇, 拍動数の増加などが認められる. また局所麻酔薬に添加して止血作用と同時に効果の増強と持続のために用いられる.
- **エプーリス** 同歯肉腫【外】歯肉部に発生する限局性腫瘤の臨床的名称. 多くは炎症性または反応性の増殖物で上顎前歯部の歯間乳頭部に好発する. 女性に多く, 妊娠性エプーリスもある.
- **FM 培地** (――ばいち) 嫌気性菌の選択培地の1つで, 紡錘菌とスペロポラスの分離や, バクテロイデスと紡錘菌やスペロポラスの鑑別培地として用いられる.
- **FKO** ➡ アクチバトール
- **FC** ➡ ホルマリンクレゾール
- **FG** ➡ ホルマリンアヤコール
- **FG コントラ** エアータービン用のバーやポイントを取りつけることのできる特殊な電気エンジン用コントラアングルをいう. FGは, フリクショングリップの略で, バーやポイントの保持方法を表す.
- **FC法** (――ほう) 同ホルマリンクレゾール法 【小】 乳歯の生活歯髄切断法の1つで, 強力な殺菌とタンパク凝固作用をもつホルマリンクレゾール(FC)溶液を歯髄切断面に応用する方法である.
- **FDI 式歯牙番号システム** (――しきしばんごう――) 永久歯を11から48, 乳歯を51から85までの2ケタの番号で表示する. 10の位は右上が1(乳歯では5), 左上2(6), 左下3(7), 右下4(8)で, 1の位は中切歯が1, 側切歯2, 犬歯3と順次大きくなる.
- **FB 式裏層器®** (――しきりそうき) 裏層材を要領よく窩洞内へ送入整形するための4本組裏層器で, No.1は前歯の塗布裏層用で, 角の丸い小円板の両頭, No.3, 4は臼歯の断熱裏層用で, 鋭縁の平頭と角板の両頭を有す. No.1, 3は小型, No.2, 4は大型.
- **F 分布** (――ぶんぷ) 統計量の分布の1つで, フィッシャー(Fisher)という人が考案したためF分布と名づけられた. 同一母集団から抽出された2つの標本の分散の比の分布を示したもの.
- **MS 培地** (――ばいち) レンサ球菌の集落形成に適した寒天培地で, レンサ球菌のミーティス(*mitis*)とサリバリウス(*salivarius*)という種の頭文字をとったもの. 口腔内のレンサ球菌の選択培地としてよく用いられる.
- **MSB 培地** (――ばいち) MS 培地にバチトラシンを加えた培地のこと. レンサ球菌のなかでもとくに, ミュータンス種(*Streptococcus mutans*)の分離培地として

エムエ

適しており、この培地で嫌気培養するとミュータンス種がよく分離できる.

MFR ➡超微粒子配合レジン

MFP ソディウム・モノ・フルオロ・フォスフェート(Na_2FPO_3)の略号で、エナメル質の耐酸性増強や再石灰化促進作用を有し、これを微量添加した各種セメントが市販されている.

MMA-TBB系レジン （――けい――） 充填用コンポジットレジンの一種で、重合方式としてトリnブチルボラン（TBB）を用いたものである。象牙質との有機的結合が可能で、歯髄刺激性も少ないとされている.

MMAレジン 同アクリリックレジン 合成樹脂の一種で、メチルメタクリレートの略号である。歯科では義歯床、人工歯、充填材料などで広く用いられている。化学反応（重合）を起こさせる方法によって、加熱重合レジンと常温重合レジン（即時重合レジン）がある.

MTM Minor Tooth Movement 局部的矯正治療のことで、簡単な装置、少数の歯、短期間、少量移動などを含めた表現。補綴、歯周治療の前処置として行われることが多い.

エメリー紙 （――し） 同紙やすり 紙や布に金剛砂を接着させたもので、紙やすりともいう。歯科では、修復物、補綴物、矯正装置の研磨、調整に使用される.

エラスチン線維 （――せんい） 同弾性線維 結合組織線維に認められる2種類の線維のうちの一種である。他は膠原線維である。血管等に多く存在する。口腔内では、歯肉結合組織や歯根膜線維では少なく、歯槽粘膜と頬粘膜に多く存在している.

エラスティックス ➡矯正用ゴムリング

エラスティックスレッド 細いゴムを細い糸で覆い補強した紐状の結紮線、アーチワイヤーをブラケットやフックにくくらないと結紮する。またわずかな歯の移動に用いることもある.

エラスティックモジュール 【矯】 ワイヤーをブラケットスロットに保持させる弾性材料の小さなリングで、最近は色彩に富んだものがある.

エリオットセパレーター 同エリオット歯間分離器 【修】 前歯、臼歯の即時歯間分離法に用いられるくさび型の歯間分離器をいう。嘴部がネジを回すことにより歯間の頬舌より押し込んで歯間を分離させる。左右側の変更は裏向きにするのではなく、ネジをつけ替えて使用する.

エリスの分類 （――ぶんるい） Ellis' classification 外傷による歯の硬組織疾患の分類。1級は歯冠部エナメル破折、2級は象牙質破折で歯髄に及ばないもの、3級は露髄、4級は歯頚部の完全破折、5級は歯冠から歯根に及ぶ破折、6級は歯根破折、7級は脱臼、8級は脱離である.

エリスロシン マクロライド系抗生物質で、グラム陽性菌、ジフテリア菌、百日咳菌、リケッチアなどに抗菌力を有する.

エリスロシン（液） （――（えき）） 同食用赤色3号 歯垢顕示剤（染め出し剤）として一般に広く使用されているのは、0.1%中性紅溶液や0.2～0.4%のエリスロシン液である。エリスロシンは食用赤色3号色素であり、歯垢の染色性も優れ、発癌性そのほかの毒性もなく、自然に色が消失する。また錠剤としても用いられている（エリスロシン錠）.

エリテマトーデス ➡紅斑性狼瘡

エレクトロサージェリー 同高周波メス、電気メス 【周】 高周波電流を電導子に流し、病変部の切開と血液凝固を行う操作をいう。作動周波数はおよそ1～1.5MHzで特に歯科に適した作用法である。腫瘍や歯肉弁の切除、形態修正、支台歯歯頚部の圧排時にも応用される。現在は高周波メスが主流であるが、過去には電気的な焼却する電気メスがあった。心臓ペースメーカー使用者への使用は禁忌.

エレバトリウム ➡粘膜剥離子・骨膜起子

エレベーター 同挺子、ヘーベル 【外】 抜歯に使用する器具である。実際にはさびやテコの作用を応用して、歯を歯槽窩より脱出させる.

塩化ストロンチウム （えんか――） 象牙質知覚過敏症に使用される薬剤である。塩化ストロンチウムの溶液を患部に塗布したり、25%軟膏としてラバーカップを用い低速回転で圧接塗擦する方法がある.

塩化ベンゼトニウム （えんか――） ➡ハイアミン®

塩化リゾチーム製剤 （えんか――せいざい） 複合タンパクであるムコ多糖類を水解し

る酵素で，卵白から得られる塩基性ポリペプチドである．消炎作用，鎮痛・解熱作用，組織修復作用，細菌に対する作用，抗生物質の効力増強作用などがあり，歯科領域ではとくによく適用される．

円形バー（えんけい——）➡ラウンドバー

嚥下障害（えんげしょうがい）〔英〕異常嚥下 口腔内の食塊が咽頭，食道を経て胃に至る一連の消化運動を嚥下という．嚥下運動には顔面筋や口腔周囲筋が関与しているが，嚥下時にこれらの筋活動のバランスが崩れると嚥下障害を生ずる．

嚥下痛（えんげつう）嚥下運動の際の疼痛．智歯周囲炎，下顎骨骨髄炎，口腔底蜂窩織炎など咽頭や喉頭付近の化膿性疾患や，腫瘍，そして口腔粘膜の病変が咽頭粘膜に及んだとき，嚥下痛が起こる．

嚥下反射（えんげはんしゃ）摂取された食物や液体が，咽頭および食道を経て，胃内に送り込まれる過程で，食物や液体が舌根部，咽頭部に触れると，それを飲み込もうとする反射運動．

塩酸クロルヘキシジン（えんさん——）グラム陽性およびグラム陰性菌に対して抗菌作用を有する．生体に対し刺激性が弱く，吸収率levels も少なく，器具腐蝕性もない．歯磨剤や口臭予防の洗口剤に殺菌剤として添加して用いられている．

塩酸ヒドロキシジン（えんさん——）前投薬に使用される精神安定剤トランキライザーの一種．催眠，鎮痛，鎮静，精神安定などの作用があり，心理的安静，筋肉の弛緩，疼痛閾値の上昇などの薬理効果があるが，副作用もあるので注意を要する．

塩酸プロカイン（えんさん——）歯科用2％塩酸プロカイン注射液として局所麻酔薬に使用される．プロカインの血管拡張作用と添加された5万倍のエピネフリンの血管収縮作用が拮抗的相互に働いて麻酔効果を持続させる．

円周速度（えんしゅうそくど）➡周速

炎症（えんしょう）さまざまな刺激によって退行性病変，循環障害・滲出，組織の増殖をきたし，臨床的な発赤，腫脹，熱感，疼痛，機能障害をみる．経過により急性，亜急性，慢性に分け，病理的に変質性炎，滲出性炎，増殖性炎に分ける．

炎症誘発物質（えんしょうゆうはつぶっしつ）歯周ポケットのプラーク細菌あるいは宿主細胞が自壊することにより細胞外に放出される成分で，炎症を誘発させる物質をいう．ヒスタミン，タンパク分解酵素，ポリペプチド，脂肪酸，リゾチーム酵素，リンホカインなどがあげられる．

遠心階段型（えんしんかいだんがた）➡ディスタルステップタイプ

遠心鋳造機（えんしんちゅうぞうき）溶融した金属を鋳型に注入する力として遠心力を利用する方式の鋳造機で，遠心力はスプリングバネ，手動，電動モーターなどにより得る．回転面の方向により縦型と横型に分けられる．

円刃刀（えんじんとう）メスで刃の部分が弧湾となっているものをいい，皮膚・粘膜の切開や切除に用いられる．これに対して尖刃刀，湾刃刀がある．いずれも刃部のディスポーザブルのものが頻用される．

遠心面（えんしんめん）生体の方向を表示する用語である．身体の中心に近いほうが近心，末梢が遠心となる．これに従い，歯の表面では正中と反対側に位置する面を遠心面と称す．

エンジン用バー（——よう——）歯科用電気エンジンのハンドピースの先につける金属製のバーのことで，おもな種類としては，球形バー，倒円錐形バー，平頭裂溝状バー，尖形裂溝状バーがある．

エンジン用ファイル（——よう——）〔内〕根管拡大に用いられる．特殊なコントラアングルハンドピース（ジロマチックコントラ）に付け，90°の往復回転をさせて根管拡大を行う．これには，バーブドブローチ型とHファイル型がある．

エンジンリーマー〔内〕根管拡大の際に，コントラアングルハンドピース，ジロマチックハンドピース（1,000 rpm までのスピードで正逆交互に1/4回転）に取り付けてエンジンを回転させて使用するリーマー．

円錐歯（えんすいし）〔英〕栓状歯 退化現象による形態異常の1つで，切縁の部分が退化して，円錐状または栓状をなす歯をいう．乳歯では下顎乳側切歯，下顎乳犬歯にみられ，永久歯では主として，上顎側切歯や過剰歯にみられることが多い．

円錐状ストーン （えんすいじょう——）
スケーラーの研磨用砥石で、おもにチゼル型、鍬型スケーラーの研磨に用いる。ハンドピースに取り付け、低速回転で刃の角度に合わせて研ぐ。

円錐台 （えんすいだい）　鋳造用ワックスパターンの埋没に際し、スプルー線を植立する金属またはゴム製の台である。これによって埋没材の鋳型に、円錐型の凹みを付与することができるが、この凹みが鋳造時に金属を融解するためのルツボや鋳込み口となる。

縁端強度 （えんたんきょうど）【修】修復材の機械的性質の指標の1つで、修復物辺縁部の破折に対する抵抗力と関係する。縁端強度の大きい材料は金箔や金合金で、これらの修復窩洞には窩縁斜面を付与しない。アマルガムやセメントは縁端強度は低い。

円柱状ストーン （えんちゅうじょう——）
スケーラーの研磨用砥石で、主として鎌型、鋭匙型スケーラーの研磨に用いる。低速回転で注意深くスケーラーの内面を研ぐ。

延長ブリッジ （えんちょう——）　⑤遊離端ブリッジ【補】　橋体の1側のみに橋脚歯を備えたブリッジである。橋体への荷重が回転力となり橋脚歯に過大な負担をかけることになりやすく、一般的には不適当な補綴物とされる。しかし、咬合関係などの条件により、第二大臼歯や側切歯の欠損部などに適用されることがある。

円筒カラー （えんとう——）　エアースケーラーの振動源の一種で、ハンドピース内にあり、エアータービンの空気圧を利用して、円筒カラーを回転させ、振動を作動部のチップに伝える。

エンドゲージ【内】　根管長の測定や、作業長をリーマーやファイル上に印記するために用いられる器具で、ミリ単位の物差しと、国際規格による円形の穴（#25〜140）をステンレス鉄板にあけたものがある。

エンドトキシン　➡内毒素

エンドドンティックデプスゲージ【内】
リーマーやファイルなど根管用器具を作業させる長さに固定する材料であり、一般にストッパーとよばれ、これはシリコーンラバー製の円盤状のもので、1mm, 2mm, 3mm, 4mm, 5mmなどの種々の厚みに製作されている。

エンフルラン　⑤エトレン®【外】　全身麻酔時に用いられる揮発性吸入麻酔薬の1つである。麻酔導入、覚醒が迅速で、エピネフリン催起性不整脈の発生などが少なく、肝・腎機能に及ぼす影響も少ない。

オ

凹隅角 （おうぐうかく）【修】　窩洞の2つまたは3つの面が相接して作る角を隅角とよび、2つの面により作られる線状のものを線角、3つの面により作られた点状のものを点角とよぶが、いずれにも突出したものとくぼんだものがあり後者を凹隅角という。

黄色歯 （おうしょくし）　着色歯の一種で、原因としては、歯の形成時に服用したテトラサイクリン系薬剤、早産や重症な新生児黄疸、エナメル質減形成症、遺伝などがあげられる。

黄色沈着物 （おうしょくちんちゃくぶつ）
歯面の被膜に色素が沈着し、黄色を呈したもので、食物の色素沈着で起こることがある。食物の色素沈着で起こるが、まれに色素産生細菌で生ずることもある。ブラッシングなどで比較的容易に除去できる。

嘔吐（症）（おうと〈しょう〉）　胃から食道を通じて内容物を口から吐き出す症状をいう。嘔吐は反射運動であり、舌根および咽頭から腸に至る刺激はすべて嘔吐刺激となる。

嘔吐反射 （おうとはんしゃ）　胃の噴門が弛緩し、横隔膜および腹筋が急速に収縮して腹圧が上昇し、胃の内容物を吐き出す反射運動である。この反射の中枢は延髄にある。口腔領域では口腔粘膜や舌根部の刺激などでこの反射が起こりやすい。

O型 （——がた）　1歳6か月健診では、う蝕罹患傾向はO型、A、Bあるいは Cの5型に分別される。O型は、う蝕がなく口腔環境も良い状態にあるものを指す。この型の乳児に対しては、現状を維持させるように指導する。

O-157　⑤腸管出血性大腸菌【衛】　大腸菌

は本来腸管に常在して共生しているが、一部に病原性を持つものがある（病原大腸菌）。O-157もその1つで、出血性下痢と激しい腹痛が起こり、さらに溶血性尿毒症症候群や脳症が起こった場合には死亡することがある。

覆い布（おおーふ）　消毒された手術野のみを露出させ周囲の不潔な部分を被覆するためのさまざまな大きさの布で、その適当な部位に穴や裂を設けてある。滅菌して用いる。

OHI　Oral Hygiene Index　【周】　プラークの付着（Debris Index）と歯石の沈着（Calculus Index）を別々に評価して口腔清潔度を表す指数である。口腔内を上下顎の前歯部および左右臼歯部の6部位に分け、そのおのおのの頰側および舌側を加えて合計12箇所で4段階に評価（0～3点）する。それぞれの部位でもっとも高い値をその部位の値とし、その平均値をOHIとする。

OHI-S　Simplified Oral Hygiene Index　【周】　OHIよりも評価部位を簡略化した方法で、上顎左右第一大臼歯の頰側、上顎および下顎左の中切歯唇側、下顎左右第一大臼歯の舌側の6部位で評価する。歯垢・歯石指数ともに0から3まで4段階の点数を与え、各歯面の合計を6で割ると歯垢および歯石指数が得られる。

OHI改良型の川崎式（――かいりょうがた――かわさきしき）　【周】　歯垢の付着状態をOHIのDebris Indexの4段階（0～3度）の評価法を全歯の唇、舌、近心、遠心の4面に適用し、全歯面に対する歯垢付着面の割合をパーセンテージで示した評価法。

$$\frac{赤く塗られた（歯垢の付着した）こま数}{残存歯の全こま数（12こま×残存歯数）} \times 100 = \boxed{}\%$$

オーディナリーズ　特別に小さく作られたホウおよびハチェットのハンドインストルメントである。またオーディナリーズハチェットは両刃になっている。隅角の細部仕上げや修正、穿下の形成や金箔の起始点の形成に用いられる。

オートクレーブ(滅菌法)（――〈めっきんほう〉）　同高圧蒸気滅菌　高温と高圧の水蒸気を用いて行う滅菌法をいう。通常は約2気圧、120℃で15～30分の短時間滅菌が可能である。手術器具、手術着、ガーゼなどの多くの滅菌に用いられている。

オートプラガー　➡オートマチックマレット

オートマチックマレット　同オートプラガー、自動槌　【修】　直接金修復時、金箔塊を槌打するための手用器具で、バネの力によって一定の圧で槌打できる。使用には各種のプラガーポイントを先に装着し、槌打圧を積層する。

O₂型（――がた）　1歳6か月健診では、う蝕罹患傾向はO₁、O₂、A、BあるいはCの5型に分別される。O₂型は、う蝕はないが、口腔環境が悪いため、近い将来う蝕罹患のおそれのあるものを指す。この型の乳児に対しては、口腔清掃および食餌指導を行い、6か月後に再検査する。

オーバーコレクション　【矯】　矯正治療に歯や顎のあともどりすることを予測して、目的がややや多く移動させること。

オーバージェット　上下顎前歯部における前後的被蓋（水平被蓋）のこと。上顎切歯の唇面から下顎切歯の唇面までの水平的な距離をいう。通常2～3mmで、反対咬合の場合は、この値が(−)になる。臼歯部の水平被蓋にも用いる。

オーバーデンチャー　無歯顎堤とともに残存歯根を含めて義歯床で被覆した義歯のことをいう。歯根を残すことにより、顎堤の形態や歯根膜感覚受容器が保存されるとともに、義歯の維持、安定をはかることができる。

オーバーバイト　上下顎前歯部における上下的被蓋（垂直被蓋）のこと。上顎切歯切縁と下顎切歯切縁の垂直的な距離をいう。正常値は約3mmで、切端咬合は±0、開咬は(−)になる。

オープンバイト　同開咬　上下歯列弓の上下的（垂直的）咬合関係の異常。悪習慣（吸指癖など）による場合が多い。数歯にわたってオーバーバイトが(−)の状態をいう。

オーラルスクリーン　同マウススクリーン　口呼吸患者で、口唇閉鎖不全の改善や口唇閉鎖訓練中で、とくに無意識状態の夜間に、口腔粘膜を乾燥から守るために口唇と歯列の間にはさんで用いる装置をいう。プラスチックや軟性レジンあるいはビニールシートで作製する。

オーラルリハビリテーション 【補】①ナソロジー学派の臨床術式で最大咬頭嵌合位を中心位関係位に一致させる治療法．②歯の欠損，不明確な最大咬頭嵌合位または著しい咬耗など，種々の原因による咬合の破壊がある場合に行う咬合改善処置である．

悪寒戦慄（おかんせんりつ） 細菌感染などにより急激に体温が上昇すると皮膚血管は収縮し，熱の放散が妨げられる結果，寒さを感ずる．四肢は振え，皮膚に毛孔閉鎖による粟粒の発生をみる．敗血症，口腔底炎などにみられる．

オキシタラン線維（――せんい） 歯根膜の中に存在している線維．セメント質から血管に向かって，歯根膜線維に直行して走行している．歯の機能時に歪む歯根膜線維に対して，血管を固定する働きをするといわれている．歯頸側1/3に多く認められる．

オキシドール ➡過酸化水素水

オクルーザルスプリント 【補】 顎機能障害の診断や治療のために，上顎あるいは下顎の歯列咬合面を覆う馬蹄型の可撤性装置の総称．

オクルーザルプレーンフォーマー 【補】 総義歯の咬合採得時，咬合堤や仮想咬合平面を設定するために用いられる金属製の平面板．これを火炎で熱して咬合堤にあてるとワックスが溶融するので，咬合堤を求める咬合平面に修正することができる．

オクルージョン ➡咬合

オシロスコープ ⓔ陰極線オシログラフ 時間的に変化する種々の現象の波形を描写するブラウン管のことをいう．生体では，生理信号を増幅，処理したのちに表示する生理測定装置（脳波，心電図，筋電図など）に組み込まれている．

押す操作（お――そうさ） スケーリングやルートプレーニングを行う際に，押す操作と引く操作のコンビネーションで確実に歯石を除去し，根面を滑沢にできる．しかし，スケーラーのなかで，のみ型スケーラーは押す操作のみで用いるスケーラーで，下顎前歯部などの歯肉縁上歯石を唇面から舌側面にかけて押して除去する．

オストバイフレーム ⓔラバーダムフレーム，ラバーダムホルダー フレーム型ラバーダムホルダーで，ナイロン製のためX線透過性がある．形は，O字形で顔面にフィットしている．鼻呼吸はラバーの下でできるので，手術野を妨げないように装着できる．オスビーフレームともよばれる．

オスバン塩化ベンザルコニウムクロライド（――えんか――） 根管治療・消毒剤の一種で，四級アンモニウム塩類に属する．本剤は，無色，無臭で作用が温和で，組織刺激性も少なく，毒性も低い．しかも熱に安定で，水によく溶ける．殺菌効果は，グラム陽性菌が中心である．

おたふく風邪（――かぜ） ➡流行性耳下腺炎

オッセオインテグレーション 【補】 オッセオインテグレーテッドインプラントのインプラント体であるフィクスチャーと骨組織との境界面は，光学顕微鏡では，軟組織が介在せずに骨基質がチタン表面の酸化膜と直接接触し，密着した結合状態を示す像が観察される．このように，インプラント体が骨と一体化している様相を示すための用語である．なお，ヒドロキシアパタイトや生体活性ガラスなどを材料としたインプラントでは，インプラント体と骨が化学的に結合しているために，両者が直接接している像が観察される．この場合，オッセオインテグレーションと区別するために，バイオインテグレーションと表現される場合がある．

オッセオインテグレーテッドインプラント 【補】骨内インプラントの1つであり，スウェーデンのブローネマルクらによって，1960年代半ばから臨床に応用されているインプラントで，高純度（99.75%）のチタンを用い，骨との密着した結合状態（オッセオインテグレーション）を得ることによって，上部構造に加わる機能圧を負担する．歯科のみならず，整形外科や耳鼻科など，広い分野で応用されている．

オトガイ挙上法（――きょじょうほう） 気道を確保する方法の1つで，拇指を口の中に入れ，下顎前歯部の舌側にあて，他の指をオトガイ部において下顎をつかみ，下顎を前方に強く引き，一方の手は額の上に置き，頭を伸展させる．

オトガイ孔伝達麻酔（——こうでんたつますい）同オトガイ神経伝達麻酔　オトガイ孔より出るオトガイ神経を遮断する麻酔法である．同側下唇部の皮膚，口腔粘膜，第一小臼歯，前歯の歯髄（不確実）の無痛が得られる．下顎第一小臼歯，前歯の抜歯，下顎前歯部の歯周病手術などに用いる．

オトガイ帽装置（——ぼうそうち）→チンキャップ

オドントーマ　→歯牙腫

オブチュレーター　→栓塞子

オリフィスワイドナー　根管口形成器具のうちの手用器具である．根管口を漏斗状に拡大・形成することによって以後の根管治療を容易にするものである．

オルソパントモグラフィー　同パノラマ撮影法　パノラマX線写真の1つで，患者の歯列弓にそって，X線とフィルムが回転することによって得られる断層写真の一種である．1枚のフィルムで，歯，歯槽骨，顎骨，上顎洞が総覧的に観察できる．

オルタードキャスト法（——ほう）【補】欠損部顎堤粘膜に咬合圧が加わった状態の印象採得を行う方法であり，おもに下顎遊離端義歯の場合に用いられる．まず，解剖学的印象採得を行いフレームワークや維持装置を製作し，ついで欠損のみを機能印象による模型に改造して義歯を製作する方法である．

オルバンメス【周】　細長い笹の葉様の形態をした歯肉切開用のメスである．刃部は両側についており，先端が尖鋭なので歯間部歯肉に適応される．

オルビターレ　Orbitale(Or)　同眼点【矯】頭部X線規格写真上における計測点で，左右側の眼窩骨縁最下点の中点である．生体上では，できるだけ遠くをみさせたときの正貌において，瞳孔直下の眼窩下縁に相当する皮膚上の点とする．

オルビトラームス　同眼窩下顎枝方向撮影法　顎関節撮影法の1つで通常開口位で撮影し，顎関節正面像を得る．

オレリーのP.C.R.　→プラークコントロールレコード

音楽催眠法（おんがくさいみんほう）同聴覚減痛法　オーディオアナルゲジアともよばれ，心理的除痛法の1つで，イヤホーンから流れる音楽を患者に持続的に聞かせ，術中の不安や恐怖心を取り除き，痛みに対する感受性を低下させようとする方法である．

温刺激（おんしげき）　歯髄の診査に際し温度覚として用いる温熱刺激で，冷刺激に対応するものであり，ホットエアー，温水または加熱軟化したストッピングなどを利用する．

温度診（おんどしん）　歯髄診査の一方法で，歯に冷あるいは温刺激を与え，疼痛の有無や持痛があれば，一過性か持続的かを調べ，歯髄の生死をはじめ歯髄の病態を診査する．

カ

カークランド法（——ほう）【周】 Kirkland が1931年に発表した歯周疾患に対する手術法で、病変をもつ乳頭歯肉と遊離歯肉に水平切開を行い、除去する方法である。比較的軽度の症例に適応される。カークランド手術法ともいう。

カークランドメス【周】 歯周外科のうちおもに歯肉切除に用いられる。形態は類円型で、刃部はその外形のすべてに付されている。pull あるいは push での切開が可能である。刃先が尖鋭でないため、歯間底への到達は不可能である。

加圧印象（かあついんしょう）【補】 義歯が機能しているときは顎堤粘膜には圧力が加わっているが、その状態を印象採得するために弾性（弾力）のあるラバー系の印象材を用いて行う印象である。咬合圧印象やダイナミック印象などがある。

加圧根管充填（かあつこんかんじゅうてん）【内】 根管充填に際し、ガッタパーチャポイントを主体として、根尖孔外に根管充填材を溢出させずに、加圧しながら緊密に充填を行うことをいう。ガッタパーチャポイントを根管側壁へ圧接して緊密充填を行う側方加圧法と根尖方向へ圧接する垂直加圧法とがある。加圧根充と略する。

加圧振動刷掃法（かあつしんどうさっそうほう） 歯肉マッサージを目的とした刷掃法であり、歯ブラシの毛束の脇腹を用いて、歯肉を圧迫し、さらに振動させて歯肉マッサージを行う。スティルマン法とチャーターズ法がこれに属するが、いずれもむずかしい方法である。

加圧鋳造器（かあつちゅうぞうき） 水蒸気圧、ガス圧、空気圧などを用いて溶融した金属を鋳型に押し込む方式の鋳造機である。金属を溶かした高温のるつぼに、水を含ませたアスベストを裏装した圧迫蓋でかぶせたり、圧搾した空気で加圧する。

ガードナー症候群（——しょうこうぐん）【外】 大腸ポリポージス、骨腫、軟部組織腫瘍を三徴候とする常染色体優性遺伝性疾患。ポリープは胃、十二指腸、小腸にも認められ、大腸ポリープは腺腫で癌化傾向が強い。骨腫は頭蓋骨や顎骨に好発する。過剰歯や埋伏歯、歯牙腫もみられる。軟部組織腫瘍には類表皮嚢胞と線維性腫瘍が主である。

カートリッジ式注射器（——しきちゅうしゃき） 麻酔液を入れた交換用カートリッジを装塡して使用する局所麻酔用注射器。

カーバイドバー 歯科用タービンに装着して歯の硬組織を切削する際に用いるバーの一種で、材料としてはおもにタングステンが用いられている。使用目的に応じて種々の形態がある。

カーボランダムジスク【修】 ジスクの刃部がカーバイドになっている切削器具。昔はエナメル質の切削に用いていたが、現在はより切削効率の高いダイヤモンド電着の器具が使用されているため、今では鋳造体の切断や金属、レジンの仕上げ研磨に用いられることが多い。

カーボランダムストーン スケーラーやメスなどの研磨時に用いる人工石の砥石（緑色・白色）である。結晶が粗いため刃付には不適である。平板状、円柱状のほかハンドピース用として大小のポイント型がある。

カーボランダムホイール ⑤アブレーシブポイント 回転用切削具の一種で、シリコーンカーバイド製（炭化ケイ素）の、車輪状のポイントを指す。おもに技工用に用いられる。

カーボランダムポイント 回転切削材の1つで、カーボランダムを糊で固めて種々の形に成形したものである。使用部位によって多くの形態の中から自由に選んで使用できる。低速エンジンでエナメル質や金属修復物の形態修正に用いる。

外縁上皮（がいえんじょうひ） ➡口腔上皮

概形印象（がいけいいんしょう） 歯や顎堤などの口腔内組織の形態を予備的に採得する印象。これから製作される研究用模型で診査や義歯の設計などを行う。

外形線（がいけいせん）【修】 保存学では窩洞の辺縁を連ねた線をいい、補綴学では有床義歯の床縁や冠や鉤の設計にあたり模型に描記されるその概形をいう。

壊血病（かいけつびょう） ⑤ビタミンC欠乏症 ビタミンC欠乏によるもので、

出血性傾向をきたし歯肉の腫脹と歯肉縁からの出血, 歯肉の潰瘍, 歯の弛緩・動揺やリウマチ様疼痛をみる. 乳幼児に発現したものをメルレル・バロウ (Möller-Barlow) 病とよぶ.

壊血病性歯肉炎 (かいけつびょうせいしにくえん) 【周】 ビタミンC欠乏症である壊血病の部分症として歯肉に現れ, 歯肉の腫脹, 疼痛, 著しい歯の動揺が特徴である. 歯肉のほか口腔粘膜にも出血をきたす.

開咬 (かいこう) ➡オープンバイト

開口器 (かいこうき) 局所麻酔, 全身麻酔下で口腔内を処置する際, 機械的に開口位を保つ器具. 万能型, Heister, Denhardt, Whitehead-Jennings や, 舌圧子を装着できる Davis, Dingman などがある.

開口筋群 (かいこうきんぐん) 顎二腹筋, 顎舌骨筋, オトガイ舌骨筋と, 広頸筋, などが下顎骨を下方に引き下げる. なお, 前者の舌骨上筋が作用するためには舌骨下筋の作用によって舌骨が固定される必要がある.

開口障害 (かいこうしょうがい) 開口度の減少をいい, 顎関節, 開・閉口筋, 開・閉口筋の支配神経, 開・閉口筋周辺の炎症, 顔面軟組織の瘢痕, 下顎の機械的障害などによって発現する. 著しい開口制限があるものを顎関節強直症という.

介護保険法 (かいごほけんほう) 利用者の選択により, 保健・医療・福祉にわたる介護サービスが総合的に利用できるように, 平成9年に制定された. 要介護認定に基づき在宅サービス, 施設サービスを受けられる. 保険者は市町村であり, 被保険者には第1号, 第2号がある.

介護老人保健施設 (かいごろうじんほけんしせつ) 同老人保健施設 【衛】 介護保険法に基づく保健施設. 入所対象者は, 入院を要しない病弱な寝たきり老人, それに準ずる状態の老人, 自立困難な痴呆性老人である. 施設では, リハビリ, 看護, 介護, 必要な療養, 日常生活の世話が行われる. 家庭復帰を前提にしたもので生涯利用施設ではない.

開始期(歯胚の) (かいしき〈しはい―〉) ヒトの歯の発生と発育の過程を生理的, 機能的に分類した場合の用語で, 口腔上皮から歯胚が形成を開始する時期をいう.

介助 (かいじょ) 同介補 歯科臨床を行うにあたり, 同一の目的をもって診療を能率的かつ効果的に行うための補助的な行為をいう.

外傷歯 (がいしょうし) 転倒, 衝突, 殴打あるいはスポーツによる事故や交通事故などにより限界を超えた外力が, 急激に歯に加えられ, 損傷を受けた歯をいう.

外傷性咬合 (がいしょうせいこうごう) 【周】 歯周組織に外傷性の損傷を与える咬合のことで, 早期接触, ブラキシズム (歯ぎしり), 側方圧, 悪習癖, 食片圧入, 矯正力などがある.

外歯瘻 (がいしろう) 【外】 歯性の化膿性炎からの膿の持続的排出孔が口腔外の皮膚面に生じたもの. 多くは下顎臼歯を原因とし, 下顎前歯部はオトガイ下縁部, 下顎小臼歯・大臼歯からは下顎体下縁部や顎角前方部に生じやすい.

カイスの3つの輪 (――わ) Keyes, P.H. (1962年) によって提唱されたう蝕発生に対する考え方である. う蝕は, ①口腔内の微生物, ②食餌性基質 (糖質とくに砂糖), ③宿主および歯の3大要因によって, これらがすべて重複したときに発生すると考える.

改造現象 (かいぞうげんしょう) 骨組織を再造成するために生ずる生理的な骨吸収をいう. 通常, 短期間で吸収窩は新生骨によって置換される. これに対して歯周疾患, 腫瘍, 代謝性疾患などが原因で生ずる不可逆的な吸収窩の進行を病的骨吸収という.

開窓療法 (かいそうりょうほう) 嚢胞において壁の一部を切除し手術創を開放し外界と交通させるものでパルチュ (Partsch) 1法が代表的である. 外科的侵襲が少なく, 内液の貯溜を防ぐことができ, 上皮が保存されるために創の治癒が早い利点がある.

外側性窩洞 (がいそくせいかどう) 【修】 歯質が修復物で包まれるような形態の窩洞. MOD窩洞, 3/4冠窩洞, アンレー窩洞, 4級窩洞などをいう.

外側性固定 (がいそくせいこてい) 同外式固定 固定を維持形式によって分類した場合, 歯質を削除せずに歯冠外側に維持を求めるものをいう. 種類は固着式固

回転式歯石除去用バー（かいてんしきしせきじょきょよう——）　同ロトソニックスケーラー　【周】　I.A. Elman（1960年）によって考案された特殊な六角形のバーで，タービンエンジンにつけて用いる．10,000～300,000 rpmの高速を利用し超音波を発生させ，バーの断面を歯石にあて細かく砕いて除去する．

回転式切削器械（かいてんしきせっさくきかい）　歯を切削する回転式の器具のこと．直接歯を切削するものでバー，ポイント，ジスクといっている．また，この切削器具を駆動するものをエンジンとよび，手廻式，足踏式，電気式，エアー式がある．

回転数と回転力（かいてんすう——かいてんりょく）　回転切削器具の回転数はモーターの回転を大小の滑車で変える．速くなれば回転力（トルク）は弱くなる．

回転数と歯髄（かいてんすう——しずい）　回転数が増せば切削能率は向上するが，回転数が増せば摩擦熱と振動を伴い，歯髄刺激が増大する．そのため切削具および切削部を注水して冷却すると発熱を押さえ歯髄刺激は少なく，切削能率も向上する．

回転数と周速（かいてんすう——しゅうそく）　回転切削器具の刃先速度を周速，すなわち円周速度という．同じ回転数なら直径の大きいものほど周速は大きい．小型で直径の小さいものを，直径の大きいものと同じ周速にするには，回転数を速くする必要がある．

回転法（かいてんほう）　同ローリング法　毛先を根尖に向けて脇腹を加圧しあてて，回転させながら切端咬合面部に移動させるブラッシング法で，歯肉のマッサージには効果がある．操作が比較的簡単な理由から歯周疾患の予防に広く用いられている．

ガイドプレーン　同誘導面　【補】　部分床義歯の着脱時に，義歯が一定方向に入り込むように設定された支台歯の軸面をいう．義歯の着脱を容易にし，支台歯への側方力を減少させ，義歯の維持，安定に作用する．

外胚葉（がいはいよう）　ヒトを含む多くの脊椎動物の顔面と，口腔の発生時には細胞分裂によって3種類の異なった胎生細胞の集団ができる．そのうちの最大層を外胚葉とよび，他の部分である内胚葉および中胚葉と区別される．エナメル質の形成は外胚葉に由来する．

外胚葉異形成症（がいはいよういけいせいしょう）　同外胚葉形成不全（症）　外胚葉由来の諸組織の発生もしくは形成の異常をいう．本症は①発汗異常（無汗もしくは低汗），②歯の形成異常（無歯症），③毛髪の異常を3大徴候としている．

介補（かいほ）　→介助

解剖学的印象（かいぼうがくてきいんしょう）　口腔内の筋組織などの緊張，移動，変形のない安静状態下にて行う印象法である．この場合，印象材としては流動性に富んだものを用い，印象時に圧がかからないようにする．

解剖学的歯冠（かいぼうがくてきしかん）　歯のエナメル質で覆われた部分で，歯根とは，歯頸線によって境界されている．

解剖学的歯頸線（かいぼうがくてきしけいせん）　同歯頸線

解剖学的人工歯（かいぼうがくてきじんこうし）　【補】　臼歯部人工歯の形態の1つで，咬頭傾斜が30°以上のものをいう．天然歯に近い審美性を有し，咬合面による義歯の咬頭嵌合位への誘導機能を有するなどの利点がある．しかし，咬合関係に融通性がないことや，偏心位での咬合調整に時間がかかるなどの短所がある．とくに，機能時に咬頭の傾斜面に垂直咬合圧が加わると，側方分力が生じ，義歯床を水平方向に移動させる力となり，義歯の安定が損なわれることがある．

開放性骨折（かいほうせいこっせつ）　→複雑骨折

界面活性剤（かいめんかっせいざい）　→表面活性剤

海綿骨（かいめんこつ）　骨の内側に存在し，外側に位置する皮質骨とともに骨質の主体をなす．その構造はハヴァース氏管がなく，骨梁が網状をなし，髄腔が存在し血管が分布し，造血作用を営む．歯槽骨骨移植術で自家骨移植材として用いら

海綿状金（かいめんじょうきん）【修】 電解沈澱法やアマルガム法によって作られる海綿状の金粉のことで、金箔充填は非常に操作がむずかしいため、その術式を簡素化するために作られた.

潰瘍（かいよう）【外】 びらんよりも深い欠損で、上皮下の結合組織まで欠損が及んだものをいう. 炎症、腫瘍、外傷などで生じる. 癌性潰瘍、褥瘡性潰瘍、壊死性潰瘍、アフタ性潰瘍、放射線性潰瘍、結核性潰瘍、梅毒性潰瘍などがある.

外来性色素（がいらいせいしきそ） ➡色素性沈着物

改良加熱膨脹法（かいりょうかねつぼうちょうほう）【修】 埋没材の加熱膨張により鋳造金属の硬化収縮やろう型の収縮、歯型材や印象材の収縮を補償するが、加熱膨脹を助けるのがアスベストである. アスベストは、乾式と湿式とあるが、埋没材の水分を吸収したり、アスベストの水分を吸収して、加熱膨脹が狂うので、アスベストにワセリンを塗布する方法である.

改良ルゴール液（かいりょう――えき） ヨード系のプラーク染色剤であり、褐色に染色される. 欠点は、粘膜刺激性が強く、短時間で脱色されてしまう特徴がある. 成分はヨードカリ(1.6 g)、ヨード(1.6 g)、蒸溜水(13.4 ml)、グリセリン（全体を30 ml とする）である.

カウプ指数（――しすう） Kaup index【小】 幼児期以下の小児の発育状態を評価する方法の1つで、体重(g)/身長(cm)^2×10 という式により得られた指数から、22以上肥りすぎ、22～19優良、19～15正常、15～13やせ、13～10栄養失調、10以下消耗症と判定する.

替え刃メス（か――ば――） ディスポーザブルのメスの刃で、メスホルダー（柄）に装着して用いる. さまざまな形態のものが用意されており小円刃、尖刃などがよく用いられる. 特長は切れ味が良く、感染の機会もない.

窩縁（かえん）⊜窩口【修】 窩洞の辺縁のことで、窩壁や窩縁隅角と切削していない歯の表面とのなす線角をいう.

窩縁隅角（かえんぐうかく）⊜窩洞歯面隅角【修】 窩洞の窩縁部で、窩壁（側壁）と残存歯面で作られる隅角をいう. 窩縁隅角の角度はエナメル小柱の走向と修復材料の縁端強さにより変わる. アマルガム窩洞は90°、金箔やメタルインレー窩洞は窩縁部に窩縁斜面が付与されるため、135°とされている.

窩縁形態（かえんけいたい）【修】 窩縁の歯質や修復物辺縁が、修復操作中や修復後の外力で破折するのを予防し、歯質と修復物の接合を緊密にするとともに、辺縁封鎖性を良くするために窩縁部に付与される形態で、修復材料によって異なる. 窩洞の具備条件の1つである.

窩縁斜面（かえんしゃめん）【修】 窩縁部において、残存歯面と窩洞側壁に付与される斜面のことで、ベベルとよぶ. エナメル質窩縁の保護、インレーや金箔など窩縁部の圧接による辺縁封鎖性の向上、インレー体の収縮補正、浮き上げ補正のために付与される.

火炎滅菌（法）（かえんめっきん〈ほう〉） 火炎中で加熱により滅菌するものでガラス製、金属製の器具を対象とする. ブンゼンバーナーやアルコールランプの火炎中で20秒間以上保持する.

過蓋咬合（かがいこうごう） 前歯部の垂直被蓋が異常に深く咬合する場合をいう. このような咬合では、下顎前歯の切端が上顎前歯舌面の歯肉を咬み込んでいることが多い.

下顎安静位（かがくあんせいい）【補】 非機能時には通常咀嚼筋はリラックスし、下顎は重力と釣り合いのとれたほぼ一定の下顎位をとる. これを下顎安静位といい、このとき上下顎の歯は接触せず安静空隙をつくる.

下顎位（かがくい）⊜顎位【補】 上顎に対する下顎の位置関係をいうが、それは左右顎関節、靭帯に規制され、その範囲内で咀嚼筋にコントロールされる. さらに歯が接触する範囲では、それらの形態にも規制される. この中には安静位、咬合位、筋肉位、靭帯位などが含まれる.

下顎運動（かがくうんどう）⊜顎運動【補】 下顎の動きは上顎に対する相対的なものとして、前後、開閉、左右側方の3つの基本運動で表される. 咀嚼運動はこれらの複合したものである. 左右顎関節、靭帯、歯によって限界が規制され、

運動そのものは咀嚼筋によってコントロールされている.とくに天然歯や補綴物の咬合面形態との関係が重要視される.

下顎遠心咬合 (かがくえんしんこうごう) 上顎歯列弓に対して下顎歯列弓が正常より遠心に咬合する場合をいう.アングルの分類第Ⅱ級がこれに属する.

下顎下縁平面 (かがくかえんへいめん) 【矯】頭部X線規格写真上における基準平面で,メントン (Me) と下顎角隅角部下縁と接する平面.

下顎挙上法 (かがくきょじょうほう) 【外】気道の確保の一方法で,ショックなどで完全に下顎・舌根の緊張が消失した場合に,下顎角を中心に下顎骨体から下顎枝に手指をかけて下顎を天に向けて挙上させ,変換後の状態をとらえる.

下顎限界運動(路) (かがくげんかいうんどう(ろ))【補】解剖学的構造により規制される下顎の最大運動範囲.つまり,骨,顎関節,歯,筋肉,靱帯などにより規制された三次元的な下顎の限界での運動である.下顎切歯点の限界運動範囲と前方運動路を組み合わせたものをポッセルトの図形という.

下顎後縁平面 (かがくこうえんへいめん) 【矯】頭部X線規格写真上における基準平面で,アーティキュラーレ (Ar) と下顎角隅角部後縁と接する平面.

下顎孔伝達麻酔 (かがくこうでんたつますい)【外】三叉神経の下顎神経を下顎孔の上部で麻痺させるもので,多くは下歯槽神経と舌神経の支配領域に奏効する.下顎の手術,抜歯などに用いられる.口腔内からは直達法と三操作法がある.

下顎骨過成長 (かがくこつかせいちょう) ➡骨格性反対咬合

下顎骨骨折 (かがくこつこっせつ)【外】オトガイ正中部,下顎角部(埋伏智歯部),関節突起部が好発部位.骨片に付着する咀嚼筋により特有の偏位をきたす.顔貌変形,咬合異常,開口障害,軋轢音,Malgaigne圧痛点,下唇知覚異常などを呈す.治療は咬合回復が重要.小児の骨折では顎発育に配慮する(関節突起骨折参照).

下顎骨の成長 (かがくこつ――せいちょう) 下顎骨体各部にはさまざまな成長変化がみられるが,大別すると下顎頭の軟骨内化骨,下顎枝前縁の吸収と後縁の骨添加,および骨体表面添加(とくに後縁部)により増大する.

化学細菌説 (かがくさいきんせつ) ➡ミラーの化学細菌説

下顎枝平面 (かがくしへいめん) 下顎骨の上向垂直部により構成される平面で,アーティキュラーレ (Ar) から下顎角後縁部へ引いた接線により得られる.下顎の位置関係を調べるための基準平面の1つである.

化学重合開始型 (かがくじゅうごうかいしがた)【修】レジンが硬化するための重合反応に,重合開始剤(過酸化ベンゾイルなど)と重合促進剤(第三アミンなど)の反応で開始させる型式のもので,光の照射で重合を開始させる光重合型と対比される.

化学診 (かがくしん) 歯髄の診査法の1つで,アルコール,ホルマリン水,酢酸水,および砂糖水などで患歯を刺激して歯髄の反応をみる.急性歯髄炎では強い誘発痛が継続するが,慢性歯髄炎では痛みが軽度であり,歯髄死の場合には反応がない.

下顎神経 (かがくしんけい) 下顎骨とその周囲組織に分布する神経で,三叉神経節から出て前下方に向かい,卵円孔を通り耳介側頭神経や舌神経などの枝を分かつが,本枝は下顎枝内面を下向し下歯槽神経となって下顎骨内を前走する.

下顎前突(症) (かがくぜんとつ(しょう)) 同プロゲニー,反対咬合 下顎骨が過成長で正常よりも著しく突出しているか,上顎の劣成長で下顎が突出して見える形となっているか,それぞれの合併した形で前årの反対咬合を示すものを下顎前突(症)という.

化学的清掃法 (かがくてきせいそうほう) ➡化学的プラークコントロール

化学的損傷 (かがくてきそんしょう) 歯の硬組織疾患の1つである.各種の化学物質によって歯の表面が脱灰される現象で,侵蝕症といわれる.そのなかでもとくに酸の作用によるものを酸蝕症という.強い無機酸類を直接取り扱う職業の人や有機酸の多い果実を多量に摂取する場合に起こる.

化学的プラークコントロール (かがくてき

――― ）圖化学的清掃法【周】抗菌性を有する化学療法剤を用いてプラーク形成を減少させ，歯肉炎の発現ならびに進行を遅らせることをいう．ビスビグアニド類，第四級アンモニウム化合物，酵素，ヨウ素，フッ素，酸化剤，抗生物質などが用いられる．

下顎隆起（かがくりゅうきゅう）小臼歯部の下顎骨舌側面にときどきみられるコブ状の骨隆起をいう．下顎義歯床やリンガルバーなどの設定に障害となるために補綴学的には問題となるが病的なものではない．過度な場合には外科的に切除することもある．

化学療法（かがくりょうほう）化学物質を投与して疾患の治療や予防をすることで，感染症における病原体の殺菌や静菌，悪性腫瘍における腫瘍細胞の死滅，増殖の抑制などを目的とする．

かかりつけ歯科医（―――しかい）【衛】8020運動を地域に密着した形で推進するために，平成9年から普及定着がはかられている．かかりつけ歯科医の機能として，患者の継続管理，公衆衛生活動との連携や協調，要介護高齢者や障害者への支援などがあげられている．

過換気症候群（かかんきしょうこうぐん）過呼吸により動脈血中の炭酸ガス分圧が異常に低下するために生ずる．精神不安，息のつまる感じ，全身のしびれ，筋の痙攣，テタニー（助産婦の手つき）が現れる．精神不安の軽減，呼吸を楽にさせることなどが必要である．

牙関緊急（がかんきんきゅう）圖開口障害 咀嚼筋とくに咬筋の強直性痙攣により開口障害をきたすものをいう．破傷風，てんかん，ヒステリーなどにみられる．

下弓（咬合器の）（かきゅう〈こうごうき――〉）【補】咬合器の下部構造体で下顎模型を装着する金属部分．

架橋（かきょう）線状（鎖状）高分子の原子間の化学結合を架橋といい，架橋により分子量が増加するとともに，高分子の諸性質も変化する．架橋は，タンパク質，核酸などの生体高分子に広くみられ，また有機化学工業にも利用されている．

加強固定（かきょうこてい）【矯】歯，あるいは顎の移動を行う場合の抵抗源（固定）をさらに補強して固定歯の移動を防ぐ補助的装置のこと．

寡菌層（かきんそう）象牙質のう蝕病巣は先端を歯髄側に向けた円錐状（う蝕円錐）を呈し，フューラー（Furrer, 1922年）はこれを表層から①多菌層，②寡菌層，③先駆菌層，④混濁層，⑤透明層，⑥生活反応層の6層に分類した．寡菌層とは象牙細管に少数の細菌の侵入がみられ，脱灰も明らかに認められるが，破壊像の著明でない層で脱灰層ともよばれる．

顎位（がくい）➡下顎位

顎運動（がくうんどう）➡下顎運動

顎炎（がくえん）➡顎骨炎

顎外固定（がくがいこてい）【矯】矯正治療で歯や顎を移動する場合，抵抗源を口腔外に求めた場合を顎外固定という．

顎外固定装置（がくがいこていそうち）➡ヘッドギア

顎下腺（がくかせん）下顎底と顎二腹筋との間にできる顎下三角にあり，上半部は下顎体内面，下半部は皮下と接し，手指にて触知できる．形は不等辺三角形，楕円形で，漿液腺が大部分を占める混合性の複合腺である．

顎間距離（がくかんきょり）【補】上顎と下顎に設定した2標点間の距離．咬合採得時に計測され，補綴物の咬合の目安となる．上下顎が中心咬合位で咬合しているときの顎間距離を咬合高径という．

顎間固定（がくかんこてい）【矯】矯正治療で歯や顎を移動する場合，抵抗源（固定）を対顎に求めた場合を顎間固定という．顎間ゴムにより矯正力を得る．

顎間ゴム（がくかん―――）【矯】顎骨骨折や顎変形症の手術後に上下顎間の整復を行うために用いるゴムリングをいう．さまざまな大きさがあり必要な牽引力により適宜選択して用いる．

顎間ゴム牽引法（がくかん―――けんいんほう）【外】顎骨骨折や顎変形症の手術後に，上下顎に設置した線副子をゴムリングで連結し顎間の牽引，整復を非観血的にはかる方法をいう．

顎関節炎（がくかんせつえん）【外】顎関節部の炎症は同部への強い外力，細菌感染，関節リウマチの結果として発現する．顎関節症との鑑別に注意する．

顎関節強直症（がくかんせつきょうちょくしょう）【外】顎関節を構成する骨，軟

骨, 関節包, 関節円板が骨性あるいは線維性に癒着して顎運動が制限されたものをいう. 強度の開口障害, 小下顎症, 強度のう蝕症, 歯周疾患をともなう. 治療は顎関節授動術を行う.

顎関節雑音 (がくかんせつざつおん) [補] 下顎運動時に顎関節部で認められる音で, 顎機能異常の臨床的特徴の一症状である. クリッキングとクレピテーションに区別される.

顎関節症 (がくかんせつしょう) [外] 顎運動時の関節痛, 関節雑音, 顎運動制限の3主症状をもつ慢性経過の疾患で若い女性に多く, 咬合異常, 精神的ストレスなどに起因する. 咬合の調整, 理学療法, 薬物療法などが行われる.

顎関節症の分類 (がくかんせつしょう――ぶんるい) [外] 日本顎関節学会の分類 (2001年改訂). 1. 顎関節症Ⅰ型: 咀嚼筋障害, 咀嚼筋障害を主徴候としたもの. 2. 顎関節症Ⅱ型: 関節包・靱帯障害, 円板後部組織・関節包・靱帯の慢性外傷性病変を主徴候としたもの. 3. 顎関節症Ⅲ型: 関節円板障害, 関節円板の異常を主徴候としたもの. a: 復位をともなうもの. b: 復位をともなわないもの. 4. 顎関節症Ⅳ型: 変形性関節症, 退行性病変を主徴候としたもの. 5. 顎関節症Ⅴ型: Ⅰ～Ⅳ型に該当しないもの.

顎関節の脱臼 (がくかんせつ――だっきゅう) [外] 下顎頭が関節結節を越えて前方に脱出するものが大部分をしめ, 片側性と両側性があり, 大きな外力が加わったり, あくびや歯科治療で大きく開口しすぎた場合に起こり, 閉口不能, 下顎前突様顔貌をきたす.

(顎関節部の)クリック音 (〈がくかんせつぶ――〉――おん) 咬合時ならびに開口時においては, 下顎頭と円板との相対的位置関係はつねに調和しながら一定に保たれている. この円板と下顎頭の動きに乱れが生じたときに, 下顎頭が関節円板に乗り上げたり, 異常に引っ張られ "カチ" というクリック音が生じる.

顎顔面補綴 (がくがんめんほてつ) [補] 通常の歯科補綴処置が歯や歯槽骨の欠損を対象とするのに対し, 顎骨や軟組織, ときには顔面皮膚や眼球も含む欠損や変形を人工物によって修復するものである.

腫瘍の外科処置の後遺症, 外傷, 炎症, それに口蓋裂などの先天奇形が治療対象となり, 顎義歯やエピテーゼなどが作製される.

顎義歯 (がくぎし) [補] 顎顔面補綴物の一種であり, 顎骨欠損部の修復をも兼ねた特殊な義歯である. 上顎では欠損部が鼻腔と口腔の交通を生むため, 顎義歯はそれを閉鎖する栓塞部を備えている. 下顎では中静部において, 顎偏位に対応するために咬合関係に特別の工夫がなされる.

顎骨炎 (がくこつえん) 同顎炎 [外] 上下顎の炎症の総称, 部位により歯槽骨炎, 骨膜炎, 骨髄炎と分ける. 多くは根尖性・辺縁性歯周炎, 智歯周囲炎の急性化により発現し, 全身症状をともなう. 安静, 栄養摂取, 化学療法, 消炎後の原因除去などを要する.

顎骨骨髄炎 (がくこつこつずいえん) [外] 顎骨骨髄に炎症の主座があり, 解剖学的に下顎骨に多く発現する. 外部への腫脹が比較的少ない一方, 疼痛は著しく, 下歯槽神経支配領域の知覚異常や原因歯の前方強傾の打診痛をみる. 全身症状も著明である.

顎骨骨膜炎 (がくこつこつまくえん) [外] 炎症の中心が骨膜にあるものを骨膜炎とよび, 発生部位により上顎骨骨膜炎, 下顎骨骨膜炎とよばれる. 外傷や化学的障害により引き起こされるが, 一般に歯性感染によるものが多い. また, 骨髄炎をともなうことが多い.

顎骨周囲炎 (がくこつしゅういえん) 同顎周囲炎 [外] 炎症の主座はう歯の根尖病巣や歯周疾患からの細菌感染であるが, 炎症が顎骨の周囲結合組織の間に波及したものをいう. もっとも多いのが口底炎, 傍咽頭隙蜂窩織炎, リンパ節周囲炎などに移行する. 限局すれば膿瘍を形成する.

顎骨離断手術 (がくこつりだんしゅじゅつ) 同顎骨離断術 [外] 下顎骨に発生した腫瘍を外科的に切除する場合, 腫瘍の近心両側で下顎骨を切断する方法を下顎骨連続離断術という. また, 関節頭を含めて半側全部を切断し, 摘出する場合を下顎関節離断手術 (下顎半側切除術) という.

顎周囲炎 (がくしゅういえん) →顎骨周

囲炎

顎舌骨筋線 (がくぜつこっきんせん)【補】
下顎体内面を後上縁より前下方に斜走する隆線．顎舌骨筋の付着部位である．下顎有床義歯作製の際，舌側床縁は，これを超えた位置で作製することで義歯の安定に役立つ．

顎態診断法 (がくたいしんだんほう) 上下歯列弓と顔面頭蓋との関係が表された顎態模型により，正中矢状平面（フランクフルト平面)，正中矢状平面，眼窩平面を用いて三次元的に顎の発育を診断する方法．

顎態模型 (がくたいもけい)【矯】ジモン(Simon)によって考案された生体上に基準点（眼点，耳点）を設けた模型で，上下歯列弓と顔面頭蓋との関係を模型上に再現したものである．フランクフルト平面（眼平面)，正中矢状面，眼窩平面が示される．

拡張期血圧 (かくちょうきけつあつ) ➡最低血圧

顎堤 (がくてい)【同歯槽堤【補】胎生期の将来歯列弓となる部分を指すこともあるが，一般的には歯の喪失後，残った歯槽骨が形造る突起部をいう．比較的抵抗力のある咀嚼粘膜に覆われ，義歯床を把持する，義歯の咬合力を負担する支持部となる．

顎堤弓 (がくていきゅう)【同歯槽弓 歯の喪失後の顎堤水平面上の概形が弓の形に似ているのを顎堤弓という．有床顎の歯列弓と対比して用いられる．

学童前期 (がくどうぜんき) 小児の成長・発達段階を時間的に区分したもので，年齢的には6～10歳までをいう．

獲得被(菲)膜 (かくとくひまく) ➡ペリクル

顎内固定 (がくないこてい) 矯正治療で歯や顎を移動する場合，抵抗源（固定）を同一顎内に求める場合を顎内固定という．例としてリンガルアーチと補助弾線．

角ブローチ (かく——)➡スクエアブローチ

隔壁法の種類 (かくへきほう——しゅるい)【修】薄い銅板を帯状に切り，使用する部分にフロスやモデリングで固定したり，ステンレスのT型バンドを用いる即製隔壁法や，アイボリーやトッフルマイヤーのように種々のタイプのバンドをリテーナーという隔壁を保持する小器具を用いて固定する既製隔壁法がある．

隔壁法の特長 (かくへきほう——とくちょう)【修】成形修復材の填塞やろう型採得の場合，複雑窩洞では，歯頸部の適合や接触点の回復が困難で，人工の壁を設けて単純化し，操作を容易にする．

隔壁法の目的 (かくへきほう——もくてき)【修】複雑窩洞を単純化し填塞やろう型を簡単にする．窩洞内での修復材の填塞圧を十分にかけられる．修復物の形態の付与を容易にする．填塞中の防湿が得られる．填塞や窩洞形成時の歯肉保護．隣接面形成時，隣在歯を傷つけない．

隔壁保定器 (かくへきほていき) ➡マトリックスリテーナー

顎変形症 (がくへんけいしょう)【外】上顎骨や下顎骨の単独または上下顎骨両方の大きさや形態，位置，上下顎関係の異常などによって顎顔面の形態的異常と咬合の異常をきたして美的不調和を呈する疾患の総称をいう．上顎前突症，上顎後退症，下顎前突症，下顎後退症（小下顎症)，上顎前突症，開咬症などがある．

顎補綴 (がくほてつ)【補】顎顔面補綴の一部であり，口腔内に適用される処置をいう．これに用いられる補綴物には，顎骨欠損に対する顎義歯，外科・放射線照射治療などに付随するスプリント，ステントとよばれる各種の副子などが含まれる．

顎模型 (がくもけい) 印象採得を行い，石膏を用いて作る上下顎の模型のことである．顎模型により，歯や歯列弓の形態，大きさ，位置関係が的確に観察できることから，診断の補助・調査研究の資料として利用されている．

顎裂 (がくれつ)【同歯槽裂【外】上顎側切歯を中心とした歯槽突起の裂奇形で，通常口唇裂，口蓋裂に合併して生じる．球状突起より発生する中間骨と，上顎突起より発生する口蓋板との癒合不全である．この部に，骨移植術が必要となる．

窩口 (かこう) ➡窩縁

窩溝填塞材 (かこうてんそくざい)【同シーラント材 う蝕予防の目的で萌出後まもない健全な臼歯の小窩裂溝，頬面溝を酸でエッチング（酸処理）し，レジンを充填し，この部位を口腔環境から物理

カコウ

的に遮断してしまう方法をフィッシャーシーリング（裂溝填塞法）という．Bis-GMA系レジンの紫外線重合レジンと化学重合レジンが一般的に用いられている．う蝕予防効果はきわめて高い．

窩溝填塞法（かこうてんそくほう）⊜予防填塞法，小窩裂溝填塞法　プラークが停滞しやすく，また，清掃しにくい幼若永久歯や乳臼歯の小窩裂溝を窩溝填塞材（シーラント）で填塞し，口腔内の環境から物理的に遮断し，う蝕予防をする方法をいう．

過誤腫（かごしゅ）⊜ハマルトーマ　本来その部位で構成されている成分が発育異常を起こし，腫瘍様の小結節を形成したものをいう．

化骨（かこつ）　胎生期から発育期に至る骨組織形成の転機をいい，結合組織が骨組織に変わる結合組織性化骨と軟骨組織に代わって，骨新生が現れる軟骨性化骨とがある．また病的化骨として石灰化沈着巣の二次的の化骨がある．

化骨不全症（かこつふぜんしょう）　骨形成不全症の別名．骨芽細胞の機能障害により骨の形成が量的にも質的にも障害される遺伝的疾患で，胎生期から発病する先天型と，出生後に発病する晩発型とがある．おもな症状は骨格の異常，青い強膜，難聴，関節靱帯の弛緩，歯の形成不全などである．

重ね合せ法（かさ――あわ――ほう）　➡スーパーインポーズ

過酸化水素水（かさんかすいそすい）⊜オキシドール　過酸化水素の3％水溶液をオキシドールといい，歯面や歯肉など口腔内の清掃や消毒にもっとも多用されている．殺菌作用は発生機の酸素の放出による酸化作用に基づくが，同時に発生する泡による機械的清浄も有効である．また，防臭，漂白，止血にも用いられる．

過酸化ベンゾイル-アミン起媒方式（かさんか――きばいほうしき）【修】重合開始剤に過酸化ベンゾイル（BPO），促進剤に第三アミンを用いた即時重合レジンの代表的な重合開始方式．第三アミンがBPOに働いて反応性のフリーラジカルが発生し，モノマーの二重結合が解かれて重合が始まる．

可視光線（かしこうせん）　電磁波のうち，人間の眼に光として感じる波長範囲のもので，波長の短いほうは380～400nm，長いほうの上限は760～800nm程度である．可視光線で重合反応を開始させるレジンが可視光線重合型レジンである．

下歯槽動脈（かしそうどうみゃく）　下歯槽神経にともなって下顎枝内面を下走し，下顎孔より顎骨に入り下顎管内を前進して下顎の歯や歯肉に分布する．その前端はオトガイ孔の付近で，オトガイ動脈と切歯枝に分かれる．

過剰溢出物（かじょういっしゅつぶつ）　アマルガム，レジン，セメントなどの成形修復において，窩縁より過剰に填塞された修復材の部分を指し，咬合の障害，軟組織の損傷，修復材の破折，不快な感などを起こすことで，通常，修復の当日に除去する．

過剰歯（かじょうし）　通常，永久歯列で正規の歯数を超えて過剰に形成された歯をいう．形態はその属する歯群の歯に類似したもの，円錐状，矮小状，結節状などを呈し，歯列内，歯列外のほかには埋伏する場合もある．上顎正中過剰歯がもっとも多い．

下唇小帯（かしんしょうたい）　下唇の粘膜側から下顎歯槽正中部を結ぶ粘膜のヒダをいう．下顎正中の目安でもあるが，有床義歯の床縁設定時にはこれを避けないと褥瘡の原因となる．

下唇線（かしんせん）　咬合採得時に前歯部咬合面に記入される基準線の1つであり，談話時の下唇上縁の高さに対応するものとして記入される水平線である．完成義歯装着時にこのレベルまで義歯が露出することになり，上唇線とともに人工歯の長さを選択する基準となる．

下垂体性小人症（かすいたいせいこびとしょう）　小児期における下垂体の病変（頭蓋咽頭腫，主細胞腺腫，炎症など）により下垂体前葉の機能低下をきたし，成長ホルモンの分泌が減少し，小人症となる疾患をいう．

ガス滅菌法（――めっきんほう）　酸化エチレンまたはホルムアルデヒドなどを用いて滅菌する方法をいう．ゴムやプラスチック製品などのように加熱，高圧蒸気に耐えられないものに行われる．

仮性三叉神経痛　(かせいさんさしんけいつう)　同症候性三叉神経痛，続発性三叉神経痛，小三叉神経痛　真性三叉神経痛に類似した症状があり原因が明らかでであるものをいう．すべての年齢層にみられ原因を除去すれば疼痛は消失する．全身の原因としてはリウマチなど，局所の原因には歯髄炎，歯周炎などがある．

加生歯　(かせいし)　乳歯列の後に永久歯が萌出する場合を代生歯といい，乳歯の後方に萌出する第一大臼歯，第二大臼歯，智歯を加生歯という．

仮性ポケット　(かせい――)　→歯肉ポケット

仮性露髄　(かせいろずい)　歯髄が直接外界と交通している状態ではなく，歯髄を覆っている象牙質は一応存在するが，軟化象牙質が歯髄面に達している状態のものをいい，軟化象牙質を除去すると露髄する．

仮想咬合平面　(かそうこうごうへいめん)　【補】義歯の咬合平面の基準となる，咬合堤に設定する平面．通常，前貌では瞳孔線に，側貌ではカンペル平面に平行とする．

仮想正常咬合　(かそうせいじょうこうごう)　【矯】解剖学的にも機能的にも人間として咬合の機能が最大限に発揮できると考えられる理想的な咬合をいう．

家族歴　(かぞくれき)　両親，兄弟，子供，祖父母などの健康状態，生活環境や死因を問診するもので診断の補助となる．奇形，悪性腫瘍，血液疾患，アレルギー疾患など遺伝性疾患，結核，性病など伝染性疾患に注意をはらう．

型ごと埋没法　(かた――まいぼつほう)　鋳造床，鋳造鉤，複雑な形態をした冠やインレーなどのワックスパターンを型彫りより採得すると変形する危険がある場合，ワックスパターンを耐火歯型材上で作製し，そのまま同種の埋没材で歯型材ごと埋没する方法である．

型見本　(かたみほん)　→モールドガイド

カタル性口炎　(――せいえん)【外】粘膜の破壊をともなわない滲出性炎症をいう．滲出物により漿液性カタル，化膿性カタル，粘液性カタルなどという．剥離のあるものは剥離カタルという．鼻炎の多くはカタル性炎である．カタル性口内炎がある．

カタル性口内炎　(――せいこうないえん)　同単純性口内炎　口腔粘膜の発赤や浮腫をきたし，上皮の剥脱，剥離などを示す．接触や温度刺激に対して過敏となる．

仮着　(かちゃく)　固定性補綴物を専用の材料で暫間的に支台歯に装着することをいう．完成後ただちに本格的な合着を行うと，その直後に咬合関係や補綴物に問題を生じたり，患者が審美性に不満をもらう可能性がある場合に，それらを避けるための処置である．

仮着用　(かちゃくよう)　固定性補綴物やテンポラリークラウンを仮着する際に用いられる合着材である．これらはある程度の耐久性を有しながらも，必要時に容易に補綴物を撤去できるような適度な合着力をもったものが用いられる．

仮着用セメント　(かちゃくよう――)　→テンポラリーセメント

脚気　(かっけ)　【衛】ビタミンB_1(サイアミン)の欠乏症で，知覚異常，腱反射の消失などの末梢神経症状，頻脈，心肥大，浮腫などが起こる．精製白米を常食していた時代では大きな問題だったが，現在ではほとんどみられない．

学校給食法　(がっこうきゅうしょくほう)　この法律は学校給食の目標，実施などについて規定したものである．現在，学校給食は特別教育活動として学級指導の一環として位置づけられている．

学校教育法　(がっこうきょういくほう)　日本国憲法および教育基本法の趣旨に基づき，学校の種類，教育課程などについて学校制度の基本とした法律である．

学校歯科医　(がっこうしかい)　学校保健法により学校に置くことが決められている．そのおもな職務は定期の健康診断のうち，口腔および歯の検査を行うことである．また，教育委員会の依頼に応じて就学時の健康診断のうち，口腔および歯の検査を行う．その他歯科に関する健康相談，予防処置，保健指導を行う．

学校歯科保健　(がっこうしかほけん)【衛】学校において児童，生徒等の歯科疾患を予防するとともに，口腔の健康を維持増進する活動をいう．むし歯(う歯)は疾病・異常の中では，もっとも高い被患率

で80％以上の児童・生徒が罹患している.しかし最近では減少傾向がみられ12歳での1人平均う歯数は3本以下となっている.

学校保健法 (がっこうほけんほう) 学校における保健管理および安全管理に関する基本となる事項を定めている．保健管理については保健計画，学校環境衛生，健康診断，学校医の職務などを定めている．同法施行規則では健康診断に関する事項（歯の検査に関する診断，記録票など）を定めている．

褐色沈着物 (かっしょくちんちゃくぶつ) 上顎大臼歯部頬側，下顎前歯部舌側の唾液腺開口部に一致して沈着していることが多い．唾液中の有機成分との関連が考えられ，ムチンが細菌の酵素により変性したものともいわれている．

褐線 (かっせん) 保存学では，レジンやシリケートセメントやグラスアイオノマーセメントの窩縁との接合部に生じる辺縁着色をいう．補綴学では陶材やレジン冠のクラックに入る褐色着色線をいうこともある．

滑走運動 (かっそううんどう) 【補】上下顎が咬合した状態で下顎の前方，後方，または側方に下顎を変位させる運動．咬合の診査や咬合様式の確認に利用される．これは顎関節窩内において，上関節腔すなわち円板と下顎窩との結合が比較的ゆるやかであるために起こるものである．

ガッタパーチャポイント 【内】 固形根管充填材の1つで，グッタベルカ18～20％，酸化亜鉛61～75％，レジン，ワックス1～4％，重金属硫酸塩2～17％（製品により，組成に多少の差異がある）を含有するものである．

カットグート 同腸線 吸収性縫合糸で，羊の小腸から作られ，筋肉，筋膜などの縫合に用いられる．

カッパートレー 【補】 銅板あるいは既製のカッパーバンドを用いて作られた支台歯印象用小型トレー（個歯トレー）．銅の新鮮面とポリサルファイドラバー印象材が接着するときと，銅は形態付与が容易であることなどの特徴がある．

カップリング剤 (――ざい) 複合レジンのレジンとフィラーとの結合を良くするために，フィラー表面の処理を行う．これに際して用いられるのがカップリング剤であり，ビニールシランなどが使われている．

窩底 (かてい) 同髄(側)壁 【修】 窩洞の開放方向に直角な壁で，窩洞の底面を窩底とよぶ．歯冠や歯の長軸に直角な窩底を髄(側)壁といい，歯冠や歯の長軸に平行な窩底を軸(側)壁という．

家庭用口腔洗浄器 (かていようこうくうせんじょうき) 【歯】 ジェット水流を利用して口腔内を洗浄する器具．プラーク除去効果は20～30％と低い．単独で用いても歯ブラシや歯間歯ブラシの代用にはならないが，矯正装置の入っている患者，つわりの重症な妊婦，手の不自由な障害者や老人などには効果的である．

可撤式矯正装置 (かてつしききょうせいそうち) 【矯】 可撤式とは取りはずしができるもののことをいい，咬合斜面板，咬合板(咬合挙上板)，アクチバトール，拡大床，ホーレー保定装置などがある．

可撤式固定 (かてつしきこてい) 【周】 固定を使用形式によって分類した場合，自由に着脱できる装置をいい，着脱不可能な固着式固定，可撤式と固着式を併用した複合式固定などがある．

可撤式装置 (かてつしきそうち) 自由に着脱できる装置をいい，種類として，連続鋳造鉤固定装置，歯ぎしりの治療に用いるナイトガード，保定に用いられるホーレーの保定装置などがある．

可撤(式)保隙装置 (かてつ〈しき〉ほげきそうち) 同床型保隙装置 【小】 乳歯および永久歯の前歯部のみ，あるいは両側にわたる多数歯喪失のケースに用いられる可撤式装置で，保隙と咬合機能の回復，審美性や発音機能の回復に有効である．

可撤性補綴装置 (かてつせいほてつそうち) ➡可撤性補綴物

可撤性補綴物 (かてつせいほてつぶつ) 同可撤性補綴装置 【補】 患者が自分で着脱できる補綴物のことである．部分床義歯と全部床義歯が主であるが，橋義歯でも可撤性に設計すればできる．可撤性のものは一般的に機能の点で固定性のものに劣るが，清掃，修理の面では有利である．

窩洞 (かどう) 【修】 歯の硬組織疾患に

対して，修復のために適した形態に形成した部分すなわち窩室をいう．窩洞の具備条件は，窩洞外形，保持形態，抵抗形態，便宜形態，窩縁形態などを備えなければならない．

窩洞形成(法)（かどうけいせい〈ほう〉）【修】歯の硬組織疾患に対して，修復のために適した形態に形成することを窩洞形成という．窩洞形成を行う方法を窩洞形成法といい，硬組織疾患の状態や修復に用いる材料によって窩洞形成法は異なる

窩洞歯面隅角（かどうしめんぐうかく）➡窩縁隅角

顆頭点（かとうてん）【補】下顎頭に設定する基準点．下顎の運動範囲測定，フェイスボウトランスファーの基準点となる．顆頭点にはおもに，平均的顆頭点，終末蝶番点，全運動軸の3種類がある．

可動粘膜（かどうねんまく）歯槽堤や硬口蓋などを覆う粘膜は比較的骨に密着している．これに対し，口腔の他の部分は機能時の動きがあるため，可動粘膜（被覆粘膜）とよばれる．これらの部位に補綴物が及ぶ場合には，その動きを十分考慮した形態にしないと，褥瘡を形成しやすい．

窩洞の外形（かどう——がいけい）【修】歯表面における窩洞に含まれる範囲の形態をいう．窩洞外形は欠損の範囲，予防拡大，咬頭隆線の保護，円滑な曲線，用いる修復材料，審美性など考慮して決められる．窩洞の具備条件の1つである．

窩洞の外形線（かどう——がいけいせん）【修】窩洞形成される窩洞の外形の範囲を示し，歯面上に与えられる線のことで，窩縁を連ねた線でもある．

窩洞の清掃（かどう——せいそう）【修】窩洞形成を行うと窩洞内に細菌を含む切削牙粉が付着する．細菌は歯髄刺激の原因になり，窩洞は消毒を加えて清掃される．クレオソート，硝酸銀，パラクロールとペニシリン，リン酸，クエン酸，過酸化水素水，3％フッ化ソーダーのchlorhexidineとdodeclydiamino添加溶液，EDTAを含む溶液などがあるが，微温湯で洗浄する方法もある．

加熱膨脹法（かねつぼうちょうほう）【修】歯科鋳造において正しく適合する鋳造修復物を作るためには，金属の鋳造収縮を補う必要がある．加熱によって大きく膨脹する埋没材を利用して，ろう型が焼尽したあとの埋没材の鋳型を大きくして収縮を補う方式．

加熱滅菌法（かねつめっきんほう）火炎滅菌法，乾熱滅菌法，高圧滅菌法，煮沸滅菌法がある．滅菌条件や適応となる材料はそれぞれ異なる．

化膿性炎（かのうせいえん）【外】化膿性細菌の感染によって生じたもので，膿という滲出液をともなう．黄白色，不透明，混濁，濃厚，粘稠な液体である．好中球浸潤が多い．口腔領域感染症の大部分は化膿性炎であり，ブドウ球菌やレンサ球菌，嫌気性菌による感染．膿瘍や蜂窩織炎を呈する．

カビ ➡真菌

過ビリルビン血症（か——けっしょう）同ビリルビン血症 血液中に異常に大量のビリルビンが存在した状態をいい，濃度が高くなると黄疸となる．重症な新生児黄疸を起こすと，乳歯に黄色または淡黄色，緑色の着色をきたすことがある．

仮封（かふう）窩洞形成歯の保護，咬合回復や歯の移動予防，歯内治療に使用した薬剤の密封，窩洞部付近の歯肉の圧排，覆髄の経過観察などの目的で，比較的除去しやすい材料により窩洞の填塞や形成歯の形態を回復すること（ワイゼルの仮封：穿通仮封法ともよび，気密な仮封を行わずに一部に小孔を設ける方法で，開放（歯内）療法に用いられる）．

仮封冠（かふうかん）➡テンポラリークラウン

仮封材の種類（かふうざい——しゅるい）仮封に用いる材料で，テンポラリーストッピング，酸化亜鉛ユージノールセメント，仮封用銅セメント，フレッチャー氏人工象牙質（フレッチャーセメント），リン酸亜鉛セメント，水硬性仮封材，サンダラック綿球などがある．

仮封材の所要条件（かふうざい——しょようじょうけん）窩洞辺縁の封鎖効果が良いこと，咀嚼圧で変形しないこと，貼付された薬剤の効果を損わないこと，唾液に長時間不溶性であること，歯質の損傷や変色をきたさないこと，操作性が良く除去しやすく安価であること，ある程度

カフウ

仮封セメント（かふう——）　仮封材として用いられるセメントで酸化亜鉛ユージノールセメント，仮封用銅セメントなどがある．主成分は粉末が両者とも酸化亜鉛，液がユージノールまたはリン酸であり，窩洞の辺縁封鎖や外来刺激からの保護などに優れている．

仮封の目的（かふう——もくてき）　①口腔との連絡を遮断し，窩洞や根管内への食片，唾液，細菌の侵入を防ぐ．②窩洞や根管内へ貼付した薬剤の口腔内漏洩を防止し，薬効を十分発揮させる．③咀嚼による加圧，吸引などの外来刺激から窩洞を保護して局所の安静を保つ．

仮封法（かふうほう）　薬剤を窩洞あるいは根管内に貼付した後，一時的に窩洞を仮封材により封鎖する方法である．特別な仮封法に二重仮封（内層をストッピング，外層を酸化亜鉛ユージノールセメントで封鎖）とワイゼルの仮封（穿通仮封：仮封材の一部に小孔を残し外界と交通させる）がある．

仮封用レジンインレー（かふうよう——）【修】　仮封が長い期間にわたったり，歯の欠損が大きく，一般の仮封材では損耗，脱落が起こりやすいときに，MMAなどの即時重合レジンで仮封の目的を果たすために作るインレーをいう．

下部構造（インプラントの）（かぶこうぞう）【補】　インプラントは，骨内に埋入される歯根部，補綴物が連結する支台部，この両者を連絡する粘膜貫通部とからなる．このうち，クラウンや義歯などの補綴物を上部構造とよぶのに対して，生体組織内に埋入される部分を下部構造とよぶ．したがって，スクリュー型のオッセオインテグレーテッドインプラントの場合には，フィクスチャーがこれに該当する．なお，アバットメントが含まれる場合もあるが，厳密には，これは上部構造と下部構造の中間構造体である．また，歯根部と支台部が一体となっているワンピース型のインプラントの場合には，上部構造以外の部分がこれに該当する．

窩壁（かへき）【修】　窩洞内の壁を窩壁という．歯の長軸に対して平行な壁は，近心壁，遠心壁，頬側壁，舌側壁，軸壁などがあり，歯の長軸に対して直角な壁は，髄壁，切端壁，歯肉壁などがある．

窩壁斜面隅角（かへきしゃめんぐうかく）　➡斜面隅角

鎌型スケーラー（かまがた——）同シックル型スケーラー【周】　主として歯肉縁上歯石の除去に用いられ，刃部の形態が鎌型をしていることから，このような名称がついた．刃先が細くなっているので隣接面の歯石を除去するのに有効なスケーラーであり，主として引く操作で歯石の除去を行う．

鎌型スケーラーの3原則（かまがた——げんそく）【周】　鎌型スケーラーによる歯石除去効果を高め，歯周組織の損傷を防止するための原則をいい，そのためには鎌型スケーラーを，①歯軸方向に操作する，②歯面にそって刃先を操作する，③始点と終点を確立して操作する．

ガマ腫（——しゅ）同ラヌーラ　口底部に生じた粘液貯溜囊胞で，大きなものはその外観がガマ蛙の喉頭囊に似ているのでガマ腫とよばれる．一般に片側性にみられ，多くは舌下腺の損傷により周囲の組織中に唾液が貯溜して生じる．

紙やすり（かみ——）　➡エメリー紙

紙練板（かみれんばん）　➡練和紙

カラーテスター®（——）　プラーク染色剤の一種の商品名（サンスター）である．エリスロシン（赤色2号）配合によりプラーク基質を赤く顕示する．錠剤と液体の2種が販売されている．

ガラクトース血症（——けっしょう）　先天性糖代謝異常症の1つで，生体内でのガラクトースの代謝経路に働く酵素の先天的欠如，または活性低下のために生じる疾患．新生児期，乳幼児期に嘔吐，肝腫大，食欲不振などがみられる．

ガラス練板（——れんばん）　リン酸亜鉛セメントなどを練和するときに使う厚手のガラス板をいう．練和時に生じる化学反応熱を吸収し，練和物の温度が上昇しないよう十分厚く広いことが必要で，通常15×75×150 mmのものが使われる．

ガラス練板の至適温度（——れんばん——してきおんど）　リン酸亜鉛セメントの硬化は，化学反応であり，反応速度は周囲温度に影響され，反応時は発熱する．練和物の温度上昇で操作可能な時間が短くなる．室温が高いときは，ガラス練板

冷却して使うが,露点以下になると結露するので,冷却しすぎないようにする.

カラット 金合金の中に含まれる金の割合を示す単位である.純金を24K(カラット)とし,20Kは20/24で83.3%,18Kは75%,14Kは58.3%の金を含む.K数が少なくなると添加金属が多くなり,変色や腐食が起こりやすい.

カリエスメーター 【内】 う窩と歯髄との間に健康象牙質があるかどうかを,窩洞の電気抵抗値を測定することにより知るもので,電気抵抗値が15.1KΩ以上であれば歯髄は硬い象牙質で覆われていて非感染性であり,15KΩ以下では歯髄にう蝕象牙質が達し感染を生じている.

カリオスタット® Cariostat う蝕活動性試験法の1つであり,歯垢細菌を加糖培地中で培養して,酸の産生能を培地に加えたpH指示薬の変化(青色から黄色)の程度で判定する方法である.培地にはショ糖,トリプトース,グラム陰性菌発育抑制剤,pH指示薬などが含まれている.なお歯垢細菌は綿棒により歯の表面を"スワップ"して採取する.

仮義歯 (かりぎし) ➡ 暫間義歯

カリキュラスプローブ 〔同〕歯石探針器,エキスプローラー 〔周〕 歯根面上にさまざまな形態で付着する歯石(カリキュラス)を探査する器具.プローブの先端に小さな爪が付いていて,プルストロークで操作する.根面上の凹凸が一般の直ル針やペリオドンタルプローブよりも感知しやすい.

顆粒層 (かりゅうそう) ヒトの歯肉や硬口蓋粘膜の上皮は角化し,組織学的にみると角化層,顆粒層,有棘層,基底層からなる.顆粒層は2層の扁平な細胞からなり,HE染色で濃青染するケラトヒアリン顆粒を含む.

カルシウム溶解性試験 (――ようかいせいしけん) 〔同〕フォスディックテスト 【衛】 糖質を摂取したときに唾液中細菌によって作られる酸が,エナメル質(またはリン酸カルシウム)に対してどの程度の脱灰性を示すかを調べ,脱灰能の強い唾液を有する個体ほどう蝕発病性が高い(う蝕活動性が高い)のではないかと考えるものである.

ガルバニー電流 (――でんりゅう) 一般的に他種の金属が口腔内で共存した場合には,唾液を介して両金属間に電位差を生じ,両者が接触すると唾液あるいは歯質を介して電流が流れる.これをガルバニー電流という.

ガルバニー疼痛 (――とうつう) 【修】 イオン化傾向が異なる異種金属が接触すると起電力が生じ,回路が形成されるとガルバニー電流が流れる.口腔内でたとえば上顎にアマルガム修復,下顎に金インレーがあり,咬合時に接触すると回路が形成されガルバニー電流が生じこれが歯髄へ伝導して疼痛となる.

カルビタール® 〔同〕 直接歯髄覆罩法,生活歯髄切断法の各処置,および根管充填剤として使用されている水酸化カルシウム糊剤である.ヨードホルムの配合により,X線造影性および防腐性を有している.なお,本剤のpHは10.0といわれている.

カルボカイン® 〔同〕メピバカイン 非エステル型の局所麻酔薬塩酸メピバカインの商品名であり,麻酔作用はリドカイン(キシロカイン)と同程度であるが,持続時間は長い.浸潤麻酔には0.5~1%濃度液を用い,伝達麻酔には1~2%濃度液が用いられる.

カルボキシレートセメント 〔同〕ポリカルボキシレートセメント,カルボン酸セメント 酸化亜鉛粉末とポリアクリル酸水溶液で構成,両者を練和する.歯質と化学的に接着するといわれ,鋳造修復物の装着,裏層などに使用する.液が粘稠で練和物の稠度も高く,適切な粉液比が分かりにくいので,粉液を慎重に計量する.

カルボン酸セメント (――さん――) ➡ カルボキシレートセメント

顆路 (かろ) 【補】 下顎運動時の下顎頭の運動路のことをいう.下顎の開閉,前方,側方運動時に下顎頭は前下方あるいは前下内方に移動するが,矢状面に投影した経路と水平基準平面とのなす角度を矢状顆路傾斜,また水平面に投影した経路と正中矢状面とのなす角度を側方顆路角と称し,下顎運動を咬合器で再現する場合に利用される.

カロナール錠® (――じょう) アセトアミノフェンを主剤とした非ピリン系鎮痛剤の商品名(昭和薬化)である.作用は中

カワヘ

枢性であり，経口投与後20〜60分で血中濃度は最高となる．歯科領域のほか，頭痛，月経痛，神経痛の鎮痛に優れている．

河辺２号プライヤー（かわべ——ごう——）【補】 クラスプワイヤーの屈曲に用いられる鉗子の１つで，河辺清治氏考案によるものである．鉗子の先の片方は円錐型で，他方はこれに適合する溝状となっている．鉤尖や鉤脚の先端の屈曲に便利であるが，ワイヤーに傷を残しやすい．

冠（かん） ➡クラウン

含亜鉛アマルガム用合金（がんあえん——ようごうきん）【修】 歯科用アマルガム合金の主成分は，銀，スズであるが，合金製作時の脱酸剤として亜鉛を微量（２％以下）添加する．亜鉛は填塞中水分の汚染を受けると，水素ガスを発生し，晩期異常膨脹（遅発膨脹）を起こす．このため亜鉛を含まない無亜鉛合金が現在主流である．

簡易テープ法（かんい——ほう） 尿中ケトン体（アセトン体）の検査方法の１つであり，ニトロプルシッドナトリウムの反応を用いた試験法で，試験紙を尿中に浸した後の紫色変化により判定する（ロテラ法を簡略化した方法）．

簡易防湿法（かんいぼうしつほう） 同防湿法 ラバーダムを用いず，コットンロールなどの吸水材を歯肉頬移行部（耳下腺乳頭）や口腔底（舌下小丘）に挿入して，患齒への唾液の侵入を防ぐというもので，防湿効果はラバーダム防湿に劣る．

肝炎（かんえん）【外】 肝臓のびまん性の炎症性疾患．原因によりウイルス性肝炎，アルコール性肝炎，薬物性肝炎，自己免疫性肝炎などに分類される．また，病期により急性肝炎，劇症肝炎，亜急性肝炎，慢性肝炎などに分類される．

眼窩下顎枝方向撮影法（がんかかがくしほうこうさつえいほう） ➡オルビトラームス

眼窩下点（がんかかてん）【補】 眼窩下縁切痕部を示す皮膚上の計測点．眼耳平面（フランクフルト平面）を規定する際の便宜的な前方基準点であり，経年的に安定している．

眼窩底骨折（がんかていこっせつ） 同ブローアウト骨折【外】 吹き抜け骨折ともいう．眼球に外力が加わった結果，眼窩底部の骨が上顎洞内に陥没した骨折．眼窩脂肪体の逸脱，下直筋や下斜筋の損傷により複視や眼球陥没をきたす．視力障害，眼窩下神経知覚麻痺をみる．

眼窩平面（がんかへいめん）【矯】 ジモンの顎態診断法に用いられる３平面の１つで，両眼点を通るフランクフルト平面に垂直な平面をいう．正常な場合には上顎犬歯の尖頭付近を通過するもの（眼窩犬歯法則）で，顎骨や歯列弓の遠近心的な発育の判定が可能である．

顔弓（がんきゅう） ➡フェイスボウ

眼球震盪（がんきゅうしんとう）【外】 ニスタグムスともいい，迷路反射時として現れるもので，眼に現れる現象を眼球震盪という．眼球の律動的運動で，他覚的に認められる状態のものをいう．

間歇性（齲）蝕（かんけつせい——しょく） う蝕を進行過程や症状により分類すると急性に経過するもの，慢性に経過するもの，および間歇性のものとに分けられる．間歇性う蝕は，ある時期では急速に進行するが，その後徐になるかまた停止し，さらに一定期間をおいて急速に進行する．

観血的整復法（かんけつてきせいふくほう） 粘膜および皮膚に切開を行い，骨折による変位部位を露出し，直視下で復位させることを意味する．

間歇熱（かんけつねつ） 熱曲線で，１日の変動差が１℃以上あるような熱型を間歇熱といい，正常体温に下がることもある．発熱時間は短く，マラリヤの熱型が代表的である．

還元炎（かんげんえん） バーナーやトーチの火炎は燃焼帯，還元帯，酸化帯からなる．もっとも内側の燃焼帯は緑色を呈し，ガスと空気で燃焼する．燃焼帯の先端のすぐ外側は青色を呈し，炎中もっとも温度が高い還元帯で自在ろう着などに用いる．その外側は酸化帯で，金属が触れると酸化する．

眼瞼下垂（がんけんかすい）【外】 上眼瞼が下がって，眼裂が狭くなり，自分で眼瞼を上げることができでなくなる．動眼神経支配の上眼瞼挙上筋の麻痺で，先天性奇形，炎症，眼窩あるいは脳腫瘍，脳軟化症などによる動眼神経麻痺の一分症である．

嵌合効力　（かんごうこうりょく）　ある材料が窩壁の微細な凹凸面に侵入し，そこへはまり込むことによって得られる保持効力のことである．鋳造修復物では，窩壁の凹凸と鋳造体内面の凹凸にセメントが嵌入し，接着性レジンなどでは，酸処理エナメル質面へレジンが嵌入し保持力が与えられる．

鉗子　（かんし）　➡プライヤー

乾屍剤　（かんしざい）　【内】　失活歯髄切断法の断髄面に貼付する薬剤である．乾屍剤は失活した根管歯髄をミイラ化させて，そのまま制腐的に長期間保持する作用が必要で，パラホルムアルデヒドを主剤とするものが広く用いられている．製品にはトリオジンクパスタ，トリオパスタがある．

含歯性嚢胞　（がんしせいのうほう）　【外】　一般には濾胞性歯嚢胞とよばれる．歯胚の発育異常に起因し，エナメル器が嚢胞化したもので，正常歯胚から過剰歯胚からも生ずる．歯の硬組織，とくに未萌出歯の歯冠部を嚢胞壁に含むものを含歯性嚢胞といい，まったく含まないものを原始性（無歯性）嚢胞といっている．

カンジダ症　（――しょう）　カンジダ・アルビカンスの感染によって起こる真菌症で，体の抵抗力の減退，抗生物質の長期使用などのときに起こる．舌，頬粘膜などに白色の小斑点としてみられ，ときには癒合して白色の苔状となる（口腔カンジダ症）．

眼耳平面　（がんじへいめん）　➡フランクフルト平面

癌腫　（がんしゅ）　【外】　上皮性の悪性腫瘍をいう．口腔領域悪性腫瘍の大多数は癌腫であり，中でも扁平上皮癌が多く，約90％を占める．舌，歯肉，口底，頬粘膜など．唾液腺由来の腺系癌（腺癌，腺様嚢胞癌），まれに肺などからの転移性癌もみられる．

緩衝　（かんしょう）　➡リリーフ

環状う（齲）蝕　（かんじょう――しょく）　同輪状う（齲）蝕　数個の初発点が癒合して歯冠周囲を環状にとり囲むように進行するう蝕をいい，おもに乳前歯にみられる．一般に切縁には健全歯質を残し，慢性の経過をとることが多く，歯髄に感染をきたすことは少ない．

環状鉤　（かんじょうこう）　【補】　支台歯の歯冠部を取り囲む形態を持つクラスプの総称で，バークラスプと対応して用いられる用語．把持力が強い反面，側方力が支台歯に伝達されやすい．鉤腕，鉤体，鉤脚からなる．

感情の分化　（かんじょう――ぶんか）　同情動の分化　快・不快や恐れ，怒り，喜びなどの感情（情動）は成長とともにしだいに細分化されて，基本的なものは2歳までにひととおり現れる．また，およそ5歳までに種々の感情の分化はほぼ完成する．

緩徐拡大装置　（かんじょかくだいそうち）　【矯】　おもに臼歯部を拡大ネジによる弱い力（矯正力）で，ゆっくり側方に拡大する装置で，歯の移動様式はおもに，傾斜移動が主体である．臼歯部にバンドを装着する固定式と，床装置を応用した可撤式とがある．

間食調査表　（かんしょくちょうさひょう）　通常，う蝕予防を目的として，小児の間食摂取状況を調査するために用いられる．その内容は，間食の種類，量，与える時間，1日の回数，間食後の処置などに関するものが多い．

間食の指導　（かんしょく――しどう）　小児の間食は栄養素補給のための補食として大切であるが，過度の間食はう蝕の誘因となるのみならず，小児の健全な発育上も好ましくない．このため，適切な間食を摂取するように，与える時間，量およびその内容について指導を行うことが多い．

間食の摂取方法　（かんしょく――せっしゅほうほう）　小児は1日に3度の食事では栄養が不足しがちで，補助食として間食（おやつ）が必要とされるが，その摂取方法によってう蝕が発生する．とくに摂取回数はもっともう蝕誘発性の強い習慣である．

緩徐歯肉排除法　（かんじょしにくはいじょほう）　歯肉排除の方法の1つで，歯肉排除効果を次回来院時までにゆっくり時間をかけて行う．印象時や暫間修復物などを用い仮封剤で圧排する．

緩徐分離法　（かんじょぶんりほう）　う蝕で歯冠崩壊が大きく，隣在歯が入り込んで歯間距離が失われた場合や，矯正のバ

完成義歯 (かんせいぎし) 【補】 重合,研磨終了後,口腔内に試適してすべての調整が完了した義歯.

肝性口臭 (かんせいこうしゅう) ➡ネズミ臭

間接維持装置 (かんせついじそうち) ➡間接支台装置

関節円板 (かんせつえんばん) 顎の関節運動を円滑にするために,関節包内部の一部が,軟骨様板状となっている.これを関節円板という.関節円板は関節腔を上下に二分し,顎関節の潤滑油の存在となっている.

関節雑音 (かんせつざつおん) 【外】 開閉口運動に雑音の発生と顎運動の関係,程度,音質,疼痛の有無,誘因などにより,関節疾患の診断の助けとなる.

間接支台装置 (かんせつしだいそうち) 同**間接維持装置** 【補】 部分床義歯の構成要素である支台装置の1つであり,欠損部から離れた位置に設計される支台装置.直接支台装置の働きを補助する目的で設計され,おもに義歯の回転に抵抗する役割をもつ.

間接照明 (かんせつしょうめい) 間接照明とは,直接照明が不可能な場合,たとえば下顎舌側や上顎口蓋側の施術野を見やすくするために,ミラーに照明をあて,その反射照明を施術野にあてる方法をいう.

関節突起骨折 (かんせつとっきこっせつ) 【外】 下顎骨骨折の好発部位.多くは介達作用下で片側性のほか両側性にも起きる.小児の場合,下顎枝の発育が障害されることがある.パノラマX線写真は必須.顎関節部の腫脹,疼痛,顎運動障害,下顎正中線は患側に偏位し咬合不全をともなう.治療は顎間固定などの非観血的療法が多いが,観血的療法の場合は顔面神経の損傷に注意した切開線を用いる.

間接覆髄法 (かんせつふくずいほう) 同**間接覆髄法** 歯髄に病変がなくて,う蝕除去で窩洞が深くなり歯髄に近接したとき,薄くなった残存象牙質の上に一層の保護層を作る処置である.これにより理化学的刺激を防止し,また,第二象牙質の形成添加を促進させて,歯髄の健康を保持する.

感染根管 (かんせんこんかん) 【内】 感染根管とは,広義には根管歯髄がわずかに細菌感染しているものから,根管周壁の象牙細管深部まで感染しているものまで含む.狭義には臨床的に抜髄根管と区別して歯髄壊疽,根尖性歯周疾患を有する歯,処置不完全な無髄歯などをいう.

完全自浄型ポンティック (かんぜんじじょうがた——) 【補】 ポンティックの基底面形態の1つで,基底面が顎堤と離れていて,食渣の停滞しにくい形態となったもの.審美性は劣るので,おもに下顎大臼歯部に利用される.

感染症 (かんせんしょう) 病原性微生物が生体内に侵入した場合,その病原性の強さや量,すなわち感染力が生体の防衛力を上回ったときに起こる疾患.

感染症新法 (かんせんしょうしんぽう) 【衛】 正しくは「感染症の予防及び感染症の患者に対する医療に関する法律」である.平成11年から施行され,従来の伝染病予防法,性病予防法とエイズ予防法の感染力や重篤性から1~4類・指定・新感染症に分類し,発生動向調査や予防計画を立てるなど普段からその発生・拡大の防止をはかっている.

感染象牙質 (かんせんぞうげしつ) う蝕象牙質には,細菌感染によって,再石灰化し得ない死んだ外層(第1層)と感染の及んでいない,ある程度脱灰軟化しているが再石灰化し得る生きた内層(第2層)とがある.感染象牙質は第1層で,う蝕検知液により赤染するが,第2層は染まらない.

含嗽剤 (がんそうざい) 同**口腔洗浄剤**,洗口剤,うがい薬 口腔粘膜から咽頭粘膜までを清掃,消毒する薬剤で,殺菌や収斂作用もあり,芳香剤が加えられ不快感が取り除かれる.多種類のものが市販されている.

含嗽装置 (がんそうそうち) ➡スピットン

カンタリングプライヤー 矯正バンドや乳歯冠の細部を賦形調整して膨隆湾曲をつけるために使用するプライヤーで,目的

眼点（がんてん）➡オルビターレ

寒天アルジネート連合印象（かんてん――れんごういんしょう）【補】 寒天とアレルジネートを使用する印象で，支台歯にシリンジ用寒天印象材を注入しその上にアルジネート印象材を流し上げて印象する．支台歯は寒天印象材の精度に近く，安価であり，開業歯科医院では広く用いられている方法である．

寒天印象材（かんてんいんしょうざい） 寒天を主成分とした熱可逆性印象材である．100℃でゾル化し流動性となり，38～42℃以下ではゲル化する．恒温槽で加温し，ゾル状態で口腔内に圧接し，冷却して硬化させる．そのため専用の水冷式トレーを使用する．

カントウア【補】 歯冠の豊隆．歯冠の豊隆度は，アンダーカントゥア，ノーマルカントゥア，オーバーカントゥアに分けられ，アンダーカントゥアは食片が歯肉へ過度の刺激を与え，オーバーカントゥアは歯肉への刺激がなくなり，食渣の停滞が起こることとなる．

含糖食品（がんとうしょくひん） 糖質のうち水に溶けて甘味のあるブドウ糖，果糖，ショ糖などを含む食品をいう．エネルギー源としての価値は高いが，むしろ嗜好素としての意味が大きく，う蝕誘発性のもっとも強い栄養素である．

陥入歯（かんにゅうし） 外傷により歯肉内にもぐり込んだ歯をいう．乳前歯の外傷の頻度が高いが，軽度な陥入歯ならば再萌出する．

乾熱滅菌法（かんねつめっきんほう）【外】 乾熱滅菌器を使用して，付着している微生物を殺滅する方法．ガスや電気，さらには乾燥空気を循環させる方法がある．綿花，ガーゼ，ガラス製あるいは金属製のものを対象とする．滅菌には一定の温度と時間がきめられている．

冠部歯髄（かんぶしずい） 歯冠内部に位置する歯髄をいうが，単根歯では根部歯髄との境界は不明瞭であるが，複根管歯では髄室を形成しているのでその境界を明示しやすい．

カンフルカルボール【内】 フェノール・カンフル（カンファー）と同義語でキャノフォエニックともよばれる．フェノールにカンフルを配合することにより，少ない腐蝕作用で消毒力を増すため，う窩の消毒や歯髄の鎮痛・鎮静に用いられてきた．

カンペル平面（――へいめん） Camper's plane ⓢ鼻聴道平面，補綴学的平面 鼻翼下縁と両側の外耳道上縁とを結ぶ仮想平面をいう．正常有歯顎者の咬合平面とほぼ平行であることから，全部床義歯の作製時に，咬合平面を決定する基準面として用いられる．

ガンマ（γ）2相（――そう）【修】 アマルガム硬化組織中に樹枝状に分布するスズ水銀固溶体で，腐蝕されやすく，機械的強度を弱くする．銀スズ合金に銅を多く加えるとこのガンマ2相をほとんど形成しなくなり，諸性質も改善される．

甘味嗜好（かんみしこう）【小】 甘味，酸味，苦味，塩味の四原味のうちのショ糖（砂糖）で代表されるような甘い味に好ましさを感じる特性をいう．

甘味食品の摂取頻度（かんみしょくひん――せっしゅひんど） 間食においてとくに問題となるのは，ショ糖を含む食品の摂取である．これまでの研究から，う蝕の発生には，甘味食品の摂取量よりも，摂取頻度との関連が深いことが明らかにされている．

顔面角（がんめんかく）【矯】 頭部X線規格写真分析における計測基準の1つで，ナジオンとポゴニオンを結ぶ線とフランクフルト平面とのなす角をいう．オトガイ部突出度の判定ができるので，顔のタイプが推定できる．

顔面規格写真（がんめんきかくしゃしん）【矯】 矯正診断では顔のタイプを把握し，治療前後で顔貌の変化（審美性）を評価することは必須のことである．そのため，撮影方法や条件を一定に規格して撮影する顔面写真をいう．

顔面骨（がんめんこつ） 頭蓋骨のうち顔面を構成する骨を顔面骨という．顔面骨は，篩骨，下鼻甲介，涙骨，鼻骨，鋤骨，上顎骨，下顎骨，口蓋骨，頬骨，舌骨の10種16個の骨からなる．

顔面骨骨折（がんめんこつこっせつ）【外】 下顎骨，上顎骨，頬骨，鼻骨，前頭骨などの骨折を含む．交通事故，暴力，スポーツ，転倒転落などによる．顔面の腫脹，

変形, 鼻出血, 開口障害, 咬合不全のほか脳挫傷, 頭蓋底骨折, 髄液鼻漏, 眼球突出, 複視などに注意. 救急時は止血と気道の確保が最優先.

顔面神経麻痺 （がんめんしんけいまひ）【外】 顔面神経は第Ⅶ脳神経で, おもに顔面表情筋の運動や味覚の一部をつかさどる. 脳中枢の病変による顔面麻痺を中枢性顔面神経麻痺という. また顔面神経の末梢部に何かの原因があっての麻痺を末梢性顔面神経麻痺といい, 原因不明の場合をベル麻痺という.

顔面正中線 （がんめんせいちゅうせん） 顔を正面から見たときに顔の真ん中を上下に走る仮想線. 一般には左右の瞳孔を結んだ瞳孔間線の中点を通る垂直線. 人の顔は左右対称ではない場合が多い. 正面からまず相対的に決定する.

顔面頭蓋 （がんめんとうがい） 頭蓋のうち, 脳頭蓋を除く顔面部を構成する骨(顔面骨)5種8個で, ①上顎骨, ②下顎骨, ③口蓋骨, ④舌骨, ⑤頬骨である.

顔面頭蓋の成長 （がんめんとうがい——せいちょう） 脳頭蓋は5歳で90%形成されるのに対し, 顔面頭蓋は40〜50%, 10歳で約60%完成し, ①前頭上顎縫合の開拡, ②骨体の拡大, ③上下顎臼歯の萌出, ④下顎枝の高さの増加, などによって成長する.

顔面平面 （がんめんへいめん）【矯】 頭部X線規格写真の分析における基準平面の1つで, 計測点であるナジオンとポゴニオンを結んでできる平面をいう.

顔面補綴 （がんめんほてつ）【代】 腫瘍, 外傷, 炎症, 先天奇形などで生じた顔面の実質欠損をシリコーン樹脂などで修復する方法. これにより形態的, 審美的改善と発音などの機能の回復もはかる. このような補綴物をエピテーゼとよぶ.

顔面麻痺 （がんめんまひ）同顔面神経麻痺 【外】 中枢性と末梢性に分けられるが, 末梢性が多く, 一般的には末梢性顔面神経麻痺を指す. 片側性の不全麻痺として発症することが多い. 患側の眼瞼閉鎖不能(麻痺性兎眼), ベル症候, 口笛不能, 鼻唇溝消失は重要な症候である.

顔裂性嚢胞 （がんれつせいのうほう）同裂隙嚢胞【外】 胎生期における顔面や口腔を形成する突起の癒合線内に迷入した上皮から発生する. 顎骨では上下顎の正中嚢胞, 球状上顎嚢胞, 軟組織では鼻歯槽嚢胞(クレースタット嚢胞), 鼻前庭嚢胞がある. 最近では一部のものの存在が否定されつつある.

キ

キーゾーの無痛域 （——むつういき） 第二大臼歯の頬粘膜中央部から口角にわたる帯状の頬粘膜の領域で, 痛点密度が非常に低く, 痛覚が鈍いところ. 舌を咬むと非常に痛いが, この領域はそれほど痛くない.

キーパー【補】 磁石の保磁子. 磁性ステンレス鋼などを材料とした板状の形態を有する歯科用磁性アタッチメントの構成要素の1つであり, 磁石構造体に吸着して閉磁路を構成する.

起炎菌(歯髄疾患の) （きえんきん〈しずいしっかん——〉） 歯髄疾患の大部分を占めるのが歯髄の炎症であり, その炎症を誘発する細菌が起炎菌である. 一般にレンサ球菌やブドウ球菌が重要な起炎菌とされ, う蝕病変部からの侵襲によるものが多くである.

既往歴 （きおうれき）同アナムネーゼ 出生時からこれまでの病歴のこと. 医師または歯科医師によって, 患者あるいは付添者の問診から得られる. 年齢, 性別, 出生地, 居住地, 職業, 結婚の有無, さらに家族歴, 現病歴などとともに診断や治療に重要である.

機械的原因 （きかいてきげんいん） 歯髄疾患, 根尖性歯周疾患の原因の1つで, 歯の打撲や破折, 歯科治療時の切削, 不適当な歯の移動, 不良な根管処置などの急性損傷と, 咬耗症, 摩耗症, 負担過重などの慢性損傷とがある.

機械的振動 （きかいてきしんどう） 機械や構造物によって与えられる連続的な一定周期運動.

機械的清掃法 （きかいてきせいそうほう）➡機械的プラークコントロール

機械的プラークコントロール （きかいてき——） 同物理的プラークコントロール, 機械的清掃法, 物理的清掃法 【周】 プラークコントロールの手段の1つで, ブ

**ラッシング,フロッシング,その他の補助的清掃用具などによる清掃をいう.他の手段としては化学的プラークコントロールがある.

気化器(きかき) 全身麻酔で使用される揮発性麻酔薬を気化する装置で,濃度を自由に調節することができる.また,麻酔薬によっては専用の気化器もある.なお,気化器を麻酔回路のどこにセットするかによって,回路外気化器と回路内気化器とに分けられる.

気管内チューブ(きかんない——) 全身麻酔で気管内に挿入するチューブ.プラスチック,ゴム,金属鋼線を使用したものがある.また,経口用,経鼻用,気管切開用などの種類がある.

気管内麻酔(きかんないますい) 吸入麻酔法の1つである.気管内チューブを口あるいは鼻から挿管する場合と,気管切開を利用する場合とがある.本法はおき道の確保と呼吸管理が容易である.揮発性麻酔薬が使われる.口腔外科手術ではマスク麻酔が困難なため,ほとんど気管内麻酔で行われる.

気胸(ききょう) 胸膜腔の中に空気あるいはガスが認められる状態をいう.気胸には外傷性のものと,自然的なものとがある.自然的の気胸には肺結核,肺炎によるものが多い.また,肺結核の治療を目的として,人工的に気胸術が行われていたこともある.

器具の分類格納法(きぐ——ぶんいかくのうほう) 歯科臨床の能率を高めるため必要な器具を単純化,標準化しておき迅速にその器具を供給できるように分類格納しておく方法である.トレーシステム,パックシステム,アソートメントシステムなどがある.

奇形(きけい) 胎生期に形成される臓器や身体の形態異常.出生時にみられる先天的形態異常を奇形といい,唇顎口蓋裂がもっとも多い.出生時には明らかではないが,発育するとともに明瞭となってくるものを変形という.

奇形歯(きけいし) 形成異常の歯のうち,一般に円錐歯,矮小歯,巨大歯,癒合歯,歯内歯などをいう.

義歯(ぎし)【補】歯の欠損により生ずる口腔の諸機能と審美性の障害を回復・改善することを目的とした補綴物である.ブリッジと有床義歯(全部床義歯,部分床義歯)に大別される.

義歯床(ぎししょう) ⦿デンチャーベース【補】義歯の基底部で口腔粘膜を覆う部分.義歯を口腔内に維持し,咬合圧を床下粘膜で負担させるため,および人工歯,大連結子,クラスプなどの各部分を連結するための義歯の一部である.

義歯床下粘膜(ぎししょうかねんまく)【補】有床義歯の義歯床によって被覆された粘膜のこと.その状態によっては義歯の適合が悪かったり,清掃が不十分な場合には,義歯床下粘膜に炎症,潰瘍などを引き起こすことがある.

義歯床研磨面(ぎししょうけんまめん)【補】義歯の構成要素の1つである義歯床の唇側面,頬側面,舌側面,口蓋側面の人工歯を除いた部分で,義歯床の外側表面のことをいう.この部分は研磨されることからこの名前がついたと考えられる.

義歯床粘膜面(ぎししょうねんまくめん)【補】義歯の構成要素の1つである義歯床の顎堤粘膜や口蓋粘膜に接する部分で,義歯の維持安定に関与し,大きさは印象採得により決まる.

義歯床用材料(ぎししょうようざいりょう)【補】義歯の床の部分に使用する材料.主として合成樹脂と金属である.合成樹脂では,アクリルレジン,金属では,金合金,コバルト・クロム合金,パラジウム合金が多く使用されている.

義歯性口内炎(ぎしせいこうないえん)【補】義歯床が覆う顎粘膜の慢性炎症で,粘膜が軟らかい浮腫状を呈している.通常,口腔カンジダ症が現れており,*Candida albicans*が病因として関連しているといわれている.

義歯性線維症(ぎしせいせんいしょう) ⦿義歯性線維腫,義歯過形成【外】義歯床縁や床の慢性刺激によって生ずる弁状または葉状の腫瘤.真の腫瘍ではなく,機械的刺激による歯肉部の結合組織の反応性増殖(症)である.切除すればよい.

義歯洗浄剤(ぎしせんじょうざい)【補】義歯に付着した食物残渣や歯垢,歯石などを化学的あるいは酵素などの作用によ

キシユ

って軟化,溶解させる洗浄剤.通常は,義歯を夜間に洗浄剤中に浸しておくが,洗浄剤使用後は流水下で歯ブラシを使い十分に磨くように指示する.

気腫 (きしゅ) ➡皮下気腫

気銃 (きじゅう) 同エアーシリンジ 圧縮空気を出す歯科用器具で,歯面に吹きつけることにより,乾燥や異物の除去を行ったり,痛みの有無を調べたりする.最近は歯科用ユニットにウォーターシリンジとともに内蔵され,水も空気と一緒にノズルから噴出させることができる.

義歯用ブラシ (ぎしようー) 補綴物とくに可撤性補綴物の清掃のために作られた歯ブラシ.義歯の粘膜面やクラスプ,バーなどの細部を清掃しやすいように設計されている.刷毛は一般のブラシに比べて硬くやや長めである.

キシレン 染色液を用いてう蝕象牙質,軟化象牙質を判定する方法の1つであり,キシレンを塗布するとう蝕象牙質,軟化象牙質は暗色を呈する.

キシロカイン® アミド型局所麻酔薬塩酸リドカインの商品名であり,麻酔深度が大きく,作用発現も速やかで,持続時間もプロカインの2～4倍であり,毒性も低い.0.5～2％濃度溶液が,浸潤麻酔や伝達麻酔に用いられる.

既成隔壁 (きせいかくへき) 【修】 保持器で固定するアイボリー型,セクペランド型,トップルマイヤー型や,線の弾性を用いるワルサー型,自己弾性型のハーベスト型,ミラー型,クランプ固定式のウッドワード型,クレンショウ型がある.

既製トレー (きせいーー) 同ストックトレー 印象材を口腔内に圧接するためにあらかじめ作られて市販されているトレー.有歯顎用,無歯顎用,局部用などがある.

既製乳歯冠 (きせいにゅうしかん) ➡乳歯用冠

既製レジン冠 (きせいーーかん) ➡ポリカーボネート冠

基礎床 (きそしょう) 【補】 咬合床の基底部の部分.シェラック板,常温重合レジン,アクリルレジンなどを作業模型上に圧接,成形して作る.この上にパラフィンワックスのろう堤を付けて咬合採得や人工歯排列,試適に使用する仮の義歯床である.

基礎麻酔 (きそますい) 麻酔薬を投与(皮下,経口,静脈,直腸などから)して,意識のない睡眠状態にする前投薬法.吸入麻酔や局所麻酔に併用されることが多い.

拮抗作用(薬の) (きっこうさよう〈くすりーー〉)【外】 2つの薬物を同時投与することにより,単独でのそれぞれの薬剤の作用効果が打ち消されることをさす.たとえば,塩酸モルヒネによる呼吸抑制には麻薬拮抗剤である塩酸ナロキソンや酒石酸レバロルファンなどが拮抗する.

基底層 (きていそう) 歯肉上皮を形成している細胞層の1つで,この基底層の深部には基底膜があり,基底細胞との間には半接着斑(ヘミデスモゾーム,ハーフデスモゾーム)があって固く接着している.なお,この部の細胞は分裂,増殖が盛んなため胚芽層ともよばれている.

気道確保 (きどうかくほ) 意識がなくなった患者では舌根が沈下して,気道の閉塞が起こりやすい.また,吐物などが逆流して,呼吸困難となる.これらの場合,患者を仰臥位に寝かせ,頭部後屈,オトガイ挙上,下顎挙上によって気道を確保する.

機能印象 (きのういんしょう) 口腔が機能を営んでいるときの動的状態を印象する方法.顎堤周囲の筋の動きを記録する筋圧形成印象法と咬合圧が加わった状態を考慮した加圧印象法とがある.無歯顎や多数歯欠損の印象の場合に多く用いられる.

機能訓練 (きのうくんれん) 顎骨骨折の治療では,整復,固定,機能訓練が基本にある.長時間にわたる顎間固定を除去した場合,下顎の開閉運動が不十分である.正しい顎機能を営むように訓練すること.

機能咬頭 (きのうこうとう) 【補】 臼歯の咬頭の1つで,咀嚼運動中に対合歯の咬合面窩あるいは辺縁隆線部に咬み込み,食物を粉砕する機能的な役割をもつ咬頭をいう.さらに,上下顎歯を嵌合することにより咬頭嵌合位を保持安定し,咬合高径を維持する役割がある.なお,正常有歯顎者においては,上顎臼歯の舌側咬頭と下顎臼歯の頬側咬頭がこれ

機能正常咬合（きのうせいじょうこうごう）【矯】 解剖学形態には多少欠陥がみられても，咀嚼や発音など機能的見地からは異常のない咬合をいう．

機能的(顎)矯正装置（きのうてき〈がく〉きょうせいそうち）➡アクチバトール

機能的人工歯（きのうてきじんこうし）【補】 臼歯部人工歯の形態の1つで，咬頭傾斜が20°の人工歯をいう．天然歯の解剖学的形態から著しく逸脱することなく，それに近い審美性を有している．解剖学的人工歯に比べて側方分力が過大とならず，義歯の安定が確保しやすいように設計されている．

機能母体説（きのうぼたいせつ）【矯】 顎顔面頭蓋の成長に関する考え方の1つの説で，Moss（1960年）により提唱された．頭蓋の成長は二次的なもので，骨化の開始時期を除いて遺伝には左右されず，それらの機能や働きにより成長が決定されるという．

(基本的)日常生活動作（〈きほんてき〉にちじょうせいかつどうさ）➡日常生活自立度

基本的保持形態（きほんてきほじけいたい）【修】 窩洞の保持形態の基本は箱形で，窩洞の側壁が平行で，窩底は平坦で，側壁と窩底のなす点角・線角は明確に付与した形である．

キモチーム® タンパク分解酵素を含有する消炎酵素剤の商品名（帝国臓器）である．炎症の緩解に単独で，あるいは抗生物質やその他の薬剤と併合して用いられる．

キモトリプシン製剤（——せいざい） タンパク分解酵素α-キモトリプシンを含有する薬剤をいう．錠剤（含，腸溶錠），カプセル剤，注射剤，バッカル剤などがある．消炎酵素剤として単味で，あるいは抗生物質などと併合して用いられる．

逆執筆把持（ぎゃくしっぴつはじ） 指の位置は執筆把持と同じであるが，う蝕の位置やインスツルメントの形，術者の位置によってまれに用いられ，器具を手のひらの方向に回転させて用いることをいう．

逆充填法（ぎゃくじゅうてんほう）同レトロフィリング【内】 外科的歯内療法の1つである根尖切除を行った際，根尖切断部根管の封鎖が不完全な場合に行う．切断面にブラックのⅠ級あるいは溝状の変形窩洞を形成し，アマルガムなどを充填して封鎖をはかり，根管内から根尖周囲組織への二次的感染を防ぐ．

逆性石鹸液（ぎゃくせいせっけんえき）同10%塩化ベンゼトニウム　逆性石鹸は陽性石鹸ともよばれ，アルキル基（またはベンジル基）をもつ陽イオンが表面活性作用をもち，強力な殺菌作用，溶血，タンパク質沈殿作用をする．濃度によっては静菌的に作用し，一般には10%オスバン，ハイアミンとして市販されている．

逆ポイント法（ぎゃく——ほう）【内】 根未完成歯や根管の極端に太い歯などで，根尖孔が広くて通法ではマスターポイントが適合しない場合，ガッタパーチャポイントの太いほうを根尖側に向け，通法とは逆に挿入し，側方加圧法により壜塞する根管充塡法である．

キャストクラウン　➡鋳造冠
キャストクラスプ　➡鋳造鉤
キャストマトリックス法（——ほう）同箔鋳造焼成法【修】 陶材インレー焼成法の1つ．模型上でマトリックスのろう型を作り純金で鋳造し，その上で陶材インレーを焼成後，インレーを王水で溶解，インレーを取り出す．純金の溶解温度以下の低溶解材の焼成に使う．

キャナルス®【内】 根管充塡材の1つであり，根管用セメント（シーラー）として，ガッタパーチャポイントやシルバーポイントなどを根管壁に合着させるための材料である．主成分として酸化亜鉛，ロジン，チョウジ油があげられる．

キャナルプラガー【内】 根管充填時に使用される根管充填器である．根管内ガッタパーチャポイントを垂直加圧するときや，髄室内に残った余剰のガッタパーチャを除去するときに用いる．

キャビテーション　➡空洞現象
キャリパス　➡計測用ノギス
キャンフォフェニック　同フェノールカンフル【内】 窩の消毒，歯髄の鎮痛作用を有する石炭酸剤で，石炭酸30，カンフル60，エタノール10からなる．

吸引（きゅういん）同プンクチオン【外】 腫瘤性病変の診断の一助となる検査法．

腫瘍か膿瘍かの鑑別に役立つ．腫瘤内の貯留液を穿刺採取して，生化学検査や細菌学検査を行う．穿刺部位に浸潤麻酔後，18Gの針を用いて穿刺してゆっくりと引く．

吸引嘴管（きゅういんしかん）唾液，血液，汚物，使用した生食水などを排除する目的で，金属製のかプラスチック製の細長い管を吸引装置から出ているチューブに接続する．この管を吸引嘴管とよび，手術時に用いるものは滅菌されている．

吸引洗浄法（きゅういんせんじょうほう）根管治療に際して，根管内および根尖病巣部の腐敗産物を吸引装置を用いて清掃除去し，病巣の治癒促進をはかる方法である．洗浄と吸引が一つの器具で同時に行えるものが考案されている．

吸引鋳造機（きゅういんちゅうぞうき）【修】鋳型内を減圧し，溶けた金属を吸い込んで鋳造するタイプの鋳造機．鋳造圧が小さいため小型の鋳造体の作製に使用する．また他の鋳造法と併用されることも多い．

吸引用チップ（きゅういんよう——）エアータービンによる歯の切削時，ウルトラソニックスケーラーによるスケーリング時ならびに抜歯などの手術時において口腔内に貯溜している水，血液，洗浄液，唾液などを吸引するチップをいう．

救急蘇生法（きゅうきゅうそせいほう）突然に心臓や肺の働きが停止した人に，ふたたび循環と呼吸を与え，正常な中枢神経機能をもって社会復帰ができるようにすることをいう．一次救命処置と二次救命処置とがある．

球形バー（きゅうけい——）→ラウンドバー

臼後三角（きゅうごさんかく）下顎骨の最後臼歯のすぐ後方で，頂点を後方に向けた小さな三角形の骨面．この上に臼歯腺と粗な結合組織があり，これを覆う粘膜はやや隆起して見えるのみ．これを臼後隆起あるいはレトロモラーパッドとよぶ．

吸指癖（きゅうしへき）同弄指癖，指しゃぶり【小】一般に幼児期から小児期にみられる習癖で，手指（母指が多い）を口腔内に挿入し吸指するため，上顎前突，開咬などの不正咬合の原因となる．

吸収不全（乳）歯（きゅうしゅうふぜん〈にゅう〉し）【小】う蝕や外傷などに起因する歯髄感染などによる根尖部の慢性炎症がみられる場合，交換期に至っても根吸収を示さない乳歯をいう．

球状型アマルガム用合金（きゅうじょうがた——ようごうきん）同球状合金【修】噴霧法により作成された球状アマルガム用合金．削片型合金と比較して練和時の水銀合金比が少なくてすみ，充填圧が硬化後の強度にあまり影響されないので充填しやすく，機械的強度も大きく改善された．

臼歯用コンポジットレジン（きゅうしよう——）【修】臼歯部修復に使用されるコンポジットレジン．前歯部用のものに比較してフィラーの配合率が高くなっており，機械的強度が大きく耐摩耗性も高い．

球状上顎嚢胞（きゅうじょうじょうがくのうほう）【外】顔裂性嚢胞の1つで，球状突起と上顎突起の癒合部に発生した嚢胞．歯槽内に発現し，組織学的には嚢胞壁が重層扁平上皮あるいは気道の上皮，および結合組織から構成されている．

球状突起（きゅうじょうとっき）顔面の形成に関与する重要な突起の1つであり，胎生5週に左右の内側鼻突起が互いに接近して球状突起となる．中鼻中隔と一次口蓋を形成するもので，上顎突起や口蓋突起との癒合不全により，唇顎口蓋裂を引き起こす．

球状バー（きゅうじょう——）→ラウンドバー

嗅診（きゅうしん）同臭診【外】歯髄壊疽や感染根管の治療で，治癒経過の補助的な診断法として行われる．顎炎の切開でもガーゼドレーンの交換時，膿汁や滲出液の嗅診は経過の観察に有用である．文字どおり物の匂いをかいで診査する．

吸唇癖（きゅうしんへき）同咬唇癖おもに下唇を強く吸う不良習癖の1つである．結果的に上顎前歯の唇側傾斜や下顎歯列弓の後退が認められる．

吸水銀膨張（きゅうすいぎんぼうちょう）【修】硬化した歯科用アマルガムが水銀を吸収して膨張する現象．窩洞内に充填されたアマルガムの辺縁が，腐食によって遊離した水銀を吸収して膨張し，窩洞壁に接する部位がめくれ上がり，辺縁破折の原因になる．

吸水膨脹(法) (きゅうすいぼうちょう〈ほう〉) 【修】 石膏や埋没材が水に接して硬化するとき膨脹する性質. 鋳型の膨脹にこの性質を利用して金属の鋳造収縮を補償する方法を吸水膨脹法といい, 加水法, 浸水法などがある. 簡単に大きな膨脹が得られるが変形しやすい欠点がある.

急性う(齲)蝕 (きゅうせい——しょく). 【修】 進行速度の早いう蝕. 若年者の咬合面に多発し, 穿孔性で多量の軟化象牙質を有する. 軟化象牙質の着色は少なく水分を多く含む. 知覚は鋭敏で二次象牙質の形成が少なく, 歯髄炎を継発しやすい.

急性壊死性潰瘍性歯肉炎 (きゅうせいえしせいかいようせいしにくえん) ANUG (acute necrotizing ulcerative gingivitis)【周】 急性に起こり, 歯間乳頭や辺縁歯肉に壊死と潰瘍が現れる. 病因としてはフゾバクテリウムとスピロヘータの混合感染があるが, 局所の抵抗力を減退させるような消耗性疾患や精神的ストレスも関与するといわれている.

急性化膿性耳下腺炎 (きゅうせいかのうせいじかせんえん) 【外】 耳下腺の急性炎症で, 慢性炎症はまれである. おもな起炎菌はブドウ球菌で, ステノン氏管からの上行性感染が多い. また, 血行性あるいはリンパ行性にも感染する. 突発性に腫脹し, 発赤や発熱をともなう.

急性化膿性歯髄炎 (きゅうせいかのうせいしずいえん) 【内】 細菌感染により化膿をきたしたもので, 歯髄内に好中球浸潤や膿瘍形成が生じる. 初期には拍動性の疼痛が限局性, 間歇的で, 末期には放散性, 持続的疼痛となる. また, 夜間に自発痛が増強する. 患者は患歯を指示することが困難である. 抜髄法が適応される.

急性根尖性歯周炎 (きゅうせいこんせんせいししゅうえん) 【内】 根管からの細菌感染や化学的刺激, あるいは外傷によって根尖部の歯周組織に急性の炎症が引き起こされたもので, その症状と経過は普通つぎの4期に分けられる. 歯根膜期 (第1期), 骨内期 (第2期), 骨膜下期 (第3期), 粘膜下期 (第4期). 治療法は原因の除去と急性症状の消退をはかる.

急性歯周組織炎 (きゅうせいししゅうそしきえん)【周】 歯周炎は通常慢性に経過するが, ときには全身, 局所の抵抗力が減退しているような場合, 急性発作を起こし, 症状として自発痛や咬合痛, 圧痛などを覚えると同時に歯の動揺度も増す傾向になる.

急性歯髄炎 (きゅうせいしずいえん) 【内】 急性単純(漿液)性歯髄炎(局部性,全部性)と急性化膿性歯髄炎(局部性,全部性)に分けられる. 一般的に自発痛があり, 温度刺激により誘発される. 歯髄炎は部分より全部性に, また漿液性から化膿性へと変化するにつれ症状は増強する.

急性漿液性歯髄炎 (きゅうせいしょうえきせいしずいえん) 同急性単純性歯髄炎. 歯冠修復時の刺激, 咬耗症, あるいはう蝕などにより, 歯髄の一部が滲出性炎を起こし, 組織的には円形細胞の浸潤や病巣組織の膨脹をきたした状態をいう.

急性単純性歯髄炎 (きゅうせいたんじゅんせいしずいえん) ➡急性漿液性歯髄炎

急性副鼻腔炎 (きゅうせいふくびくうえん) 上顎洞, 前頭洞, 篩骨洞, 蝶形骨洞を副鼻腔という. 急性副鼻腔炎は外傷, 歯性, 感染, 麻疹, 感冒などで起こる. このうち, 歯科では歯根ともっとも近い上顎洞へ根尖性歯周炎が波及した場合, 歯性上顎洞炎 (急性, 慢性) という.

急性フッ素中毒量 (きゅうせい——そちゅうどくりょう) 急性中毒症状は悪心, 嘔吐, 腹痛, 下痢などである. これまで最小中毒量はフッ素として2 mg/kg とされてきたが, 1 mg/kg 以下との報告もある. また5 mg/kg 以上では入院治療が必要とされている. 局所応用では高濃度のフッ素溶液を使用するため, できるだけ飲み込む量を少なくするように心がけることが必要である.

急性発作 (きゅうせいほっさ) 【外】 慢性病巣が, 局所的な誘因, 過労, 全身性疾患などで抵抗力が弱ると急性化する. これを急性発作という. 顎骨の炎症は歯や歯周疾患に起因する歯性感染で, 一般に慢性に経過しているが, しばしば急性化を起こす.

急速拡大装置 (きゅうそくかくだいそうち)【矯】 上顎歯列弓の著しい狭窄を示すケースに, 拡大ネジを用いて短期間 (2〜3週間) に上顎骨自体の側方拡大を行おうとする方法である. 矯正力より大きな

整形力により，正中口蓋縫合部が開大される．若年者ではクオードヘリックス（拡大スプリング）が用いられる．

吸啜反射（きゅうてつはんしゃ）【小】
乳児期にみられる原始反射のうちの口唇反射の1つ．口に指を入れるとその指を吸引しようとする反射で，生後まもなく出現し，3か月ごろには消失する．

吸入鎮静(法)（きゅうにゅうちんせい〈ほう〉）同吸入麻酔法 笑気，トリクロロエチレンを用いて，意識を失わない程度に中枢神経機能を抑制し，鎮静と知覚の閾値を上昇させることをいう．これにより，患者の不安や恐怖心を取り除くことができる．

球面形成（きゅうめんけいせい）早期接触がうまく，歯の咬耗などが著明な場合，歯の削合を行うと同時に，歯面（頬，舌側面）を本来の解剖学的形態に回復するような球面形態を付与する咬合調整術式の1つである．

キュレット型スケーラー（――がた――）同鋭匙型スケーラー【周】刃部は薄く，スプーン状で先端が丸く処理してあり，刃部の断面はほぼ半円形である．このためポケット深部への到達性がよく，かつ歯肉軟組織も傷つけにくい．歯肉縁上，縁下歯石の除去，歯周ポケット内壁の除去，ルートプレーニングに使用される．操作法はおもに歯面と刃面の角度を85°前後にして引く操作で使用する．両刃（ユニバーサル型）と片刃（グレーシー型）がある．

仰臥位低血圧症候群（ぎょうがいていけつあつしょうこうぐん）妊娠晩期の女性が仰臥位になると胎児により下大静脈が圧迫される．したがってショックの際，水平位とすると下肢からの静脈環流が妨げられ低血圧が著明となるので，ショック時には側臥位とする必要がある．

胸郭の成長（きょうかく――せいちょう）
新生児，乳児の胸郭は底面が広い円錐形をなし，前後径と左右径がほぼ等しく，胸式呼吸ができにくい．しかし増齢とともに胸郭は上方が狭く，前後に圧平された樽状を呈し，前後径より左右径が大きく成長していく．

橋義歯（きょうぎし）➡ブリッジ

凝固収縮（ぎょうこしゅうしゅく）【修】
溶融状態の金属が固体へ変化するときの収縮．半流動状態の金属が収縮するため，内側性窩洞では鋳型壁より離れて自由に収縮し鋳造修復に加算されるが，外側性の修復物では鋳型に妨げられるため起こらない．

頬骨上顎縫合（きょうこつじょうがくほうごう）顔面，顎の成長発育に関与する縫合部の1つで，とくに上顎骨の成長に関連する．縫合部の成長によって鼻上顎複合体を前下方へと成長させる．

狭窄歯(列)弓（きょうさくし〈れつ〉きゅう）臼歯部の舌側転位のために，歯列弓の臼歯間幅径が狭くなっているものをいう．結果的に，前歯部の唇側転位を示すことが多く，上顎前突や吸指癖などによる筋の異常な機能とも関連があり，口蓋が深くなる傾向にある．

頬小帯（きょうしょうたい）上顎および下顎の小臼歯部の頬側歯肉と頬粘膜との間をつなぐ1～3条の粘膜のヒダ．小帯自身は運動しないが，口輪筋や頬筋の運動にともなって前後に移動する．

狭心症（きょうしんしょう）心臓の冠状動脈の狭窄によって生ずる心筋の虚血（酸素欠乏）状態．心臓部，ことに胸骨下部の疼痛性発作を主症状とする．

強制治療（きょうせいちりょう）➡抑制(的)治療

矯正バンド（きょうせい――）➡帯環

矯正用結紮線（きょうせいようけっさつせん）【矯】主として，アーチワイヤーとブラケットとを結ぶ，0.20，0.25，0.30mmのステンレススチール線である．モジュールによる結果も多く用いられる．

矯正用ゴムリング（きょうせいよう――）同エラスティックス【矯】持続的な矯正力を発揮させるため，マルチブラケット装置，ヘッドギア，チンキャップなどで使用される．顎内，顎間ゴムとして口腔内に使用するものと，整形的な力として顎外に用いるものなど，各種多様のものがある．

矯正力（きょうせいりょく）【矯】矯正治療では，歯根膜に，圧迫力を加えることにより歯槽骨の吸収など，一定の規則正しい組織変化を起こす必要がある．このような人為的に加えられた力を適正矯正力といい，持続的，間欠的などに大別される．

頬側乳頭（きょうそくにゅうとう）　歯と歯の間の歯間空隙を満たす三角形の歯肉部分を歯間乳頭といい，とくに上下を問わず，頬側にあるものをいう．

頬(側)面窩洞（きょう〈そく〉めんかどう）　正常な歯列において，頬粘膜に対向する面に形成される窩洞．

兄弟(姉妹)間競争心理応用法（きょうだい〈しまい〉かんきょうそうしんりおうようほう）　小児患者の対応ları応用する方法の1つで，兄弟姉妹の一方が治療を嫌がっている場合，おとなしく治療させた兄弟(姉妹)から説明，説得させると，競争心理が働き，術者が同じことをいう以上の効果がある．

強直（きょうちょく）　➡アンキロージス

希ヨードチンキ（き──）　ヨードチンキを70%アルコールで倍量に希釈したもので，ヨウ素濃度は3%となり刺激性を弱めてある．口腔粘膜の創面，手術部位，根管の消毒に使用する．また，う蝕象牙質の判定や歯垢の染め出し剤としても用いられる．

局所麻酔過敏症（きょくしょますいかびんしょう）　局所麻酔剤使用によってアレルギー，アナフィラキシー反応を呈することがある．アレルギー反応の場合は紅斑，水疱，潰瘍，全身への発疹，血管，神経浮腫など，アナフィラキシーでは麻酔後数分に急速かつ重篤な症状が現れる．

局所麻酔(法)（きょくしょますい〈ほう〉）【外】　局所麻酔薬を使用して，手術部位のみを無痛状態にする．したがって患者の意識はある．浸潤麻酔，伝達麻酔，表面麻酔，寒冷麻酔などの方法がある．

局部床義歯（きょくぶしょうぎし）　➡部分床義歯

極量（きょくりょう）　個々の薬物の最大投与量．薬物の過量投与を防止するために定められたもので，中毒量よりはかなり少なく，十分安全に制定されている．

巨舌症（きょぜつしょう）　同大舌症　不正咬合の先天的原因の1つである舌の形態異常であり，固有口腔に対して舌の大きさが異常に大きいものをいう．開咬や空隙歯列弓などの不正が誘発される．

巨大歯（きょだいし）　正常な大きさを超えて異常に大きい歯をいう．上顎中切歯にみられることが多く，下顎前歯では融合歯の場合もある．

巨端症（きょたんしょう）　➡アクロメガリー

起立性低血圧（きりつせいていけつあつ）　同たちくらみ　起立することにより低血圧をきたす状態．めまい，嘔気，心悸亢進，意識喪失などをともなう．

ギルモアの探針（──たんしん）　歯石診査用探針の一種で，ワーキングエンド全体が湾曲しており，その先端は，歯肉縁下の歯石を手指に伝わる感覚で診査できるように彎曲している．

キレーター　金属と物質の結合様式の1つにキレート結合があり，金属と結合する物質のほうが金属に電子を供給して金属が陰イオンのように働く．このような作用を行う物質をキレーター(キレート剤)という．

キレート反応（──はんのう）　複数の電子供与性基をもつ配位子(多座配位子)が金属に配位し，錯体を形成することをキレート反応という．歯科ではカルシウム(Ca)のキレート剤としてエチレンジアミン四酢酸(EDTA)などを用いている．

筋(圧)形成（きん〈あつ〉けいせい）【補】　有床義歯のための印象採得における操作の一種．義歯床の辺縁を周囲の組織の機能的な動きに適合させるために行う．トレーの辺縁に可塑性の印象材を付けて患者に筋運動をさせて印象辺縁を成形する．

銀アマルガム（ぎん──）　➡銀スズアマルガム

金冠ばさみ（きんかん──）　金属材料を剪断するためのはさみ．帯冠金属冠，乳歯金属冠，暫間被覆冠(アルミキャップ)や金属製の既製トレーの辺縁を切断したりするときに用いる．刃部が直と曲のものがある．

金銀パラジウム合金（きんぎん──ごうきん）　同金パラジウム銀合金．高溶金合金12%以上，銀40%以上，パラジウム20%以上を含む金合金．金合金に比べ，やや展延性に欠けるが，良好な鋳造性，操作性，耐蝕性を示し，わが国において広く歯科臨床に用いられている．

菌血症（きんけつしょう）　第一次病巣から一時的に血液中に細菌が移行する場合

で，菌は血中では増殖しない．菌種としてはとくにレンサ状球菌が多い．口腔領域では う蝕，抜歯窩，歯周ポケットなどから移行し，病巣感染の成因となる．

金合金　（きんごうきん）　金を主成分とする合金．歯科用金合金はその組成と硬さにより，金を多量に含み軟らかいタイプ1から，きわめて硬いタイプ4までの4種に分類される．また純金を24カラットとして合金全体に金が占める割合を何カラット合金という．

銀合金　（ぎんごうきん）　銀を主成分とする鋳造用合金で，融点600℃程度の低溶銀合金は縁辺強さが弱く，800℃程度の中溶銀合金は変色するため，いずれも築造体などに使用される．高溶銀合金は金パラジウム銀合金として広く用いられている．

均衡側　（きんこうそく）　➡平衡側

菌交代現象　（きんこうたいげんしょう）　抗生物質の投与により，病原菌ともども，その抗生物質に感受性をもつ常在菌の減少，消失が起こり，病原菌や正常な菌の淘汰により，その抗生物質に抵抗性をもつ菌が増殖したり，外部からの抵抗菌が定着する現象をいう．

筋ジストロフィー　（きん——）　筋肉自身が自然に崩壊，変化し，筋力が進行性に低下する疾患で，遺伝性疾患ともいわれているが原因は不明の難病である．

近心階段型　（きんしんかいだんがた）　➡メジアルステップタイプ

近心舌側咬頭　（きんしんぜっそくこうとう）　上下大臼歯の咬合面にある咬頭の1つで，近心にある2つの咬頭のうち，とくに舌側あるいは口蓋側にある咬頭．

銀スズアマルガム　（ぎん——）　⑥銀アマルガム　【修】　銀スズ合金粉末を水銀と練和混合することにより得られる合金．練和直後は泥状で可塑性に富み，これを窩洞に填塞し硬化させる．操作が容易で優れた機械的強度を有し，安価でもあるため成形充塡材料として広く用いられている．

金属冠　（きんぞくかん）　【補】　金属を用いて製作されたクラウンの総称．ワックスパターンを焼却して，金属を鋳込む鋳造法が一般的である．古くは鈑金加工法により製作された帯環金属冠もこれに分類される．また，最近ではCAD/CAMシステムによって金属ブロックを切削加工する方法も開発されている．

金属歯　（きんぞくし）　【補】　有床義歯の臼歯部に用いられる金属の人工歯．歯冠部全体または咬合面を金属で鋳造したものや，金属ブレードを用いたものがある．

金属床　（きんぞくしょう）　【補】　全部床義歯や部分床義歯の義歯床部分を金属で製作したもの．製作法により鋳造床と圧印床とがある．レジン床に比べて丈夫なため，床を薄くするので異物感が少なく，また熱伝導性が良く，複雑な形態のものも任意に設計できるなどの利点がある．

金属性沈着物　（きんぞくせいちんちゃくぶつ）　外来性の沈着物の一種であり，工場に勤務する労働者が，作業環境中に存在している微量の金属を吸入することにより，それらが歯に沈着したものである．

金属線結紮固定装置　（きんぞくせんけっさつこていそうち）　⑥ワイヤー結紮固定，バルカン法　固着式外側性固定装置の1つでバルカン法ともいわれている．18-8ステンレスの直径0.25mm程度の金属線を固定歯に連続結紮する方法である．主として前歯部に応用される．審美性に劣る欠点はあるが，安価で製作も簡単であるといった利点もある．

金属の融解　（きんぞく——ゆうかい）　金属を融解するために加熱する方法として，ブローパイプが用いられる．一般には都市ガスを使用しさらに高温が必要なときは，酸素アセチレンバーナーやアーク放電などが用いられる．また電気炉なども使われる．

菌体外多糖体　（きんたいがいたとうたい）　細菌により産生する多糖類のうちでも，とくに細菌の外部に形成されるものをいい，デキストランやレバンがよく知られている．しかもこれらの物質は粘着性が強く，かつ難水溶性であることから，歯垢形成の原因として注目されている．

筋電図　（きんでんず）　⑥EMG（electromyogram）　針電極や表面電極を使って，生体内における筋肉の収縮時に発生する活動電位を電気的波形に変えて記録したものをいう．臨床的には，神経，筋疾患の診断に用いられる．

菌毒素　（きんどくそ）　細菌が産生する毒

素には外毒素(菌体外毒素)と内毒素(菌体内毒素)がある．外毒素は菌の増殖とともに菌体外に分泌される．内毒素は終始菌体内にとどまり，細菌が死んで崩壊するときに遊離される．

金箔修復（きんぱくしゅうふく）⊜金箔充塡【修】 金箔を窩洞内に積層塡塞し一塊として修復する方法．純金は耐蝕性が高く縁端強さが大きく，歯質に密着して充塡されるので最良の修復法とされているが，高度の技術と時間が必要なため，アメリカ以外ではほとんど行われていない．

金箔用ばさみ（きんぱくよう——）➡箔用ばさみ

金パラジウム銀合金（きん——ぎんごうきん）⊜金銀パラジウム合金

金粉修復（きんぷんしゅうふく）【修】 海綿状，粉末状の純金を用いて行う金充塡法．取り扱いが容易で金箔充塡よりは時間と労力が少ない利点があるが，軟体状，縁端強さが劣るため，通常金箔と併用される．

銀ポイント（ぎん——）⊜シルバーポイント【内】 銀製のポイントで，上顎大臼歯近心頰側根管や，下顎大臼歯近心根管など細くて彎曲した根管の根管充塡時に用いられる．指への弾力性に富むため，ガッタパーチャポイントでは挿入不可能な根管にも深部まで到達可能である．

ク

グアヤコール クレオソート製剤の主成分で優れた歯髄鎮静消毒作用を示す．殺菌成分はフェノール，チモールに比べ，軽度であるが，腐蝕作用がほとんどないため，臨床では繁用されている．

くいしばり⊜クレンチング【周】 歯ぎしりの一種で，上下の歯を強く咬みしめる習癖をいう．おもな原因に歯の早期接触が考えられる．無意識に起こり，雑音を発しないために本人は意識しないことが多く，周囲組織への障害は歯ぎしりのなかでもっとも大きい．

クイックスケーラーエミー® エアースケーラーの一種の商品名（ヨシダ）である．ハンドピース式でエアータービンのヘッ ドとワンタッチで交換できる．周波空気量：圧力3 kg時で23l/分,振動周波数：6,600 Hzで振動する．エアースケーラーの一般的性質をもつ．

隅角（ぐうかく）【修】 複数の面や線が集まってできる角を隅角とよぶ．2つの面による線状の線角，3つの面による点状の点角がある．窩壁と残存歯面とでできる隅角を窩縁隅角とよび，補角が充塡物辺縁の厚みとなるためきわめて重要である．

隅角徴（ぐうかくちょう） 歯の近心側と遠心側を区別するための特徴（Mühlreiterの三徴）の1つで，歯を唇側あるいは頰側から見ると，遠心隅角は近心隅角に比べて，丸みを帯びて鈍円である．

空隙歯（列）弓（くうげきし〈れつ〉きゅう） 歯の大きさより顎の大きさのほうが大きい不調和により，歯列弓内の多数歯間に空隙を認めるものをいう．巨舌症，舌の不良習癖，歯の欠如などによっても生じる．

空洞現象（くうどうげんしょう）⊜キャビテーション，真空泡沫現象，空胞現象 超音波歯石除去器によるスケーリング時に，水の介在する状態での超音波微振動によって起こる霧化状態で，無数の気泡がいっせいに潰れる状態をいう．

くさび ➡ウェッジ

くさび状欠損（——じょうけっそん） 歯ブラシの不適当な使用，不適な義歯のクラスプなどによって起こる．摩耗面は歯冠部と歯根部にわたっていることが多い．摩耗面は光沢があり，ときには象牙質知覚過敏症をともなっていることがある．

くさび把持器（——はじき）➡ウェッジホルダー

口－口人工呼吸法（くち-くちじんこうこきゅうほう）⊜マウス・トゥー・マウス法 救急蘇生法で，救助者の口を患者の口へ押しあて毎分15〜20回の早さで呼気を吹き込む．その際，患者の鼻をつまんで呼気が漏れるのを防ぐ．また，胸郭の拡張を目で確認することが大切である．

口－口鼻人工呼吸法（くち-くちはなじんこうこきゅうほう） 小児や乳幼児の救急蘇生法で，患者の口と鼻の両方から，呼気

口-鼻人工呼吸法　（くち-はなじんこうこきゅうほう）　救急蘇生法のうち,患者の口を閉じ,鼻から呼気を吹き込む方法.この方法は開口障害や痙攣のある患者に適用される.

クッシング症候群　（──しょうこうぐん）Cushing syndrome　同下垂体好塩基細胞腺種　副腎皮質ホルモン,とくにコルチゾールの分泌亢進により起こる疾患の総称で,慢性的過剰分泌に基づいた肥満,満月様顔貌,高血圧,月経異常,骨粗鬆症,糖尿病,精神異常などを呈する.

グナシオン　Gnathion (Gn)　【矯】　頭部X線規格写真上における計測点で,顔面平面（NaとPoを結ぶ直線）と下顎下縁平面（MeとGoを結ぶ直線）とのなす角の二等分線が,オトガイ隆起骨縁と交わる点である.

グメリン氏法　（──しほう）　Gmelin test　尿の胆汁色素（ビリルビン）検査の一方法であり,尿と試薬（局方硝酸2～3 m*l*＋発煙硝酸2,3滴）を重層すると,ビリルビンは酸化されてビリベルジンとなり緑色を呈することから,その境界部の緑色発現の程度により判定を行う.

クラーク法　（──ほう）　Clark formula　小児の薬用量を算定する計算式の1つで,成人量×体重（ポンド）／150＝小児薬用量となる.ポンドを用いなければならないことなどから,あまり用いられていない.

グラインディング　→歯ぎしり

クラウン　同冠　【補】　歯冠補綴物のことであり,冠（全部被覆冠と部分被覆冠）とポストクラウンとを含む.いずれにしろ歯冠に大きな欠損を有する歯やブリッジの支台として適用される.材料により,金属冠,陶材冠などの名称になる.

クラウンディスタルシュー保隙装置　（──ほげきそうち）　【小】　半固定式保隙装置の一種である.第一大臼歯萌出前に第二乳臼歯を抜去せざるを得ない場合に,第一大臼歯の近心傾斜転位を防ぎ,第一大臼歯の萌出を誘導する目的で使用する.

クラウンフォーム　【小】　乳前歯修復の際,プラスチック製ストリップスクラウン（クラウンフォーム）を用いてレジンを付形し,歯冠形態を回復する修復のことをいう.

クラウンループ保隙装置　（──ほげきそうち）　【小】　小児における半固定式保隙装置の一種で,片側性1歯の乳臼歯早期喪失の場合に適用する.欠損部の隣在歯に接触させたワイヤーループを乳歯冠にろう着し,後継永久歯の萌出スペースを確保する.

グラスアイオノマーセメント　【修】　ケイ酸セメントの粉とほぼ同じ,アルミノシリケートガラスの粉末とアクリル酸にイタコン酸またはマレイン酸を合せた液で練和する.耐摩耗性に劣り暫間的修復,裏層に使用される.十分硬化しないうちに水に触れると著しく硬度が劣化する.

グラスビーズ　治療中に繰返し使用するために汚染の危険性が高いリーマー,ファイルなどの滅菌法として簡易乾熱滅菌装置が応用され,その中にグラスビーズを入れ200～240℃に加熱し,この中に数秒挿入することで滅菌が完了する.

クラスプ　同鉤　【補】　部分床義歯を維持,安定させるために支台歯の歯冠部に設置される支台装置の一種である.鉤体,鉤腕,鉤尖,鉤脚などから構成され,金属を鋳造して作製する鋳造鉤と金属線を屈曲して作製する線鉤とがある.

グラム氏染色法　（──しせんしょくほう）　デンマークの医師 Hans Christian Joachim Gram(1853-1938)が開発した細菌染色法.最初にクリスタルバイオレットで染色後,ルゴールヨード液で処理し,エタノールで脱色して,サフラニンなどで対比染色する方法.クリスタルバイオレットで染まるものをグラム陽性,対比染色のみで染まるものをグラム陰性とよんでいる.

グラム陽（陰）性菌　（──よう〈いん〉せいきん）　ほとんどの細菌はグラム染色により,陽性菌あるいは陰性菌のどちらかに分けることができる.両者の違いは細胞壁の構造と組成にあり,陰性菌の場合には,陽性菌が有していない外膜をもつ.グラム陽性菌の細胞壁には,グラム陰性菌の細胞壁に含まれる内毒素のような毒作用はないが,ペプチド・グリカンなどのようにアジュバント物質として,免疫応答を増強する働きのあるものもある.

クランピング　→クレンチング

クランプ　同リテーナー,リトラクター　ラバーダム装着時,ラバーが歯からはず

クレオ

れないように固定する弾力のある金属で作った小器具をいう．メーカーにより，大臼歯，小臼歯，前歯用など色々な型のものがある．特殊なものに歯肉圧排用，防湿綿花保持用などがある．

クランプフォーセップス 同クランプ鉗子 ラバーダム防湿を行うとき口腔内にクランプを装着するのに用いる鉗子で，クランプの保持孔に，クランプフォーセップスの先端の口ばし部分を入れ，開閉することによってクランプの着脱を行う．

クリアランステスト 同口腔内ブドウ糖消失試験 口腔内に摂取された一定量の糖（グルコース）が，口腔内から消失する時間を測定して口腔の自浄作用の良・不良を判定しようとする試験法である．通常10％グルコース液10mℓで1分間洗口させ，吐き出して後，3〜5分ごとに尿糖試験紙または唾液糖試験紙によりグルコース残留量を測定し，検出できなくなるまで続ける．

グリコシルトランスフェラーゼ 同グリコシル転移酵素 S. mutans などの齲蝕誘発性の細菌が菌体外に産生する多糖合成酵素のことで，シュクロース（ショ糖）から粘着性で水に不溶性のグルコース重合体（グルカン）を合成する．唾液中に遊離の形で存在することが証明されている．

クリステンセン現象 （——げんしょう）【補】無歯顎患者に咬合面の平らな咬合堤を装着して偏心運動を行わせたときに，上下顎の咬合堤の臼歯部にくさび状の空隙が生じる現象．矢状クリステンセン現象と側方クリステンセン現象の2種類がある．この現象を利用して矢状顆路，側方路角を決定できる．

グリセリン液 （——えき）→ルゴール液

グリチルレチン グリチルレチンは，炎症やアレルギー性炎症を抑制する．歯肉の発赤や腫脹に対して効果があるところからアフタ性口内炎や単純性歯肉炎などの薬として用いられる．また，抗炎症作用を期待した歯磨剤としても用いられている．

クリッキング 【外】関節雑音の1つでカックカクッあるいはコクッコクッと表現される弾撥音をいう．顎関節症の一症状．

クルーゾン病 （——びょう）Crouzon disease 同先天性頭蓋顔面頭骨症 頭蓋骨縫合部の早期癒合，上顎骨発育不全および眼球突出を主徴とする先天性奇形である．原因は，常染色体優性遺伝で，口腔領域においては，歯の形態異常，歯の先天的欠如，顎の発育不全，高口蓋などを示す．

グループ 【補】固定性補綴物の保持力を増強させるために，支台歯に形成される溝状の補助的維持形態の一種である．

グループファンクションドオクルージョン 【補】1961年 Schuyler にて提唱された理想咬合で，側方運動時に作業側ではすべての歯が接触滑走するが，非作業側では上下顎の歯が離開する咬合様式．大多数の成人にみられ，小範囲を補綴するときに付与される．

グルカン 一般に7分子上の単糖またはその誘導体が縮合した高分子化合物を多糖という．グルカンはグルコースからなるホモ多糖類であり，デンプン，グリコーゲン，デキストリン，セルロース，デキストランなどがある．デキストランは S. mutans などがシュクロース分子の存在下においてグリコシル転移酵素の作用によって合成した菌体外グルカンである．

グルタールアルデヒド液 （——えき）高温での滅菌が行えない金属，ゴムおよびプラスチックの製品や器具を消毒するための薬液である．ホルマリンに比べて刺激性が少ない．2％液に30分〜1時間以上浸漬する．また，光学あるいは電子顕微鏡観察における組織固定剤としても用いられる．

くる病 （——びょう）同ビタミン D 欠乏症 ビタミン D 欠乏が原因で，腸管からのカルシウムやリンの吸収が阻害される．また腎におけるリンの再吸収も阻害され，正常な化骨が障害されて起こる種々の症状をいう．とくに乳幼児に多くみられる．

グレーシー型キュレットスケーラー （——がた——）【周】グレーシー（Gracey, C.H.）考案のキュレット型スケーラーで，#1〜#14までの，刃部の形態が各歯面あるいは各歯根面に適するように，それぞれが微妙な湾曲を有している．各歯面郡に専用のものが用いられている．

クレオイド 【修】先端に水滴を半切した形に刃をつけた切削部をもつ手用切削器具をいう．感染象牙質の除去，アマルガムや直接法ろう型の彫刻に使いやすい形

クレオ

をしている．ジスコイドと合せて使われる．

クレオソート製剤（——せいざい）　グアヤコールとクレゾールからなる薬剤で，歯科的にはう窩などに封入して歯髄鎮静剤として使用する．

クレオドン（パスタ）【内】　成分は100%グアヤコールで，グアヤコールは西洋ブナの精油クレオソートの主成分である．強い殺菌作用と鎮痛消炎作用を有し，組織刺激性が少ないため，う窩消毒薬，歯髄の鎮痛消炎剤，根管消毒剤として多用される．

クレゾール石鹸液（——せっけんえき）　手指の消毒用として使用されていたが，特有の強い臭気を発するため最近ではあまり用いられない．100 m*l* 中にクレゾール 50 m*l*，植物油 30 m*l*，水酸化カルシウム 6.3 g などを含み，通常0.5〜1％に希釈して使用する．

クレチン病（——びょう）⑩クレチニスム　乳児期，幼児期の甲状腺機能低下により起こる．身体の発育が侵され，幼児性体格を示し，大きな頭部，短い四肢，特異な顔貌となる．精神，知能の発育も遅延する．

クレフト　⑩歯肉裂開，歯肉クレフト，スティルマンのクレフト【周】　遊離歯肉やそれを越した付着歯肉の中央部にみられる歯肉の裂隙形態をいう．歯肉に強度の炎症と腫脹が存在する場合や，歯根面上の歯槽骨の吸収が起こった場合などに現れることが多い．

クレンザー　⑩バーブドブローチ，抜髄針【周】　歯内療法に用いる有棘手用器具で，歯髄の除去に使用する．直径の細いものから000号，00号，0号，1号，2号，3号があり，根尖孔より太く，根尖狭窄部まで刺入できる号のものを選ぶ．有棘抜髄針ともいう．

クレンチング　⑩クランピング【周】　ブラキシズムのうち上下の歯を強くくいしばることをクレンチングという．原因は明確でない．力仕事や寒い戸外に出たり，緊張やストレスが加わったときによくみられる．ブラキシズムのおよそ8割がクレンチングであるとの報告がある．いわゆる歯ぎしりをする者では，クレンチングも行うことが多いといわれている．

クローズドロック【外】　関節円板の前方転位が著明となり，関節円板後方肥厚部が下顎頭の前方移動時に物理的障害となり，開口障害を呈するようになった状態をいう．復位をともなわない顎関節症Ⅲ型にあたる．

クロール亜鉛溶液（——あえんようえき）【内】　白色顆粒状の粉末で，その水溶液は腐蝕，収斂，防腐作用を示す．歯周ポケット内に貼付する腐蝕薬としては8％溶液，歯頸部などの象牙質知覚過敏に対しては，8〜50％溶液が用いられる．

クロールアミン【内】　根管消毒剤の一種で，塩素化合物に属する．塩素化合物の代表として，次亜塩素酸ナトリウム（ヒポクロリット）とクロールアミン類があるが，前者は根管の化学的清掃剤として，後者は根管消毒剤として使われる．

グロシッヒ法（——ほう）　Grossich method　ヨードチンキによる手術野の消毒法で，手術野にヨードチンキを塗布し，乾いたとき70%アルコールでヨードを除去する方法．

クロス集計（——しゅうけい）【衛】　2つの事象あるいはそれ以上の事象相互間の関係を知るための統計における集計方法である．量的なものについては相関関係が用いられ，質的なものは 2×2 分割表あるいは m×n 分割表を作成し，事象相互間にどのような関係があるか知ることができる．

クロスの探針（——たんしん）　クロスの探針とは，歯周ポケットあるいは歯肉ポケットの存在する歯根面に付着している歯石などの探査に用いられる歯周治療用の探針である．

クロスフィンガーテクニック　⑩指交叉法開口法の1つで，ショックなどで意識がないときに，口腔，咽頭内の固形物を除去するために行う．右手示指を上顎歯列に，拇指を下顎歯列にあて，指を交叉しながら開口させる．

クロフォード法（——ほう）　Crawford formula　小児の薬用量を算出する計算式の1つで，成人量×体表面積(m^2)/1.75＝小児薬用量となる．体表面積を基準にしているため正確で理想的ではあるが計算が複雑である．

グロブリン　球型をした純タンパク質で純

水に不溶であるが，塩，希酸，希アルカリに溶ける．電気泳動による分析では，グロブリンは $α_1$, $α_2$, $β_1$, $β_2$, $γ$ に分けられる．各々の分子量は異なる．熱に対して凝固する．

クロラミンT®【内】 塩素臭を有する淡緑青黄色の結晶性粉末の殺菌剤であり，水溶液は徐々に分解して塩素を発生するので，持続的な殺菌力を有する．0.5〜2％濃度液が歯科清掃消毒剤として使用される．

クロルジアゼポキシド 精神安定剤の一種で，不安，焦燥，筋緊張を除く静穏作用と筋弛緩作用があり，緊張の強い小児の前投薬として使用する．副作用が少ないため，比較的よく用いられる．

クロルプロマジン 精神安定剤の1つで強力な催眠効果があり，小児歯科領域で前投薬として使用されている．血圧や呼吸に影響することがあり，注意を要する．

クロルヘキシジン水溶液（——すいようえき）⦿ヒビテングルコネート液 グラム陽性，陰性菌に抗菌作用を示す合成抗菌剤で，手指，医療器具などの消毒に用いられる．副作用として過敏症，ショックなどがみられることがある．

クロロパーチャ 根管充填剤の一種であり，ガッタパーチャをクロロホルムで溶解した半流動性の粘稠な液体である．根管内に本剤をレンツロを用いて注入し，ガッタパーチャポイントと根管壁との間を緊密に封閉する．

鍬型スケーラー（くわがた——）⦿ホウ型スケーラー【周】 歯肉縁上歯石あるいは浅い歯肉縁下歯石の除去に用いられるが，刃部が畑を耕す鍬に似ているところからこのような名称がついている．通常，引く力で操作するが，その刃部の形態から現在はあまり使用されていない．

ケ

螢光抗体間接法（けいこうこうたいかんせつほう）螢光色素をラベリングさせた抗体に抗原を反応させ，この抗原・抗体結合物に紫外線を照射させ，発色の有無により抗原・抗体の存在を判定する免疫学的手技の1つであり，間接法のほかに直接法，補体法がある．

経口鎮静法（けいこうちんせいほう）恐怖心の強い患者や高血圧症あるいは反射機能亢進などの興奮状態が強い場合に，術前に経口的にマイナートランキライザーなどの薬剤を投与し，不安を取り除き，診察，手術などを行いやすくする方法．

ケイ酸セメント（——さん——）⦿ケイ酸塩セメント【修】 シリカとアルミナを主成分とする粉末とリン酸水溶液をガラス練板上で，象牙または牛骨製のスパチュラで練和し，前歯部の修復に使用する．溶解性が大きく歯髄を障害したので，コンポジットレジン出現後，ほとんど使われない．

形質細胞腫（けいしつさいぼうしゅ）【外】骨髄腫ともよぶ．多発性骨髄腫が大部分を占める．単発性や口腔粘膜を含む骨髄外の組織に原発するものもある．顎骨では下顎臼歯部，下顎角部，下顎枝部などにみられる．局所の疼痛，腫脹，病的骨折，歯の動揺，麻痺を起こす．X線的には打ち抜き像が特徴的．

形質細胞症（けいしつさいぼうしょう）【外】 原因不明の肉芽腫性炎のうち，とくに形質細胞の増殖を主徴とする疾患．

傾斜移動（けいしゃいどう）歯の移動様式の1つで，矯正力は歯冠部にかかるため歯根の根尖側1/3を支点として歯は傾斜移動する．これに対し全体的に平行移動することを歯体移動という．

傾斜歯（けいしゃし）永久歯の早期喪失，晩期萌出，先天的欠如などにより，隣接歯は欠損部方向に傾斜する．このような状態を傾斜歯という．一般的には近遠心側に傾斜する．

形状記憶合金線（けいじょうきおくごうきんせん）【矯】ニッケルチタン合金線がもつ特異な性質（超弾性）の矯正用ワイヤーのことである．加工法，熱処理などにより，永久変形しにくい合金の性質を利用し，プリフォームのアーチワイヤー（形状記憶合金線）として使用している．

形成手術（けいせいしゅじゅつ）【外】先天的な奇形や後天的な変形に対する形態の修復，機能の改善を目的とした外科治療．

継続歯（けいぞくし）➡ポストクラウン
計測用ノギス（けいそくよう——）⦿キ

ャリパス　模型分析の際に，歯冠近遠心幅径や歯列弓，歯槽基底弓の幅径などの計測に用いる器具である．また，顔の生体計測法では，顔の高さや幅を計測するのに用いる．通常，1/20 mm まで計測精度が可能である．

形態修正（けいたいしゅうせい）　不適当な形態を有する歯や修復物を，生理的，機能的に，あるいは自浄作用が行われやすい好ましい形態に修正すること．

形態年齢（けいたいねんれい）　生体計測年齢ともよばれ，一般には身長，体重が用いられ，ついで体型年齢(頭部，胴部，脚部のバランスあるいは計測値)が用いられる．

形態分化期（歯胚の）（けいたいぶんかき〈しはいーの〉）　エナメル象牙境および象牙セメント境にそって形成細胞が配列し，将来の歯冠と歯根の大きさと輪郭を定める時期のことである．

痙直型（脳性麻痺）（けいちょくがた〈のうせいまひ〉）　同不随意運動型　脳性麻痺の生理的分類における一型で，筋肉の被刺激性の亢進，伸展動作での筋肉の痙縮が特徴である．大脳皮質の運動領野の損傷および錐体路系の損傷によって起こる．

ゲイツグリデンドリル　同ゲイツバー　【内】　根管上部から中央部の根管拡大用の回転切削器具で，低速エンジンに装着して用いられる.使用には細心の注意を要する．

継発う（齲）蝕（けいはつう——しょく）　→二次う（齲）蝕

K-ファイル　【内】　根管用手用器具で根管の拡大，形成に使用する．断面は通常正方形であるが，三角形のものもある．刃部の単位あたりのねじり回数はリーマーよりも多く，使用法は回転運動と引く操作により行う．

傾眠（けいみん）　脳障害時などにみられる病的睡眠状態で，呼べば緩徐に応答し，強い刺激を与えれば容易に覚醒する状態をいう．

稽留熱（けいりゅうねつ）　1日の体温差が1℃以下の高熱をいう．猩紅熱，腸チフス，敗血症などの極期などにみられる．

ケイリン酸セメント（——さん——）【修】　ケイ酸セメントとリン酸亜鉛セメントの混合セメントで，充塡や合着に使われたが，現在はあまり用いられていない．

痙攣（けいれん）　全身の筋または筋群の発作性収縮で，強直性あるいは緊張性と間代性とに分けられる．

ゲージ【内】　1.物の長さや口径を測定するための計器．2.金属板，針金，ネジなどの厚さや太さの番手を表す単位．

ケースワーカー　異常児などの欠陥のある個人を社会的・心理的に個別治療することを専門にする人をいう．一般に，ケースワークとは，患者の容態に応じて適切な精神的・肉体的・社会的な治療方策を立てることとなる．

外科的歯内療法（げかてきしないりょうほう）【内】　歯内療法において根管経由の処置のみでは治癒困難な場合や，根管治療時の偶発事故などに適応される外科的療法である．膿瘍切開，穿孔法，根尖掻爬，根尖切除術，歯根切断，歯根分離法，ヘミセクション，再植術，歯内骨内インプラントなどがある．

外科用鋭匙（げかようえいひ）　抜歯時など，抜歯窩の病的肉芽組織や異物などを取り除くさいに使用される器具で，その先端は円型あるいは楕円型を呈している．両頭と片頭があるが，おもに両頭が使用されている．

劇薬（げきやく）　比較的少量投与でも容易に中毒を起こし，きわめて危険度の高いものとして法律で指定された医薬品．

下水菌（げすいきん）　別名，歯牙溶解菌とよばれる．グラム陰性桿菌で，個々に散在する場合が多く，鞭毛を有し，活発な固有運動を持つ．

血圧計（けつあつけい）　間接的に動脈内圧を測定するもので，マンシェット，気圧計，送風器により構成されている．気圧計の種類により，アネロイド血圧計(メーター型)，水銀血圧計(水銀柱型)，自動血圧計などがある．

血液型適合試験（けつえきがたてきごうしけん）　→マッチング法

血液凝固時間（けつえきぎょうこじかん）　血液自体の凝固性を検査する方法で，採取した静脈血が自然に凝固するまでの時間を測定する．正常値はリー・ホワイト法で5〜15分．血液凝固時間の延長は第Ⅶ因子以外の凝固因子の欠損か，抗凝血因子の増加による．

血液疾患（けつえきしっかん） 造血臓器または血液それ自体に病変が存在する疾患で、口腔内に特有の症状を呈する血液疾患には、鉄欠乏性貧血、悪性貧血、再生不良性貧血、白血病、紫斑病、血友病などがある．

結核（けっかく）【外】 結核菌（*Mycobacterium tuberculosis*）による感染性疾患．飛沫感染や塵埃感染が大部分．感染が成立するとツベルクリン反応は陽性．口腔粘膜の初感染はまれで肺結核の二次感染がほとんど．歯肉、舌などに潰瘍性結核を生じる．頸部に結核性リンパ節炎を生じる．

結核予防法（けっかくよぼうほう） 結核の予防および結核患者に対する適正な医療の普及をはかることを目的として、健康診断、予防接種、患者管理および医療について定めたものである．わが国の結核対策に果たした役割は大きい．

血管音（けっかんおん）⑯コロトコフ音 聴診法によって血圧測定を行う際、最初に小さく聴こえてくるのが血管音である．聴取される血管音は血圧とともに変化し、第Ⅰ音（収縮期血圧）から第Ⅴ音（拡張期血圧）までに分けられている．

血管確保（けっかんかくほ）➡静脈確保

血管腫（けっかんしゅ）【外】 血管により構成されている腫瘍で、おもに口腔軟組織、まれに顎骨内にも発現する．臨床的には暗赤色の軟らかい膨隆で、圧迫により容易に退色する．組織学的には単純性血管腫、海綿状血管腫などに分類されている．

血管収縮薬（けっかんしゅうしゅくざい）⑯血管緊張剤 血管を収縮させ、血管壁の緊張を高める薬．局所麻酔剤には、エピネフリンなどの血管収縮剤が添加されている．これは麻酔剤の吸収を遅延させ、麻酔効果の増強、持続時間の延長、さらに局所の出血を少なくするなどの効果を有している．

結合剤（けつごうざい）⑯粘結剤 歯磨剤の主要成分の1つであり、粘結剤ともよばれる．その機能は、安定した懸濁状態を作ることにより、歯磨剤中の各成分の分離を防ぐことである．アルギン酸ナトリウム、カルボキシメチルセルロースなどが用いられている．

血行性感染（けっこうせいかんせん） 血管内に侵入増殖した細菌、ウイルス、その他の寄生虫などが血液とともにある臓器または組織に運ばれ、その部位に感染を起こすことである．まれではあるが、敗血症やアナコレーシスにより血行を介して歯髄、顎骨骨髄などに感染する．

結紮（けっさつ） 通常は止血のために血管を絹糸でしばることを意味するが、歯や顎骨を固定するために、金属線でしばる場合にも使用される．

血色素（けっしきそ）⑯ヘモグロビン 血色素は赤血球に含まれる色素タンパクで、赤血球の主要成分をなしている．正常値は男：14〜18 g/d*l*、女：12〜16 g/d*l* で、赤血病、脱水症などで増加し、貧血などで減少する．

血色素尿（けっしきそにょう） 体内の溶血機転により赤血球が溶解して尿中に排出された場合をいう．尿は暗赤色〜鮮紅色を呈する．異型輸血や中毒、伝染病、重症感染症などが疑われる．

血漿カルシウム再加凝固時間（けっしょう——さいかぎょうこじかん） 血液凝固時間と同様に内因性凝固系の活性をみる方法．脱カルシウムした抗凝固剤を添加して採取した血漿にCa^{++}を再添加して凝固時間を測定する．血液凝固時間より鋭敏で再現性が良いが、血小板により影響されやすい．

血小板減少症（けっしょうばんげんしょうしょう） 末梢血液中の血小板数が10万/mm³以下に減少した病態をいう．発現機序は血小板産生の障害、血小板破壊の亢進、血小板の分布異常などがある．臨床的には5万/mm³以下になると、種々の出血症状がみられる．

血小板減少性紫斑病（けっしょうばんげんしょうせいしはんびょう）⑯ウェルホフ病 血小板減少症の代表的な疾患で、皮膚の出血斑、粘膜の点状出血、鼻出血、歯肉出血などを主症状として発症する．原因は不明であるが、自己免疫による血小板の破壊亢進と考えられている．

血小板数（けっしょうばんすう） 通常、ホニオ法では13〜35万/mm³が正常値とされている．急性白血病、血小板減少性紫斑病、再生不良性貧血などでは減少し、慢性骨髄性白血病、溶血性貧血などで増

血小板増多症 (けっしょうばんぞうたしょう) 鉄欠乏性貧血, 溶血性貧血, 真性多血症, 真性血小板血症, 急性伝染病などで, 骨髄中の巨核球が異常に増殖し血中の血小板が著しく増加した状態.

血清肝炎ウイルス (けっせいかんえん――) 同B型肝炎ウイルス 主として血液を介し, 輸血あるいは指の傷口などからの経皮感染が多い. 感染の大部分は一過性感染であるが, 一部には持続性感染がみられ, この場合には慢性肝炎へ移行するものが多い.

血清タンパク (けっせい――) 血清中には約9％の乾燥物質が存在し, このうちでもタンパク質が7％前後を占め, 組織液と血液間の水分交流の調整, 抗体の保持などといった役割を演じている.

血清鉄 (けっせいてつ) 体内の鉄の大部分は, 赤血球中のヘモグロビンの成分となっている. 血清鉄は, 体内の鉄の輸送にあずかるもので, 血清タンパク質と結合して運搬されている. 血清鉄値の異常は, 貧血などの疾患の診断の補助となる.

血清ビリルビン (けっせい――) 赤血球の崩壊にともないヘモグロビン分子はグロビン分子が分離しビリベルジンを経てビリルビンとなる. ビリルビンは血中ではほとんどがアルブミンと結合しており, これが遊離されて肝細胞へ取り込まれ代謝される. 肝機能に異常があり, ビリルビンが血中に蓄積すると皮膚, 粘膜に黄疸が現れる. 肝機能検査の1つとして血清ビリルビンの定量が行われる.

血石 (けっせき) 同歯肉縁下歯石 【周】歯肉縁下歯石ともよばれ, 通常は歯周ポケット内の歯面に沈着する歯石で, 遊離歯肉で覆われているため外部からは見えない. この歯肉縁下歯石はポケット内の滲出液, とくに血液に由来するとの考えから血石とよばれている.

結節歯 (けっせつし) 過剰歯の形態の1つで, 咬合面に不規則な瘤状結節をもつもの.

欠損補綴 (けっそんほてつ) 【補】歯や歯槽部, 顎骨, あるいは顔面の欠損部を人工物で補う修復法. 部分的歯牙補綴, 無歯顎補綴, 口蓋補綴, 顎補綴, 顔面補綴などがあり, 各種の補綴物の装着により機能障害や審美障害を回復・改善する.

血沈 (けっちん) ➡赤血球沈降速度

血糖値 (けっとうち) 血液中のグルコース (ブドウ糖) 量のことであり, 通常インシュリンをはじめとするホルモンにより, ほぼ一定に保たれている. その役割は, 各組織へのエネルギー源の供給であり, 血糖値の異常は, 糖尿病を疑わせる.

血餅 (けっぺい) 血液の有形成分 (赤血球, 白血球, 血小板など) とフィブリンとの凝塊. 普通, 血液を空中に放置した場合形成される.

血友病 (けつゆうびょう) 先天性凝血障害のうちもっとも代表的なもので, 伴性劣性遺伝型式を呈し, 第Ⅷ因子欠乏症の血友病A, 第Ⅸ因子欠乏症の血友病Bに分類されている. 発生頻度は4：1と血友病Aが多く, 男子の1万人に1人とされている.

ケトアシドーシス 同ケトン体, アセトン体 生体内で, アセト酢酸, アセトンおよびβヒドロキシ酪酸などのアセトン体 (あるいはケトン体) が増量するような状態, すなわち, ケトゲネシスが亢進するような状態をケトーシスとよんでいる. またアセトン体の増量によって血中の予備アルカリの減少した状態をケトアシドーシス (ケトン体酸血症) とよんでいる.

ケネディーの分類 (――ぶんるい) 【補】1923年Kennedyによって提唱された部分床義歯症例の分類法で, 歯の欠損部の分布状態に基づき第Ⅰ級から第Ⅳ級までに分類される. この分類法は明快であり, 臨床的にも広く用いられている.

ケネディーバー 【補】Kennedy (1928) により提唱された大連結子の1つ. おもに下顎前歯の舌側基底結節上を波状に連続して走行する連続鉤と, リンガルバーを併用したもので, ダブルリンガルバーとよばれることもある.

ケミカルサージェリー 生活断髄法 (生活歯髄切断法) において, ラウンドバーで切断した歯髄創面は挫滅創なので, これを溶解除去してきたい切断面とし, 滅菌清掃もあわせて行う方法である. 優れた有機質溶解剤である8～10％次亜塩素酸ナトリウム液を灌流させ, ときどき H_2O_2 を併用させて表層を溶解除去する.

牽引側 (けんいんそく) 【矯】矯正力に

歯に作用させると，歯は力の作用方向へ移動するが，その反対側の歯根膜幅は広くなり，歯根膜線維は牽引される．この歯周組織の部分的環境に対応して造骨細胞が働き，一定の歯根膜幅が保たれる．

検疫法 (けんえきほう) 国内に常在しない伝染病が船舶または航空機を介して国内に侵入することを防止するため，港，空港において必要な検査，措置を行うことを定めている．コレラ，ペスト，痘瘡，黄熱の4疾病が対象となる．

嫌気性菌 (けんきせいきん) 酸素がある所では発育せず，ない所でよく発育する細菌を嫌気性菌という．代表的なものにガス壊疽菌，破傷風菌などがある．また酸素があってもなくても発育する菌を通性嫌気性菌という．

研究用模型 (けんきゅうようもけい) 同 考察用模型，診断用模型，スタディモデル【補】 概形印象採得により作製した上下顎の模型で白色の普通石膏か硬石膏が使用される．この模型を参考資料の1つとして診査，診断，治療方針の決定が行われる．また，患者への説明にも利用される．

言語記号 (げんごきごう) 話し手が，話の内容や意味を聞き手に分かってもらおうとするとき，相互の間で通じる言葉を記号として使用する．これを言語記号という．

言語行動 (げんごこうどう) 言語記号を媒介として，それを音声化したり，文字化したりすることを通じて，人間の思想・感情を相手に伝える行為をいう．

言語障害 (げんごしょうがい) 言語障害は構音障害と失語症に分けられる．構音障害は発語に関係する神経や筋の障害によって起こり，思うように喋れない状態である．失語症は，脳の言語中枢の障害によるもので，言語や文字の表現や理解のできないものをいう．

言語の発達 (げんご――はったつ)【小】 乳児は生後10か月から11か月になると，最初の片言を喋るようになる．言葉としての本来の発達は幼児期に入ってからである．小児に歯科治療の必要性を理解させるには，一般に2歳半から3歳程度で可能になる．

犬歯間保定装置 (けんしかんほていそうち)

同固定式保定装置【矯】 左右犬歯間の舌側に矯正線を接着させる．主として下顎前歯叢生の動的処置後に犬歯間幅径を一定に保ち，あともどりを防ぐ装置である．

原始性嚢胞 (げんしせいのうほう)【外】 発育性歯原性嚢胞で，埋伏歯を含まないもの．WHO 分類では歯原性角化嚢胞(嚢胞壁を被覆する重層扁平上皮に角化のみられるもの)と同義語として扱う．他の嚢胞に比して再発傾向が高い．全摘出時に骨削除を併用．多房性やホタテ貝状ではときに顎切除．

原始反射 (げんしはんしゃ)【小】 新生児期にみられ，成長とともに消失する反射．原始反射には，口唇探索反射，モロー反射，把握反射，バビンスキー反射，起立反射，自動歩行反射などがある．

現症 (げんしょう) 患者が現在示している症状をいう，全身所見と局所所見に分けることができる．診断の順序としては，全身所見から始めて局所所見に及ぶのを原則とする．

原生セメント質 (げんせい――しつ) ➡ 無細胞セメント質

現像適正温度 (げんぞうてきせいおんど) コントラストを良いX線フィルムを得るために必要な現像温度で，一般に20℃前後で4～5分間とされている．

原病巣 (げんびょうそう) 病巣感染の原因となっている限局した慢性病巣のことである．一般に，その大半は慢性扁桃炎といわれ，そのほかは歯性原病巣（歯髄壊疽，根尖病巣，歯周疾患など）が多いと考えられている．

現病歴 (げんびょうれき) 主訴とする疾患の経過で，いつ，どこで，どんな症状で発病したか，その疾患について，これまでに受けた治療やその後の経過はどうであったかなどを詳しく問診する．これは診断に際して重要な参考資料となる．

研磨 (けんま) 補綴物，充填物の表面を滑沢に磨き仕上げる操作をいう．製作物の審美的，衛生学的観点から光沢と滑沢さは重要である．荒研磨，仕上げ研磨の工程に従って行う．

研磨の方法 (けんま――ほうほう) 研磨の順序としては，まず粗い研磨から始め，細かい研磨を経ながら仕上げへと進めて

いく．同時に各スケーラーの形態の特徴を熟知したうえで研磨を行わないと，刃部を変形させたりして，かえって切れなくなったり，操作がしにくくなる場合もある．

研磨用ジスク　（けんまよう——）　➡ポリジスク

研磨用バー　（けんまよう——）　補綴，充塡物の最終仕上げ操作に用いるバーのこと．

研磨用バフ　（けんまよう——）　布，皮などの軟らかい材料を車輪状に巻いた器具．これに研磨材を塗布しレーズに付けて回転させることにより，製作物の表面を滑沢に仕上げる．

研磨用ブラシ　（けんまよう——）　➡ポリッシングブラシ

研磨用ペースト　（けんまよう——）　【修】ラバーカップ，ブラシコーンなどと併用して用いられるペースト状の研磨剤．修復物の研磨や，歯石除去後の根面滑沢化などに用いられる．浮石末，酸化アルミ，炭酸カルシウムなどの粉末をグリセリンなどと混合したもの．

コ

コア　➡築造体

コア採得　（——さいとく）【補】　複数の歯冠補綴物やポンティックをろう着連結するときに，支台歯に適合させた歯冠補綴物の位置関係を記録する操作をいう．前歯部では舌面，白歯部では咬合面コアを採得する．材料には印象用石膏などが用いられる．

コイルスプリング　【矯】　疎巻き状のオープンコイルと密巻き状のクローズドコイルがある．オープンコイルは，歯と歯の間を押し広げる．クローズドコイルは，歯と歯を引き合わせ歯間隙を閉鎖させる．

鉤　（こう）　➡クラスプ

高圧蒸気滅菌　（こうあつじょうきめっきん）　➡オートクレープ（滅菌法）

降圧利尿薬　（こうあつりにょうやく）　尿排泄を増加し，体内液体貯留を除去，軽減することにより全身循環の改善を目的とした薬の一種で，利尿作用と同時に血圧降下作用をもつ薬剤をいう．たとえば，クロロサイアザイド，ハイドロクロロサイアザイドなどがある．

高位歯　（こういし）　咬合平面より越えた歯で，上顎では下方に，下顎では上方に位置する．矯正治療上（レベリング），圧下移動の対象となる．

好塩基球　（こうえんききゅう）　同好塩基性（顆粒）白血球　細胞質および顆粒が塩基性色素に染まりやすい白血球．顆粒内に局所の血管の拡張を起こす物質を含み，この作用により，外敵に対する防御反応としての炎症を引き起こすと考えられている．平常時は白血球中に1％程度含まれている．

抗炎症作用　（こうえんしょうさよう）　発炎機序にいずれかの過程を抑えることによって，身体局所における炎症症状を和らげるか，減じる作用をいう．

恒温槽　（こうおんそう）　➡ウォーターバス

口蓋図　（こうがいず）　➡パラトグラム

口蓋垂裂　（こうがいすいれつ）　➡二分口蓋垂

口蓋皺襞　（こうがいすうへき）　同口蓋ヒダ　口蓋部切歯乳頭部より小臼歯部にあたり，口蓋縫線の左右にあるヒダ状の隆起をいう．咀嚼・発音機能と関係あるという仮説のもとに，しばしば義歯床にも個々の形態に合わせて形成される．

口蓋側　（こうがいそく）　上顎の切歯，小臼歯，大臼歯では固有口腔に面している側．舌側ということも多い．

口蓋破裂　（こうがいはれつ）　➡口蓋裂

口蓋ヒダ　（こうがい——）　➡口蓋皺襞

口蓋平面　（こうがいへいめん）　同パラタル平面　【矯】　頭部X線規格写真分析の基準平面の1つで，前鼻棘（ANS）と後鼻棘（PNS）を結んでできる平面をいう．上顎の重ね合わせ法の際に，基準線として用いられる．

口蓋隆起　（こうがいりゅうき）　骨隆起の1つで，口蓋正中部の口蓋縫線の中央部にみられる骨の隆起．軟組織が薄いため，義歯装着時に圧迫・接触による疼痛を生じやすく，リリーフの対象となる．

口蓋裂　（こうがいれつ）　同口蓋破裂　【外】　胎生4～12週にかけて，口蓋突起と一次口蓋との間および両側の口蓋突起間の癒合不全によって生ずる先天奇形．治療法

は生後1歳6か月〜2歳時に口蓋形成術を実施し，その後必要に応じて言語治療を行う．

口角 （こうかく） 口角とは，上下唇の接合する部分をいい，口角挙筋により引き上げられ，口角下制筋により引き下げられる．

口角炎 （こうかくえん） 同口角びらん
口角部の皮膚および粘膜に，両側性または片側性にびらんあるいは潰瘍を生じたものであり，口の開閉時に疼痛がある．直接の原因は，口腔細菌による感染と考えられているが，全身的な誘因も考えられる．

口角鈎 （こうかくこう） 【外】 口腔内の診査，手術，処置などに必要な器械器具で，口角や頬部を排除して視野を広く明瞭にする．有窓鈎，ステルンベルグ，プラスチックなどがある．

口角線 （こうかくせん） 口を閉じた場合，口角の位置は上顎犬歯の先端または遠心面の延長上にあるといわれている．この位置を咬合堤上に記入し，人工歯の幅，配列位置を決定するための参考にする．この線を口角線という．鼻翼幅線よりわずかに大きいとされる．

口角びらん （こうかく——） ➡口角炎

硬化促進剤 （こうかそくしんざい） 石膏や印象材の硬化時間を短縮させるために使用する添加剤．普通石膏に対する食塩水，ポリサルファイド系印象材に対する水，ユージノール製材に対するアルコールなどがある．

硬化遅延剤 （こうかちえんざい） 石膏や印象材の作業時間を長くするために，硬化時間を遅らせるための添加剤．印象材によっては専用の遅延剤を用いるものがある．

硬化熱 （こうかねつ） 硬化する材料のなかには，硬化を開始するとき，または硬化中に化学反応を起こして発熱するものがある．これを硬化熱という．歯科用の材料では，レジン，石膏，セメントなどにみられる．

抗癌剤 （こうがんざい） 【外】 悪性腫瘍の治療に用いられる薬剤．アルキル化剤，代謝拮抗剤，抗癌性抗生物質，抗癌性植物成分製剤，ホルモン製剤，その他の腫瘍用剤に大別される．単剤より多剤併用療法が有効率は高い．他の治療法と併用される．

好気性菌 （こうきせいきん） 環境中に酸素がないと発育しない細菌を好気性菌という．これは，エネルギー代謝が発酵で行われるか，酸化反応によるかのほかに，過酸化物分解酵素の有無で決まるものである．結核菌，緑膿菌，炭疽菌，真菌などがある．

鉤脚 （こうきゃく） 【補】 クラスプを構成する一部分で機能的には鉤体を義歯床やバーなどに固定する連結子である．鉤脚はレジン床義歯の場合はレジン床内に埋入するが，機械的結合を強固にするために鳩尾形にしたり種々の保持形態を与えたりする．

抗凝血薬療法 （こうぎょうけつやくりょうほう） 血管内での血液凝固を予防するため，抗凝固剤（ヘパリン，クマリン類，アスピリンなど）を長期に用いる療法をいう．脳血栓症，弁膜疾患などに適用するが，歯科治療時には出血に注意が必要である．

抗菌剤 （こうきんざい） 【外】 感染症の治療に用いられる薬剤．ペニシリン系，セフェム系，カルバペネム系，モノバクタム系，アミノグリコシド系，マクロライド系，リンコマイシン系，テトラサイクリン系，クロラムフェニコール系，ポリペプタイド系抗生剤などのほか，合成抗菌剤，抗結核剤，抗ウイルス剤，抗真菌剤などに大別される．

抗菌作用 （こうきんさよう） 細菌の発育・増殖を抑制する作用を静菌作用といい，細菌を死滅させる作用を殺菌作用という．この両者をあわせて，抗菌作用とよんでいる．消毒薬，抗生物質，ある種の酵素などは，この抗菌作用を有している．

合金水銀比 （ごうきんすいぎんひ） 【修】 歯科用アマルガム合金と水銀の配合比．削片型合金では一般に水銀量が少なくてすみ，球状合金では一般に水銀量が少なくてすみ，1：0.8くらいのものもある．

口腔インプラント （こうくう——） 同デンタルインプラント インプラントとは，欠損あるいは障害を生じた身体の器官，組織の補綴，修復のために体内に埋入されるもので，移植器官ではなく，金属やセラミックなどの生体材

料として適当な材料を用いて人工的に製作されたものをいう．このうち，歯を含む口腔に適用されるものを「口腔インプラント」とよぶ．代表的な口腔インプラントには，骨内に埋入される人工歯根(骨内インプラント)や粘膜下に置かれる金属フレーム(骨膜下インプラント)があるが，一般的には，これらに連結された上部構造を含めた補綴物を意味している．

口腔衛生管理 （こうくうえいせいかんり）【衛】健康管理の一分野として，口腔に関する健康管理を行うことである．広義には，口腔の健康の維持，う蝕・歯周疾患などの口腔疾患の予防，疾病の治療およびリハビリテーションを含む，総合的な管理をいう．

口腔温 （こうくうおん）　➡口内温

口腔外支持点（固定点） （こうくうがいしじてん〈こていてん〉）上顎大臼歯部を器具操作する場合に，支持点を口腔外に求める場合がある．このような場合は，口腔内の場合と異なり，第三指と第四指の前方部や背面を皮膚上において支持点とする．

口腔癌 （こうくうがん）【外】狭義の口腔癌とは，UICC(国際対がん連合)のTNM分類によっては頰粘膜，上顎歯肉，下顎歯肉，硬口蓋，舌，口腔底をいい，広義には口唇を含める．UICCでは，口唇癌は独立分類．組織型は大多数が扁平上皮癌である．

口腔カンジダ症 （こうくう――しょう）　➡カンジダ症

口腔乾燥症 （こうくうかんそうしょう）　➡唾液減少症

口腔ケア （こうくう――）【衛】高齢者や要介護者に対する，口腔清掃を中心とした看護および介護の意味で使用されることが多い．内容は歯磨き，義歯取り外し，食事の介助などであり，保健婦，歯科衛生士，介護福祉士，ホームヘルパーなどが係わっている．

口腔形態異常 （こうくうけいたいいじょう）口腔形態異常とは，上(下)唇小帯，頰小帯などの位置，形態異常，ならびに口腔前庭，付着歯肉の幅，歯肉，歯槽骨などの形態異常を意味し，口腔内にこれらの異常があれば，歯周組織に炎症性，外傷性の刺激を与え，歯周疾患の誘引因子

となる．

口腔歯肉溝上皮 （こうくうしにくこうじょうひ）⊜内縁上皮　歯肉溝上皮とは，内縁上皮ともいわれ，歯肉溝底部から遊離歯肉頂や歯間歯肉（歯間乳頭）頂までの上皮をいい，非角化性で歯肉辺縁から底部にいくに従いしだいに薄くなり，接合上皮（付着上皮）に続いている．

口腔上皮 （こうくうじょうひ）⊜外縁上皮．口腔上皮とは，歯肉上皮の1つで，重層扁平上皮よりなり，角化層，顆粒層，有棘層（棘細胞層），基底層からなり，顆粒層ではケラトヒアリン顆粒を有している．また口腔突起が結合組織内に突出しており，外縁上皮ともいわれている．

口腔診査 （こうくうしんさ）最初に開口障害の有無を診査し，続いて口腔内全般の視診を行う．すなわち歯，歯肉，口腔粘膜，口腔底，舌，扁桃，歯列，咬合状態および歯肉溝状態などをミラーを併用して診査する．その後触診により，手指，探針などを使用し腫脹の状態，充填物，窩洞の状態，疼痛の有無，打診反応，歯の動揺，電気診などについても診査する．

口腔診査用基本セット （こうくうしんさようきほん――）視診および触診による口腔診査に用いる基本器具は，デンタルミラー，島峰診断針（3本組），有鉤探針（2本組），No.9探針，盲囊探針（細，太）である．隣接面う蝕は探針でも診査にしにくいことがあるので，デンタルフロスによる引っかかりの有無を併用するとよい．

口腔洗浄器 （こうくうせんじょうき）水を噴射して口腔内を清掃する装置をいう．水流の強さを加減できるので適度に歯肉を刺激し，マッサージ作用も同時に行える．

口腔前庭 （こうくうぜんてい）口腔前庭とは固有口腔に対し，上下歯槽突起ならびに歯列弓と口唇，頰粘膜との間の部分をいい，口腔前庭が浅ければ食物の流れを阻害し，機械的に歯肉を刺激したり，ブラッシング操作が妨げられたりして歯肉の炎症を惹起させる．

口(腔)底炎 （こう〈くう〉ていえん）【外】口底部には，種々な筋が錯綜し，その筋群と下顎との間に疎性結合組織

満たされた隙(舌下,顎下,オトガイ下)が存在する.この隙を含めて広範囲に炎症が拡大進行した病態をいう.これには口腔底蜂窩織炎と口底膿瘍がある.

口腔底蜂窩織炎 (こうくうていほうかしきえん) 同口腔底蜂巣炎 【外】口底部の結合組織(蜂窩織)が広範に感染を受け炎症を起こし,しかも炎症の拡大進行が急速で,全身症状の著しい急性口底炎を指す.感染経路は歯性感染症が主で,病原菌としてはブドウ球菌,レンサ球菌が主である.

口腔内支持点(固定点) (こうくうないしじてん〈こていてん〉) 支持点は作業部の近くの歯面上に求められるのが一般的である.しかし,このほかに歯列の反対側の歯面や,対顎の歯面に支持点を求めたり,器具を把持していない手の第二指上に器具を把持している手の第四指をのせることもある.

口腔(内)常在菌 (こうくう〈ない〉じょうざいきん) 口腔内につねに存在する菌をいう.グラム陽性菌では,唾液レンサ球菌・乳酸桿菌,陰性菌としてはガス産生ベイヨネラ・紡錘菌・唾液ラセン菌・スピロヘータ・カタル性嫌気菌などがある.

口腔内ブドウ糖消失試験 (こうくうない――とうしょうしつしけん) ➡クリアランステスト

口腔粘膜疾患 (こうくうねんまくしっかん) 歯肉,頬,口蓋,舌,舌下部および咽頭部の諸粘膜や口唇,口角などの皮膚との移行部に生じる疾患を指す.

口腔保健(衛生)センター (こうくうほけん〈えいせい〉――) 通常,地域の歯科医師会が中心となって設立するもので,乳幼児のう蝕予防処置,救急治療,身障者治療などが行われている.地域社会における歯科保健活動の中心となるものである.

後継永久歯 (こうけいえいきゅうし) 同後続永久歯 【小】乳歯の脱落後に萌出してくる永久歯(代生歯)のことで,中・側切歯,犬歯,第一・二小臼歯がそれに該当する.

抗痙攣薬 (こうけいれんやく) 痙攣発作を生じた場合に痙攣抑制の目的で用いられる薬剤である.抗てんかん剤ともいい,常用されており,歯科領域では三叉神経痛に効果のある抗痙攣剤(Tegretol)が臨床的に頻用されている.

硬結 (こうけつ) 生理的には軟らかい組織が何かの原因により硬くなる状態をいう.腫瘍,炎症の増大時にはこの硬結を認めることが多い.

高血圧 (こうけつあつ) 【外】収縮期血圧140 mmHg以上,または拡張期血圧90 mmHg以上の場合を高血圧とする(日本高血圧学会・高血圧治療ガイドライン2000年).治療は,喫煙,糖尿病,高コレステロールなどの危険因子の存在により異なる.

鉤肩 (こうけん) 【補】環状鉤の一部分であり,支台歯を取り囲む鉤腕と,鉤脚から立ち上がる鉤体との移行部分.鉤体とともに,支台歯を把持する役割を果たす.

抗原 (こうげん) 【外】微生物あるいはそれらの産生する毒素や酵素などが侵入すると,動物の体内ではそれらと特異的に結合する抗体が産生される.このような抗体の産生を誘起する性質(免疫原性)と抗体と特異的に反応する性質(反応原性)を有する物質をいう.

膠原線維 (こうげんせんい) ➡コラーゲン線維

膠原病 (こうげんびょう) 【外】結合組織にフィブリノイド変性を起こす全身性疾患.原因は不明だが,種々の抗核抗体陽性率が高く自己免疫疾患の一種とも考えられる.慢性関節リウマチ,全身性エリテマトーデス,多発性筋炎,結節性多発動脈炎など.

咬交 (こうこう) 【補】下顎運動時の中心咬合位を中心とした上下顎の歯の接触関係.

咬合 (こうごう) 同オクルージョン 上下顎を閉じたときの上下顎歯列の相互の位置的関係をいう.おもに静的な接触状態をいうが,広く神経・筋系を含めた上下顎の動的状態も考えていう場合もある.

咬合圧 (こうごうあつ) 上下の歯が接触しながら行われるあらゆる機能的な下顎運動時,すなわち動的状態における咬合面間に発現する単位面積当たりの力.

咬合位 (こうごうい) 【補】上下顎の接触状態により導かれる上顎に対する下顎

の位置関係．咬合位には，咬頭嵌合位，後退咬合接触位，習慣性咬合位などがある．

咬合印象 （こうごういんしょう）【補】
支台歯を含む上下顎の歯を中心咬合位の状態で同時に印象するもので，上下顎の印象を分離するため，和紙やフィルムを使用し，専用のバイトトレーを用いて行う．作製した模型は支台歯-対合歯間の距離の誤差が少ない．

咬合音 （こうごうおん）【補】 上下顎の歯が咬合時に接触して発生する音をいう．これは歯の硬組織の衝突による振動音で，咬合状態が安定しているものほど同時に接触するものであるが，咬合異常，早期接触などがあると発生時間に差が起こり，接触音が乱れる．このことを利用して咬合の診断に利用される．

硬口蓋 （こうこうがい） 口蓋の前方部で骨（上顎骨口蓋突起と口蓋骨）に裏打ちされた非可動性部分を指す．その後方は軟口蓋とよばれる．

咬合干渉 （こうごうかんしょう） 下顎運動時にその運動を妨げるような咬合接触（早期接触・咬頭干渉）を起こすことをいう．中心咬合位付近の接触を早期接触といい，側方運動時の干渉を咬頭干渉という．歯周病や顎関節症の原因の１つとされている．

咬合器 （こうごうき） 上下顎模型を装着して，顎位や顎運動を口腔外で再現する器具．その機構や再現程度により，平線（蝶番）咬合器，平均値咬合器，半調節性咬合器，全調節性咬合器，自由運動咬合器に大別される．

咬合器装着 （こうごうきそうちゃく）【補】
上下顎模型を咬合採得された中心咬合位での位置関係で咬合器に固定することをいう．通常石膏で固定する．

咬合挙上 （こうごうきょじょう）【補】
著しい咬耗や歯の欠損などで咬合垂直的高径が低下した症例に対して，顎関節機能異常や顔貌の修復を改善するために咬合高径を高くすることをいう．

咬合挙上板（床） （こうごうきょじょうばん〈しょう〉）　➡バイトプレート

咬合高径 （こうごうこうけい）【補】 上下顎の歯および補綴物を咬合させたときの上下的（垂直的）な距離をいう．

咬合採得 （こうごうさいそく）【補】 上顎に対する下顎の三次元的位置関係の記録．残存歯の分布状態および対合関係の有無で，記録方法や記録する材料が異なる．また，前歯部の多数歯欠損においては，人工歯の排列位置の決定も同時に行うことが必要となる．

咬合紙 （こうごうし） 上下の歯および補綴物の咬合・接触状態を確認，印記する紙．各種の厚さのものがあるが，通常30～50μmのものを用いる．一般に赤は中心咬合位，青は側方位の記録に用いる．

咬合紙ホルダー （こうごうし——） 口腔内で咬合紙を使用するとき，使いやすくするため，これをはさんで挿入する器具．これにより咬合紙の折れ曲がりが少なくなり，また手指にも咬合紙の色がつかず扱いやすくなる．

咬合斜面板 （こうごうしゃめんばん）　同ジャンピングプレート，インクラインドバイトプレート【矯】 可撤式矯正装置の１つであり，主として上顎に装着され，下顎前歯を斜面板にそって誘導させ，下顎の近心移動をはかるものである．筋の機能力を利用するものであり，矯正力としては，間欠的な力が作用する．

咬合床 （こうごうしょう） 咬合採得に用いるもので基礎床と咬合堤からできている．基礎床は常温重合レジンやシェラック板などで作製され，咬合堤は通常パラフィンワックスで作製される．

咬合小面 （こうごうしょうめん）【補】
①天然歯において，上下顎歯の接触あるいは滑走運動の結果として生じた臼歯部咬合面，上顎前歯舌側面，下顎前歯切縁にみられる摩耗面をいう．これには，加齢的な変化によるものと病的変化によるものがある．②全部床義歯装着者の咀嚼運動時あるいは空口時の下顎滑走運動において，義歯を安定させるために，臼歯部人工歯咬合面に形成される各種滑走運動に調和した斜面をいう．これには，前方咬合小面，平衡咬合小面，後方咬合小面の3つがあり，咬合器上での選択削合時に付与される

咬合診査用テープ （こうごうしんさよう——） 片面のみに色素が付着させてあり，咬合診査時に使用されるリボン状のもの．色は3色あり下顎運動時，たとえば中

咬合位，側方運動時，前方運動時などの診査時に，それぞれ色を変えて使用することができる便利性がある．

咬合診査用ワックス （こうごうしんさよう——）　軟性で薄いワックス板であり，中心咬合位や中心位での咬合干渉を診査するときに用いる．すなわち咬合干渉があれば，その部分だけが穿孔される．その後，デンタルペンシルで穿孔部から歯や人工歯に印記し，咬合調整を容易にしよう．

咬合性外傷 （こうごうせいがいしょう）【周】　早期接触，側方圧，歯ぎしり，などの外傷性咬合あるいは，瓶の蓋などを歯で開けるようなりの大きな力が加わって生じる歯周組織の損傷を咬合性外傷という．一次性咬合性外傷と二次性咬合性外傷がある．

咬合調整 （こうごうちょうせい）　補綴物を装着する場合や，歯に咬合干渉が存在する場合などに，その口腔の下顎運動に適応した状態になるように一定の法則に従って補綴物や歯を削合することをいう．

咬合治療 （こうごうちりょう）　①咬合調整などをはかり，歯と歯根膜が一様に機能的刺激を受けるように咬合状態の改善をはかることをいう．②歯冠継続物や有床義歯を適用して，病的な咬合状態を改善すること．

咬合堤 （こうごうてい）【補】　咬合床の一部分で，通常パラフィンワックスにより作製される．歯列弓の位置を表示するもので，上下顎関係と顔貌の修復状態を確認し，その後は人工歯の排列基準とする．

咬合の診査 （こうごう——しんさ）　視診，触診とともに研究用模型を作製し，さらにそれを咬合器上に再現するなどして，後方からもよく観察し，咬合干渉，顎関節の異常などの発見を目標とする．

咬合の生理 （こうごう——せいり）　機能的な咬合を営むための歯，歯周組織，顎関節，咀嚼筋，神経系，舌，口唇，唾液などとともに，下顎の運動限界や歯列などの咬合に関与する生体の仕組み．

咬合平面 （こうごうへいめん）【補】　切歯点と第二大臼歯遠心頰側咬頭を含む平面．この平面は，鼻聴道線（鼻翼下点と外耳道入口下線を結ぶ線）と，または，これを含むカンペル平面と平行であるといわれている．

咬合平面設定板 （こうごうへいめんせっていばん）【補】　全部床義歯の咬合採得時に，仮想咬合平面の設定を行うための器具．上顎の咬合堤を仮想咬合平面に一致するために使用する．仮想咬合平面は前貌では瞳孔線に，側貌ではカンペル平面に平行となる．

咬合平面板 （こうごうへいめんばん）【補】　上顎模型を平均値咬合器に装着するために用いる咬合器の付属品．

咬合法（X線撮影） （こうごうほう〈——せんさつえい〉）　咬合によりフィルムを保持させ撮影するもので，中心線を根尖に向ける根尖投影と歯軸方向に通す歯軸方向投影の2種類がある．後者は口腔底部の検査に使用される．

咬合保全力 （こうごうほぜんりょく）【矯】　正常咬合をたもつための条件をいう．それには，顎骨と歯の大きさの調和，正常な咬合関係，歯周組織や口腔周囲筋，顎関節などの正常な状態が必要である．

咬合面 （こうごうめん）　咀嚼時に上下顎臼歯が咬み合う面をいう．すなわち，犬臼歯，小臼歯，大臼歯などにおいて複数の咬頭を含む面のことである．対向する臼歯の咬合面とによって食片は細かく咬み砕かれる．

咬合面う（齲）蝕 （こうごうめん——しょく）【修】　臼歯の咬合面に発生したう蝕．臼歯咬合面の小窩裂溝は自浄作用が及びにくく，う蝕の好発部位の1つである．

咬合面窩洞 （こうごうめんかどう）【修】　臼歯咬合面に形成された窩洞．単純1級窩洞の1つ．

咬合面間距離 （こうごうめんかんきょり）【補】　ある特定の下顎位で生じる上下顎の歯のあいだの咬合面間の距離．下顎安静位の咬合面間距離は，安静空隙をさす．

咬合面再形成 （こうごうめんさいけいせい）【補】　義歯の不適切な咬合状態を作り直して，調和のとれた形態と機能を再現し，上下顎関係や咬合接触関係を正しく回復する．

咬合面レスト （こうごうめん——）【補】　レストとは，残存歯の咬合面や切縁上に置かれ，義歯に加わる咬合力を残存歯に伝達したり，クラスプを正位に保ち，義

咬合誘導 (こうごうゆうどう)【小】 乳歯萌出から混合歯列期を経て永久歯咬合完成まで、筋、骨、歯列、歯の各系の成長の調和を保ちつつ、正常な咬合の育成をはかることをいう.

咬合様式 (こうごうようしき) 咬頭嵌合位あるいは偏心位における各種の咬合接触の状態.

咬合力 (こうごうりょく) 顎口腔系器官、組織の作用により、上下顎の歯あるいは人工歯の咬合面間に発現する力.

咬合湾曲 (こうごうわんきょく)【補】 上下顎の歯列は、前後的または左右的に連続した湾曲を呈する. これを咬合湾曲という. 前後的には小臼歯および大臼歯の頬側咬頭頂を含む湾曲(スピーの湾曲)、左右的には左右臼歯の咬合面を連ねた下方への湾曲(ウィルソンの湾曲)をいう. また人工歯に与えた湾曲を調節湾曲という.

口呼吸 (こうこきゅう) 鼻咽腔疾患があるため正常な鼻呼吸を行うことが困難となり、習慣的に口で呼吸することをいう. 上顎歯列弓の狭窄や前突などの不正を招来しやすい. また、口腔内が乾燥しやすくなり、歯肉炎を発症しやすい.

口呼吸線 (こうこきゅうせん) 口呼吸患者に現れる唇側歯肉の症状の1つで、口唇で覆われている歯肉と口腔外に露出している部分の歯肉との境に線を引いたような明らかな境界ができる. これを口呼吸線という.

交叉咬合 (こうさこうごう) 上下顎歯列弓の水平関係の異常であり、臼歯部の水平被蓋が左右いずれかで逆〔over jet (−)〕になったものをいう. したがって、上下顎正中線の不一致をともないやすい.

考察用模型 (こうさつようもけい) ⓔ研究用模型, 診断用模型, スタディモデル【矯】 矯正症例の診断に必要な資料の1つである. 通常は平行模型であるが、作製時に、生体上に基準平面を求めた顎態模型や、動的異常を調べるために咬合器にマウントした模型も用いられる.

交叉適合試験 (こうさてきごうしけん) 輸血の前に供血者と受血者間で凝集の有無を検査し、不適合輸血を防ぐ試験をいう.

好酸球 (こうさんきゅう) ⓔエオジン嗜好性(顆粒)白血球, 好エオジン球 白血球の5〜6%を占め、その顆粒が酸性色素のエオジンでよく染まるのでこの名がある. 食作用は少なく、寄生虫を敵として、これを攻撃する. またアレルギー反応の原因となる物質の処理にあたる.

好酸球肉芽腫 (こうさんきゅうにくげしゅ) 腫瘍類似疾患の1つであり、主として骨に、まれに軟組織に発現する肉芽腫を形成する疾患で、小児から青年期にみられる. 組織学的には、多数の好酸球性細胞と組織球からなる肉芽腫である.

鉤歯 (こうし)【補】 部分床義歯の維持装置の1つであるクラスプを設置する残存歯をいい、比較的骨植状態の良い歯が選ばれる. 鉤歯は義歯に加わった力に抵抗し、義歯の横ゆれや沈下、離脱を防止する. しかし、最近では支台歯と同義語として統一されるようになった.

硬(質)石膏 (こう〈しつ〉せっこう)
→アルファー ($α$) 石膏

硬質レジン (こうしつ——)【補】 多官能性メタクリレートを基材に用い、無機質フィラー、有機質複合フィラーなどが大量に添加されているレジンで、従来のメタクリル酸メチル(MMA)とその重合体(PMMA)からなる歯科用アクリリックレジンに比べて色調安定性に優れ、硬さ、圧縮強さ、耐摩耗性などの物理的性質が向上している. 加熱あるいは光照射によって重合され、前装冠、ジャケットクラウン、インレーや義歯の人工歯などに使用される.

硬質レジン前装冠 (こうしつ——ぜんそうかん)【補】 前装鋳造冠の一種で支台歯全体を金属で覆うが、唇面や頬面などで審美性を必要とする歯面を硬質レジンで前装したもの. 前歯や小臼歯などの見えやすい部位に適用されることが多い.

口臭 (こうしゅう) 口から発するにおいをいう. 生理的口臭(乳幼児口臭など)と病的口臭に大別されるが、特定の薬品や食品でも生ずる. 病的口臭は口腔内疾患、鼻疾患によるものと全身疾患によるものとに分けられる.

口臭の予防法 (こうしゅう——よぼうほう)

一般的予防法として歯面清掃，補綴物の清掃などがある．処置法には口腔疾患の治療，唾液分泌増加手段，口呼吸，口唇閉鎖不全の改善，食習慣などの変更，全身の原因に対する処置がある．

高周波メス（こうしゅうは──）➡エレクトロサージェリー

咬傷（こうしょう）【小】 歯が皮膚，舌などを咬むことにより生じる傷をいい，とくに小児の場合，浸潤麻酔を受けた部位の周囲組織を患児が故意に，または無意識に咬むことによって生じることがある．

後上歯槽動脈（こうじょうしそうどうみゃく） 歯肉の血管の1つで，顎動脈の本幹が2～3に分岐し，主として臼歯部付近に分布している動脈である．

溝状舌（こうじょうぜつ）⊜溝舌【外】 舌背表面に前後左右に向かう深い溝が多数みられる舌を指す．先天性奇形あるいは後天性の原因で生じることもあり，自覚症状はほとんどない．

甲状腺機能亢進症（こうじょうせんきのうこうしんしょう）➡バセドウ病

甲状腺機能低下症（こうじょうせんきのうていかしょう） 成人では粘液水腫を起こすが，小児では発現する年齢の早いものほど心身の発育に遅延をきたし，いわゆるクレチン病の像を呈する．口腔内所見では，乳歯の萌出・脱落および永久歯の萌出とすべての歯の萌出に遅延をきたす．

口唇炎（こうしんえん） 口唇部の炎症の総称である．原因は，外傷，感染，光線，アレルギーなどがある．また，全身性疾患の一症状で，原因不明のものも少なくない．

口唇閉鎖不全（こうしんへいさふぜん） 鼻疾患などで鼻呼吸ができないで，つねに口で呼吸しようとする傾向が強くなり，結果として上顎前歯の前突が起こる．口を閉じさせることが困難な状態を口唇閉鎖不全という．

咬唇癖（こうしんへき）➡吸唇癖

口唇ヘルペス（こうしん──） 単純ヘルペスウイルスによる口唇の単純疱疹で，小水疱の形成が特徴である．口唇の皮膚粘膜の境界域に粟粒～米粒大の小丘疹として始まり，水疱を形成，約1週間の経過で結痂，治癒する．

口唇裂（こうしんれつ）⊜唇裂 上顎突起と球状突起の癒合不全によって起こる口唇の形成異常．審美的関係や哺乳障害があるため，縫合手術が行われる．

口唇裂傷（こうしんれっしょう）【外】 口唇部に強い外力が加わり，牽引や圧迫が作用し，上皮組織が破綻を生じ，さらに上皮下組織が裂けてできた傷を指す．

構成咬合（こうせいこうごう）【矯】 アクチバトール製作において，下顎運動に関与するすべての筋や，口輪筋，舌筋などの口腔周囲諸筋の機能力を，装置を介して矯正力として利用しうるよう，下顎の位置をできるだけ正常位に誘導して採得した対咬関係．

構成咬合器（こうせいこうごうき）【矯】 アクチバトールを製作するための特殊な咬合器．構成咬合位で採得したバイトワックスで上下顎模型を咬合器に石膏で取りつける．この咬合器上でワックス仮床まで作り，患者に試適後埋没，重合する．

厚生省分類（3歳児検診）（こうせいしょうぶんるい〈──さいじけんしん〉）【小】 上下顎の全乳歯を前歯部（F）と，臼歯部（M）において6分割し，この部位のう蝕罹患状態によって，A型：上顎Fのみまたは Mのみにう蝕のある小児，B型：MおよびFにう蝕のある小児，C型：FおよびMのすべてにう蝕のある小児に分類する．

合成砥石（ごうせいといし） 砥石には天然砥石と合成砥石がある．合成砥石は，酸化アルミニウムや炭化ケイ素で合成され，使用目的で使い分ける．酸化アルミニウムはステンレスなどに，炭化ケイ素はアルミ，銅などの非鉄金属に使用する．歯科用には，アーカンサスストーンの天然砥石，酸化アルミニウムの合成砥石などが使用されている．

抗生物質（こうせいぶっしつ）⊜抗生剤 微生物が産生する化学物質で，他の微生物や細胞の発育その他の機能を抑制または阻止する物質である．臨床的には各種の感染予防または感染性疾患の治療に用いられる．

溝舌（こうぜつ）➡溝状舌

鉤尖（こうせん）【補】 鉤腕の先端部分．維持腕では支台歯のアンダーカット域に設計されることにより，維持機能を果た

鉤線・床応用固定装置 (こうせん・しょうおうこていそうち) 一般的にはホーレータイプのものが多く,鉤線と床により動揺歯を固定する方法である.なお,前歯部唇側弧線は0.7～0.8 mm,臼歯部のクラスプ線は0.9～1.0 mmのものが使用される.

咬爪癖 (こうそうへき) 不良習癖の1つで,不正咬合の原因と関連づけられている手指の爪を咬む癖である.

高速回転 (こうそくかいてん) 歯の切削能率を高めるため毎分30万回転以上の回転数が得られ,冷却のために注水装置が付属しているエアータービンが用いられる.最近ではエアーベアリングを用いた40～50万回転のものも開発された.

高速切削用バー (こうそくせっさくよう——) 高速切削に用いられるバーでFG用バーともいう.通常のものは軸の直径1.525 mmで,刃部はタングステンカーバイドでできており,よく切れ,切削面は滑沢である.形態は低速切削用バーに準ずるが小型である.

硬組織 (こうそしき) 結合組織や上皮組織などの軟組織に対し,骨や歯は硬組織とよばれる.すなわち,カルシウム塩などの無機塩類を核として構成された硬い組織のことである.歯の硬組織とは,エナメル質,象牙質,セメント質のことである.

抗体 (こうたい)【外】抗原に感作された生体の,主として血清中に出現するタンパク質で,抗原と特異的に結合する.抗体の本態は免疫グロブリン immunoglobulin (Ig)で5種類に分類される.IgM,IgG,IgA,IgE,IgDである.

鉤体 (こうたい)【補】クラスプを構成する一部分で鉤腕,鉤脚を結ぶクラスプの中心部でおもに義歯の横ゆれ防止として機能するが,レストとともに義歯の沈下を防止する役目もある.

合着 (ごうちゃく)【修】口腔外で作製されたインレー,クラウン,ブリッジなどの歯冠修復物を口腔内にセメントなどの合着材を使用して装着すること.合着用材料としてはリン酸セメント,カルボキシレートセメント,レジンセメントなどが使用される.

合着用セメント (ごうちゃくよう——) 歯質と修復物または多種補綴物との間に介在させ,それが歯質より剥離脱落するのを防止するセメント材のことである.

好中球 (こうちゅうきゅう) ⇔好中性色素白血球,中性嗜好性顆粒白血球 白血球の約53％を占め,その顆粒が中性色素に好染する.アメーバ様運動で血管外へ遊走し,細菌や異物などを捕食する.したがって細胞感染によって増加する.細菌などと戦って死んだものが膿である.

合釘 (ごうてい) ➡ポスト

合釘孔 (ごうていこう) ➡ポスト孔

後堤法 (こうていほう)【補】上顎義歯床後縁に堤状の隆起(ポストダム,後堤)を設けて辺縁封鎖を確実にし,義歯の維持力を増強させる方法である.ポストダムが設置される部位は軟口蓋で,深さは0.5～1.5 mm程度で幅は3～4 mm程度である.

後天性免疫不全症候群 (こうてんせいめんえきふぜんしょうこうぐん) ➡エイズ

咬頭 (こうとう) 臼歯の歯冠で2個またはそれ以上の隆起が突出している部位をいう.通常,小臼歯の咬頭は上顎は2咬頭,下顎は2～3咬頭.大臼歯の咬頭は上顎は4咬頭,下顎は4～5咬頭である.

高銅型アマルガム用合金 (こうどうがた——ようごうきん) ⇔分散強化型アマルガム用合金【修】歯科用アマルガムの強度を増すため,従来型合金粉末に銀銅共晶合金粒子を加えたものを分散強化型アマルガム用合金という.その後このアマルガム中には耐蝕性の劣る$γ_2$相がほとんどなく,その効果は主として耐蝕性の改善によることが判明し,合金中の銅の含有量を単に増加させた単一相型合金もつくられている.

咬頭嵌合位 (こうとうかんごうい) 上下顎の歯が最大接触面積で緊密に咬合しているときの上下顎関係.咀嚼はこの位置およびその付近で営まれ,機能上もっとも重要である.

咬頭干渉 (こうとうかんしょう) 咀嚼運動中に平衡側の臼歯や動側の咬頭同士が接触するときに,その部に側方的な強圧が加わり,歯周組織に障害を及ぼし,またそれを支点とする槓杆現象により顎関節もストレスを受けるような状態をいう.

喉頭鏡 (こうとうきょう) 気管確保を必要とする場合，声門，喉頭部などの直視観察に用いられる器具で，ハンドルとブレードの2つの部分からなり，ブレードの先端近くに電球がついている．全身麻酔時における気管内挿管時に使用されることがある．

咬頭形成 (こうとうけいせい) 人工歯の咬合面が咬耗によって平坦化した場合，咬頭を再形成することであるが，これは裂溝形成と球面形成が行われていれば，おのずとその目的は達成される．

行動の管理 (こうどう――かんり)【小】子供の不安や不適当な行動を改善させることをいう．行動変容法に基づく脱感作法，モデル学習法，オペラント条件づけ，意識の外方向化や前投薬を用いる方法などがある．

行動の発達 (こうどう――はったつ)【小】小児の行動は年齢により，いくつかの段階に分けられる．一般に2歳児は協力前段階といわれ，3～4歳になると歯科診療に対して興味をもち説明に耳を傾けるようになる．さらに5～6歳では集団活動や社会経験を受け入れるだけの準備ができ，徐々に個人と社会のつながりをもつようになる．

行動変容法 (こうどうへんようほう)【小】心身の症状は過去における歪んだ条件づけや学習によって作られたものであると考えられ，これを正しい条件反射や学習の理論に基づいて症状の除去，行動の変容をはかろうとする方法である．おもに小児の取り扱いに用いられる．

口内炎 (こうないえん)【外】口腔粘膜に発現する炎症を総称して口内炎という．症状によってアフタ性口内炎，潰瘍性口内炎，水疱性口内炎などとよび，また部位により口唇炎，舌炎，歯肉炎などとよぶ．原因が口腔内にある場合を，原発性口内炎，全身の疾患の部分症として現れたものを症候性口内炎とよぶ．

口内温 (こうないおん) 同口腔温，舌下温【外】体温を測定する一手段であり，腋窩温，直腸温などとともによく用いられる体温検査法である．体温計の先端を舌下部に置き約5分間後に測定する．その際，口唇は閉じた状態にて測定することが条件である．

紅板症 (こうばんしょう)【外】前癌病変の1つ．WHOの定義では「臨床的にも病理組織学的にも他の疾患に分類されない紅斑または紅板」である．舌，頬粘膜に刺激痛をともない，鮮紅色の紅斑．白板症よりまれだが癌化率はきわめて高い．上皮は菲薄で角化亢進はない．

紅斑性狼瘡 (こうはんせいろうそう) 同エリテマトーデス 自己免疫疾患の1つと考えられる疾病で，青年女子に多く発現し，皮膚限局性の慢性円板状紅斑性狼瘡と，全身の紅斑性狼瘡とに大別される．関節痛，高熱，頭痛などの症状とともに顔面皮膚に限局性の蝶型紅斑の出現が特徴的である．

後鼻棘 (こうびきょく) PNS【矯】セファロ分析に用いる計測点で，前鼻棘(ANS)とainんで口蓋平面となる．口蓋骨の最後部を示すX線学上の点．

抗プラスミン剤 (こう――ざい) 全身の止血剤の一種で，血液の凝血塊を融解させる線維素溶解酵素プラスミンの線維素溶解作用を阻害し，出血を抑制する薬剤．

高分子複合材料 (こうぶんしふくごうざいりょう)【修】高分子材料中に補強材としてガラス繊維，ガラス粉末，石英粉末などを混入し強化したもので，機械的，化学的性質や寸法安定性の向上をはかったもの．歯科領域においてはコンポジットレジンなどがその代表例である．

後方歯 (こうほうし) 歯列弓の中にあって，前方歯(切歯)，側方歯(犬歯，小臼歯)に対することばで，通常は大臼歯を指す．

咬耗症 (こうもうしょう) 歯の咬合により生じた歯の硬組織の消耗．前歯切縁や臼歯咬合面などにみられ，その程度は食物の固さ，咬合力や，歯の性状に影響される．軽度の咬耗は咀嚼効率を向上するが，象牙質が露出するようになると急激に進行する．

硬毛ブラシ (こうもう――)【補】レジン床義歯などのレジン部分を研磨する道具で，比較的硬い毛が放射状に植えられている円板状のものである．レーズ(研磨機)にねじ込み，磨き砂をつけてレジン部分の荒研磨に用いる．

鉱油 (こうゆ) 脂肪含有の炭化水素化合

物の総称．動植物油と対比させて用いられる．高度に精製された無色，無味，無臭の鉱油は，軟膏の精製などにも，また蜜ろうを混和して歯科用パラフィンワックスとしても用いられる．

高溶銀合金（こうようぎんごうきん）➡金銀パラジウム合金

高溶陶材（こうようとうざい）歯科用陶材のうち溶融点が1,200～1,370℃と，他の低溶および中溶陶材よりも高いものをいう．成分は長石が約80％，石英が約15％，カオリンが約5％であり，用途は既製陶歯やジャケットクラウンである．

咬翼法（こうよくほう）同バイトウイング法 X線撮影法の一種で，隣接面う蝕や軽度の歯周炎の診査に用いた場合，かなり有効な手掛かりが得られるが，高度の歯周炎や根尖病巣などの診査には不向きである．

口輪筋訓練法（こうりんきんくんれんほう）【矯】上顎前歯の唇側傾斜が著しい場合に，口唇の閉鎖不全により口輪筋が弛緩していることが多い．そこで，ある種の器具や手指を用いて，口輪筋の緊張を高める訓練を行うことにより，矯正治療と合わせて咬合の安定をはかる方法をいう．

鉤腕（こうわん）【補】クラスプの歯面に接する部分で，先端部は支台歯のアンダーカット部に入り，義歯の離脱に抵抗し維持力を発揮する．鉤体に移行する部分は義歯の横ゆれや沈下を防止する役目がある．

コードラント単位（――たんい）歯石除去を安全かつ能率的に行うための方法の1つで，上下顎を正中線で分割し，4ブロックに分けて行う．

ゴードンプライヤー同ゴードン鉗子【補】線屈曲，金属板加工用鉗子の1つであり，ピーソー鉗子のくちばし部の先端が湾曲した形態で，カッパーバンドトレーや既製金属冠などのマージン部あるいは既製金属トレーの適合などに用いられる．

コーヌスクラウン➡コーヌステレスコープクラウン

コーヌステレスコープクラウン同コーヌスクラウン K.Körberによって考案されたテレスコープクラウンで，内冠は咬合面に向かって閉じた円錐形となっており，外冠と内冠との摩擦力により維持力を発揮する．部分床義歯の支台装置として用いられる．

コーパック®【周】非ユージノール系の歯周包帯剤で，ユージノールが組織に対して起炎作用があり，治癒を遅らせたり味覚の点で不快感があることよりこのタイプのものが多い．基材と硬化促進材を等量，練板紙上で練和して用いる．

ゴールデントの焼還法（――しょうかんほう）【修】金粉修復材の1つであるゴールデントの焼還には，付属の焼還用ブローチでペレットを1個つきさして取り，アルコールの炎にかざし，表面の有機性被覆物質を焼却すると凝着するようになる．

ゴールドナイフ【修】金箔の填塞時，過剰部の除去などに使う手用器具をいう．使用時ナイフをエナメル質にしっかり押しつけて切断する．適当に引き切るように使うと，本体の一部を引きちぎり圧填不足が生じることがあるので注意が必要である．

ゴールドマンタイプゴールドマン（Goldman）によって考案されたキュレットタイプ（匙型）スケーラーの一種で，刃部の横断面は，スプーン状で，片刃である．また，刃部は，頸部に対して60～70度の角度をもつ．

ゴールドマン-フォックスの探針（――たんしん）Goldman-Fox probe 歯周ポケット用探針の一種で，先端の形は平板状．測定しやすいように2箇所で角度がついている．目盛は，1 mm～10 mmまで付いているが，4 mm，6 mmのところには目盛がなく，見誤らないようになっている．

語音明瞭度試験（ごおんめいりょうどしけん）【補】被験者が日常会話時と同じ声の大きさで，検査語を数名の検者が聞いたまま記録し，検査語と一致した語数を百分率で表す方法で語音機能検査．

V級窩洞（――きゅうかどう）【修】すべての歯の唇面，頰面，舌面の歯頸側1/3にある窩洞で，歯頸部でも歯根表面にある窩洞は根面窩洞とよばれV級窩洞と区別される．

黒色沈着物（こくしょくちんちゃくぶつ）歯の唇・頰・舌側面のいずれにもみられ，歯肉縁にそった線としてみられることが

多いという．歯肉縁部の色素産生菌による着色現象と考えられる．

国民栄養調査（こくみんえいようちょうさ）【衛】　国民の栄養状態および各種栄養素等の摂取状況を把握し，健康増進や栄養改善に役立てるために行う調査である．栄養改善法に基づき，毎年全国から無作為に抽出した約5000世帯を対象に行われている．

黒毛舌（こくもうぜつ）　舌背の糸状乳頭が角化肥厚し，細い毛の生えたような外観を呈する．抗生物質の局所応用によりおもに黒色に着色する．

鼓形空隙（こけいくうげき）　歯冠形態により隣接歯の辺縁隆線，隣接面（接触点），歯間乳頭によって形作られる鼓状の空間である．上部（切端側）・下部（歯肉側）鼓形空隙の4種があり，審美性の問題や，食片停滞などによる歯周病との関係で重視される．

ココアバター　同ココア脂　【修】　カカオの種子から得た脂肪，いわゆるココア臭を有する．歯科用としては，ゼリー状でチューブに入れられて供給される．研磨時の潤滑材，分離材，防湿補助材，感水防止材などに使う．

糊剤根管充填剤（こざいこんかんじゅうてんざい）【内】　糊剤の薬効により根尖部組織の治癒を促進して，根尖孔の閉鎖をはかる充填剤である．殺菌効果の強いヨードホルム系製剤，根尖孔の骨性瘢痕治癒を目指す水酸化カルシウム系製剤，持続的防腐作用を有するパラホルムアルデヒド系製剤などがあげられる．

糊剤注入器（こざいちゅうにゅうき）　いつまでも柔らかく残る液体と固体の配合による泥状の薬剤，糊剤を填入する器具．

ゴシックアーチ　【補】　下顎の側方限界運動によって水平面に描かれた軌跡であり，これがゴシック建築物の形態に類似していることにより名づけられた．臨床では，この描記により下顎の水平位置関係を客観的に知る目的で用いられている．

ゴシックアーチトレーサー　→ゴシックアーチ描記装置

ゴシックアーチ描記装置（――びょうきそうち）　同ゴシックアーチトレーサー　【補】　ゴシックアーチを描記させるための装置であり，口内法用と口外法用があ

るが，一般的には一定の咬合高径を保つための中央支持装置（central bearing device）と運動の軌跡を描記する描記装置（tracer）とからなる．

個歯トレー（こし――）【補】　形成された支台歯の精密な印象採得をするため，個々の支台歯に合わせて作製されるトレー．これにより辺縁部の印象を確実にし，同時に印象材の厚さを均一にでき，また印象撤去時の歪みを少なくすることができる．銅板または常温重合レジンで作製される．

個人トレー（こじん――）【補】　個々の歯および歯列弓，欠損状態，顎堤の形態に合わせて作製された印象用トレー．印象材の厚さを均一化することにより，正確・精密な印象を得ることができる．通常は研究用模型上で専用のトレーレジン（常温重合レジン）で作製される．

コステン症候群（――しょうこうぐん）同側頭下顎症候群　耳鼻咽喉科医Costen（1934年）が命名した症候群で，顎関節の疼痛，雑音，運動障害のほかに，耳鳴，めまい，難聴などの耳症状や頭部の疼痛，口腔・咽頭の疼痛，灼熱感などの症状をともなう．

個性正常咬合（こせいせいじょうこうごう）【矯】　ジョンソン（Jonson, A.L. 1923年）によって提唱された正常咬合の1つで，各個人の歯と顎骨で成立する適正な咬合状態をいう．したがって，矯正治療の目的は，この個性正常咬合であり，あわせて機能正常咬合を確立することにある．

枯草菌（こそうきん）　枯草，牛乳，土壌，その他自然界に広く存在する非病原菌である．グラム陽性の両端鈍円の大きな桿菌で，周毛性である．菌体中央部に芽胞をもち，芽胞は耐熱性が高い．

5大栄養素（――だいえいようそ）　食品の化学成分のなかで，糖質，脂質，タンパク質の3大栄養素のほかにビタミンと無機質を加えて5大栄養素という．

固着式固定（こちゃくしきこてい）【周】　固着式固定とは，装置が固定歯に固着され，着脱が不可能な装置のことをいい，可撤式に比べ固定力は強いが，清掃面，審美性の面で若干問題がある．金属線結紮固定，連続冠固定，接着性レジン固定などがある．

骨鋭匙 （こつえいひ）【外】 骨面に存在する病的組織の搔爬または異物を除去するのに用いられる器具で，先端は楕円形または円形のスプーン状を呈し，辺縁は鋭くなっている．

骨縁下ポケット （こつえんか──）【周】 歯周ポケットの一種で，ポケット底部の位置が骨縁より下にあるものをいう．X線的には垂直性骨欠損としてみられるケースが多い．

骨縁上ポケット （こつえんじょう──）【周】 歯周ポケットの一種で，ポケット底部の位置が骨縁より上にあるポケットをいい，X線的には水平性骨欠損としてみられる場合が多い．

骨格性反対咬合 （こっかくせいはんたいこうごう） 骨格性の反対咬合は単に上下前歯の咬合関係から判定するだけでなく，上下顎骨の近遠心関係の異常をもたらす要因のうち下顎骨の過成長，上顎骨の劣成長など顎骨性の反対咬合で，矯正治療のみでの治療が困難な場合，外科的処置が併用される．

骨芽細胞 （こつがさいぼう） 間葉細胞の1つで，矯正力が働いた場合，主として牽引されている場所に類骨層を介して骨組織の表面に配列し骨形成に働く細胞である．

骨鉗子 （こつかんし）同破骨鉗子 【外】骨に対して処置を必要とする外科手術に際し，骨を削除するのに用いられる器具で先端は鋭匙状を呈す．歯科においては上顎用，下顎用などがある．

骨再生誘導法 （こつさいせいゆうどうほう）→GBR

骨細胞 （こつさいぼう） 骨芽細胞が自ら分泌した骨基質中に埋め込まれると骨細胞となる．骨芽細胞が骨細胞となる期間は年齢によって多少異なる．

骨髄 （こつずい） 髄腔を満たすいわゆる髄様組織からなり，若年者では赤色をなすので赤色骨髄の名があり，年齢の増加につれ脂肪組織の発生のため黄色にみえると黄色骨髄という．赤色骨髄は重要な造血器の1つである．

骨髄炎 （こつずいえん）【外】 炎症の中心が骨髄にあるもの．一般に皮質骨や骨膜やその周辺に及んでいることが多い．そのため骨膜骨膜炎の形をとることが多い．起炎菌はブドウ球菌，レンサ球菌が主だが，嫌気性菌や放線菌や結核菌もあげられる．

骨髄性白血病 （こつずいせいはっけつびょう） 血液を作る骨髄が悪性化し，幼弱なる白血球などが無制限に増殖する疾患である．末梢の白血球が異常に増加する場合（白血性）とそれほど増加しない場合（非白血性）とがある．歯科的には歯肉の腫脹と出血が特徴的である．

骨スタンツェ （こつ──）同パンチ【外】手術時に骨の細片削除に用いる鉗子状の器械である．先端は鈍になっており，その下端から約0.5cmの部位に鋭利な刃をもち，ピストン作用により骨を切除する．

骨整形 （こつせいけい）【周】 骨整形は歯槽骨の形態を修正するために歯槽骨を削除することであるが，その際，原則としては骨縁の高さを変えることはしない．本法はおもに外骨症，骨隆起，肥厚した歯槽骨辺縁部に異常が認められ，しかも歯周疾患と関連がある場合に行われる．

骨整形および切除用器具 （こつせいけい──せつじょようきぐ）【周】 通常の歯周手術器具以外に，骨整形時の不揃いや骨歯の整形，あるいは切除時に用いる骨の力，歯間部クレーターなどの除骨去に使用されるファイル（骨やすり）と電気エンジン用のラウンドバーなどをいう．

骨性結合 （こつせいけつごう）→骨性癒着

骨性瘢痕治癒 （こつせいはんこんちゆ）【内】 根管充填を行った後，根尖部組織が瘢痕化し，根尖孔が骨様組織で覆われ閉鎖した治癒形態をいう．根尖孔を閉鎖し，根尖孔外に病変を波及させない点から考えると理想的な治癒形態であるといえる．

骨性癒着 （こつせいゆちゃく）同骨性結合 通常は離開している隣接骨が骨組織によって接合されることをいう．たとえば歯と歯槽骨とは歯根膜によって接合されているが，炎症や外傷により線維性癒合を起こし，さらに化骨することによって骨性癒着を起こす．

骨粗鬆症 （こつそしょうしょう）同骨多孔症 骨の形状には変化がなく，骨質の

減少を特徴とする疾患である．骨吸収と骨添加作用の関係が障害されて起こるもので長期間の安静，固定時，栄養障害時などに発症し，骨質の脆弱化を来す．X線学的には透過性の亢進としてみられる．

骨多孔症　（こつたこうしょう）　➡骨粗鬆症

ゴットリーブの垂直法　（――すいちょくほう）　【周】　歯ブラシの毛先を使う刷掃法の1つで，歯頸部付近で毛先を歯軸に直角にあて，歯間隣接面に十分に入り込むように上下左右に加圧振動を加える．歯間部の清掃効果が高く，歯肉離開の著明な人や歯肉乳頭の発赤腫脹の強い人に有効である．

ゴットリーブのタンパク溶解説　（――ようかいせつ）　同有機質分解説　Gotllieb が提唱したう蝕の病因説（1942～1947年）の1つである．う蝕はエナメル叢板などに種々の細菌が進入し，細菌の酵素作用により歯の有機質が分解され，この結果生ずる酸により歯質が脱灰することによってう蝕が成立するという考え方．

骨内インプラント　（こつない――）　【補】　インプラントのうち，骨面を露出させた後に骨内に溝や孔を形成し，棒状（スクリュー型あるいはシリンダー型）や板状（ブレード型）のインプラント体を埋入するタイプをいう．その材料としては，金属，セラミックと両者の複合体とがある．また，その構造から，骨内に埋入される体部と上部構造が連結される支台部とが一体になっているワンピースタイプと，それらが別々となっており，インプラント体部の骨との密着した結合状態（オッセオインテグレーション）や化学的結合が得られた後に支台部を連結するツーピースタイプとがある．

骨の改造　（こつ――かいぞう）　ヒトの骨格は，生まれてから死ぬまで絶えず破骨細胞により吸収される部分と，新しく骨芽細胞により形成されている部分がある．このように，既存の骨が吸収され，その部位は新しい骨に置換されることをいう．

骨の新生　（こつ――しんせい）　抜歯窩や根尖部病変の骨欠損部は，通常6か月以内に骨の新生，添加によって修復される．骨の新生は線維芽細胞または未分化間葉細胞から分化した造骨細胞により骨基質が生成され，これに石灰沈着が生じて起こる．

骨バー　（こつ――）　➡スタンプバー

骨フッ素症　（こつ――そしょう）　高濃度のフッ素を長期間にわたり摂取することにより罹患する．おもなX線の所見としては骨盤全体に硬化様変化がみられ「大理石様硬化」といわれる．また骨間膜などに骨化像がみられる．激しい疼痛に襲われ運動障害が起こり手足を動かすことができなくなる．

コッヘル　➡止血鉗子

骨膜下インプラント　（こつまくか――）　【補】　インプラントの1つで，体部（金属フレーム），頸部，ポストからなる下部構造（鋳造によって製作されるため一体となっている）が骨膜と骨面との間に設置されるものをいう．骨面の印象採得によって模型上で製作されるため，骨表面に適合する．頸部は，体部とポストの中間部分であり，軟組織に取り巻かれる．ポストは，口腔内に露出して上部構造と連続される．

骨膜下注射法　（こつまくかちゅうしゃほう）　麻酔薬を骨膜下に注射する浸潤麻酔法．骨膜下に麻酔薬を入れると麻酔効果の出現が早く，またあまり拡散しないので麻酔持続時間も長い長所がある．しかし患者の疼痛が大であるため最近は粘膜下注射法が愛用されている．

骨膜性化骨　（こつまくせいかこつ）　同膜内骨形成　骨は内膜および外膜によって囲まれている．内外膜下で未分化な中胚葉性の結合組織細胞が，骨芽細胞に変わって，類骨基質を生み出し化骨する．

骨膜剥離子・骨膜起子　（こつまくはくりし・こつまくきし）　同ラスパトリウム・エレバトリウム　【外】　骨の処置を必要とする手術時に，骨表面に付着している骨膜を剥離するのに用いられる器具である．先端に刃がついて骨面に強く圧接して用いる．先端が鋭利なものが剥離子でラスパトリウムと呼ぶことが多い．

骨やすり　（こつ――）　同ファイル　【外】　手術時の骨の切除，削除を行った場合，その鋭縁を平滑にするのに用いられる器具である．板状，蕾状，両頭，片頭などさまざまな形のものがある．破骨鉗子，骨のみなどの使用後には本器具を用いることが多い．

コツネ

骨(年)齢 (こつ〈ねん〉れい) 骨の石灰化程度や進行状態をX線写真から判定し、その発育を評価する尺度で、小児の成長発育には重要な意味をもち、おもに手根骨や足根骨を用いてその骨核の数や癒合状態から判定する．

固定 (こてい) 【矯】 歯あるいは顎の移動を行う場合、矯正力に対する抵抗源となるものをいい、その抵抗の種類によって、単純固定、不動固定、相反固定、加強固定などがある．また、固定の部位により、顎内固定、顎間固定、顎外固定などに分類される．

固定 (こてい) 【外】 顎骨骨折、歯の脱臼、開口制限を必要とする場合、顎骨あるいは歯の固定が行われる．これには骨植の良い歯や床副子を使った顎内固定、上下顎で固定する顎間固定、顎骨以外に固定源を求める顎外固定に大別される．

固定 (こてい) 固定とは、歯周疾患に陥った歯の負担を軽くし、歯の安定性および機能を高めるための処置法をいう．固定には暫間固定、永久固定、診断用（経過観察用）固定がある．

固定液 (こていえき) 石膏注入前に印象の表面を安定させるために用いる溶液．アルジネート印象材では、注入した石膏模型の表面が印象材からの離液により、硬化遅延することがある．これを防止するために2％硫酸カリ溶液に浸漬固定する．

固定源 (こていげん) 【矯】 矯正治療における歯や顎の移動に際して、抵抗となる歯をいう．つまり、歯、口蓋、歯槽突起、歯槽粘膜、オトガイ部、頸部、後頭部、前額部などが、それに相当する．

固定歯 (こていし) 【矯】 矯正力の反作用を受ける源として利用される歯のことをいう．舌側弧線装置では、歯根表面積の大きい第一大臼歯が選ばれる．

固定式矯正装置 (こていしききょうせいそうち) 【矯】 矯正装置が歯にセメント合着あるいは接着された装置．舌側弧線装置やマルチブラケット装置などが、その代表的なものである．

固定式保定装置 (こていしきほていそうち) →犬歯間保定装置

固定性補綴装置 (こていせいほてつそうち) →固定性補綴物

固定性補綴物 (こていせいほてつぶつ) 同固定性補綴装置 【補】 支台歯に歯科用セメントなどの合着材で固定される非可撤式の補綴物．クラウン、ポストクラウン、ブリッジがこれに相当する．

固定点 (こていてん) →支持点

ゴニオン Gonion (Go) 【矯】 頭部X線規格写真上における計測点で、下顎枝後縁と下顎下縁平面とが交わる角の二等分線が、下顎骨縁と交わる点である．

コネクター →連結子

コバルトクロム合金 (――ごうきん) 【補】 コバルトをベースとし、クロムを20～30％含有した合金で、金合金よりも軽く、優れた機械的性質と耐蝕性を有している．一般には鋳造用合金として、義歯床の作製に用いられる．

コバルトクロムポリッシャー 同コバルトクロム研磨材 【修】 金合金、銀合金に比べてコバルトクロムによる鋳造物は硬度が高いので、研磨用品も従来のものでは能率が悪い．そこで専用の研磨材として、耐久性があり、発熱の少ないジスク、ホイル、ポイント類が使われる．

コプリック斑 (――はん) Koplik's spots 麻疹の前駆期に臼歯に対向する頬粘膜にみられる点状ないし帽針頭大の灰白色の扁平な斑で、その周囲に紅暈がある．麻疹の90％以上に出現し、皮疹に先行するので、早期診断上重要な所見である．

4/5冠 (――かん) 【補】 臼歯部に適用される部分被覆冠の一種で、臼歯歯冠の咬合面、頬面、舌面、近心面、遠心面の5面のうち、頬面を除いた4面を被覆する形態のものである．

ゴム質印象材 (――しついんしょうざい) →ラバー系印象材

ゴム乳首の常用 (――ちくびーじょうよう) 【小】 ゴム製乳首を哺乳時以外に吸う習慣をいう．人工栄養児に多くみられるが、長期使用によって開咬や上顎前突を発現することもある．

ゴムやすり 【補】 古くはゴム床義歯の加硫後の過剰部を除去するためのやすりであったが、現在でも最後のレジン床義歯のはみだし部分を削除したり、金属製既製トレーやシェラック板ベースプレートの切除後の仕上げなどに用いられている．

固有歯槽骨 (こゆうしそうこつ) 歯根に対応する部分で，歯槽の内壁を形成している．固有歯槽骨は緻密な薄板状を呈し，歯根膜の主線維が付着し歯を顎骨に固定している．X線的には白い線(白線，歯槽硬線)としてみられる．

固有層 (こゆうそう) 【周】 上皮直下の結合組織で，付着歯肉でよく発達し，大部分がコラーゲン線維で占められており，つぎの5種の線維束がある．①歯肉-セメント質線維，②歯肉-歯槽頂線維，③セメント質-歯槽骨線維，④歯肉輪走線維，⑤歯肉水平線維であり，それぞれが歯の維持と歯肉の緊密度を保つ役割を演じている．

コラーゲン線維 (――せんい) 同膠原線維 コラーゲン線維は歯肉の結合組織や象牙質の有機質に存在する線維であり，歯と骨を結合している歯根膜のおもな構成成分でもある．歯根膜のコラーゲン線維の一端は歯根面のセメント質中に，他端は歯槽骨中に埋入しており，そのおもな機能は歯周組織の機械的支持である．

コル (鞍部) 【周】 歯肉の唇頰側・舌口蓋側の歯間乳頭の2つのピークの間にみられる鞍状の陥凹部をコルとよぶ．通常前歯部よりは歯列の幅のある臼歯部でみられることが多い．抵抗減弱部位のため炎症性病変の生じやすい部位である．

コルベン状形態(床縁の) (――じょうけいたい〈しょうえんの――〉)【補】 口腔前庭側の義歯床縁形態は，通常，丸く厚く形成される．これにより，義歯床縁部が前庭外側の可動粘膜まで包み込まれ，閉鎖弁性の一端は歯根面のセメント質中に，辺縁封鎖が向上することによって，義歯の維持が強化される．このような義歯床辺縁部の断面形態は棍棒(独語：Kolben)に類似した形態となっていることにちなんで命名されている．

コレステリン結晶 (――けっしょう) 同コレステロール結晶 歯根嚢胞などの内容に光沢ある微小な結晶としてみられる．

コレステロール 同コレステリン 細胞膜などの成分，または胆汁，性ホルモン，副腎皮質ホルモンなどの前駆体となる脂質である．血中コレステロールは体内脂質代謝を反映しているので，その異常を知る重要な指標である．

コロトコフ音 (――おん) ➡血管音

コロニー 同集落 細菌を含んだ材料のごく少量を白金耳で採取し，平板上に線を描いて塗布すると，細菌は個々の固まりとなって発育するので，それぞれを分離することができる．このような細菌の別々の固まりをコロニーという．コロニーは結晶に似て，細菌学的には純粋な種を表すと考えてよい．

根管拡大 (こんかんかくだい) 【内】 リーマー，ファイルなどを用いて根管を機械的に拡大すること．これは，感染した象牙質または根管側壁の歯髄組織を除去するとともに狭窄された根管を生理的根尖孔までスムースに拡大し，根管充填材としてマスターポイントを円滑に挿入するための処置である．

根管拡大用EDTA (こんかんかくだいよう――) EDTAはキレート作用によってCaと特異的に結合する．そのために根管内にEDTAを挿入すると脱灰作用が働き，根管壁にCaが沈着し，根管狭窄のため根管拡大が非常に困難な場合，EDTAは拡大の補助剤として有用である．

根管形成 (こんかんけいせい) 【内】 基本的には根管拡大と同時に行われるが，根管形成は根管治療，根管充填を容易にし，緊密な根管充填が行えるよう根管の形態を整えることをいう．

根管口漏斗状拡大 (こんかんこうろうとじょうかくだい) 【内】 抜髄処置または感染根管治療を行うとき，根管形成用リーマーやファイルが容易に根尖孔に到達するために，またブローチやガッタパーチャポイント，スプレッダーなどの器具も操作が容易に行えるよう根管口をピーソーのリーマー，オリフィスのワイドナーを使用して漏斗状に拡大する．

根管充填 (こんかんじゅうてん) 【内】 抜髄根管，感染根管において根管治療を行った後，歯髄腔を閉塞充填することを根管充填という．その目的は，根尖孔外に骨性瘢痕治癒をもたらし，根尖孔外組織に病変の波及を防ぐことであり根管治療の最終処置である．

根管充填器 (こんかんじゅうてんき) 【内】 根管充填剤を根管に充填加圧するときに用いる器具．一般にキャナルプラガーとよばれ，各種サイズがある．その他，根管充填用ピンセット，スプレッダー(上・

コンカ

下顎用あり)，ヒートカッターが用いられ，シーラー用にレンツロを用いる．

根管充填剤 (こんかんじゅうてんざい)【内】 根管充填に用いられる材料．もっとも多用されているものにガッタパーチャポイント，シルバーポイント，ポリビニールレジンなどがある．いずれも組織為害性が少なく，変形，変質がなく安定性が強いものが望まれる．

根管充填セット (こんかんじゅうてん——) 根管充填を行う際，必要な器具をセットにしたもの．根充用ピンセット，プラガー(大，中，小)，スプレッダー(前歯用，上顎用，下顎用)，ヒートカッターが必要である．

根管充填用セメント (こんかんじゅうてんよう——) 同ルートキャナルシーラー【内】 根管充填材と根管壁の間隙を十分閉鎖するために用いられるセメント．根尖孔の骨性瘢痕治癒を期待して水酸化カルシウム系のものや酸化亜鉛ユージノール系のものが用いられるが抗菌性のあるものもある．

根管充填用ピンセット (こんかんじゅうてんよう——)【内】 根管充填材を根管内に挿入するのに便利なようにピンセットの先端部分に滑り止めの溝が切ってある．また，先端部分が開かないようストッパーの付いたものも市販されている．

根管消毒剤 (こんかんしょうどくざい)【内】 根管の消毒に用いる薬剤のことで，所要性質としては，強力で広範囲な抗菌作用があり，象牙質への浸透性がよく，組織為害性が少なく，血液や膿の存在下でも効力が低下せず，化学的に安定であることなどが望まれる．種類としては，石炭酸(フェノール)製剤，ヨード製剤，抗生物質，水酸化カルシウムなどがある．

根管清掃剤 (こんかんせいそうざい)【内】 抜髄根管，感染根管いずれの場合にも根管清掃剤としては次亜塩素酸ソーダと過酸化水素が交互に用いられる．併用により発生する酸素ガスは，根管内溶解物を機械的に排出する．

根管洗浄用シリンジ (こんかんせんじょうよう——)【内】 次亜塩素酸ソーダー用と過酸化水素用の2本のシリンジがペアになって用いられる．いずれも先が細く長く根管内に深く挿入できるようになっており，根管外に薬液が溶出しないでポンピングできる．

根管側枝 (こんかんそくし)【内】 根部歯髄の一部が象牙細管の走向と平行に枝分かれして歯根膜と交通しているもの．根尖に近いほど発生率が高く，歯種によっても発生率が異なる．側枝内の歯髄処置，充填が十分に行えないため慢性病巣を作りやすい．

根管長測定器 (こんかんちょうそくていき) ➡ルートキャナルメーター

根管長測定法 (こんかんちょうそくていほう)【内】 歯内療法を行う際，根管の長さを測定する方法である．根管長測定器 (ルートキャナルメーター) を用いる方法，リーマーやファイルを根管に挿入してX線撮影を行う方法，手指の感触にたよる方法などがある．

根管治療用セット (こんかんちりょうよう——)【内】 ラバーダムセット，リーマー，ファイルとは別に，根管治療に必要な器具をトレーにおさめたもの．ミラー，ピンセット，探針，エキスカベーター，練成充塡器，ブローチホルダーおよびブローチが最低限必要とされる．

根管通過法 (こんかんつうかほう)【内】 感染根管治療の補助的療法であり，瘻孔形成歯に対して行う．根管より2%リバノールなどの洗浄液を圧迫しながら注入し，根尖部の炎症組織に存在する膿汁や滲出液を，瘻孔を通じて排出させる方法である．

根管の形態 (こんかん——けいたい)【内】 根管の形態は，通常1根に1根管存在するが，上顎小臼歯，下顎大臼歯近心根のように1根に2根管存在する場合もある．また，根尖側で分岐するものや，根尖側で合流する根管もあり，根管は多種多様な形態を示す．

根管の無菌試験 (こんかん——むきんしけん)【内】 根管に根管が無菌的に保たれているかどうか調べる方法．滅菌ペーパーポイントを1分間根管内に入れ，これをチオグリコレート培地にて37℃，48時間培養し，培地の混濁の有無によって判定する．

根管バー (こんかん——)【補】 ポスト孔を形成する専用バーである．ピーソーリーマーによる形成後，これを用いてポ

ストを維持するために必要な太さ，長さのポスト孔を拡大形成する．各種のサイズがあり，根管の太さに合わせたバーを用いる．

根管用スプレッダー（こんかんよう——）➡スプレッダー

根管用セメント（こんかんよう——）➡シーラー

混合型〔脳性麻痺〕（こんごうがた〈のうせいまひ〉）脳性麻痺の分類で，痙直型，アテトーゼ型，失調型，強剛型，弛緩型のうち2種類以上が重複しているものをいう．

混合修復（こんごうしゅうふく）【修】2種類以上の材料を混合し，それを窩洞に填塞する方法である．たとえばリン酸セメント中にアマルガム合金粉末を混入して用いることがあったが，実用性に乏しく，現在ではほとんど行われていない．

混合腫瘍（こんごうしゅよう）【外】腫瘍の発生過程で外胚葉系および間葉系組織が同時に混在してできた腫瘍を指す．歯原性のものでは歯牙腫，エナメル上皮線維腫，エナメル上皮歯牙腫などがあげられる．

混合歯列期（こんごうしれつき）【小】乳歯と永久歯が交換する時期のことで，一般に第一大臼歯あるいは下顎中切歯の萌出する6歳頃から第二乳臼歯の脱落する12歳頃までの約6年間のことをいう．

混合歯列弓（こんごうしれつきゅう）乳歯と永久歯が口腔内に一緒に存在する時期を混合歯列期といい，この時期の咬合をいう．この時期は通常下顎第一大臼歯が萌出する6歳頃から11歳頃である．

混合唾液（こんごうだえき）大口腔腺（耳下腺，舌下腺，顎下腺）および小口腔腺（口唇腺，頬腺）から分泌された唾液が，口腔内で混合したもの．成人で1日に1～1.5ℓ分泌され，中性ないし弱酸性を呈す．99％が水分で，少量の無機成分が消化酵素や抗菌物質などの有機成分が含まれる．

混汞比（こんこうひ）アマルガム練和における合金と水銀の配分比（重量比）をいう．この比率は合金の形状，大きさなどにより異なり，削状アマルガム合金では1：1.6，球状アマルガム合金や微粒子アマルガム合金では1：0.8程度である．

コンジリオン Condilion(Cd)【矯】両側下顎頭外形最上点の中点のことをいい，矯正治療および診断に際し必要となる計測点の1つである．

昏睡（こんすい）意識状態の程度を表す場合，最高度の意識障害であり，刺激しても覚醒しない持続的な意識喪失状態をいう．全身の筋肉はすべて弛緩し，すべての反射もほとんどなくなる．

昏睡体位（こんすいたいい）同側臥位昏睡状態の患者の場合，舌根の沈下や嘔吐物の誤嚥を予防しなければならない．そのような患者にとらせる体位で，側臥位にして頭部を後屈させる体位のことを指す．

混水比（こんすいひ）同標準混水比 石膏，埋没材，アルギン酸印象材など水と混和し使用する材料における，各材料に対する水の割合（重量比）である．稠度や硬化時間の調節のため，調整することもあるが，材料の物性を最高に発揮させるにはメーカー指定の標準混水比を厳守すべきである．

根尖（こんせん）同根端 歯根の尖端部のこと．象牙質およびセメント質よりなり，狭窄した根尖孔が存在する．歯根膜組織で囲まれており，炎症により破壊吸収されやすい．また，種々の刺激によりセメント質の添加が起こる．

根尖孔（こんせんこう）同根端孔【内】根尖部に開口し，歯髄と歯根膜組織を結ぶ孔のこと．歯髄への栄養補給は，根尖孔を通して行われる．一般に根尖部には1個の根尖孔が存在するが，根管の形態が複雑な場合には，複数の根尖孔がみられることがある．

根尖（端）歯周組織（こんせん〈たん〉ししゅうそしき）同根尖端部の歯周組織のこと．セメント質，歯根膜，歯槽骨よりなり，歯髄-根尖孔を通して，機械的化学的刺激や感染を受けやすく，根尖性歯周疾患となる．

根尖（端）性歯周組織疾患（こんせん〈たん〉せいししゅうそしきしっかん）同根尖（端）性歯周炎【内】根尖部歯周組織の炎症性疾患をいう．う蝕に継発した歯髄の腐敗による感染，根管治療時の根尖孔からの機械的・化学的刺激などがおもな原因となる．その経過によって急性型と慢性型がある．

根尖(端)性膿瘍 (こんせん〈たん〉せいのうよう)【内】 根尖部歯周組織疾患由来により形成される膿瘍のことで、根尖部に存在していた炎症が何らかの原因により急性化した場合に起こる. 根尖相当部の歯肉の腫脹が著明であり、緊急処置として切開排膿が必要である.

根尖(端)線維 (こんせん〈たん〉せんい) 歯根膜線維群の1つで、根尖部セメント質から歯槽骨に放射状に走行しており、歯軸方向に働く力に対抗している.

根尖(端)搔爬 (こんせん〈たん〉そうは)【内】 歯内療法における外科処置法の1つで、根管治療の経過が不良な場合や、根管治療では治癒が望めない場合に行う. 根尖を切除すると歯根が短くなる症例や、根切除がむずかしい症例などが適応となる.

根尖(端)病巣 (こんせん〈たん〉びょうそう) 歯根根端にできた病巣の総称で、たとえば、膿瘍、囊胞、肉芽腫などがそれに相当する.

コンダイラー型咬合器 (——がたこうごうき)【補】 上弓に顆頭球、下弓に顆路指導部の構造を備えた生体の構造と逆になっている咬合器.

混合層 (こんごうそう) フューラー(Furrer)の分類したう蝕円錐の各層のうち、第4層を混合層という. 先駆菌層と透明層の間にあって、不透明な外観を呈していることから名付けられた. 細菌感染はなく、再石灰化可能な層である.

コンタクトゲージ【周】 歯間離開度を測定する器具で、50μm、110μm、150μmの厚みの異なる3種類の金属板で構成される. 隣接面にそれぞれの金属板を挿入して歯間離開度を調べる. 正常な歯間離開度は50μm～90μmの間といわれており、したがって110μmの金属板が挿入できる場合、食片圧入などの原因となる.

コンタクトポイント →接触点

根端 (こんたん) →根尖

根端孔 (こんたんこう) →根尖孔

コンデンス 圧縮、濃縮すること. アマルガム填入時、緊密につめることを、よくコンデンスするという. また、陶材インレーなどを築成するとき、スパチュラの柄の凹凸で振動を与え、浮いてきた水を除去、陶材を緊密にする方法のことをいう.

コントラアングルハンドピース 狭い口腔内で歯を削るため、エンジンの回転軸を曲げて、臼歯の咬合面などに到達しやすくした道具である. 1度曲げただけでは刃先が保持部の延長線からはずれるので2度曲げて、バー、ポイント類の先端が延長線上にくるようにしてある.

コンプリートデンチャー →全部床義歯

根分岐部 (こんぶんきぶ) 根分岐部とは、多根歯の根が分岐している部分(槽内中隔部)をいい、上顎大臼歯は3根分岐、下顎大臼歯、上顎第一小臼歯は2根分岐である.

根分岐部の診査 (こんぶんきぶ——しんさ)【周】 根分岐部の診査は、X線写真およびファーケーションプローブ(根分岐部用探針)を根分岐部に挿入し診査する. 根分岐部の破壊の程度はGlickmanの分類またはLindheの分類が用いられる.

根壁の穿孔(こんぺき——せんこう)【内】 根管内での器具使用時に、根管の長軸方向と違った方向に、バー、ピーソーリーマー、リーマー、ファイルなどを操作した結果、生じる人工の穿孔をいう. 穿孔の原因の大半は、術者の不注意や未熟にとるものである.

コンポジットレジン 同複合レジン 【修】 前歯部審美性材料として開発された歯質に類似した性質をもつ成形充塡材である. 基本的なレジンは、Bis-GMAで、通常は70%以上のフィラーを混入してある. 硬化方式に、化学重合型と光励起重合型があり、フィラーの寸法にも種々のものがある.

コンポジットレジン用研磨材 (——ようけんまざい) →スーパースナップ®

根面アタッチメント (こんめん——)【補】 歯根に適応される小型のアタッチメント. その形態からスタッド(stud；飾り鋲)とよばれ、縦圧型と非縦圧型がある. オーバーデンチャーとの組み合せで用いられ、着力点が低いため、骨植不良歯に有利とされる.

根面う(齲)蝕窩洞 (こんめん——しょくかどう)【修】 歯肉の退縮によって歯面が露出した後、口腔清掃が不十分であると、隣接面を主とした根面には容易にう蝕が発生する. これは高齢者に多くみ

られるが，このようなう蝕を処置したものが根面う蝕窩洞である．

根面窩洞（こんめんかどう）【修】 露出した歯根面に生じた硬組織欠損に対して形成された窩洞をいう．これにはくさび状欠損窩洞と根面う蝕窩洞とがある．また両者が連なった形の窩洞となることもある．

根面形成（こんめんけいせい）【補】 歯冠の崩壊が著明な前歯の場合，主としてポストクラウンにて補綴するが，審美性を考慮して補綴物の辺縁が見えないように歯を歯肉縁下1mm程度まで平らに削除する操作をいう．臼歯の場合にも根面板を設置するときには同様の形成を行う．

根面形態（こんめんけいたい）【補】 ポストクラウンにて補綴する際に形成された歯根面の形態のことである．その種類には，①両斜面形態，②平面形態，③平斜面形態，④単斜面形態，⑤凹面形態，⑥凸面形態または球面形態などがある．

根面板（こんめんばん）【補】 ①ポストクラウンの歯冠部とポストとの間にある板状の金属板である．②歯頸部で切断された歯の表面を二次う蝕から防止するために歯根表面を覆うポストのついたキャップ状の補綴物である．

根面部う(齲)蝕（こんめんぶ――しょく）
➡歯根部う(齲)蝕

昏蒙（こんもう） 意識状態を表すとき，軽度の意識障害の場合で，よびかけ，皮膚刺激に対して覚醒する程度の状態をいう．

混和（こんわ）【矯】 焼石膏と水，水銀と銀粉（アマルガム）など混ぜることによって凝固するもの．

サ

サージカルパック 【周】ユージノール系の歯周包帯剤である．酸化亜鉛，アスベスト，ロジンなどを主とした粉末とユージノール，オリーブ油を主とした液体の両者を練板紙上でスパチュラを用いてパテ状に練和して作業部位に適用する．

サービカルマトリックス 同サービカルフォイル【修】5級コンポジットレジン修復で，窩洞に練和泥を填入した後，上からかぶせて形を整える貝殻状の軟らかい金属性の小片をいう．レジン泥填入の前に試適して，窩洞周辺の歯質に十分圧接，よく適合させておくことが大切である．

サイアーシス ➡チアノーゼ

鰓弓 （さいきゅう）胎生第4週（後期体節期）に，将来の頸部に相当する所に4つの溝が生じ，間にはさまれた隆起5つ（実際は6つ）あり．上部から第一鰓弓（顎骨弓），第二鰓弓（舌骨弓）というように第五を除いて第六鰓弓にまで分かれ，内臓頭蓋は主として第一，第二鰓弓から形成される．

細菌性ショック （さいきんせい――）細菌の産生する毒素によって起こる急性の症状で，急激な循環不全によって全身に酸素不足が起こり，細胞の代謝障害をきたした状態をいう．放置すると死をまねくことがある．顔面蒼白，不安，体温低下，血圧降下，頻拍などがみられる．

最高血圧 （さいこうけつあつ）同最大血圧，収縮期血圧 心臓の拍動時における収縮期動脈血圧をいう．正常値として健康人は通常140 mmHg未満である．最高血圧が160 mmHg以上，最低血圧が95 mmHg以上を高血圧としている．

最終印象 （さいしゅういんしょう）➡精密印象

最終固定 （さいしゅうこてい）➡永久固定

最終身長 （さいしゅうしんちょう）成長発育終了時の身長で，一般に男子は17～18歳，女子は15～16歳時の身長がそれにあたる．

最終補綴物 （さいしゅうほてつぶつ）同永久補綴物 暫間補綴物に対応して用いられる用語であるが，長期的な機能回復を期待して装着され，それによって，その部分の補綴処置が終了する場合の補綴物をいう．

最小中毒量 （さいしょうちゅうどくりょう）薬物を，薬用量を超えてさらに増量すると，生体に障害を与えるようになる．この量を中毒量というが，中毒を起こす限界の量を最小中毒量という．

再植術 （さいしょくじゅつ）外傷などにより脱落した歯を，ふたたびもとの歯槽内にもどすこと．処置に際し，脱落歯は生食水でよく洗い，歯髄処置を行った後，頰舌的に歯肉縫合する．またワイヤーなどを用いて，隣在歯に連結固定しなければならない．

再生不良性貧血 （さいせいふりょうせいひんけつ）骨髄造血機能が障害された場合に起こる血液疾患で，強い貧血，白血球減少，出血性素因などが現れる．原因不明の場合と薬剤，放射線などによって起こる場合もある．歯科的には粘膜潰瘍形成，歯肉出血，壊死などがみられる．

再石灰化 （さいせっかいか）同エナメル質再石灰化 う蝕あるいは人為的に脱灰された部位に新しく石灰塩が沈着することをいう．鏡検下のミクロのオーダーで認められるが，肉眼的に触知されたう蝕が再石灰化によって自然治癒することはない．

最大開口位 （さいだいかいこうい）【補】開口時において上下顎の離開距離が最大となる下顎位．下顎開口運動の終末点である．このときの上下顎の中切歯切縁間距離は平均50～60 mmとされている．

最大咬合力 （さいだいこうごうりょく）【補】上下顎を最大限の力で咬みしめたときに咬合面に加わる力．歯の植立状態，解剖学的形態などにより大きく影響され，顎口腔機能評価の指標の1つとして用いられている．

最大豊隆部 （さいだいほうりゅうぶ）【補】歯冠および顎堤などの，アンダーカット部と非アンダーカット部を分ける境界線．通常着脱方向を決定した後，サベヤーを用いて記入する．

在宅訪問指導 （ざいたくほうもんしどう）【衛】老人保健法による保健事業の1つ

最低血圧（さいていけつあつ）　同最小血圧，拡張期血圧　心臓の拍動時における拡張期動脈血圧をいう．正常値として健常人は通常90 mmHg 以下である．最高血圧が90 mmHg 以下，最低血圧が50 mmHg 以下のものを低血圧という．

最適矯正力（さいてききょうせいりょく）　歯の移動にともなう歯周組織の改造現象が最も効果的に現れる矯正力で，各々の歯根面積によって異なる．

再発予防（歯周疾患の）（さいはつよぼう〈ししゅうしっかん——〉）　歯周疾患治療後の健康を維持し，再発防止を意図する予防である．これには術者が行う定期的の検診と患者みずから励行する家庭内でのプラークコントロールが重要となる．

再評価（さいひょうか）　歯周初期治療後にメインテナンスに入るべきか，あるいは他の専門的治療が必要であるかを判断することを再評価といい，プラークコントロールの状態，歯周ポケットの深さと様相，歯の動揺度，付着歯肉の幅について再診査する．

最頻値（さいひんち）　同モード　統計用語．標本（集団）を代表する値の1つで，もっとも頻察に現れる変数のこと．度数分布表やヒストグラムではもっとも度数の大きい階級の値がこれである．代表値には，このほかに平均値と中央値がある．

差異法（さいほう）　統計用語．2つの事例を用意し，一方の事例の唯一の事情を除いて，他のすべての事情が両者に共通であるように操作を行い，その結果，当該現象の原因はその唯一の事情であると推定する手法．

細胞学的診断（さいぼうがくてきしんだん）　同細胞診　癌の早期診断法の1つで，腫瘍の表面や内溶液から採取した細胞を顕微鏡に観察し，悪性腫瘍細胞の臨床診断に用いる方法である．一般的にパパニコロウ染色にて検鏡される．

催眠法（さいみんほう）　同心理的法　窩洞形成などにともなう疼痛を軽減するための一方法である．これは特別な催眠を患者に施し，暗示によって無痛を信じ込ませたうえで治療を行おうとするものであるが，一般的には行われていない．

作業側（さぎょうそく）　上下顎の歯を咬合させて，下顎を咬頭嵌合位から左右に動かしたとき，下顎が移動していく側をいう．反対側は非作業側あるいは平衡側という．

作業部（さぎょうぶ）　➡ワーキングエンド

作業用模型（さぎょうようもけい）　精密印象に石膏を注入して作られる模型をいう．この模型上で技工操作が行われ補綴物が製作される．

削合（人工歯の）（さくごう〈じんこうし——〉）【補】　義歯を製作する過程において，使用した既製人工歯の咬合面形態や咬頭傾斜は各個人の下顎運動要素に合致しないことが多い．そこで，患者ごとに適合した咬頭嵌合位における均等な咬合接触と，偏心位における咬合平衡を得るために，人工歯の咬合面や切縁を削除調整することを削合という．

削片型アマルガム用合金（さくへんがた——ようごうきん）　同削片合金【修】銀とスズを主成分とする合金塊であり，これを旋盤で切削し，さらにボールミルなどで細かく粉砕したアマルガム用合金粉末のこと．溶融合金を噴霧にして作る球状アマルガム合金と対比して用いられる用語である．

鎖骨頭蓋異形成症（さこつとうがいいけいせいしょう）　同鎖骨頭蓋異骨症　鎖骨の部分欠損または完全欠損，頭蓋骨の発育不全または形成不全，歯の発育不全，過剰歯と交換期の遅延などを主徴状とする先天的骨異形成症で，きわめてまれな疾患である．

擦過痛（さっかつう）　歯ブラシの毛先，爪，楊枝，エキスプローラーなど，擦過刺激を加えた際に生じる一過性の痛みのこと．歯髄炎を起こした歯をはじめ，楔状欠損歯，および歯周疾患により歯肉退縮の著しい歯に多く認められる．

サッカラーゼ　同シュクラーゼ　食物中のショ糖シュクロース（またはサッカロース）は唾液中のサッカラーゼ（シュクラーゼ）の作用によって構成単糖であるブ

サツソ

刷掃指導（さっそうしどう）同ブラッシング指導 歯面に付着している食物残渣や，う蝕，歯周疾患の主要因であるデンタルプラークを効果的に除去するために，歯ブラシなどを用いた清掃法を指導すること．この場合，対象者の年齢，歯列の状態，症状などに応じた個別的指導が要求される．

サフラニン水溶液（——すいようえき）歯面に付着している歯垢，歯石，食物残渣などを染め出すために用いられる染色液で，塩基性タール（アニリン）染料の1つである．従来組織学の分野で使用されているサフラニンは，Safranin O とよばれ，細胞の核が赤染される．

サブロー培地（——ばいち）真菌類（口腔から検出される真菌の大部分はカンジダ・アルビカンス *Candida albicans*）の分離培養にはサブロー・ブドウ糖寒天平板培地がよく使用される．培養温度は室温（25～27℃）と37℃を併用する．

サベイライン【補】義歯の着脱方向を決定した後，サベヤーを用いて模型上の顎堤および歯冠などの最大豊隆部を連ねた線．

サベイング【補】サベヤーを用いた，義歯設計の前準備．義歯の着脱方向，アンダーカット部の測定，残存歯の平行関係の診査などを模型上で行う．

サベヤー【補】可撤性義歯の製作にあたって，残存歯および関連組織の最大豊隆部を測量，描記し，義歯の着脱方向，クラスプの位置の決定などに用いられる器具．

挫滅（ざめつ）外力によって組織を押しつぶすことをいう．たとえば骨面からの出血に対し骨面を押しつぶして止血する方法を挫滅法とよび，また押しつぶされてできた傷を挫滅傷などとよぶ．

サリチル酸製剤（——さんせいざい）サリチル酸のカルボキシル基のHとフェノール性OHのHを置換して作られた誘導体で，サリチル酸ナトリウム，サリチル酸メチル，サリチル酸フェニール，サリチル酸コリン，アセチルサリチル酸（アスピリン）などがある．薬理作用：鎮痛作用，解熱作用，尿酸排泄促進作用，抗炎症・リウマチ作用，防腐作用，代謝に対する作用などに有効である．

サルコイドーシス同ベニエー・ベック・シャウマン病，類肉腫症 原因不明の全身性肉芽腫性疾患で，リンパ節，肺，眼，皮膚，肝，脾，指趾骨および耳下腺などがしばしば侵される．

サルファ剤（——ざい）静菌作用を有する化学療法剤で，かつては歯科領域の感染症や抜歯後感染の予防と治療に，また作用が緩和で持続性のため，根管消毒薬としてもよく用いられたが，抗生物質の出現で現在はほとんど使用されなくなり，他の薬剤が無効あるいは使用不能の場合などに用いられる程度である．

ⅢA期（——き）➡第一大臼歯萌出完了期，ヘルマンの咬合発育段階

酸化亜鉛（さんかあえん）亜鉛華ともよばれる白色無結晶性の粉末．亜鉛の収斂作用により炎症を抑えると考えられており，日焼け後の化粧品やローションに配合されている．歯科では，ユージノール液との練和で硬化する性質を利用して，覆髄剤，根管充填剤，裏層剤，歯周パックなどに配合して使用する．

酸化亜鉛グリセリン泥（さんかあえん——でい）同亜鉛華グリセリン泥【修】亜鉛華（酸化亜鉛）をグリセリンでといた泥状物で，ラバーカップやブラシにつけて，アマルガム，レジンなどの修復物や義歯などの最終段階に用いる研磨材である．金属やレジン表面の艶出し効果がある．

酸化亜鉛ユージノール（さんかあえん——）同亜鉛華ユージノール 酸化亜鉛粉末と丁字油を混ぜ合わせたペースト状のもの．防腐力および歯髄鎮静作用を有するため間接歯髄覆髄剤，根管充填剤，裏装材などとして用いられる．

酸化亜鉛ユージノール印象材（さんかあえん——いんしょうざい）同ユージノール印象材，ユージノールペースト 酸化亜鉛ユージノール系の非弾性印象材で，流動性がきわめて良いことから，全部床義歯の精密印象採得時に粘膜面の印象に用いられる．

酸化亜鉛ユージノールセメント （さんかあえん——） 同亜鉛華ユージノールセメント　酸化亜鉛を主成分(約70%)とする粉末とユージノールを主成分(約85%)とする液を練和し，キレート反応によって硬化させるセメント．刺激が少なく，歯質によく接着するので仮封材や暫間充塡材として多用される．

酸化アルミニウム粒子 （さんか——りゅうし） Al_2O_3の粒子で，天然にはコランダム，ルビー，サファイアなどとして存在する．人工的にはアランダムあるいはホワイトアランダムとして合成され，それらは研削用砥紙や焼結して研削用ポイントとして用いられる．

酸化炎 （さんかえん） 酸化炎帯ともよばれ，鋳造用ブローパイプより出る火炎の最先端部をいう．金属の融解のためには，内側にある還元帯と酸化帯の境界あたりを用いるが，そこはもっとも高温であり，金属が酸化しにくいためである．

酸化セルロース剤 （さんか——ざい） 同サージセル，オキシセルガーゼ剤，オキシセル綿剤　局所的吸収性止血剤で出血創腔内に充塡して止血をはかる．創腔内に挿入した本剤はゼラチン様の塊となり，自然吸収される．

酸化膜 （さんかまく） 酸化によって金属表面にできるきわめて薄い(約3,000Å以下)酸化物の層をいう．このような層は，金属表面を保護する作用があるほか，陶材の金属への焼付け強度の増強などにも有用なものである．

暫間義歯 （ざんかんぎし） 同仮義歯　【補】最終義歯を製作することを前提として，終末処置に至っていない治療途中に咬合の確保や審美性回復などの目的で製作され，一時的に使用される義歯をいう．

三環系抗うつ薬 （さんかんけいこう——やく） 精神心理状態に影響を及ぼす向精神薬の一種で，中枢神経刺激作用を有し，うつ病の治療に用いられる．たとえば，イミプラミン，デスメチルイミプラミンなどがある．

暫間固定 （ざんかんこてい） 【周】動揺している歯を一時的に隣接歯と固定連結し，歯周組織の安静と咬合の安定をはかるために行う処置である．固定期間については1〜2週の期間から1年を超える場合もあり一定ではない．

暫間修復 （ざんかんしゅうふく） 永久性を期待しない，仮の修復をいう．たとえば，歯髄炎のおそれがあったり，歯周病の経過を観察する必要があるときや，乳歯で脱落間近な場合などに欠損部をリン酸セメントで修復するなどがある．

暫間(治療)的間接覆髄法 （ざんかん〈ちりょう〉てきかんせつふくずいほう） 間接覆髄法と少し異なり，徹底的に軟化象牙質を除去すると露髄のおそれのある場合，一部の軟化象牙質を故意に残留させたまま，その上部を間接覆髄剤で一時的に封鎖し，生活歯髄を極力保存しようとする方法である．

暫間(被覆)冠 （ざんかん〈ひふく〉かん） →テンポラリークラウン

暫間補綴物 （ざんかんほてつぶつ） 【補】補綴治療が終了する間，審美性，発音，咬合，咀嚼などを補うことを目的として比較的短期間の使用を前提とした補綴物．テンポラリークラウン，テンポラリーブリッジ，暫間義歯などがある．

Ⅲ級窩洞 （さんきゅうかどう） 【修】前歯の隣接面にある窩洞で，切縁(切端)隅角を含まないもの．唇側あるいは舌側から形成するため2面にわたることが多い．

Ⅲ級ゴム （——きゅう——） 【矯】下顎犬歯部から上顎大臼歯部にかけられる矯正用の顎間ゴムリングをいう．アングルⅢ級の改善，下顎の遠心移動に用いられる．また，下顎前歯の舌側移動や上顎大臼歯の近心移動に用いられる．

産業歯科保健 （さんぎょうしかほけん） 【衛】職場での歯科保健といえるもので，母子歯科保健，学校歯科保健に引き続く重要な領域である．とくに歯周疾患が多発年齢であることから，歯周疾患対策が中心とした歯科健診を行い，健診結果に基づく事後措置が大切とされている．

残根 （ざんこん） う蝕および歯の破折により，歯冠部がほとんどなくなり，歯根だけが歯槽内に存在する状態を総称して残根という．歯内治療において，残根を保存するか，または抜歯するかはその残根の状態により異なる．

3歳児歯科健康診査 （——さいじしかけんこうしんさ） 母子保健法第12条によって義務づけられている3歳児健診の一環と

して行われる．3歳は心身発育の盛んな時期であるとともに，歯科保健上からもう蝕に対する感受性の個体差がはっきりしてくる時期で，きわめて重要である．

三叉神経 （さんさしんけい） 第5脳神経で知覚根と運動根の両方をもつ混合神経である．知覚枝は3枝に分かれ，第1枝は眼神経，第2枝は上顎神経，第3枝は下顎神経とよばれる．一方，運動根は知覚根の内側を通って下顎神経に入り，咀嚼筋の運動を支配する．

三叉神経痛 （さんさしんけいつう） 三叉神経の支配領域に発作的に現れる電撃様疼痛をいう．原因不明で起こる場合を真性三叉神経痛とよび，一方，炎症，外傷，腫瘍などの原因によって起こる場合を仮性三叉神経痛とよぶ．

三酸化ヒ素 （さんさんかーそ） ➡亜ヒ酸

酸産生速度 （さんさんせいそくど） 細菌が単位時間あたりに産生する酸の量で示される．一般には酸の酸性は，pHを指標として，そのpH低下の度合いによって示されることが多い．pH低下の程度とその持続時間および食餌性糖質量も酸産生速度に関与している．

酸産生能 （さんさんせいのう） 唾液中の細菌が酸を産生する能力のことで，これによりう蝕活動性を予測することができる．

ⅢC期 （――き） ➡第二大臼歯萌出完了期，ヘルマンの咬合発育段階

酸蝕症 （さんしょくしょう） 同酸侵蝕症，侵蝕症，歯の酸蝕症 酸蝕症は化学的作用とくに酸の作用による歯の表面のエナメル質の脱灰であり，程度が進むと脱灰部の消耗をきたして実質欠損を示す．硫酸，硝酸，塩酸などを使用する火薬工場，メッキ工場の人によくみられる．

酸処理剤 （さんしょりざい） 正リン酸やクエン酸の30〜50％の水溶液あるいはゼリー状として供されている．これらは赤や青に着色されており，使用にあたっては小筆などで採取して歯面に30〜60秒間塗布される．ついで十分に水洗，乾燥される．

酸処理法 （さんしょりほう） 30％程度のリン酸水溶液などによって歯質，とくにエナメル質表面をわずかに脱灰して無数の微小凹凸を作り，そこに流動性の高いレジン材料を侵入硬化させて強力な投錨効果を生じさせ，レジンの接着性を高める方法．

酸侵症 （さんしんしょう） ➡酸蝕症

残髄 （ざんずい） 【内】 失活法あるいは麻酔法により抜髄を行ったとき，根尖近くの根部歯髄を取り残すことがある．この取り残した根部歯髄を残髄という．正常歯髄の残髄であれば問題はないが，感染性の残髄は歯内治療ではやっかいである．

酸性アミノ酸 （さんせい――さん） アミノ酸は分子内にアミノ基−NH_2とカルボキシル基−COOHとをもつ化合物の総称である．分子中に含まれるカルボキシル基の数のほうが，アミノ基のそれより多いアミノ酸を指していう．アスパラギン酸やグルタミン酸が相当する．

酸性食品 （さんせいしょくひん） 食品中の栄養素は体内で酸化分解されし，酸性を示す元素（S, P）とアルカリ性を示す元素（Na, K, Ca, Mgなど）の両方を有する．このうち，酸度を高める元素のほうが多い食品をいう．魚，肉類，卵，穀類が代表的．

酸性フッ素リン酸溶液 （さんせい――さんようえき） APF う蝕予防に用いられるフッ化物溶液の1つ．溶液の処方には第1法と第2法がある．第1法ではフッ化水素酸を加えるが，この取り扱いが困難であることなどから，第2法が用いられることが多い．通常，その歯に対して年に1〜2回塗布される．

酸素欠乏症 （さんそけつぼうしょう） 同無酸素症 吸気ガス，動脈血液，組織中の酸素が欠如しているときに起こる症状をいう．原因として，気道閉塞および呼吸筋麻痺，肺および胸膜疾患，先天性心疾患，貧血，外傷，ショック，血栓症，火傷，甲状腺機能亢進などがあげられる．

3大不潔域 （――だいふけついき） 歯面のうち自浄作用が及ばず，清掃されにくい場所を不潔域という．このうち，小窩裂溝，歯間隣接面，歯冠の唇（頬）面の歯頸部1/3を3大不潔域といい，う蝕の3大好発部位でもある．

サンダラック 【内】 サンダラックの木の樹脂から出る透明で淡黄色，水に不溶性

の天然樹脂で，アルコールに溶かしたものを窩洞（窩底）に塗布すると速やかに樹脂被膜を作り，ケイ酸セメントの刺激遮断の裏層材として用いられる．また綿球に浸して仮封にも用いるが，封鎖性はすこぶる悪い．

三糖類（さんとうるい）糖質（炭水化物）の1群であり，加水分解によって，3分子の単糖類を生ずるものをいう．構成単糖の結合型式によって，さらに2種類に分類される．

サンドペーパージスク　紙やすりを円板状に切ってマンドレールでエンジンに装着，研磨に使う．乾燥した平坦な面の研磨に都合が良いが，口腔内で使うには，ベースの紙が厚く湿度で変形するので，最近はプラスチックをベースにしたものが多用される．

ⅢB期（――き）➡側方歯群交換期，ヘルマンの咬合発育段階

残留囊胞（ざんりゅうのうほう）【外】残存囊胞ともいう．原因歯を抜去した後に歯根囊胞が残ったもの．顎骨内に，境界明瞭な単房性のＸ線透過像を認める．病理組織像は歯根囊胞と同じ．囊胞の全摘出を行う．

シ

次亜塩素酸ナトリウム液（じあえんそさん――えき）　根管清掃剤．強力な有機質溶解作用と殺菌作用を有する．根管内の壊死組織を溶解し，根管の清掃，拡大を助ける薬剤．オキシドールと交互に洗浄する．歯科用アンチホルミンは次亜塩素酸ナトリウム3～10％である溶液である．商品には，ヒポクロリット，ネオクリーナー（NC）などがある．

仕上げ研磨（しあ――けんま）　修復物などの表面の形態細部の修正（形仕上げ）と，荒傷を除去する操作（面仕上げ）の2段階を仕上げとよび，さらにその表面を荒磨き，ついで艶出しを行って滑沢にする操作を研磨とよぶ．

仕上げ研磨用器材（しあ――けんまようきざい）【修】　きわめて多種のものが用いられている．仕上げ用では，カーボランダムやダイヤモンドのポイント類，バー，ジスク，ストリップス類など．研磨用では，シリコーンポイント類，研磨用ペースト，ジスク類などである．

仕上げ用ナイフ（しあ――よう――）【修】金箔などによる直接金充塡の際，盛り上げた充塡物の過剰溢出部を除去しつつ成形するためのナイフ．またコンポジットレジン修復物の過剰溢出部を除去するためのナイフなどもある．

仕上げ用バー（しあ――よう――）➡フィニッシングバー

ジアゼパム　同ホリゾン®，セルシン®　精神安定剤で，不安，緊張，抑うつの緩和に用いられる．筋弛緩作用，抗痙攣作用，催眠作用も有する．

シアノアクリレートの塡塞（――てんそく）同予防塡塞　小児の場合，う蝕が発生しやすい歯の小窩裂溝は，予防的に塡塞されることがある．この塡塞にはシアノアクリレートを主とする合成樹脂などが用いられる．

CRP　C-Reactive Protein　同C多糖体性タンパク反応　C-多糖体と反応するタンパクのことで，この反応の本物質を測定することにより，急性炎症や感染，組織破壊の存在などがわかり，日常の臨床検査として利用されている．

C_1　同う（齲）蝕度1度　う蝕侵襲程度第1度の意で，表在性（浅在性）う蝕である．エナメル質に脱灰が起こり，歯表は探針によって粗糙感を触れるか，容易に刺激できる．処置は鎮静，永久充塡を行う．

GAM培地（――ばいち）　岐阜大学処方による嫌気性培地のこと．臨床材料，とくに，唾液，血液，穿刺液などの嫌気性菌の分離，一般培養，増菌，保菌用にも適した培地である．また，嫌気性菌のみならず，好気性菌の発育にもよい．

CFI　Community Fluorosis Index　同地域フッ素症指数　ディーン（Dean 1942年）により提唱された地域におけるフッ素性斑状歯の出現状態を示す指数である．この指数を求めることにより斑状歯発生の限界，すなわち，飲料水中のフッ素量の限界を示そうとしたのである．

CMCP　camphorated paramonochlorophenol【小】根管消毒剤の1つで，フェノールの誘導体であるパラモノクロロフェノールを主剤とし，これに鎮静の目的で

カンフルを加えたものがCMCPである．

CO ➡️要観察歯

GOF麻酔 （——ますい） 笑気(G)・酸素(O)・フローセン(F)を混合して，吸入させて行う全身麻酔法である．

GOT グルタミン酸オキザロ酢酸トランスアミナーゼの略称で，肝細胞や心筋に局在する酵素である．肝炎や心筋梗塞のときに血清中活性値が上昇する．

C型肝炎 （——がたかんえん）【外】 C型肝炎ウイルス(HCV)による感染．高率に慢性肝炎に移行して，肝硬変さらに肝癌へと進展する例がB型肝炎より多い．血液，体液で感染する．感染力はHBVの百分の一程度だが，ワクチンはなく抗HCV抗体もない．

ジィグモンディバルマー法 （——ほう） ➡️シェブロンシステム

C₃ ㊗う(齲)蝕症3度 ≫ 蝕侵襲程度第3度の意で，歯質の破壊が象牙質全層に及び，歯髄疾患を惹起している深在性う蝕である．処置は病変の程度により，断髄法や抜髄法を行うのから根尖病変に対する根管処置を行うものまでという．

シーソー呼吸 （——こきゅう） 胸壁と上腹壁の動きが正常の逆になってしまう呼吸をシーソー呼吸という．気道狭窄や閉塞によって起こり，呼吸困難をきたす．

C多糖体 （——たとうたい） 肝炎双球菌や溶血レンサ球菌の菌体内に存在するC抗原のこと．細胞膜の構成成分と考えられる多糖体で，N-アセチルグルコサミンとラムノースからなり，菌の群特異性を決定し，対応する抗血清と沈降反応を示す．

C多糖体性タンパク反応 （——たとうたいせい——はんのう） ➡️CRP

GTR Guided Tissue Regeneration ㊗組織再生誘導法 【周】 通常，歯肉外科手術後には上皮の新生が早く，結果として上皮性付着による治癒となる．しかし，組織再生誘導法では，特殊な膜を用いて，上皮の根尖方向への進行を阻止し，線維性付着が失われた根面に歯根膜の細胞を誘導し，セメント質の再生をともなう結合組織性付着を獲得することにより歯周組織を再生する．現在，吸収性の膜と非吸収性の膜が臨床応用されている．

シートワックス パラフィンワックスを0.25〜0.55 mmの薄板状（シート）にしたもので，金属と同様な厚さゲージで分類されている．鋳造床のワックスアップに用いられるが，厚さを変化させないために軟化は湿式で行われる．

C₂ ㊗う(齲)蝕症2度 ≫ 蝕侵襲程度第2度の意で，象牙質の半ば以上に進行している中等度う蝕である．実質欠損があるが，軟化象牙質を除去しても露髄せず，窩底に健康象牙質を有する．ときに冷刺激に敏感な場合がある．処置は，鎮静，覆髄，永久充填を行う．

シーネ ➡️スプリント

GBR Guided Bone Regeneration ㊗骨再生誘導法 【外】 人工膜を用いて，創傷部への軟組織の進入を遮断し，周囲の固有骨組織由来の骨芽細胞を創傷部内へ誘導し，その増殖を容易にし，欠損部に骨のみを特異的に再生させる手法．インプラントを埋入する部位の顎骨に十分な幅と高さが得られない場合などに用いられる．

CPITN Community Periodontal Index of Treatment Needs ㊗歯周治療必要度指数 地域社会での歯周病の状態を把握する目的でWHOが開発した指数．歯周ポケットの深さ，歯石の有無，プロービング後の出血状態などを調べてコード化し，このコードから4つの治療方針に分類して治療必要度指数を算定する．

GB カウント ➡️歯肉歯槽骨点数

GPT グルタミン酸ピルビン酸トランスアミナーゼの略称で，肝細胞に局在する酵素である．肝炎などのときに血清中の活性値が上昇る．

CV Coefficient of Variation ㊗変動係数 統計用語で変動係数のこと．平均値が対象項目によって大きなちがいを示すときは，対象項目間のバラツキ程度を比較するためにこの係数が用いられ，平均値に対する標準偏差の百分比で示される．

C₄ ㊗う(齲)蝕症4度 ≫ 蝕侵襲程度第4度の意で，歯冠が崩壊して残根状態となったう蝕である．歯髄は壊死や壊疽に陥り，根尖性歯周炎をともなっている場合が多い．処置は病変の程度により，感染根管治療，抜歯などを行う．

シーラー ㊗根管用セメント 【内】 根管充填用のセメントで，ガッタパーチャポ

イントやシルバーポイントなどの硬固物と根管壁との隙間を埋め，根管を気密に封鎖する材料．

シーラント材（――ざい）➡窩溝填塞材

シールド室（――しつ）　電気，磁気など外部の力の影響から遮断された空間をいう．

シェーグレン症候群（――しょうこうぐん）Sjögren's syndrome　乾燥性角結膜炎，口腔乾燥などの症状を主症とし，これに慢性関節リウマチ，そのほかの膠原病ないし自己免疫疾患をともなう．中年以降の女性に多い．

シェードガイド　同色見本【補】　可撤性義歯における人工歯，前装冠の前装部，ジャケット冠，陶材焼付け冠などの色調（色相，彩度，明度）を決定するために用いられる色見本．人工歯の各製品は6前歯を1組として準備されているが，歯冠修復用のものは色調の異なる1本ずつがまとまって1組となっている．

シェードマッチング➡色調選択

ジェット水流洗口器（――すいりゅうせんこうき）　噴射する脈動ジェット水流による口腔洗浄器をいう．歯ブラシでは清掃困難な部位に付着したプラークや食物残渣を除去し，口腔内を清潔にするが，歯肉マッサージ効果もある．

ジェットスプレー　口腔清掃補助手段の1つで，断続的な水流圧（ウォーターピックなど）により，食物残渣，プラークを除去する．

シェブロンシステム　同ジィグモンディパルマー法　歯科診療録などに歯の部位を記載する方法で，学校検診など，わが国で広く使われている．上顎と下顎に分け，それぞれ1から8（中切歯から第三大臼歯）の番号をつけ，乳歯にはAからEをつける．右上顎に⏌，左上顎に⌐，左下顎に⌐，右下顎に⏌をつける．

シェラック板（――ばん）【補】　ラック貝殻虫が分泌する樹脂状物質を主成分とし，これに蜜ろう，ガッタパーチャなどを配合した基礎床用材料であり，約70°Cに加熱軟化して模型に圧接して用いるが，常温ではもろい．

歯科医師法（しかいしほう）【衛】　歯科医師の資格等について定めた法律で，内容は任務，免許，試験，臨床研修，業務などである．第1条には，「歯科医師は，歯科医療及び保健指導を掌ることによって，公衆衛生の向上及び増進に寄与し，もって国民の健康な生活を確保するものとする」とある．

紫外線殺菌（しがいせんさっきん）　紫外線の殺菌作用を利用したもので，熱や薬剤に弱い器具材料の消毒に適している．しかし，本法だけでは完全な殺菌効果はなく，一度，滅菌，消毒した器具材料の保管に推奨されている．

歯科衛生士法（しかえいせいしほう）　歯科衛生士の資格を定め，もって歯科疾患の予防及び口腔衛生の向上を図る目的で制定された法律で，歯科予防処置，歯科診療の補助，歯科診療の介助と保健指導の4つを歯科衛生士は行うことができる．

視覚刺激（しかくしげき）　視覚的に伝わってくる刺激のことで，たとえば歯科治療時に歯科用器具，術者，部屋の様子などをみて，種々の不快や恐怖心などを感じることをいう．

自覚症状（じかくしょうじょう）　疾病に対しての患者自身が感じる症状をいう．疼痛，腫脹，熱感などはこの症状として使われることが多い．

歯科健康教育（しかけんこうきょういく）　集団を対象とした歯および歯周組織の健康の保持・増進を目的とした教育活動のこと．その際には，対象群の年齢，知識レベル，社会的背景などに応じた教育内容や方法を考慮することが重要なポイントとなる．

歯科疾患実態調査（しかしっかんじったいちょうさ）【衛】　国民の歯科疾患の実態を明らかにし，歯科保健対策を推進するために必要な基礎資料を得ることを目的として，厚生省が昭和32年以来6年ごとに実施しているもの．調査内容は，う蝕や歯周疾患の有無，処置状況，フッ素塗布や歯ブラシの使用状況など．

歯牙腫（しがしゅ）　同オドントーム，オドントーマ【外】　歯原性腫瘍の1つで，エナメル質，象牙質，セメント質からなる混合からなる．臨床的には1個の塊状物様を呈するものを単純性歯牙腫，歯牙様物の集合塊を呈するものを複合性歯牙腫という．

歯科診療所（しかしんりょうじょ）【衛】

歯科医師が歯科医業を行う場所で，平成11年10月1日現在，62,484施設で増加傾向にある．ほとんどが無床で，87%が個人の開設である．標榜できる診療科名は，歯科，小児歯科，矯正歯科，歯科口腔外科である．

歯科診療補助（しかしんりょうほじょ）歯科診療の補助と介助および事務介助を含めた意味で使用されている．歯科診療の補助と介助は，前者は患者に対し直接行為を，後者は術者に対し単純な補助的行為を意味し，この2つが歯科衛生士の仕事の主たるものである．

歯科診療録（しかしんりょうろく）歯科診療に関する各種記録をいう．すなわち，予診時各種検査記録，その後の処置，経過，将来の診療方針，料金などの記載記録，その他，写真，レントゲン，模型などの記録も含まれる．

耳下腺（じかせん）3大唾液腺の1つで，左右側の耳介下前方に位置し，上顎第二大臼歯相当頬粘膜部（耳下腺乳頭）に開口し，漿液性液を分泌する．

歯科鋳造用合金（しかちゅうぞうようごうきん）鋳造法によって各種補綴物を作製する金属で，金合金，銀合金，コバルトクロム合金，ニッケル合金など多種の合金がある．また，たとえば金合金の中でも，組成の違いにより硬さなどの性質も異なり，目的に応じて使い分けられている．

歯科鋳造用埋没材（しかちゅうぞうようまいぼつざい）インレー，クラウンや金属床のフレームワークなどのワックスパターンを埋め込むための耐火性材料をいう．主成分をシリカ（SiO_2）とし，それを結合するための結合材からなっている．結合材としては石膏がもっとも一般的に用いられている．

歯科的障害児（者）（しかてきしょうがいじ〈しゃ〉）歯科医療からみて障害となることを有する人のことで，治療による全身の影響，不協力性，外来診療が困難，歯科領域の奇形，特定疾患の多発高頻度罹患，予防，管理に問題がある場合などが原因となる．

歯科保健相談（しかほけんそうだん）主として，妊産婦や乳幼児を対象とした歯科全般についての相談．保健所や市町村が主催し，その相談に対する保健指導や口腔診査を行っている．対象者に応じた適切な保健指導が要求される．

歯科補綴学（しかほてつがく）〔補〕臨床歯科医学の一分野で，歯・口腔・顎・その関連組織の先天性欠如・後天的欠損・喪失や異常を人工装置を用いて修復し，喪失した形態，または障害された機能を回復するとともに，継発疾病の予防をはかるために必要な理論と技術を考究する学問．

歯科用円錐（しかようえんすい）➡デンタルコーン

歯科予防処置（しかよぼうしょち）歯科疾患の発生や歯科疾患の治療後の再発を抑制あるいは予防したりするために行われる処置で，これには，患者が行う家庭療法（ホームケア）と術者が行う定期診査（リコール）がある．

歯冠（しかん）解剖学的にはエナメル質で覆われた部分を歯冠とよび，セメント質で覆われた部分の歯根と対比して用いられる．臨床上では歯肉縁上に露出した部分を臨床歯冠とよんでいる．

歯冠完成（時）期（しかんかんせい〈じ〉き）乳歯の歯冠は出生時に完成されておらず，生後1か月半から11か月の間に完成する．永久歯中では生後2か月半よりみられ，第三大臼歯では12～16年に完成する．

歯冠近遠心最大幅径（しかんきんえんしんさいだいふっけい）矯正診断の模型計測において，石膏模型上で，スライディングキャリパス（ノギス）1/20 mm副尺付の先端のとがった部分を用いて，各歯の近遠心径でもっとも幅の広い場所の計測値をいう．

歯間腔（しかんくう）接触点と歯頸部との間にできたピラミッド状の空隙をいう．正常のときは，歯間乳頭で満たされているが，歯周疾患などで歯肉退縮を起こすと歯間部に隙間ができてくる．

歯間空隙（しかんくうげき）歯の接触点直下の空隙をいい，健康な場合，歯間乳頭歯肉により適当に満たされているが，炎症などにより歯肉の増殖が起これば空隙が完全に覆われ，逆に退縮すれば空隙が大きくなりすぎ，ともに不潔域となる．

歯間刺激子（しかんしげきし）➡スティ

ムレーター，インターデンタルスティムレーター

歯冠歯根比（しかんしこんひ）【補】歯槽骨上縁の歯冠部と歯槽骨下縁の歯根部の長径の比率．歯冠歯根比が大きくなると，歯は力に対する抵抗力が減少することとなる．

歯間歯肉（しかんしにく）➡歯間歯頭

歯冠周囲炎（しかんしゅういえん）【外】歯の萌出過程においていろいろな原因により歯冠周囲組織に起こる炎症をいう．下顎の智歯周囲炎が代表的なものである．

歯冠修復（しかんしゅうふく）う蝕，歯の破折などにより，歯冠部の硬組織が欠損した場合，歯の形態や機能を回復させるために行う歯科治療をいう．

歯間水平線維群（しかんすいへいせんいぐん）【周】歯肉結合組織中に配列されている線維群の１つで，隣接歯のセメント質間を水平に走行しやすい．

歯間清掃用小ブラシ（しかんせいそうようしょう——）【周】歯間空隙が大きく開いた部位や根分岐部などの清掃に用いる専用の歯ブラシ．また歯周外科手術を行った患者や歯肉退縮がみられる患者にも有効である．本ブラシは１～２週間で交換する．

歯間弾線（しかんだんせん）➡指線弾線

歯間乳頭（しかんにゅうとう）（同歯間歯肉）隣接歯との歯間空隙を埋めている歯肉のことで，前歯部ではピラミッド型を，臼歯部ではコル（鞍状）を呈している．なお，このコルの部分は角化していないため傷つきやすい．

歯間乳頭の形態（しかんにゅうとう——けいたい）歯間乳頭は前歯部では唇舌的にみると，接触点を頂点とするピラミッド型に，臼歯部では頬舌的にみると，頬側と舌側にそれぞれピークのあるコル（鞍状）がみられる．

歯冠破折歯（しかんはせつし）外力により歯冠部が損傷された歯をいい，部分的に亀裂を生ずるだけの不完全破折と，歯質の欠損がみられる完全破折とがある．

歯冠部う（齲）蝕（しかんぶ——しょく）【修】う蝕を，その発生部位別に歯冠部と歯根部に大別したとき，歯冠部分に限局して生じたう蝕を歯冠部う蝕とよぶ．したがって，これに対しては歯根部う蝕がある．

歯冠幅径総和（しかんふっけいそうわ）上下顎それぞれの歯冠幅径（１側の第一大臼歯から他側の第一大臼歯間にある各歯の幅径）の総和である．これは一般にトゥースマテリアル（tooth material）とよばれ，咬合診断の１つの素材と考えられる．

歯間分離（しかんぶんり）【矯】歯の隣接面を削ることなく，歯間に一定の隙間をつくることをいう．これは矯正用バンドの製作，あるいは装着を容易にするためで，主として真鍮線，歯間分離用エラスティックが用いられる．

歯間分離（しかんぶんり）【修】隣接２歯の歯間を押し開いて歯間距離を増すことをいう．これにはセパレーターやくさびを用いて，その場で行う即時分離法と，木片などを歯間に１～２日間挟んで行う緩徐分離法とがある．

歯間分離器（しかんぶんりき）➡セパレーター，アイボリー型セパレーター

歯間分離による偶発症（しかんぶんり——ぐうはつしょう）【修】歯間の押し開き程度に応じ，さまざまな程度の疼痛が起こる．分離を過度に行えば歯周組織を傷害したり，極端な場合には歯の脱臼や破折を起こす可能性もある．またセパレーターの装着法が悪いと歯肉を損傷する．

歯間分離の目的（しかんぶんり——もくてき）【修】隣接面う蝕の診査，隔壁の厚さだけ隙間を補償する，歯間部の窩洞形成や仕上げ研磨操作を容易にする，長期の歯質欠損で小さくなった歯間距離を正常状態にもどしておくこと，ラバーダム装着を容易にする，などである．

歯冠補綴（しかんほてつ）【補】歯冠部に生じた歯の実質欠損や位置異常を，補塡・修復して形態と機能を回復・改善することをいう．

歯間離開度（しかんりかいど）隣在する歯の歯冠部接触点の接触の強さを表すもので，コンタクトゲージなどにより計る．歯間部への食片圧入との関係で，とくに重視される．

色素製剤（しきそせいざい）抗菌作用を有する合成色素類，または歯垢染色剤のこと．前者にはリバノール（アクリノール）やメチレンブルーなどがあり，一般

に毒性が少なく，深達性があり殺菌作用も比較的強い．後者には，染色性が強く発蛍光性のないエリスロシンや中性紅などがある．

色素性沈着物（しきそせいちんちゃくぶつ）　同外来性色素　歯面のペリクル中に沈着するもの．色素産生菌によるもののほかに，煙草タール，樹脂渣，金属性粉塵，薬品，食品により，黒褐色，緑色，黄色など種々の色を呈す．除去しにくい．

ジギタリス剤（――ざい）　強心配糖体を含むゴマノハグサ科，キョウチクトウ科などの植物から得られる強心剤で，直接心筋に作用してその収縮力を高める．

色調選択（しきちょうせんたく）　同シェードマッチング　シェードガイドを用いて，その患者に適した人工歯牙は歯冠修復における前装部の色調を決定すること．この場合，用いる光源としては太陽光の場合には直射光を避け，人工光では天然昼光を発するものを選ぶ．

磁気通電法（じきつうでんほう）　東洋医学的除痛法の1つで，磁気低周波によるツボの反復刺激により，モルヒネ様活性物質のエンドルフィン類が現れ，特定の領域の疼痛感受性が抑制され麻酔作用が生じる．

歯鏡（しきょう）　→デンタルミラー

歯鏡の操作（しきょう――そうさ）　→ミラーテクニック

ジグ　同治具【矯】jigを漢字におきかえた，2つの管の平行性をみるための目安のこと．舌側弧線装置のS.T.ロック製作時，歯の長軸に平行に2つのチューブを所定の間隔にろう着できるように，あらかじめワイヤーで製作したものをいう．

シグモイド曲線（――きょくせん）　→S字(状)曲線

ジクロフェナクナトリウム　→ボルタレン®

歯型（しけい）【補】形成された支台歯形態や窩洞形態を再現した支台歯のみからなる模型で，通常は超硬石膏で作製される．

歯型（茎）音（しけいおん）　上顎前部歯肉と舌の前方部とが近づいたり，接したりして発する子音をいう．タ行，ナ行，ラ行，ダ行，シ，シャ，シュ，ショなどがある．

歯型材（しけいざい）【修】歯冠鋳造修復物を作製するための間接法作業模型に使用する材料．それには寸法精度，面精度，硬さ，操作性などに優れていることが必要であり，一般には硬石膏と超硬石膏とが用いられている．

歯頸線（しけいせん）　同解剖学的歯頸線　歯冠と歯根の境界部を歯頸という．その境界をセメント-エナメル境（エナメル質とセメント質によって境されているので）とよび，歯の頭の周りを境界線をつくっている．この境界線を歯頸線という．

歯頸線湾曲（しけいせんわんきょく）　セメント-エナメル境界は直線的に歯の周囲を取り巻いているのではなく，湾曲している．前歯部は臼歯部に比較して湾曲は強くない．

歯頸部（しけいぶ）　歯は歯冠と歯根とに区分することができ，この歯冠と歯根の移行部は一般にややくびれていて，この部を便宜上歯頸という．すなわち，歯頸部は歯頸線の上下にある歯冠と歯根の一部分をあわせた帯状の部分である．

歯頸部う（齲）蝕（しけいぶ――しょく）【臨】歯と歯肉の境界部，すなわち歯頸部付近に発生するう蝕のこと．これらは通常，頬側歯頸部に多く発生し，また数歯にわたって多発することもある．ここは歯の豊隆部の下にあたるなど，歯垢が沈着しやすいためである．

歯頸部窩洞（しけいぶかどう）【修】歯の頬側窩洞あるいは舌側の歯頸部に位置する一面窩洞のことをいう．

止血鉗子（しけつかんし）　同モスキート，コッヘル，ペアン鉗子　軟組織よりの出血の場合，血管とともに出血部位をはさんで止血させるのに用いられる鉗子である．有鉤止血鉗子をコッヘルとよび，無鉤止血鉗子をペアンとよぶ．

止血剤（しけつざい）　止血を目的として用いる薬剤を指す．全身的に用いるものとして血液凝固促進剤，血管強化剤，抗プラスミン剤などがある．局所的に用いるものとして血管収縮薬，血液凝固剤，吸収性製剤などがある．

止血法（しけつほう）【外】一時的止血法と永久的止血法がある．前者には，圧迫法，指圧法，緊縛法，タンポン法，圧迫包帯法があり，後者には，結紮法，血管縫合法，焼灼法（電気メス，レーザー，

歯原性角化嚢胞 （しげんせいかくかのうほう）【外】歯堤の遺残上皮から生じる嚢胞で，嚢胞壁の上皮がさまざまな角化傾向（錯角化，正角化）をもつ扁平上皮で構成される．ときに結合組織内に上皮島や娘嚢胞を認める．他の嚢胞に比べ再発傾向が高い．全摘出と周囲骨の削除やとがに頸切除を行う（原始性嚢胞参照）．

歯原性腫瘍 （しげんせいしゅよう）【外】歯胚あるいは歯を形成する過程において諸組織が原因で発生し，自律性に無制限に増大する疾患をいう．エナメル上皮腫，間葉性はセメント質腫，混合性は歯牙腫などが代表的な疾患である．

歯原性嚢胞 （しげんせいのうほう）【外】歯胚あるいは歯を形成する過程において諸組織が原因で起こる嚢胞をいう．通常は扁平上皮が内壁を覆っており，歯根嚢胞，濾胞性歯嚢胞（含歯性），原始性嚢胞などが代表的な疾患である．

試験穿刺法 （しけんせんしほう） 病巣内部に穿刺針を刺入し，内容液の有無を確認し，その液状を知ることにより診断を下すに役立つ臨床的検査法の1つである．通常は膿瘍，嚢胞などの鑑別法として施行されることが多い．

歯垢 （しこう） ➡プラーク

歯垢形成能 （しこうけいせいのう） 同歯苔形成能，プラーク形成能 食品のう蝕誘発能の評価の1つで，各食品によって口腔内微生物の形成する歯垢量の差異を評価の基準とする方法である．一般的には，Streptococcus mutans の合成する insoluble glucan 量で，食品中のショ糖含有量が大きく関与している．

歯垢指数 （しこうしすう） DI（Debris Index）【周】歯垢の付着程度を知る指数で，上下顎を6ブロックに分け，唇側，舌側頬面の歯垢の付着状態を診査基準に照合し，それぞれ0～3のスコアーを与え評価する．

歯口清掃指導 （しこうせいそうしどう）歯口清掃を行っているかどうかより，歯科疾患の主要因であるデンタルプラークが効率的に除去されているかどうかが重要であり，そのためには，対象者に応じた合理的なモチベーション（動機づけ）や指導法が必要．

歯根吸収 （しこんきゅうしゅう） 歯の交換期にみられる乳歯歯根の生理的吸収以外は，病的吸収であり，慢性の咬合性外傷，矯正治療によるセメント質の吸収，強い外傷，埋伏歯，嚢胞，腫瘍などの圧迫による吸収，炎症による吸収などがある．

歯根形成不全 （しこんけいせいふぜん）若年者の歯根未完成歯において，う蝕，歯の破折などで歯髄に感染して歯髄が失活した場合，また，抜髄を行った場合，今以上の象牙質形成，セメント質形成ができなくなる．このような状態を歯根形成不全という．

歯根切断法 （しこんせつだんほう）【内】多根歯において1根あるいは2根の歯根のみを除去する方法で，根を除去しても保存が可能な場合に処置される．1根に限局した歯内療法で治癒が不可能な根尖病変，限局した骨吸収，あるいは根分岐部病変がある場合などが適応とされる．通常，上顎大臼歯に処置される場合が多い．

歯根尖切除術 （しこんせんせつじょじゅつ）同歯根端切除術【外】歯根尖部に病巣を有する歯に対してその病巣を除去すると同時に原因の根尖部を切除，根端孔を閉鎖し，その歯を保存する手術術式をいう．

歯根徴 （しこんちょう） 歯を唇側または頬側から見たとき，その切縁または咬合縁に対して歯根の長軸が作る角度は直角ではなく，近心側では鈍角，遠心側では鋭角をなすというのである．換言すると，歯根徴とは歯根の傾斜に現れた特徴である．

歯根肉芽腫 （しこんにくげしゅ）【内】根尖性歯周組織疾患の一種で，根管内よりの弱い刺激（細菌の産生物，歯髄の自己融解物質）が長年にわたり根尖部を刺激し肉芽組織が増殖したものである．一般に自覚症状はなく，軽度の打診，違和感がある程度である．患歯は失活歯であり，X線所見により根尖部に比較的明瞭な透過像が認められる．治療としては感染根管治療を行う．

歯根嚢胞 （しこんのうほう）【内】根尖性歯周組織疾患の一種で，根管内よりの

シコン

弱い刺激（細菌の産生物，歯髄の自己融解物質）が，長期にわたり根尖部を刺激し，マラッセの残存上皮が増殖し根尖部に発生する嚢胞である．上皮性の嚢胞壁を有し，嚢胞内には黄色，ないし暗褐色の漿液性で，粘液性の液状物が存在し，コレステリン結晶などが認められる．一般に自覚症状はなく軽度の打診，違和感がある程度である．患歯は失活歯であり，X線所見により根尖部に境界明瞭な透過像が観察されその外側に一層の白線が認められることが多い．嚢胞が著しく増大すると根尖部に羊皮紙様感が認められることがある．治療方針としては，感染根管治療を行うが，外科的療法が行われることもある．

歯根破折の外科療法（しこんはせつ——げかりょうほう）　根尖1/3付近にみられる歯根破折が適応症である．術式は歯肉切開後，根尖部歯槽骨の削除を行い，破折片を除去する．歯の動揺防止のために結紮線，レジンなどによる暫間固定を行う．術後に歯根の吸収が生じることがある．

歯根部う(齲)蝕（しこんぶ——しょく）　⊜根面部う(齲)蝕　歯肉および歯槽骨の退縮により歯根が口腔に露出すると，しばしば，う蝕が発生する．歯根の表面にはセメント質が存在する．このセメント質もエナメル質と同様の過程でう蝕となる．これを歯根部う蝕という．

歯根分割（しこんぶんかつ）【外】　複根歯で歯根が一塊として抜去困難なときにバーなどで歯根分岐部を分割し，抜去しやすくする方法をいう．複根歯で病巣を有する歯根のみを抜去する場合にも用いられる方法である．

歯根分離法（しこんぶんりほう）　歯内治療領域の外科的療法の一種で，髄床底穿孔，歯根分岐部病変の大きな症例などに用いられる．術式はまず各歯根に的確に根管充填を施し，タービンで歯根を分離する．各歯根ごとに支台歯形成し，歯冠修復を行う．

歯根膜（しこんまく）　歯槽壁と歯根表面との間には厚さ平均0.25 mmくらいの隙間があり，線維性結合組織で満たされている．これを歯根膜という．歯根膜は歯と歯槽骨を歯根膜線維で結合し，咀嚼圧に対して緩衝装置になる．

歯根膜腔の拡大（しこんまくくう——かくだい）　咬合性外傷が存在しているような場合，X線所見として歯根膜の黒線が通常より太くなってみられる．これが歯根膜腔の拡大である．したがって外傷性咬合の有無を知るうえでの有力な指針となる．

歯根膜穿孔（しこんまくせんこう）【内】　髄腔開拡や根管拡大の際に歯の解剖的形態を考えず，誤った方向にバーやリーマーを操作して歯根膜や根管壁に穿孔させることを歯根膜穿孔という．好発部位は根分岐部，根管側壁，根尖部などである．

歯根膜注射法（しこんまくちゅうしゃほう）　歯の近心側あるいは遠心側より歯根膜内に直接注射する方法で，刺入場所は近心または遠心の歯肉縁下，あるいは歯間乳頭を通じて歯根膜と歯槽壁の間にある歯根膜に注射針を刺入する．効果は確実であるが感染に注意することが必要．

歯根膜粘膜負担義歯（しこんまくねんまくふたんぎし）【補】　義歯はそれに加わる咬合力の負担様式により3種類に分類されるが，そのうちの1つで，咀嚼時に義歯に加わる力を歯根膜と粘膜の両方で負担する義歯のことをいう．

歯根膜の厚さ（しこんまく——あつさ）　歯根膜の厚さは人により，また歯種により異なっているが，健康な歯根膜では通常0.2～0.25 mm程度であるといわれており，部位的には中央部では0.1 mmと狭く，歯頸部，根尖部では広い．

歯根膜の機能と構造（しこんまく——きのう——こうぞう）　歯根膜には，①歯の支持，②歯に加わった知覚，③セメント質への栄養供給，④セメント質，歯槽骨壁の形成などがある．この歯根膜には多数の線維束（シャーピー線維）があって，セメント質と歯槽骨の間を結び付けている．

歯根膜負担（しこんまくふたん）　⊜歯根膜支持　補綴ško的な咬合力の負担様式に関する用語で，咀嚼時に補綴物に加わった力をおもに歯を介して歯根膜に伝達する．

歯根膜負担義歯（しこんまくふたんぎし）【補】　義歯はそれに加わる咬合力の負担様式により3種類に分類されるが，そのうちの1つで，咀嚼時に，義歯に加わる力をレストを介しておもに歯根膜で負担

自在ろう(鑞)着　(じざいろうちゃく)【矯】　主線と補助弾線をろう着するような場合，埋没材などにより固定することなく，両手の手指を固定して行うろう着法で，ろう着の場所，方向が自由自在にろう着することができる．矯正線の弾性を失わないためのろう着法である．

支持　(しじ)【補】　歯や補綴物の咬合力による沈下に抵抗するもの．

歯式　(ししき)　個体の歯列を構成する歯種と歯数を表示する方法．上下顎の境を水平線で，また左右の境を鉛直線で4分画し，そこの該当位置に歯種をローマ数字(乳歯)あるいはアラビア数字(永久歯)で記入したもの．

歯軸　(しじく)　歯の長軸のうちもっとも中心を通っていると考える仮想線．歯は近心と遠心が対称的になっていないし，歯根の湾曲もあるので，必ずしも長軸が一直線とならないことが多い．歯冠軸と歯根軸が一致しないことが多い．

支持咬頭　(しじこうとう)【補】　臼歯の咬頭の1つで，対合歯の咬合面窩あるいは辺縁隆線部に咬み込み，上下顎歯を嵌合して咬合高径を維持するとともに，咬頭嵌合位を保持安定させる役割をもつ咬頭をいう．正常有歯顎者においては，上顎臼歯の舌側咬頭と下顎臼歯の頰側咬頭がこれに相当する．

支持歯槽骨　(しじしそうこつ)　支持歯槽骨は固有歯槽骨と顎骨を連絡する部分をいうが，持続的な骨の添加，成長を行っている緻密な緻密骨(皮質骨)と，その中に骨髄をもつ海綿骨とからなっている．

歯質強化　(ししつきょうか)　歯の組織構造を強くすることをいう．歯の形成期の妊婦および小児に対する栄養指導，フッ化物の全身的応用，歯の萌出後の栄養，食生活指導，フッ化物の局所的応用，鍍銀法などの方法がある．

歯質耐酸性　(ししつたいさんせい)　各種の酸に対して抵抗性を強く示す状態をいう．歯質抵抗性ともよばれている．歯質を一定量の酸で脱灰し，溶出してきたCa, P, F量の測定をし，歯の耐酸性あるいは抵抗性を測定する．

脂質代謝　(ししつしゃ)　脂質が組織中で受ける酸化，分解，合成の一連のメカニズムのこと．吸収脂肪は組織脂肪や肝臓，筋肉に貯蔵脂肪として貯えられたり，必要に応じて血液で肝臓，その他の組織に運ばれ，エネルギー源として酸化分解される．

支持点　(しじてん)　同固定点　器具を操作する際に，器具とそれを把持する手とを固定させるためにテコの支点として作用するもので，通常は指を支持点として用いるので，フィンガーレストとよばれる．支持点がないと器具の位置が安定せず，歯肉や周囲組織に傷害を与えることがある．

支持点の求め方　(しじてん——もと——かた)　手の大きさ，術者の位置，歯列状態，スケーラーの種類などによって支持点を一律に決めることはむずかしいことであるが，一般的には支持点はスケーリング部位にできるだけ近い歯に求める．しかし場合によっては歯肉や顔面に支持を求めることもある．

磁石構造体　(じしゃくこうぞうたい)【補】　磁性アタッチメントの構成要素の1つ．内蔵された永久磁石と磁性材料のヨークとで磁路を形成して磁気力を発揮する．その構造によってキャップ型，サンドイッチ型などに分類される．

歯周炎　(ししゅうえん)　同辺縁性歯周炎【周】　歯肉のみならず，他の歯周組織にも起こる慢性非特異性炎症で，多くは単純性歯肉炎から移行する．症状としては歯周ポケットの形成，歯の動揺，歯槽骨の吸収，ポケットからの排膿がみられ，そのほとんどが無痛性に進行する．

歯周外科　(ししゅうげか)【周】　歯周外科とは，保存処置によって，その目的が果たし得ないと判断された場合に，病巣を広げて直視下で病的組織を除去し，根面の清掃ならびに滑沢化を行う方法や，口腔解剖形態の異常を手術的に修正する外科的手段をいう．

歯周疾患　(ししゅうしっかん)【周】　歯周疾患とは，歯周組織(歯肉，歯根膜，歯槽骨，セメント質)に現れるすべての疾患をいい，代表的なものとしては歯肉炎，歯周炎がある．

歯周疾患指数　(ししゅうしっかんしすう)　PDI(Periodontal Disease Index)　同PI,

ペリオドンタルインデックス 【周】 歯周疾患の場合,罹患率が高いので集団間で罹患状況を比較するには,単に罹患の有無だけでなく,その程度も記録する必要がある.すなわち歯,口腔の清潔度,歯肉炎,歯周炎を対象とするものである.

歯周疾患の疫学（ししゅうしっかん——えきがく）【周】 歯周疾患本態の追求のみに止まらず,個人や集団の年齢,性別,発現状態や分布,進行の程度などを調査分析し,集団を対象とした,歯周疾患の広がりを追求する学問をいう.

歯周疾患の外傷性因子（ししゅうしっかん——がいしょうせいいんし）【周】 咬合機能の不調和をもたらす因子が外傷性因子であり,外傷性咬合,ブラキシズム(歯ぎしり,くいしばり,タッピング)異常習癖,職業的習慣などがあげられる.

歯周疾患の診査（ししゅうしっかん——しんさ）【周】 歯周疾患の診査とは,的確な診断を下し,その疾患の予後の判定を行い,治療計画立案にあたって,原因をはじめとする種々の基礎的資料を得るための調査をいう.

歯周疾患の全身的因子（ししゅうしっかん——ぜんしんてきいんし）【周】 歯周疾患の全身的因子は,主として歯周組織の代謝を障害し,局所の抵抗力を減弱させる因子として働くと考えられ,年齢,素因,ビタミン欠乏,栄養・代謝・内分泌障害,血液疾患,中毒などがあげられる.

歯周疾患の治療計画（ししゅうしっかん——ちりょうけいかく）【周】 治療計画とは,診査,検査を綿密に行い,診断を下し,予後を判定した後,治療開始に先立って立案するものをいう.

歯周疾患の発炎因子（ししゅうしっかん——はつえんいんし）⑤歯周疾患の炎症性因子 局所因子の1つで,発炎の直接因子は微生物である.間接因子としては微生物の働きを助長するような歯垢,歯石さらにはその堆積を促す不適合な修復・補綴物,歯列不正,歯や口腔の形態異常などがあげられる.

歯周疾患の発病因子（ししゅうしっかん——はつびょういんし）【周】 歯周疾患を発病させる因子としては,全身的因子と局所の因子に大別でき,このうち局所的因子は炎症を惹起させる炎症性(発炎性)因子と咬合性外傷などに関与する咬合性(外傷性)因子とに分けられる.

歯周疾患の有病状況（ししゅうしっかん——ゆうびょうじょうきょう）各種の疫学調査により,歯肉炎は幼児期から,歯周疾患は思春期から発症がみられ,成人ではほぼ100%の人に何らかの歯周疾患の徴候が認められている.歯周疾患の疫学的指標には, PMA index, PI, CPITN などがある.

歯周疾患の予防（ししゅうしっかん——よほう）【周】 予防とは,疾患の発生に先立って,その発生を未然に防止することをいうが,歯周疾患の予防も単に歯周疾患の発生を防止することに止まらず,病状進行防止,再発防止をも含んでいる.歯周疾患予防の方法には初発予防,治療の予防,再発予防がある.

歯周症（ししゅうしょう）⑤若年性歯周炎 【周】 歯肉深部の辺縁歯周組織に起こる原発性の退行性病変であり,非炎症性である.確かな病因については不詳であり歯の動揺,歯の移動,歯間離開などがみられる.

歯周靭帯（ししゅうじんたい）⑤歯根膜【周】 線維性結合組織(シャーピー線維)が主体をなし,歯槽骨の骨内にはりめぐらされ,粘弾性によって歯の固定と咬合力緩衝の働きをする.歯周靭帯は機能が増すと厚くなる.

歯周靭帯剥離子（ししゅうじんたいはくりし）抜歯の際,歯頸部,上皮付着部に刃先を入れ,歯周靭帯を歯から切り離す器具.舌側用,頰側用が1対になっている.エレベーターや抜歯鉗子を使う前に用いる.

歯周組織（ししゅうそしき）【周】 歯肉,歯槽骨,セメント質,歯根膜の4つの組織から構成され,歯を顎骨内にしっかりと支えている.したがって歯周組織のことを歯牙支持組織ともいわれている.

歯周組織と咬合（ししゅうそしき——こうごう）【周】 正常な生理的咬合では,歯に加わる圧力と歯周組織との間には平衡関係にある.この平衡関係に破綻が生じたときに歯周組織に損傷が生じる.したがって口腔が十分その機能を発揮するには,歯周組織が健全でなければならない.

歯周組織の構造（ししゅうそしき——こう

ぞう）【周】 歯周組織は発生学的に，外胚葉性由来の歯肉上皮と，中胚葉性由来の歯周結合組織，ならびにセメント質，歯槽骨，それに一部の歯槽骨と歯根膜より構成されている組織群を総称したものをいう．

歯周組織の病的変化（ししゅうそしき——びょうてきへんか）【周】 歯周疾患のそのほとんどが，歯肉炎からはじまり歯周炎へと移行する．すなわち歯肉のみの炎症が痛みを覚えることなく緩徐に進行し，徐々に歯周組織を破壊していき，歯槽骨の吸収，歯の動揺，ポケットの形成，排膿といった症状をみるにいたる．

歯周組織の防御機構（ししゅうそしき——ぼうぎょきこう）【周】 歯周組織への病因子の侵入を防いだり，あるいは歯周組織内に侵入した異物に対処する機構をいい，上皮や白血球，マクロファージ（細胞性防御機構），ならびに非特異的体液性因子である補体の活性化，唾液などが防衛機構を担っている．

歯周膿瘍（ししゅうのうよう）【周】 歯周膿瘍とは，ポケット内の化膿性炎症が歯肉結合組織ならびに歯槽骨にまで波及してできたもので，急性歯周膿瘍，慢性歯周膿瘍，根尖性歯周膿瘍とがある．

歯周パック（ししゅう——） ➡ペリオドンタルパック

歯周病原性菌（ししゅうびょうげんせいきん）【周】 歯周疾患に関与する細菌には歯垢の生成に関与するものと，歯垢の熟成にともなって増殖し，その内毒素，産物によって炎症を生じ進行させるものとがあり，*Porphyromonas gingivalis*, *Actinobacillus actinomycetemcomitans*, *Prevotella intermedia* などがある．

歯周包帯剤（ししゅうほうたいざい） ➡ペリオドンタルパック

歯周ポケット（ししゅう——） 同真性ポケット【周】 歯周ポケットとは，歯肉溝底すなわち上皮付着部が正常な位置（歯肉頰移行部）から根尖方向に深部移行し，歯肉溝が深くなったもので，上皮付着の病変の結果によって生じたものである．なお歯周ポケットには骨縁上ポケットと骨縁下ポケットとがある．

歯周ポケット掻爬（ししゅう——そうは）【周】 歯周ポケット掻爬は基本治療（初期治療）時に行われる処置として位置づけられている．術式は，浸潤麻酔下にキュレット型スケーラーを使用して上皮を含めて歯周ポケット内壁を除去し，根面を滑沢化することにより歯肉を根面に付着させる方法である．適応は比較的浅い浮腫性の歯周ポケットに行われるが，重度の歯周炎に対する症状の軽減処置として行われることもある．

歯周ポケット掻爬術（ししゅう——そうはじゅつ）【周】 歯周ポケット掻爬術は再評価後の歯周ポケットの残存に対して行う歯周外科手術の1つとして位置づけられる．術式は歯周ポケット掻爬と同様に浸潤麻酔下で，鋭匙型スケーラーでポケット上皮を除去する．炎症性の不良肉芽を除去した後，歯肉を歯根面に付着させる．必要に応じて歯周パックを行う．基本治療後の比較的浅い浮腫性の歯周ポケットが適応である．

歯周ポケットの診査（ししゅう——しんさ）【周】 歯周疾患の抜歯の適応や手術方法の選択には，通常ポケットの深さ（数値）が基準にあげられる．したがってポケットの深さを測定することにはそれなりの意味はあるが，加えてポケットのタイプ（真性，仮性）も同時に診査しなくてはならない．

歯周ポケットの深さ（ししゅう——ふかさ）【周】 ポケットプローブ（ポケット測定器）でポケットの深さを測ることをいい，4点法［近遠心，頰(唇)舌(口蓋)側の4箇所］と6点法［頰(唇)舌(口蓋)，頰(唇)舌(口蓋)側近遠心隅角部の6箇所］とがある．

歯周補綴（ししゅうほてつ）【補】 ①Amsterdam（1974）によって提唱された概念で，可撤性部分床義歯を製作する際，支台歯および他の残存歯の歯周組織の保全を考慮して，機能時における応力配分や清掃性を重視して行う補綴処置．②高度に進行した歯周疾患を有する歯に対する補綴処置．

歯種別う（齲）蝕罹患率（ししゅべつ——しょくりかんりつ） う蝕は歯種により感受性が異なるという疫学的特性を有するため，歯種別う蝕罹患状態を評価したもの．乳歯では上顎中切歯，上下顎臼歯が高率，永久歯では上下顎大臼歯が

高率で，下顎6前歯が低率を示す．

思春期（ししゅんき）小児から成人へ移行する時期で，性別が分化し始めて第二次性徴が現れ，第二大臼歯の萌出完了がみられる頃（女子10～18年，男子12～20年）をいう．

思春期にみられる歯肉炎（ししゅんき――しにくえん）【周】内分泌異常，とくに性ホルモンのエストロゲンとプロゲステロンの乱れによる肥大性歯肉炎であるが，局所の因子も大きく関与しているといわれている．症状としては，歯間乳頭，歯肉辺縁の肥大をともなう炎症がみられる．

視床下部（ししょうかぶ）間脳底部にある領域で，自律神経の最高中枢が存在する．炎症，腫瘍などによる同部の圧迫，破壊により消化，吸収，代謝，循環，食欲，性機能など多種の自律神経性内分泌障害症状を現す．

糸状菌（しじょうきん）細菌を形態学的に分類したときの呼称である．糸状に絡み合って観察されることからその名がある．*Actinomyces* 属菌は，口腔内細菌としてこの種の代表である．

自浄作用（じじょうさよう）口腔内を清掃するために備わった生理的機能．唾液，咀嚼時の食物流，舌や頰唇の運動は歯や歯肉表面を洗浄したり機械的に清掃する効果があり，う蝕や歯肉炎の防止に有効である．

矢状正中平面（しじょうせいちゅうへいめん）ジモン（Simon）の顎態診断に用いられる三平面（眼耳平面，眼窩平面，矢状正中平面）のうちの1つで，正中口蓋縫合に一致し，眼耳平面に垂直の仮想平面で，顎の狭窄や開大などを診断する．

視診（ししん）的確な診断を下すための診査の一方法であり，全身および局所の病状を肉眼で見ることによって診査を行う．

持針器（じしんき）【外】手術時の縫合に際し，縫合針の把持に用いられる器具である．マチュウ型のものがよく使用される．

歯髄一部除去療法（しずいいちぶじょきょりょうほう）う蝕などにより起こった軽度の歯髄炎の場合，その炎症が波及している部分のみを除去して残存歯髄の生活力を持続させる療法をいう．

歯髄壊死（しずいえし）【内】歯髄組織が強度のうっ血をきたして血行障害を起こした場合や外傷，化学的刺激（亜ヒ酸，パラホルムアルデヒド剤など）を受けた場合に，歯髄組織は壊死を起こし，感染を被らないで腐敗をともなわない状態にあるもの．

歯髄壊疽（しずいえそ）【内】う蝕，外傷などの結果，歯髄が壊死に陥ったとき，そこに細菌の感染によって腐敗，発酵状態になるのを歯髄壊疽と称する．歯髄は著しく崩壊して，その内容はきたない暗緑色の悪臭を放つ軟泥状物に変化する．

歯髄炎（しずいえん）【内】歯髄炎の原因はおもにう蝕からの細菌である．歯髄炎には急性歯髄炎と慢性歯髄炎がある．急性は漿液性（単純性）と化膿性に分けられ，慢性は閉鎖性と開放性に分けられ，開放性はさらに潰瘍性と増殖性に分けられる．

歯髄細胞（しずいさいぼう）歯髄細胞は一種の線維細胞で歯髄内における細胞成分の主体をなす．細胞体は2～3個の突起を出す星状のもので，その細長く伸びた突起は歯髄線維の一部をなしている．核は一般に楕円形である．

歯髄失活剤（しずいしっかつざい）同失活剤【内】代表的なものは亜ヒ酸とパラホルムアルデヒド剤である．亜ヒ酸は神経，血管，組織細胞の3つに作用して，歯髄組織を失活させ，その知覚機能を破壊し，まったく生活機能のない物質に変化させる．パラホルムは亜ヒ酸より作用は弱いが同様である．

歯髄疾患（しずいしっかん）【内】歯髄疾患はう蝕を通じ細菌の感染によって起こるものがもっとも多い．このほか化学的刺激によって起こるもの，歯根膜のほうから根尖孔を通じて，歯髄に感染をきたす上昇性歯髄炎，また，血行による場合もある．

歯髄疾患の経過（しずいしっかん――けいか）【内】歯髄充血から急性漿液性歯髄炎，急性化膿性歯髄炎になり，最後に歯髄死となる．また，充血から慢性歯髄炎になり，最後に歯髄死．急性歯髄炎から慢性歯髄炎になる場合もあり，最後は歯髄死となる．

歯髄疾患の臨床分類 (しずいしっかん——りんしょうぶんるい) 【内】 感染性歯髄炎はつぎのように分類されている. 歯髄充血, 急性一部性または全部性漿液性歯髄炎, 急性一部性または全部性化膿性歯髄炎, 慢性閉鎖性歯髄炎, 慢性潰瘍性歯髄炎, 慢性増殖性歯髄炎, 歯髄壊死, 歯髄壊疽.

歯髄充血 (しずいじゅうけつ) 【内】 歯髄充血は外来刺激に対する防御作用として出現するもので, 歯髄炎の前駆症状である. 初期には疼痛などなく, 中期以後は冷熱や甘酸味飲食物の摂取時に不快感ないし軽微な疼痛を伴う. 歯髄充血には動脈性充血と静脈性充血 (歯髄うっ血) がある.

歯髄除痛法 (しずいじょつうほう) 同歯髄無痛法 【内】 歯髄の除去を主目的として, その前準備に行う方法で, 歯髄麻酔法と歯髄失活法の2種類がある. 歯髄麻酔法には局所麻酔法と全身麻酔法があり, 局所麻酔法は伝達麻酔法と浸潤麻酔法と表面麻酔法がある.

歯髄診断器 (しずいしんだんき) 同パルプテスター 【内】 歯冠部表面より歯髄に弱い電流を通じて, その反応により歯髄の生死を診査する器械である. 歯髄の生死の判定のときに有効である. 高周波電流, 低周波電流, 感応電流などを用いる電気歯髄診断器が応用されている.

歯髄診断法 (しずいしんだんほう) 歯髄は硬組織によって包囲されているので, 歯髄診断は間接的な方法によることになる. 診断は疼痛の時間的関係, 疼痛の種類, 疼痛の程度などの既往症による方法と視診, 打診, 温度診, X線診などの現症所見による方法とがある.

歯髄切断法 (しずいせつだんほう) 同歯髄断髄法 【内】 歯髄除痛法のもとに, 罹患している歯冠部歯髄のみを根管口部で切断して除去し, 未罹患の根部歯髄を残す方法である. 麻酔法で生活している歯髄を切断する生活歯髄切断法と歯髄失活法を使用した失活歯髄切断法がある.

歯髄息肉 (しずいそくにく) ➡慢性増殖性歯髄炎

歯髄断髄法 (しずいだんずいほう) ➡歯髄切断法

歯髄鎮静 (療) 法 (しずいちんせい〈りょう〉ほう) ごく軽度の歯髄炎や窩洞形成後のう窩や窩洞に対し, 歯髄の鎮静, 鎮痛, 消炎などを目的として薬剤を応用する療法をいう.

歯髄電気診査 (しずいでんきしんさ) 【内】 歯の表面から歯髄に, 適当な大きさの電流を流し, それによる痛みの有無によって歯髄の生死を判定する診査方法. このためには各種の電気歯髄診断器が市販されており, 外傷歯の歯髄生死の判定などに使用されている.

歯髄内注射法 (しずいないちゅうしゃほう) 同歯内注射法 【内】 歯髄組織中に直接注射を行って麻酔薬を浸潤させて麻酔する方法である. しかし, 注射時に激痛を引き起こすから注意しなければならない. また, 薬液を根尖孔外に逸出させるため, 感染性の根尖性歯周組織炎を起こすことがある.

歯髄の基質 (しずい——きしつ) 歯髄の基質はゼラチン様で等質な半流動性の透明物質であり, 細胞, 線維その他の歯髄構成組織の間隙を満たしている. 色素に無染色である. 象牙質, セメント質, 骨組織の基質は石灰化しているが歯髄の基質は半流動性で, このちがいにより硬組織と軟組織になる.

歯髄の機能 (しずい——きのう) 歯髄の機能は, まず, う蝕, 摩耗, 咬耗などの刺激により第二象牙質を形成する. また歯髄に対する温度, 甘酸味などの各種の刺激はすべて不快感ないしは疼痛として感じる能力がある.

歯髄の結合組織 (しずい——けつごうそしき) 歯髄の表層には象牙芽細胞層, 細胞稀薄層, 細胞稠密層があり, それら以外はほとんど均等構造の結合組織からなる. 幼若型の結合組織のように見えるが, 十分に分化した状態を示している.

歯髄の神経 (しずい——しんけい) 【内】 歯髄内に進入した神経は血管と同じように多くの細枝に分かれて全歯髄に分布する. 細枝のほとんどは髄鞘を失い歯髄の表層近くで神経叢を作っている. これを内面神経叢および象牙芽細胞下神経叢ともいう.

歯髄の石灰変性 (しずい——せっかいへんせい) 【内】 これはしばしばみられるもので, 歯髄の萎縮にともなって, また,

慢性の歯髄炎に際して頻発する．血管や神経の周囲の結合組織に硝子様変性が起こり，ときに石灰が沈着する．高度のときは石灰化物で根管が閉鎖される．

歯髄の退行変性（しずい——たいこうへんせい）【内】 歯にう蝕がなく，外部からは歯髄炎らしい徴候を認めないような場合でも，歯髄に退行性変化を現す．空胞様変性，脂肪変性，硝子様変性，デンプン様変性，石灰変性，萎縮，化生などである．

歯髄の鎮痛消炎療法（しずい——ちんつうしょうえんりょうほう）【内】 歯髄充血および歯髄炎の処置に際して，異常に亢進した歯髄の生活機能を正常にもどして，歯髄の保存をはかろうとする療法で，歯髄鎮痛剤（石炭酸，ユージノールなど）を用いて，疼痛の制止，緩解ないし軽減をはかるものである．

歯髄の脈管（しずい——みゃくかん） 歯髄内の血管．上および下歯槽動脈よりの分枝が根尖孔を通って歯髄内に入り，多数の細枝を出す．静脈は動脈にほぼそっている．リンパ管はリンパ管としての構造をもっていない．神経は歯髄内に進入し，血管と同じように分布する．

歯髄反応（しずいはんのう） 歯髄はう蝕，歯周病，窩洞形成，修復などの諸刺激に対して一過性あるいは持続性の応答を示す．すなわち，それらは痛みなどの生理反応や歯髄充血，炎症性細胞浸潤，第二象牙質の新生といった病理的反応などである．

歯髄覆罩法（しずいふくとうほう）➡覆髄法

歯髄保存療法（しずいほぞんりょうほう）歯髄炎その他歯髄疾患で軽度（歯髄充血，急性一部性単純性歯髄炎など）の場合，歯髄を鎮痛消炎後，生活したまま保存しようとする療法で，つぎの種類のものがある．①歯髄鎮静療法，②歯髄覆罩（覆髄）法：間接覆髄（覆罩）法，直接覆髄（覆罩）法

歯髄無痛法（しずいむつうほう）➡歯髄除去法

ジスク 回転切削材料の1つで，小円板に砥粒をつけたものをいい，マンドレールでエンジンに装着して使う．砥粒の種類で，カーボランダムジスク，ダイヤモンドジスク，ベースの種類で，ペーパージスク，プラスチックジスクとよぶ．

ジスコイド【修】 先端に円板状の外縁に刃をつけた切削部をもつ手用器具で，スプーンエキスカベーターと同様に感染象牙質の除去などに使ったが，回転切削器具の発達に従って，使われることが少なくなった．

磁性アタッチメント（じせい——）【補】磁石構造体とキーパーとから構成され，両者の磁気的吸引力を利用した補綴物（補綴装置）の支台装置．通常，磁石構造体を義歯側に，キーパーを支台歯に装着する．

歯性上顎洞炎（しせいじょうがくどうえん）【外】 歯性疾患が原因で起こした上顎洞炎をいう．原因としては上顎臼歯部の根尖部病変，歯周疾患など，抜歯時の偶発症としての上顎洞穿孔などがあげられる．

歯性病巣感染（しせいびょうそうかんせん）【内】 限局性の慢性炎症病巣から直接の連絡ないし遠隔の場所に一定の器質的な組織変化ないし，機能的障害を呈する反応が起こる．このような病巣感染を歯性病巣感染という．歯根肉芽腫，感染根管などの疾患が歯性病巣感染を起こす．

歯石（しせき）【周】歯石はプラークが石灰化したもので，その表面は粗糙で歯肉に機械的刺激を与え，潰瘍を形成させやすい．またその内部には細菌を含み，細菌の産出する化学的作用があり，機械的作用とともに歯周病の原因となる．

歯石指数（しせきしすう）CI（Calculus Index）【周】 口腔清掃指数（OHI）を表すときの1つで，全顎を6ブロックに分け，唇側，舌側の歯石沈着の程度により，定められた基準に照合したスコアーを与え，歯石の沈着程度を評価する方法である．

歯石除去（しせきじょきょ）➡スケーリング

歯石探針器（しせきたんしんき）➡カリキュラスプローブ

歯石沈着（症）（しせきちんちゃく〈しょう〉）【周】 歯石の沈着が多量にみられ，歯肉の炎症は若干認められるものの，他の歯周組織はいまだ破壊されていないものをいう．主として唾液腺の開口部に近い歯にみられる（下顎前歯舌側，上顎大

白臼歯頬側).

歯石の病原性 (しせき——びょうげんせい) 歯石による機械的刺激も考えられるが,原則的には歯石と一体化したデンタルプラーク中の細菌の病原性に基づく. プラークが石灰化し歯石となるし, 歯石の存在によりプラークの付着が促進され, 歯周疾患の原因となる.

歯折 (しせつ) ➡歯の破折

自然的清掃法 人間をはじめ動物の歯や口腔諸器官は, その形態や機能, 唾液の作用, 舌や口唇の運動などにより自然に清掃しうる生理作用を有しており, 口腔の健康維持の一役を担っている.

自然的保定 (しぜんてきほてい)【矯】 動的処置で得た新しい咬合状態を周囲組織の自然力で保持すること. その間は器械の保定装置を用いる. つぎのものがその保定力となる. ①口腔周囲諸筋, 咀嚼筋, ②正しい咬頭嵌合および隣接接触関係, ③正常な歯周組織.

歯槽基底弓長径 (しそうきていきゅうちょうけい)【矯】 矯正模型上において, 顎の前後的発育をみるため, 左右第一大臼歯遠心隣接点を結んだ線の中点と左側中切歯歯槽凹部までの距離. 通常, 顎態模型計測器を用いて計測する.

歯槽基底弓幅径 (しそうきていきゅうふっけい)【矯】 矯正模型上において顎の幅径的発育を見るため, 左右の第一小臼歯, 歯肉頬移行部の最陥凹部間の直線距離.

歯槽基底部 (しそうきていぶ) 各歯の根尖部頬側粘膜を連ねた部分をいう. 歯の喪失などによっても形態的に影響を受けにくい部分である. 顎骨を, 歯槽部と基底骨 (顎骨) に分ける境界でもある.

歯槽弓 (しそうきゅう) ➡顎堤弓

歯槽硬線 (しそうこうせん) X線写真で, 歯根に沿って1層のX線不透過像として認められる白い線のことで, 硬固白線ともいう. 組織学的には歯槽窩の内壁を形成する固有歯槽骨で緻密骨に相当する. 歯周炎では炎症および咬合性外傷で消失する.

歯槽孔伝達麻酔 (しそうこうでんたつますい) 歯槽孔, すなわち, 上顎骨側頭下面に存在する数個の孔に入る上顎神経後上歯槽枝に対する伝達麻酔. これにより上顎大臼歯歯髄および歯周組織に対する麻酔効果が得られる.

歯槽骨 (しそうこつ) 歯を支持する顎骨の歯槽突起で, 固有歯槽骨と支持歯槽骨とに分かれる. 歯槽骨は骨髄, 骨膜, 骨組織より構成されており, 生理的にも吸収と新生による改造現象がみられる.

歯槽骨炎 (しそうこつえん)【外】 炎症の主症が顎骨の歯槽部に限局している場合を指す. う蝕症, 歯周組織炎などに起因するものが多い.

歯槽骨縁 (しそうこつえん) 歯の植立している骨を歯槽骨 (独立した骨ではない) といい, この歯槽骨の辺縁 (尖端) つまり歯頸部のことを歯槽骨縁 (歯槽縁) という. その表面は歯肉で覆われている.

歯槽骨吸収不全 (しそうこつきゅうしゅうふぜん) 抜歯などの外科的処置後, 破骨細胞, 骨芽細胞の両者の働きがかたより歯槽堤に鋭縁が残る場合をいい, 歯肉や舌に圧痛をきたすことが多い.

歯槽骨整形術 (しそうこつせいけいじゅつ)【外】 補綴物装着に際し, 障害になると考えられる歯槽骨の鋭縁, 隆起などを除去し, 適正な歯槽骨形態を得る手術法である.

歯槽骨整形術 (しそうこつせいけいじゅつ)【周】 歯を支えている部 (歯根膜を含む部分) の骨を除去することなく, 歯周病変の改善のために歯周組織の形態を悪くしている歯槽骨の病的な形態異常や解剖学的な形態異常を正常な状態に整える骨手術法である. 厚い棚状歯槽骨, 外骨症, 骨隆起などが適応である.

歯槽骨切除術 (しそうこつせつじょじゅつ)【周】 歯を支えている部 (歯根膜を含む部分) の骨を除去し, 歯周病変の改善のために歯周組織の形態を悪くしている歯槽骨の病的な形態異常や解剖学的な形態異常を正常な状態に整える骨手術法である. 歯を支えている部の骨を除去するため辺縁歯槽骨の高さは低くなる. クレーター, ヘミセプター, 不揃いな辺縁歯槽骨などが適応である.

歯槽骨の改造 (しそうこつ——かいぞう) 歯槽骨は, 骨形成と骨吸収のバランスが保たれ, 正常な形態と機能が維持されている. この現象を改造現象という. 骨の形成は骨芽細胞によって, 骨の吸収は破

シソウ

歯槽骨の吸収 (しそうこつ——きゅうしゅう)【周】 歯周疾患の進行にともなうプロスタグランディンやリンホカイン,破骨細胞活性化因子(OAF)の関与により骨吸収が起こる.歯槽骨の吸収様式は,水平性,垂直性および混合型の3つに分類できる.

歯槽骨の無機成分 (しそうこつ——むきせいぶん) 無機成分は歯槽骨の約70%を占め,その主成分はヒドロキシアパタイト $Ca_{10}(PO_4)_6(OH)_2$ である.そのほかに,フッ化物,ナトリウム,マグネシウム,ストロンチウムなどを含有する.

歯槽歯肉線維群 (しそうしにくせんいぐん) 歯肉結合組織のコラーゲン線維束群の1つであり,歯頂に始まって歯冠方向へ走行し遊離歯肉や乳頭歯肉で終わる線維束群である.歯肉の線維束の走行は,歯周疾患の進行と深い関係がある.

歯槽頂 (しそうちょう) 歯の喪失した部分の歯槽突起でもっとも高い頂上部をいう.

歯槽頂線維 (しそうちょうせんい) 歯頸部セメント質と歯槽骨頂に付着する密なコラーゲン線維からなる歯根膜線維である.ほかの歯根膜線維とともに,歯を歯槽内に牽引し,咬合機能を維持することに関与している.

歯槽堤 (しそうてい) ➡顎堤

歯槽動脈 (しそうどうみゃく) 上顎歯槽部では後上歯槽動脈から分枝した歯槽動脈が臼歯部槽間中隔に分布し,前歯槽間中隔には前上歯槽動脈から分枝した歯槽動脈が分布する.下顎歯槽部では下歯槽動脈から分枝した歯槽動脈が槽間中隔中を上行し分布する.

歯槽突起 (しそうとっき) 上顎骨,下顎骨の歯を支持する歯槽骨部を歯槽突起という.歯槽突起は骨膜,骨髄,骨組織からなる.骨組織は歯槽の内壁を形成する固有歯槽骨と歯槽の外壁(皮質骨)および骨髄の入る骨(海綿骨)からなる支持歯槽骨に分かれる.

歯槽突起の成長 (しそうとっき——せいちょう) 歯の萌出によってできる歯を囲む骨部の膨らみである歯槽突起が,歯の植立する歯槽の形成によって大きくなることをいう.

歯槽粘膜 (しそうねんまく) 歯肉歯槽粘膜境から歯肉頬移行部あるいは口腔底までの歯槽骨を被覆する口腔粘膜組織である.粘膜上皮は薄く角化しておらず上皮突起は短い.線維束が少なく歯槽骨への付着も粗であり,軟らかくて可動性に富んでいる.

歯槽膿瘍 (しそうのうよう) 同パルーリス【外】 歯性の急性化膿性炎の膿が歯を支持する歯槽骨を穿破して歯槽部骨膜下に達し,限局して膿汁が貯溜した症状をいう.

歯槽膿漏 (しそうのうろう) 同辺縁性歯周炎,歯周疾患【周】 歯周組織の炎症性組織破壊にともなうさまざまな症状が現れる.歯周疾患を歯肉部からの排膿で代表する疾患名としたのが歯槽膿漏である.現在は,歯周疾患の病名として不適当であり,学術用語として用いない.

歯槽裂 (しそうれつ) ➡顎裂

歯苔 (しそう) ➡プラーク

支台 (しだい)【補】 補綴物(補綴装置)を維持(保持),支持または把持するために用いられる歯冠あるいは歯根をいう.従来はクラウン,ブリッジに限定した用語であったが,最近では部分床義歯でも使用されるようになってきた.

歯体移動 (したいいどう) 歯冠と歯根を,同時に同じ方向に平行移動させること.

歯苔形成能 (したいけいせいのう) ➡歯垢形成能

支台歯 (しだいし) 同維持歯,鉤歯【補】 クラウン,ブリッジ,部分床義歯を維持,支持,把持する歯.

支台歯形成 (しだいしけいせい)【補】 必要な支台歯形態を得るために,研削器具を用いて歯を切削形成すること.

支台装置 (しだいそうち) 同維持装置【補】 補綴物を支台歯に連結するための装置.

支台築造 (しだいちくぞう)【補】 歯冠崩壊の著しい歯に切削操作のみで補綴物を製作した場合には,補綴物の形態が複雑になり,適合性が劣ったり,残存歯質の破折を起こしたりする.そのために歯の実質欠損部を人工物で補って理想の支台形態にする操作をいう.

肢体不自由 (したいふじゆう) 四肢および体幹の運動機能が著しく持続的に障า

されることをいう．原因として先天性疾患のほか，かつてはポリオが多かったものの，現在では脳性麻痺の占める割合が多くなってきている．

シタネスト® 同プロピトカイン 局所麻酔剤で，塩酸プロピトカインの注射液である．リドカイン（キシロカイン）と麻酔効果はほぼ同等で，浸潤・伝達麻酔に用いる．

下掘れう(齲)蝕 (したほ——しょく) ➡潜在(性)う(齲)蝕

市町村保健センター (しちょうそんほけん——) 地域住民に身近な対人保健サービスを行う場所で，市町村における健康づくりを推進するための「場」である．平成6年に制定された地域保健法において，制定するとともに国庫補助が増額されている．保健婦が活動の中で保健指導，健康増進，検診などを行うための設備が整っている．

弛張熱 (しちょうねつ) 1日の熱の高低の差が1℃以上になるような熱型をいう．化膿性疾患で発熱すると，この熱型がよくみられる．その代表は敗血症である．

失活剤 (しっかつざい) ➡歯髄失活剤

失活歯 (しっかつし) う蝕や外傷などで歯髄組織が死んだ歯，亜ヒ酸やパラホルムアルデヒド剤などの歯髄失活剤を使用して歯髄組織を失活させた歯，歯髄炎などで抜髄した歯など，生活している歯髄がない歯を総称して失活歯という．

失活歯髄切断法 (しっかつしずいせつだんほう) 同除断髄法 【内】 歯髄の疾患で，その炎症が歯冠部の一部に限局している場合，亜ヒ酸などの歯髄失活剤を貼布して歯髄を失活させたのち，歯冠部歯髄を根管口部で除去し，同部にトリオジンクパスタなどの乾燥剤を貼布して，根部歯髄を失活した状態で残す方法．

失活除痛法 (しっかつじょつうほう) 同歯髄除活法 【内】 歯髄除痛法の一種で，歯髄除活法ともよばれ，亜ヒ酸，パラホルムアルデヒドなどの歯髄失活剤を用いて歯髄組織の知覚機能を破壊し，まったく生活機能のない物質に変化させて，疼痛を取り去る方法である．

失活抜髄法 (しっかつばつずいほう) 【内】 亜ヒ酸，パラホルムアルデヒド剤などの歯髄失活剤を用いて歯髄を失活させたのちに，歯冠部歯髄および根部歯髄を人工的に，できるかぎりの範囲内において全部除去する方法である．心疾患で，注射抜髄が禁忌の人にも応用できる．

失活抜髄法の禁忌症 (しっかつばつずいほう——きんきしょう) 【内】 歯根の未完成な歯，完成していても根尖孔の広い場合，化膿性歯髄炎や高度の歯髄充血，変色のおそれがある歯（とくに前歯部），完全な仮封が困難な歯，即時効果を望む場合．

失禁症状 (しっきんしょうじょう) 意識的に大小便の排泄を抑制できず，排泄してしまう状態を指す．歯科臨床では，緊張時，意識喪失時などに遭遇する．

シックル型スケーラー (——がた——) ➡鎌型スケーラー

湿潤剤 (しつじゅんざい) 研磨剤に湿り気を与える目的で用いられる．通常，歯磨剤には25～40%程度含まれている．歯磨剤に適した湿潤剤として，グリセリン，ソルビット液，または，プロピレングリコールなどが使用される．

執筆状の手渡し (しっぴつじょう——てわた——) 介助者が術者に手際よく器具を手渡す一方法で，筆を握る要領で用いる器具類を手渡す場合に使用される．一度手渡された器材を術者が持ち変えることのないようにすることが重要である．

執筆状の握り方 (しっぴつじょう——にぎ——かた) スケーラーなどの握り方の1つで，第一，第二と第三指の3本の指でスケーラーなどをペンを握るような方法で把握する．支点は第三指あるいは第四指の先端に求める方法である．

質問表 (しつもんひょう) 質問表は，治療前に患者に渡し，記入してもらい，患者の一般的健康状態や全身的既往歴などを把握し，問診の参考とする．

試適 (してき) 模型上での試適と口腔内での試適をいう．前者はインレーや補綴物の模型に対する製作物の適合性をチェックし，同時に接触点，咬合関係も調整することをいう．後者は口腔内でのそれらの適合性をチェックをいい，必要があれば辺縁，接触点，咬合の修正などを行う．

至適鎮静度 (してきちんせいど) 精神鎮静法を用いた場合のもっとも安全でかつ

精神的に安定な状態を指す.具体的には,意識があるにもかかわらず,不安や恐怖が薄れ,痛みに対する反応が鈍くなり,呼吸や循環の変動が少なく,その上覚醒後健忘効果を有する程度の状態をいう.

児童虐待 (じどうぎゃくたい) 親または,親に代わる保護者により暴力を受けることで,身体的虐待,保護の怠慢,性的虐待,心理的虐待がある.虐待の子どものサインとしては,疑わしい傷がある,子どもが汚れている,落ち着きがない,いつもお腹をすかせているなどである.このような子どもを見たら福祉事務所あるいは児童相談所に報せなければならない.

自動槌 (じどうつち) ➡オートマチックマレット

指導媒体 (しどうばいたい) 大衆に対する保健教育あるいは啓発を行う際して,その伝達手段の仲介として用いられるもの.出版物,ポスター,パンフレット,テレビなどがこれに相当する.

児童・生徒の歯の検査票 (じどう・せいと――は――けんさひょう) 【衛】 平成7年に新しい検査票となり,児童・生徒,高校生,幼児用の3種類の健康診断票(歯・口腔)となった.A4用紙で9年間継続して記載でき,歯列,歯垢,歯肉,歯の状態を記載する.これまでのC_1~C_4の区分をやめ未処置歯(C)とした.その他CO(要観察歯),GO(歯周疾患要観察者)も導入された.また事後措置(異常なし,要観察,要治療)の欄も追加された.

児童福祉法 (じどうふくしほう) 児童のよりよい生活,将来の社会を担う児童を心身ともに健康に育成するための法律である.児童相談所をはじめさまざまな児童福祉施設(保育所,乳児院,重症心身障害児施設など)が設けられている.最近では児童虐待が大きな問題となり,そのための法律も新たに制定された.

歯内骨内インプラント (しないこつない――) 歯根からピンを歯槽骨内に挿入し,物理的に歯根長を長くし,骨植を強固にしようとする方法である.歯周疾患による支持組織の著しい減少や根破折,根吸収にともない歯根長が短くなったものに適用する.

歯内骨内ピン (しないこつない――) 歯内骨内インプラントに用いるピンで,骨組織との親和性が優れた材料が用いられる.チタンピン,バイタリウムピン,セラミックスピンなどがある.

歯内歯 (しないし) 辺縁が大きく,歯頸部の狭窄がないため"ずんぐり"した歯冠と著名な舌面小窩を有する発現のまれな奇形歯の1つで,まれに歯根部にも発生する.組織学的所見およびX線写真では1つの歯の中にさらにもう1つの歯が入っているようにみえる.

歯内歯周外科処置用セット (しないししゅうげかしょちよう――) ミラー,ピンセットなどの基本セットのほかに各種のバー,リーマー,ファイルなどが根管拡大用器具,根管清掃剤,根管充塡剤,局所麻酔用器材,有鉤ピンセット,各種のメス,スケーラーなど,骨膜剥離子,歯肉ばさみ,縫合用器具,パックなどである.

歯内注射法 (しないちゅうしゃほう) ➡歯髄内注射法

歯肉 (しにく) 歯の歯頸部で付着し,歯槽突起を被覆して歯周組織を保護する口腔粘膜組織である.歯肉は歯と歯槽骨に強固に付着する付着歯肉と,辺縁部の遊離歯肉からなる.歯間部では歯肉が乳頭を形成し鼓形空間を埋めている.

歯肉圧排 (しにくあっぱい) 【補】 歯肉縁下における診査,支台歯形成,印象採得などに際し,一時的に歯頸部歯肉を排除すること,これにより,歯肉を損傷することなく支台歯形成や印象採得などを容易に行うことができる.機械的,薬物的,両者併用および電気メスを用いた方法がある.

歯肉圧排器 (しにくあっぱいき) 唇側または頬側の歯肉縁下に及ぶ窩洞の処置のときに,一時的に直接歯肉を圧排するための器具をいう.絶えず固定している必要があり,一定の位置に押さえているのはむずかしいが,歯肉圧排には十分有効である.歯肉圧排用綿糸を歯肉溝に圧入するための器具をいう場合もある.

歯肉圧排糸 (しにくあっぱいし) 〔商〕ジンパック® 歯肉圧排に使用する糸のことで,木綿糸に歯肉組織を収斂させる薬物を浸し,これを乾燥させたものをいう.糸の太さにより数種類のものがある.

歯肉炎 (しにくえん) 【周】 プラークに

よって起こる歯肉に限局した炎症である．接合上皮の付着部に破壊はなく，歯肉腫脹の結果としてポケット（仮性ポケット）形成がある．原因の除去により治癒するが，放置すれば歯周炎に伸展する．

歯肉縁下（しにくえんか） 歯肉縁より下で口腔に露出していない部分をいう．

歯肉縁下歯石（しにくえんかしせき） 歯周ポケット内の歯面に強固に沈着している暗褐色あるいは緑黒色の歯石をいう．ふつうは肉眼でみることができない．この歯石は歯肉の炎症にともなう歯肉滲出液中のカルシウムなどが，歯肉縁下プラークに沈着し石灰化したものと考えられている．

歯肉縁下付着プラーク（しにくえんかふちゃく——） 【周】 歯肉縁下プラークは，セメント質に固着する付着プラークと歯周ポケット内に遊離の状態で存在する遊離（浮遊）プラークの両者からなる．付着プラークは好気性あるいは通性嫌気性菌で構成され，レンサ球菌や放線菌が主菌種である．

歯肉縁下遊離プラーク（しにくえんかゆうり——） 同歯肉縁下浮遊プラーク，非付着性プラーク 【周】 歯周ポケット内に遊離の状態で存在するプラークで，運動性を有する偏性嫌気性のグラム陰性桿菌が優勢である．遊離プラークの細菌叢は，歯肉疾患の病状，進行度，病型により異なるが，病態との関連がきわめて大きい．

歯肉縁最歯冠側端（しにくえんさいしかんそくたん） 遊離歯肉のうちでもっとも歯冠に近い部分をいう．歯肉(辺)縁と同じである．

歯肉炎指数（しにくえんしすう） GI（Gingival Index）【周】 歯肉の炎症を評価する指数の1つであり，歯肉からの出血を評価の基本とする指数である．辺縁歯肉を近心，遠心，頬，舌側に4分割し，0～3の点数で評価する．指数は，被験歯の総点数を総被験歯面数で割って算出する．

歯肉縁上（しにくえんじょう） 歯肉縁より上で口腔に露出している部分をいう．

歯肉縁上歯石（しにくえんじょうしせき） 同唾石 歯肉縁より上方の歯面に付着した歯石を指し，縁下歯石と比べると軟かく灰白色を呈する．唾液の石灰分から形成されるので唾石とよばれることもある．

歯肉縁上プラーク（しにくえんじょう——） 歯肉辺縁より歯冠側に付着したデンタルプラークのこと．歯頸部う蝕や歯肉炎の病因．

歯肉炎の罹患率（しにくえん——りかんりつ）【周】 歯肉炎の罹患は3歳頃に始まり，加齢とともに罹患率は増加し，10歳前後で最高となる．これは歯の交換期の歯肉異常の現れである．以後，徐々に減少する傾向であるが，反対に加齢とともに歯周炎の増加がみられる．

歯肉炎を表す指数（しにくえん——あらわし すう）【周】 歯肉の炎症を評価する指数には，つぎのものがある．①PMA index，②PMR score，③PM index，④modified PMA index，⑤gingival index．多くの指数は疫学的調査に用いられるが，調査の目的に応じて評価法を選択する．

歯肉潰瘍（しにくかいよう）【周】 急性壊死性潰瘍性歯肉炎や剥離性歯肉炎，白血病，尋常性天疱瘡のときに歯肉に現れる症状である．主に上皮が剥離し，偽膜形成や偽膜脱落による出血，接触痛，口臭などがみられる．

歯肉クレフト（しにく——）➡クレフト

歯肉形成（しにくけいせい）【補】 義歯製作過程で歯肉の解剖学的な形態を義歯の歯肉部分に再現し，審美的にも自然な感じを出す目的で，ろう義歯の段階で歯肉部分の形態を表現する操作をいう．

歯肉溝（しにくこう）【周】 歯と口腔歯肉上皮との間の浅い空隙である．部位により多少異なるが，健康なときには約2 mmの浅い溝であり，炎症の結果，歯肉の腫脹あるいは接合上皮の根尖側移動により，溝は深くなりこれをポケットとよぶ．

歯肉溝滲出液（しにくこうしんしゅつえき）➡ポケット滲出液

歯肉溝清掃法（しにくこうせいそうほう）➡バス法

歯肉溝底（しにくこうてい）【周】 歯と口腔歯肉溝上皮によってできた歯肉溝の底部は，エナメル質へ付着する接合上皮により構成されている．この上皮細胞は，エナメル質とハーフデスモゾームで強く結合している．

シニク

歯肉骨膜弁 (しにくこつまくべん) 同粘膜骨膜弁 歯槽骨整形や難抜歯,歯根端切除手術の際,歯肉に切開を加える場合,歯槽骨に達する切開を入れ,骨膜起子(歯肉骨膜剥離子,エレバトリウム)で骨膜を歯肉と一緒に剥離,翻転して弁を作ることがある.このようにして形作られた弁を歯肉骨膜弁,または粘膜骨膜弁という.

歯肉歯槽骨点数 (しにくしそうこつてんすう) 同GBカウント 【周】歯肉と歯槽骨の状態を個別の指数で表し,その総和で辺縁性歯周炎を評価する.歯肉の状態は0~3で評価し,歯槽骨の状態はX線写真を用いて0~5で評価する.

歯肉歯槽粘膜境 (しにくしそうねんまくきょう) 同歯肉歯槽粘膜移行線 付着歯肉から歯槽粘膜への移行部である.肉眼的に判別しがたい場合には,ヨード・ヨードカリを用いて角化上皮,非角化上皮の染色性の違いにより判別する.上顎口蓋側には歯肉歯槽粘膜境は存在しない.

歯肉歯槽粘膜形成術 (しにくしそうねんまくけいせいじゅつ) MGS(mucogingival surgery) 【周】歯肉歯槽粘膜境を越えて歯周疾患が波及しているときに,生理的な付着歯肉の幅を与えるため,歯肉前庭を深くして歯周組織と口腔環境の健康を維持させるための治療法である.

歯肉腫 (しにくしゅ) ➡エプーリス

歯肉出血 (しにくしゅっけつ) ➡ポケットからの出血

歯肉出血指数 (しにくしゅっけつしすう) GBI(Gingival Bleeding Index), SBI(Sulcular Bleeding Index) 【周】歯周組織の炎症の程度をデンタルフロスあるいはポケットプローブを用いて,出血の有無あるいは程度により簡便に評価するのである.指数は出血した歯数を被験歯数で割り百分率で表す.

歯肉上皮 (しにくじょうひ) 口腔上皮,口腔歯肉溝上皮,接合上皮の3つに組織学的に分類される.口腔上皮は角化した重層扁平上皮からなり,口腔歯肉溝上皮は角化していない重層扁平上皮からなる.接合上皮はエナメル質と接する薄い上皮層からなる.

歯肉整形術 (しにくせいけいじゅつ) GP (gingivoplasty) 【周】歯肉形態の異常部分をメスやバー,電気メスを用いて切除し,歯肉に生理学的形態を付与し,プラークコントロールを容易にする治療法である.本術式は,ロール状,棚状の辺縁歯肉や歯肉クレーターに適応する.

歯肉切除術 (しにくせつじょじゅつ) GE (gingivectomy) 【周】歯周ポケットを形成している辺縁歯肉をメスを用いて切除し,プラークコントロールを容易にする治療法である.本術式は,骨縁上の浅いポケット,歯肉ポケットおよび線維性の歯肉増殖に適応する.

歯肉切除用チップ (しにくせつじょよう――) 歯肉切除用の器具には,手用メスが一般に用いられるが,このほか高周電気メスも用いられる.ボール状,針状,ループ状(菱型,楕円型,球状)などのチップがある.骨に電極が触れると腐骨化するので注意する.

歯肉線維 (しにくせんい) 歯肉固有層を形成する線維.セメント歯肉線維,セメント骨膜線維,歯槽歯肉線維,輪状線維,中隔横断線維がある.遊離歯肉に対する抵抗性や歯冠側結合組織を歯に付着させる機能を有する.

歯肉線維腫(症) (しにくせんいしゅ〈しょう〉) 同歯肉象皮病,遺伝性歯肉過形成症 【周】辺縁および付着歯肉の線維性肥大が著しいが炎症性変化は乏しい.発症の機序は不明であるが,プラーク沈着により炎症性病変を継発することがあり,歯肉切除や整形によりプラークコントロールを容易にする.

歯肉穿孔 (しにくせんこう) 髄腔の開拡や根管拡大の際に,歯の解剖的形態を考えずに,誤った方向に器械器具を操作して髄腔壁に穿孔することである.急に疼痛があり出血し,探針を挿入すれば方向が異常である.同様なものに歯根膜穿孔がある.

歯肉象皮病 (しにくぞうひびょう) ➡歯肉線維腫(症)

歯肉乳頭の炎症 (しにくにゅうとう――えんしょう) 歯間部に位置する遊離歯肉を歯肉乳頭と称し,歯肉の炎症はその部位に初発し,辺縁歯肉,付着歯肉へ移行する.臨床的には発赤,腫脹,刺激による出血を認めるが,自発痛はない.病因はデンタルプラーク中の細菌.

歯肉囊内 (しにくのうない) 歯肉囊は接合上皮の歯冠側部分と歯面との間にみられる狭い空隙をいう. 歯肉溝ともいう. 歯肉囊内滲出液といえば, 歯肉囊内に滲出してきた液体をいう. 臨床的に炎症がなくてもわずかの液 (細胞外滲出液) が採取される.

歯肉膿瘍 (しにくのうよう) 【周】 歯肉の乳頭部や辺縁部に痛みをともなった腫脹として認められるが, あくまでも歯肉に限局している. 原因は魚の骨や歯ブラシの毛などによる外傷が炎症を引き起こすもので, 歯肉炎, 歯周炎と関係なしに起こる.

歯肉の壊死 (しにく——えし) 急性壊死性潰瘍性歯肉炎 (ANUG) やアルゼン (亜ヒ酸) などの薬物が原因で起こることが多い. その症状は, 歯間乳頭あるいは辺縁歯肉がクレーター状に陥没し, その表面には灰白色の偽膜が存在したり, ときとして歯槽骨の露出が認められる.

歯肉の血管, リンパ管 (しにく——けっかん, ——かん) 歯肉組織への血液供給経路は骨膜, 歯槽骨, 歯根膜を経由しており, これらの経路を通ってきた動脈の終末部分は吻合している. リンパ管は上下顎の歯肉固有層に存在しており, おのおの顎下, オトガイ下, 深頚リンパ節に交通している.

歯肉の結合組織 (しにく——けつごうそしき) 歯肉固有層はコラーゲン線維に富み, 細胞, 血管, 神経や細胞間基質などがある. そのほかレチクリン線維, オキシタラン線維, エラスチン線維などの結合組織線維も認められる. これらの線維が複雑に入り組んでお互いが強く影響しあいながら歯の維持と歯肉の緊密度を保っている.

歯肉の診査 (しにく——しんさ) 【周】 歯肉の色, 形, 硬さや歯周ポケットなどを診査することによって歯肉の病状を診断する. 歯肉炎では発赤, 腫脹や出血などがみられるが, さらに進行して歯周炎になると歯周ポケットの形成, 排膿, 歯槽骨の吸収を認め, 歯肉の色も紫赤色を示す.

歯肉の増殖 (しにく——ぞうしょく) 【周】 歯肉炎や歯周炎などでみられる, 炎症をともなった炎症性増殖と薬物 (フェニトイン, ニフェジピン, シクロスポリン) 服用患者や遺伝性に発症する, 線維性の非炎症性増殖がある.

歯肉の退縮 (しにく——たいしゅく) 【周】 歯肉辺縁が生理的あるいは病的に根尖方向に移動することをいう. その原因として歯周病による歯槽骨の吸収, 誤ったブラッシングなどがあげられる. また増齢とともに生理的な退縮がみられるものはとくに治療を施す必要はない.

歯肉のマッサージ (しにく——) 【周】 遊離歯肉や付着歯肉への血液供給を促し, 歯肉上皮の角化を促進し宿主の抵抗性を高める方法である. 実際には, 指先やブラシによって行う. マッサージ効果を期待するブラッシング方法としてチャーター法やスティルマン改良法がある.

歯肉排除の目的 (しにくはいじょ——もくてき) 歯肉排除の目的は, ①歯肉縁下部のう蝕を診査するため, ②窩洞形成を行いやすくしたり歯肉の損傷を防止するため, ③歯肉縁下の正確な印象を採得するため, ④壊蝕時あるいはインレー合着時滲出液や出血によって防湿ができなかったり, インレーと窩縁に歯肉がはさまって適合が不可能とならないようにするためなどである.

歯肉排除法の種類 (しにくはいじょほう——しゅるい) 即時歯肉排除法と緩徐歯肉排除法がある. 前者にはラバーダム, クランプ, 綿糸, くさび, 歯肉圧排器などを使用する機械的排除法, 薬液を併用する機械的化学的排除法, 外科的切除法があり, 後者にはストッピング法, レジンインレー法などがある.

歯肉剥離掻爬術 (しにくはくりそうはじゅつ) ⓔフラップ手術 【周】 目的は歯周ポケットの除去と歯肉結合組織による歯面への付着である. 歯肉を骨から剥離して明視野のもとに歯面, 肉芽, 歯槽骨に対する処置を行う. 単独で行われるが, 歯周歯槽骨外科手術, 歯周歯槽粘膜形成術, GTR (組織再生誘導法) などと併用される場合も少なくない.

歯肉ばさみ (しにく——) 【周】 歯周外科治療において歯肉辺縁の形態修正などに用いる. 刃部や柄に湾曲を与え, 手術時使いやすいよう工夫されている.

歯肉弁 (しにくべん) 【周】 MGS (歯肉

歯槽粘膜形成術)や歯肉剥離掻爬術を行う際,歯槽骨から剥離した歯肉のことをいう.歯肉弁には粘膜弁(partial thickness flap)と粘膜骨膜弁(full thickness flap)がある.

歯肉辺縁部 (しにくへんえんぶ) 遊離歯肉のうちでも,その歯冠側端を歯肉辺縁部という.

歯肉ポケット (しにく―) ◎仮性ポケット 〔周〕上皮付着部はセメント-エナメル境付近にあり,歯間乳頭部や辺縁歯肉が,炎症により歯冠方向に増大したために歯肉溝が相対的に深くなった状態をいう.歯肉以外の歯周組織には炎症性の破壊が及んでいない.

歯肉裂開 (しにくれっかい) ➡クレフト

歯堤 (しのう) 〔周〕歯の発生において,歯堤やエナメル器ができるとつづいて歯嚢ができる.これはエナメル器と歯乳頭を包みこむ共通の結合組織性の袋である.

歯胚 (しはい) 歯の原基のことで,歯の数だけみられる.乳歯歯胚は胎生7週頃より,永久歯歯胚は胎生4か月頃より形成が開始され,徐々に発育して,歯や歯根膜などを形成する.

歯胚形成時期 (しはいけいせいじき) 乳歯はすべての歯種が胎生7週から10週で歯胚の形成が始まる.永久歯は胎生3か月より6か月(第一大臼歯,切歯,犬歯)の間に開始される歯種と出生時から生後9か月(小臼歯,第二大臼歯)の間に開始されるものとがある.

自発痛 (じはつつう) 感染性歯髄炎,たとえば急性漿液性歯髄炎,急性化膿性歯髄炎や急性根尖性歯周組織炎などの疾患では,咀嚼,冷温熱刺激,甘酸味などの外来の刺激がなくても,激しい疼痛が起こる.このような疼痛を自発痛という.

紫斑病 (しはんびょう) 皮膚や粘膜の表層に出血が起こり,多数の紫色に変色した出血斑をきたす疾患をあげる.血小板数や血小板の機能障害による出血をともなう.

ジフェニールヒダントイン ➡フェニトイン

ジフテリア ジフテリア桿菌による急性伝染病で,感染は粘膜,とくに上気道および咽頭で増殖し,壊死,潰瘍を作り,灰白色偽膜を形成する.菌の外毒素により心,神経,腎を侵す.好発年齢は幼小児で,寒冷期に多い.

自閉症 (じへいしょう) ◎小児自閉症,早期小児自閉症 自閉症は生後まもなく,あるいは遅くとも30か月までには出現している症候群で,知覚刺激への反応が異常で,ときには視覚刺激への反応にも異常をみせ,ほとんどの例で話し言葉の理解ということに著しい障害がみられる.

脂肪酸 (しぼうさん) 脂質の構成成分のうちもっとも大切なもので,脂肪の加水分解により得られる化合物.これは,分子の末端にカルボキシル基をもち,二重結合の有無により飽和と不飽和脂肪酸に分けられる.

歯磨剤 (しまざい) 〔周〕歯磨剤の機能は,歯冠や歯肉縁上の露出歯根面をブラッシングすることにより,歯ブラシが触れる面の清掃と研磨を補助することである.歯磨剤には石鹸や合成洗剤の泡沫剤,湿潤剤,粘着剤や香料などが含まれている.

歯磨剤の所用条件 (しまざい――しょようじょうけん) 口内で使用するために誤嚥しても身体に影響を与えないこと.また研磨剤を多く含むと研磨や清掃はよくなるが,歯質を痛めることはならないこと.口中に含んで不快感のないことなどがあげられる.

歯磨剤の組成,成分 (しまざい――そせい,せいぶん) 歯磨剤の主要成分は研磨剤,保湿剤,結合剤,発泡剤,香料からなり,それぞれ代表的な基剤としてリン酸カルシウム,グリセリン,アルギン酸ナトリウム,ラウリル酸ナトリウム,メントールが含まれており,そのほかフッ化物や消炎剤各種のものなどがある.

島峰診断針 (しまみねしんだんしん) 島峰の選んだ直と右曲りと左曲りの3本組探針で,直探針は小窩裂溝う蝕の有無,髄角露出の有無,根管口の探索,充填物の辺縁適合度診査などに用いる.左右に湾曲した2本は隣接面う蝕を探るときなどにおいに用いる.

歯面研磨剤 (しめんけんまざい) 歯磨剤に含まれる主成分の1つ.歯ブラシ,ラバーカップやロビンソンブラシの機械的清掃を補助し,歯面の沈着物や色素を除去する目的で使用される.エナメル質を

傷つけない硬さ，粒子の大きさや形状が要求され，炭酸カルシウム，リン酸カルシウムなどを使用．

歯面清掃研磨器（しめんせいそうけんまき）研磨剤（重炭酸ナトリウムとリン酸カルシウムが成分）と水が空気圧によりジェット噴射して歯面着色物を除去する器具をいう．長時間使用しなければ歯質や修復物に対する影響はほとんどない．歯肉による損傷を起こす．

歯面の研磨（しめん——けんま）スケーリング後の歯面は粗糙になっており，プラーク沈着，歯石形成などを促進させる．したがって歯面研磨を行い，できるだけ滑沢にする．

ジモン氏の三平面（——し——さんへいめん）生体上の基準点をもとに作られた顎態模型に表される眼耳平面，眼窩平面，正中矢状平面をいう．

ジモンの顎態診断法（——がくたいしんだんほう）【矯】歯列弓と顔面頭蓋との関係を示す顎態模型で診断を行う方法．ジモン氏の三平面において，正中矢状平面から歯列弓の狭窄の程度，眼窩平面から歯列弓の前突と後退，眼耳平面から口蓋の高低や咬合平面の傾斜をみる．

シャーカステン 同写真観察箱　X線写真などを透過光線で観察するための装置である．光源は電球あるいは蛍光灯で，光を均等にするために乳白色のガラスやプラスチックが用いられている．

シャーピー線維（——せんい）歯根膜の主要な成分で，セメント質と歯槽内面に張られているコラーゲン線維束であり，歯を歯槽内に固定する役目をしている．

シャープニング【周】スケーラー刃部はスケーリングを行うと，比較的早期に摩耗するので，鋭利な刃部を保つにはシャープニング（研磨）が必要となる．通常粗研磨にはカーボランダム，ルビー砥石を用い，仕上げにはインディアン，アーカンサスストーン，セラミック砥石などを使用する．

社会的模倣法（しゃかいてきもほうほう）同モデリング法　行動療法の一種で，歯科受診態度や歯磨きなどに応用し，他の上手にやれる者が行っているところを見せることにより，自分もその行動を修得させるようにする方法である．

社会保険（しゃかいほけん）【衛】社会保障制度の中心となる公的な保険制度である．医療保障を行う医療保険，経済的保障を行う年金保険，失業に対し就業援助を行う雇用保険，業務上災害の補償を行う労働者災害保険（労災保険），要介護者にサービスを行う介護保険がある．

弱視（じゃくし）視力の弱いことや，部分的に視覚が失われることをいう．種類としては，廃用性弱視，ヒステリー性弱視，栄養性弱視，中毒性弱視などがある．

若年性歯周炎（じゃくねんせいししゅうえん）【周】本疾患は思春期以後の若年者が発病し，急激な歯槽骨の吸収と破壊を特徴としている．原因としてはグラム陰性嫌気性桿菌が病因菌として有力視されている．

斜頸（しゃけい）頭部が側傾位に拘縮を起こした状態をいう．胸鎖乳突筋の短縮が頭蓋および顔面の骨形態に大きな変化を引き起こす可能性がある．

ジャケットクラウン【補】陶材またはレジンでつくられた歯冠全体を被覆するクラウン．審美性は良いが，マージンの適合度は金属冠に劣る．また材質の機械的強度が劣るためマージンは全周がショルダー型となる．

ジャケットスケーラー【周】鎌型スケーラーの一種で，刃部の先端の内面がストレートになっており，刃部の形態より左右1対型の屈曲したものと，直線型のものがある．刃部の形態は，小ぶりで深部の歯肉縁下歯石にも到達できるように考慮されたものもある．

斜線維（しゃせんい）歯根膜は歯根を包んでいる密な結合組織で，歯根と歯槽窩を連結させている．斜線維はその主な線維の1つで，セメント質から斜めに歯冠方向に走行しており，垂直性の咬合力に対して抵抗しており，歯根膜線維のなかでもっとも発達した線維である．

斜面隅角（しゃめんぐうかく）同窩壁斜面隅角【修】窩縁部において残存歯面ないしは窩洞の側面に対して，ある角度をもってとくに設けられた窩縁斜面と，窩洞の側壁によって作られる隅角をいう．窩縁隅角と異なり，この隅角の角度には特別の意義はない．

ジャラバックの鉗子（——かんし）ライ

トワイヤー法に用いられる鉗子で，片側の頭部は円錐型，対側は角錐型を呈し，内面には3本の溝がある．円錐型の部分はヘリカルスプリングの屈曲に用いられる．先端部は直径0.5 mm以下のワイヤーに使用する．

ジャラバック法 （――ほう）【矯】 ジャラバック（Jarabak, J.R. 1960年）が考案した方法でライトワイヤーテクニックに属する．全歯に帯環またはボンディングを施し，丸型で復元力の良好なエルジロイワイヤーを使用し，各種のループを屈曲して，歯の配列が行われる．

ジャンピングプレート ➡咬合斜面板

シャンファー型 （――がた）【補】 歯冠補綴における支台歯歯頸部辺縁形態の1つであり，凹状の辺縁をもつ．ナイフエッジ型より大きな角度をもち，ショルダー型より幅は狭い．形成はやや困難であるが，歯頸部辺縁の設定位置は明瞭となる．

習慣性咬合 （しゅうかんせいこうごう） 咀嚼などの目的をもった運動でなく，日常無意識に行われる反射的開閉運動であり，終末位は中心咬合位に一致する．

習慣性咬合位 （しゅうかんせいこうごうい）【補】 下顎の限界内の運動で，咀嚼や発音，呼吸などの機能運動の終末位．正常有歯顎者では咬頭嵌合位と一致するとされている．

習慣性咀嚼側 （しゅうかんせいそしゃくそく）【補】 歯，歯周組織または顎関節などによって影響を受け，半無意識のうちに噛んで食塊形成を行っている側．

重合 （じゅうごう） ①単量体から高分子化合物を生成する化学反応のことで，付加重合，縮合重合，共重合などがある．②加熱により反応を起こす加熱重合と化合物により反応を起こす常温重合（即時重合）とがある．通常はろう義歯の基礎床やワックス部をレジンに置換して義歯を製作する過程をいう．

重合促進剤 （じゅうごうそくしんざい）【修】 重合反応を早くさせるために加える化合物のことで，化学重合型コンポジットレジンでは第3級アミン，光重合型コンポジットレジンではジメチルアミノエチルメタクリレートがある．

重合反応 （じゅうごうはんのう） 歯科用レジンなどにみられる反応で，モノマー（単量体）が高分子であるポリマー（重合体）へと変わる一連の反応をいう．重合の様式には，付加重合と縮合重合がある．

収縮期血圧 （しゅうしゅくきけつあつ） ➡最高血圧

重症う（齲）蝕 （じゅうしょうがた――しょく） ➡ランパントカリエス

重症心身障害児（者） （じゅうしょうしんしんしょうがいじ〈しゃ〉） 重度の精神薄弱および重度の肢体不自由児が重複している児童あるいは者をいう．重症心身障害児（者）施設で，治療教育および療育を受けているが，口腔内は一般に不潔でう蝕や歯周疾患が多くみられる．

臭診 （しゅうしん） ➡嗅診

重曹水 （じゅうそうすい） 重炭酸ナトリウムの水溶液で弱アルカリ性を呈する．口腔洗浄に使用すれば発酵酸を中和する．吸入または含嗽に使用すれば分泌物を溶解し，喀出を容易にする．

重層扁平上皮 （じゅうそうへんぺいじょうひ） 上皮の表層（角質層，顆粒層）が扁平な細胞で形成されるもの．歯肉を形成する口腔上皮，外縁上皮，歯肉溝上皮，接合上皮はいずれも重層扁平上皮である．

周速 （しゅうそく） 同円周速度，切削速度 円周速度の略で，切削の能率に直接関係する刃先の運動する速度のことをいう．周速（V）は回転速度（n）と回転体の直径（d）との間に V＝πdn なる関係があり，同じ回転速度でも直径の大きなものでは値が大きくなる．

重炭酸ナトリウム （じゅうたんさん――） $NaHCO_3$の化学式で制酸剤の代表的なもの．白色結晶性粉末で水溶液は弱アルカリ性を呈する．一般的には胃酸過多症，胃潰瘍などのときに胃内の酸度低下のために内服する．歯科では口内，う窩内酸度の中和に使用する．

集団指導 （しゅうだんしどう） 保育所，学校，事業所または各種の健康教室で行う集団全体を対象とした口腔衛生教育．講義や講話，アトラクションがある．

集中治療室（部） （しゅうちゅうちりょうしつ〈ぶ〉） ➡ICU

充填 （じゅうてん） 同填塞，修復【修】 歯の硬組織欠損をセメント，コンポジッ

トレジン，アマルガム，金箔などの材料で填塞修復することをいう．狭義（4周壁を有する内側性窩洞への充填）と誤らないように，最近は修復という用語が使われる場合が多く，その場合にはインレーによる修復もふくむ．

充填器 （じゅうてんき）　➡プラガー

12歳臼歯 （――さいきゅうし）　同第二大臼歯　第二大臼歯のことで，12歳前後に萌出するこのことばによばれる．第一大臼歯遠心位に萌出することによって永久歯列が完成する．

周波音 （しゅうはおん）　一定範囲の周波数をもった空気の振動（気体振動）を音波という．ヒトの聴覚の可聴周波範囲は約20～20,000 Hzであり，20,000 Hz以上を超音波という．音の性質には，周波数，振幅，音色の3つの要素があり，このうち周波数は音の高低を規定している．

重付加反応 （じゅうふかはんのう）　重合反応の1つで，モノマー（単量体）とポリマー（重合体）の重合に際し，反応時に組成自体が変化しない場合をいう．

修復 （しゅうふく）　➡充填

重複弾線 （じゅうふくだんせん）　➡複式弾線

修復物脱落の因子 （しゅうふくぶつだつらく――いんし）【修】　直接的因子と間接的因子があり，前者は咬合圧または咀嚼力がおもなもので，その他にもアメ，ガムなどの粘着力，楊枝，歯ブラシの力，唇・舌の運動，外部からの外力・外傷などがある．後者には二次う蝕，破折，剥離，合着材の溶解，窩洞保持形態の不完全などがある．

修復物辺縁部 （しゅうふくぶつへんえんぶ）　窩洞と修復物の移行部をいう．この部分は二次カリエスを起こしやすく，そのため窩縁斜面を形成したり，縁端強度の高い充填材料で修復する．また，不潔にならないよう，術者は窩洞辺縁部の位置の設計，そして患者は同部の清掃に心掛ける必要がある．

終末蝶番軸 （しゅうまつちょうばんじく）　同ターミナルヒンジアキシス【補】　蝶番軸として代表的なもので，下顎最後退位で蝶番運動を行うときに回転中心となる軸．

従来型コンポジットレジン （じゅうらいが た――）【修】　フィラーの大きさが，数μm～数10μmで含有量が70％以上のコンポジットレジンをいい，透明度や機械的性質が優れているが，研磨表面の滑沢性に難点がある．コンポジットレジンは，このほかにMFR型，サブミクロンフィラー配合型，ハイブリッド型（従来型フィラーとマイクロフィラーを混合したものをマトリックスレジンに配合したもの），その他に分類される．

集落 （しゅうらく）　➡コロニー

収斂剤 （しゅうれんざい）　皮膚または粘膜組織のタンパク質と反応して，不溶性の化合物を表面に形成して細胞膜の透過性を減少させる薬．炎症・潰瘍・外傷の治療に酸化亜鉛やタンニン酸などを用いることがある．

シュガーコントロール　同糖質摂取制限　糖質は栄養素中でもっとも蝕発性が高い．このため糖質の摂取量，回数，種類，物理的性質を考慮して摂取制限することをいう．糖質の中でもショ糖がもっとも蝕要因となりやすい．

シュガーマンファイル　歯周外科手術の際に用いられる骨やすりの一種．このファイルを用いて，歯槽骨の鋭縁や凸部を削除し，また不良肉芽を除去し，歯周組織形態の改善をはかる．歯間隣接部での操作性が良くなるように考慮されている．

シュクラーゼ　➡サッカラーゼ

手根骨 （しゅこんこつ）　手の関節部にある骨で，8個あり，生後2～6か月に順次現れ，この骨核の数，大きさなどにより生理的年齢（骨年齢）を評価する．

手指の消毒 （しゅし――しょうどく）　手術や治療をする際には，術者およびアシスタントはつねに手指を清潔にしなくてはならない．それには爪を短く切り，術前に滅菌したブラシに石鹸をつけ刷掃して汚れを落す．その後消毒液に手指を1～2分間浸し，乾燥させる．

手術的清掃法 （しゅじゅつてきせいそうほう）　ブラッシングや洗口では除去されない歯石などを器具（スケーラーなど）を使って手術的に除去する方法．

主線 （しゅせん）【矯】　唇舌側弧線装置に用いられる0.9～1.0 mmからなる線で直接歯の移動を行うことはない．補助弾

シュソ

主訴（しゅそ）　患者が医者を受診する理由の中でもっとも不快，苦痛に感じている訴えをいう．臨床においてはこの主訴に対しての処置を第一に対処しなければならない．

出血時間（しゅっけつじかん）　出血してから止血するまでの時間をいい，健康者では通常3分以内である．

出血性素因（しゅっけつせいそいん）　特別の原因はなく，血管や血液の性状の変化のため，自然に出血を起こしやすい体質を有することをいう．一時的と持続的な出血性素因とがある．

出血抑制作用（しゅっけつよくせいさよう）　大きな血管からの出血でないかぎり，止血操作を行わずとも自然に止血させる体反応で，血管の収縮，周囲組織よりの圧迫，血圧低下，血液の凝固などによる．

術後性上顎嚢胞（じゅつごせいじょうがくのうほう）　◎術後性頰部嚢胞【外】非歯系嚢胞の一種で，上顎洞根治手術後，数年から十数年を経て，上顎洞内あるいは同部の瘢痕組織中に発生する嚢胞をいう．処置としては，上顎洞根治手術に準じて行う．

術者の位置（じゅつしゃ——いち）　治療やスケーリングをするに際して，術者の位置は術前方位，側方位と後方位の3型に分ける場合と，患者の口腔内を原点として，時計の針の位置を想定し，7〜13時の位置に分ける方法とがある．

(出生後の)身長発育値（（しゅっせいご——）しんちょうはついくち）　生後1か月間に6 cm，2か月目に2 cm，以後は1か月に1 cmずつ増加し，満1年で出生時身長の1.5倍，5年で2倍，15年で約3倍となる．

(出生後の)体重発育値（（しゅっせいご——）たいじゅうはついくち）　出生時より3か月までの1日の体重増加は30〜25 g，3か月〜6か月は20〜15 gで，健康児では4か月で出生時体重の2倍，1年で3倍，5年で5倍，10年で10倍となる．

出生時の歯冠形成量（しゅっせいじ——しかんけいせいりょう）　出生時に歯冠形成がみられる歯は，乳中切歯，乳犬歯で，その形成量は5/6〜1/3である．乳臼歯は咬頭部のみ，第一大臼歯は痕跡程度に他の永久歯には認められない．

出生(時)身長（しゅっせい〈じ〉しんちょう）　わが国における健康新生児の平均出生児身長は約50 cmである．男児のほうが女児よりわずかに大きい．

出生(時)体重（しゅっせい〈じ〉たいじゅう）　わが国における健康新生児の平均出生児体重は男児3.2 kg，女児3.1 kgで，2.5 kg以下のときは低出生体重児とよぶ．

出生前期（しゅっせいぜんき）　小児期を分類したときの胎生期のことで，受精（0）から出生（280日）までをいう．出生前期はさらに卵子（細胞期），胎芽，胎児期とに分類される．

10%塩化ベンゼトニウム（——えんか——）　→逆性石鹸液

腫瘍（しゅよう）　細胞が無目的で無制限に自律性増殖をし，さらに非可逆的に増大する疾病をいう．腫瘍は悪性腫瘍，良性腫瘍に大別されている．

受容主体（じゅようしゅたい）　人間の思想や感情を相手に伝えるときに，聞き手あるいは読み手に相当する立場にある人を受容主体という．これに対して，言い手あるいは書き手のほうを表出の立場にある人は表出主体とよばれる．

手用スケーラー（しゅよう——）【周】手用スケーラーは，刃部，頸部，把柄部，掌握部より構成されており，種類としてシックル型（鎌型），キュレット型（鋭匙型），チゼル型（のみ型），ファイル型（やすり型），ホウ型（鍬型）スケーラーなどがある．

手用切削器具（しゅようせっさくきぐ）　手にもって力を加えて歯質を削除する器具で，把持部，腕部，刃部の3部で構成されている．用途は軟化象牙質除去，点角，線角の調整仕上げ，窩縁斜面形成などである．

手用切削器具の種類（しゅようせっさくきぐ——しゅるい）　手用切削器具には，①刃先がスプーン状のスプーンエキスカベーター，②のみの形をしたチゼル，③鍬の形をしたホウ，④斧の形をしたハチェット，⑤チゼルの改良型のアングルフォーマー，⑥マージントリマー，⑦爪状または耳かき状のクレオイドまたはジスコ

手用切削器具の把持法 (しゅようせっさくきぐ——はじほう) 基本的把持法として執筆状,把握状があり,前者はもっとも一般的な持ち方で精密微妙な仕事をするのに適している.第三指または第四指を同一歯列あるいは歯肉上に固定して用いる.後者はとくに大きな力を加えるのに適した把持法で,掌拇把持と掌衝把持がある.

手用切削器具の番号 (しゅようせっさくきぐ——ばんごう) 呼称簡略化のためにつけられた整理番号のほかに,柄部には刃部の寸法,形態,形状を表す数字が刻印されている.

シュラー氏法 (——しほう) 顎関節撮影法の1つで,両側・開閉口状態の4枚をセットとして顎関節側面像を得る.

潤滑剤 (じゅんかつざい) ラバーダム防湿を行うとき,ラバーダムをかけやすいように用いるもので,一般にはクリーム,水溶性オイルなどが用いられる.これを塗ることによって接触点部の通過が容易.

循環式麻酔器 (じゅんかんしきますいき) 吸入式全身麻酔器の代表的なものである.呼気と吸気を必要量だけ循環させる麻酔方法で,呼吸調節,麻酔深度の調節が自由にでき,麻酔剤の消費量が少ないという利点がある.

純金 (じゅんきん) 【修】 展延性,縁端強さに優れ,窩壁に密着適合し,咀嚼に対し十分な対抗力を有し,二次う蝕を起こしにくい絶好の修復材料である.しかし操作が煩雑で壊塞に長時間を要するの短所もある.

掌握状の握り方 (しょうあくじょう——にぎ——かた) スケーラーの握り方の1つで,スケーラーの把柄部を第二,三,四,五指まで握り,支持点を第一指に求める.支持点を第一指に求めるため,スケーラーに力が強く,多量のスケーリングが効果的に行えるが,操作性は限定される.

掌握把持 (しょうあくはじ) とくに大きな力を加えるのに適した把持法で,第一指を除く他の4指でにぎり,固定指を第一指とする拇掌把持と,5指全部で握り,左手の第一指をすべらぬよう突きさす方向に支え固定する掌衝把持がある.

床縁 (しょうえん) 【補】 義歯床の最深部で義歯粘膜面と義歯研磨面との境界部で,コルベン状にして辺縁部の封鎖をはかる.

消炎酵素剤 (しょうえんこうそざい) タンパク分解作用や多糖分解作用によって各種炎症物質を不活性化し,炎症局所の改善をはかるものである.

消炎作用 (しょうえんさよう) 炎症を予防,あるいは軽減させるための作用.

床縁封鎖 (しょうえんふうさ) 【補】 有床義歯の床辺縁部を口腔内の歯肉頬移行部に適合させることで,義歯の内面は陰圧になる.この陰圧により義歯を維持,安定をはかる.

上下顎前突 (じょうかがくぜんとつ) ➡ 両顎前突

上顎間縫合 (じょうがくかんほうごう) 左右上顎骨が正中部で縫合する部分.

上顎結節 (じょうがくけっせつ) 上顎骨の後方両側にあり,外側に向かって凸面の部分で,上顎義歯床の左右後縁部に相当する上顎骨の高まりである.全部床義歯の維持に大きな役割りをはたす部位とされる.

上顎犬歯の低位唇側転位 (じょうがくけんし——ていいしんそくてんい) 同八重歯俗に"八重歯"とよばれている.すなわち,上顎犬歯が萌出余地が狭いため唇側に萌出し,側切歯や第一小臼歯と重なった状態.

上顎骨骨折 (じょうがくこつこっせつ) 【外】 単独骨折は少なく,中顔面の骨折として生じる.骨折線が上顎骨中央部(上顎洞底辺)を走る Le Fort Ⅰ型骨折,上顎骨後壁から鼻根部に走る Le Fort Ⅱ型骨折,頭蓋底から分離状態に前頭頬骨縫合部から眼窩底内と鼻根部を走る Le Fort Ⅲ型骨折,さらに口蓋を矢状面に走る縦骨折に分類される.頭蓋底骨折,髄液漏,複視や鼻・耳出血などの有無に注意.

上顎骨の成長 (じょうがくこつ——せいちょう) 上顎骨は,上顎骨体とこれに付属した突起,ならびに口蓋の後方部分を構成している口蓋骨などの縫合部における前下方への成長や,骨体や歯槽突起の骨の添加や吸収などで深さ,幅,高さなどが変化する.

上顎骨劣成長 (じょうがくこつれつせいち

ょう）乳児期,幼児期に口呼吸などがあると,内鼻の発育障害や顔面中央部の含気化の減少が生じ,上顎部の前方発育が劣る結果,臨床的には反対咬合となる.治療法は,原因除去後,上顎骨前方牽引装置によって早期に治療する.

小顎症（しょうがくしょう）同鳥顔貌
下顎骨の発育障害で,先天的なもののほか,後天的に幼児期に顎関節炎,顎関節強直症,下顎骨骨髄炎などが原因で起こる.下顎が小さいため鳥顔貌を呈する.

上顎神経（じょうがくしんけい）上顎では三叉神経の第2枝（上顎神経）,下顎では第3枝（下顎神経）が走行しており,上顎神経は眼窩下神経と翼口蓋神経に分かれる.

上顎前突（じょうがくぜんとつ）同出っ歯 前歯部のオーバージェットが7～8mm以上もあるような不正状態をいう.タイプには,上顎前歯の前突,上顎骨の前方転位,下顎前歯の後退,下顎骨の後退などがある.

上顎前方牽引装置（じょうがくぜんぽうけんいんそうち）【矯】上顎骨の劣成長が認められる反対咬合や唇側口蓋裂などの症例に用いる.前頭部やオトガイを固定に,劣成長または後方位にある上顎を下顎に調和させる目的で積極的に前方に牽引する装置.フェイシャルマスクとよばれている.

上顎洞（じょうがくどう）副鼻腔の一種で,眼窩の下方上顎骨体中にある左右一対の空洞をいう.この洞内は粘膜上皮で被覆され,鼻腔には自然孔を介して開放されている.

上顎突出度（じょうがくとっしゅつど）側方頭部X線規格写真の分析項目の1つで,ナジオン（N）と上顎歯槽基底の前方限界を表すA点を結ぶ直線NAと,A点とポゴニオン（Pog）とを結ぶ直線のなす角度である.

上顎複合体の縫合部（じょうがくふくごうたい――ほうごうぶ）上顎骨は頭蓋骨と結合するとともに周囲の顔面骨とも結合し,上顎複合体を形成する.正面観と側面観では,前頭上顎縫合,前頭頬骨縫合,頬骨縫合,側頭蝶合,蝶上顎縫合,前頭鼻骨縫合,鼻骨間縫合と上顎間縫合を認め,口蓋面観では正中口蓋縫合,切歯縫合と横口蓋縫合を認め,上述の蝶上顎,側頭頬骨,上顎間の各縫合部も認める.

小窩裂溝（しょうかれっこう）歯の発生時のエナメル質発育葉の融合が完全に行われずできたしわで,咬頭間の溝はときには裂け目のように著しく深くなる.これを裂溝といい,2つ,あるいはそれ以上の溝が相合して谷のように落ちこんだ所を小窩という.ともにう蝕の好発部位である.

小窩裂溝う（齲）蝕（しょうかれっこう――しょく）おもに白菌奈合面の小窩裂溝に起こるう蝕で,その他大臼歯の頬面,舌面の裂溝や前歯の舌面小窩に起こるう蝕をいう.この部ではエナメル小柱が裂溝を中心として象牙質に向かって放射状に開いているため,う蝕円錐を作ることが多い.

小窩裂溝填塞法（しょうかれっこうてんそくほう）➡窩溝填塞法

焼還皿（しょうかんざら）【修】金箔充填の際に,充填用金箔を加温しアンモニアの保護被膜を除き,凝着性を生ぜしめるための雲母板を貼った金属製の皿をいう.雲母板の代わりに白金板を用いる場合もある.

笑気（しょうき）同亜酸化窒素,N₂O 吸入麻酔薬の一種で,液化してボンベに貯蔵されて,酸素と混合して使用される.

笑気吸入鎮静法（しょうききゅうにゅうちんせいほう）緊張,不安,興奮の強い小児に対して,治療前に低濃度の笑気と十分な酸素との混合ガスを鼻マスクで吸入させることにより,意識を消失させない程度に,患者の不安感や恐怖心を取り除き,痛みに対する反応を軽減させる方法.

上弓（咬合器の）（じょうきゅう〈こうごうき――〉）【補】咬合器の上部構造体で上顎模型を装着する金属部分.

床（矯正）装置（しょう〈きょうせい〉そうち）可撤式装置の1つで,レジン床と金属線からなり,唇側線（0.7 mm）や補助弾線（0.5 mm）により歯の移動を行うもので,おもに乳歯列,混合歯列期の不正咬合の処置,また永久歯列では補助的矯正装置や保定装置として用いられる.

上行性歯髄炎（じょうこうせいしずいえん）
➡上昇性歯髄炎

猩紅熱 (しょうこうねつ) 溶血性連鎖球菌の感染によるもので，生後2年より就学時位までに現し，高熱，頭痛，関節痛，扁桃炎，中耳炎，腎炎をともなうことがある．発熱後12～24時間で発疹をきたす．またリンパ腺がはれたり，舌が赤くはれ，「苺舌」となる．

硝酸銀アンモニア (しょうさんぎん――) 硝酸銀を蒸留水に溶解し，アンモニアを加えてアンモニア銀液とする．銀化合物は殺菌力が強く長期間持続するので，イオン導入法などの根管治療剤として使用する．歯質が変色するので臼歯部に使用する．

焼灼 (しょうしゃく) 電気メスなどで，組織を焼いたり，焼き切ったりすることを意味する．

上昇性歯髄炎 (じょうしょうせいしずいえん) 同上行性歯髄炎【内】歯周組織にある炎症が，根端孔の外から根端孔を通じて，歯髄に向かって上昇し，その結果生ずる歯髄炎をいう．

上唇小帯 (じょうしんしょうたい) 上顎正中部の唇側にあり，上唇内面から歯槽粘膜に上下に走るヒダをいう．上唇を持ち上げると著明に見える．

上唇小帯の異常 (――じょうしんしょうたい――いじょう) 正常な場合，この小帯は歯槽骨の発育とともに上方へ移動する．付着異常では歯頸部う蝕や正中離開の原因になる．

上唇線 (じょうしんせん)【補】咬合採得の終わった咬合床に記入されている線で，患者の会話時や笑ったときなどに外観にふれる境界部分を示している．人工歯の長さを技工士に指示する意味があり，排列の目安ともなる．

焼成温度 (しょうせいおんど) 陶材泥を築成後焼成する温度をいう．築成および焼成回数は製作物により異なるが，使用する陶材の溶融温度付近まで最初からか炉温を上げて焼成を行い，最終焼成温度との差をなるべく少なくしたほうがよい．

脂溶性ビタミン (しようせい――) ビタミンは，その溶解性から脂溶性と水溶性に分けられる．脂溶性ビタミンは，分子中に大きな炭化水素成分のある化学構造が特徴である．ビタミンA，D，EおよびKがこれに属する．

笑線 (しょうせん)【補】咬合した状態で，大きく笑った際の，上唇下縁と下唇上縁の位置を示すもの．前歯部人工歯選択の基準である．

小泉門 (しょうせんもん) 新生児の頭蓋骨のうち，後頭骨と頭頂骨の間の縫合部は，出生時には閉じておらず，軟らかくブヨブヨしている．この部分を小泉門という．小泉門は生後4～5週以内に閉鎖する．

消息子 (しょうそくし) ➡ゾンデ

小帯切除術 (しょうたいせつじょじゅつ)【周】歯肉歯槽粘膜形成術 (MGS) の1つで，小帯の一部，あるいは全部を切除することにより，小帯の異常発達，形態異常などによる辺縁歯肉や乳頭歯肉への異常な張力をなくしたり，歯周病や歯間離開の原因を除去する．

指様弾線 (しようだんせん) 同歯間弾線【矯】補助弾線の一種で，前歯や小臼歯の近遠心移動に使用される．

情緒の発達 (じょうちょ――はったつ) 同情動の発達 情緒は比較的短時間に起こる一過性の感情であり，中枢，自律神経などの活動をともなう．怒り，恐れ，驚きのような行動，表情などとして外面に表出されるとともに，主観的な内面的体験となり，同時に生理的な変化を生じる．情緒は発達にともなって分化する．

情動の分化 (じょうどう――ぶんか) 新生児は生後興奮の状態にあるが，この興奮からまず苦痛と喜びが分化し，この苦痛からは，怒り，嫌悪，恐れなどが生後半年の間に分化する．喜びはその後，得意，愛情など1年の間に分化するが，快よりも不快のほうが一般に早く分化する傾向がみられ，およそ2歳までにおとなのもつ基本的な情緒は分化して現れ，5歳までにはおとなのもつ情緒のほとんどが現れると考えられている．

消毒 (しょうどく) 手術野や手術器材に付着した病原微生物を殺菌し，感染症の発生を防止するものである．アルコールなど各種の薬剤が用いられる．

消毒用アルコール (しょうどくよう――) 手術野や器材の消毒に使われるアルコールのことで，70％エチルアルコールと35～50％イソプロピールアルコールがある．

小児壊血病 (しょうにかいけつびょう)

シヨウ

㊂メルレル・バロウ病　ビタミンCの欠乏症で，生後6か月以後の人工栄養児にみられることがある．ビタミンCの欠乏により，血管壁や骨形成に障害が生じる．歯肉，鼻粘膜からの出血および関節の腫脹などが生じる．

小児患者の導入　（しょうにかんじゃ――どうにゅう）【小】　来院した小児が不安や恐怖心をもつことなく，診療台で診療が受けられるように導入すること．治療前に小児の年齢や歯科治療経験の有無などを，カルテや問診により知り，小児に積極的に話しかけ小児とのラポールを形成することが必要である．

小児期の分類　（しょうにき――ぶんるい）【小】　小児科では，出生前期は細胞期（0～14日），胚芽期（14日～9週），胎児期（9週～出生）と分類し，出生後は新生児期（出生～4週），乳児期（0～1年），幼児期（1年～6年），学童期（6年～12年）そして思春期（女子10年～18年，男子12年～20年）と分類する．

小児自閉症　（しょうにじへいしょう）　➡自閉症

小児のX線撮影法　（しょうに――せんさつえいほう）【小】　X線撮影の必要なときは，X線の被曝線量の軽減をはかるべく放射線防護について十分配慮すべきである．また妊娠中の母親は不用意にX線撮影に立ち合わせない．X線撮影法には，口内オルソパントモ型やデンタル型X線撮影法，また，咬翼法や咬合法による撮影法さらにX線規格写真撮影法がある．

小児の血圧　（しょうに――けつあつ）【小】　年齢とともに高くなる．最高血圧と（　）内最低血圧は，乳児80～90（約60），幼児90～100（60～65），学童100～110（60～70）であり，成人は110～130（60～80）である．

小児の血液　（しょうに――けつえき）【小】　小児の全血量は成人のそれに比し比較的多く，乳児では体重の1/13～1/14（成人では1/15）である．また血液の成分は，白血球数は成人で7,000～8,000 mm³であるのに乳児では10,000～12,000 mm³と多く，5～6歳になって成人なみとなる．また乳児ではリンパ球が好中球の数を凌駕し，それが4～5歳まで続くことがある．

小児の呼吸　（しょうに――こきゅう）【小】　乳児は複式呼吸で呼吸量が少ないのに代謝が盛んであるから，頻回の呼吸を必要とする．1分間の呼吸数は，新生児45～40，乳児40～30，幼児25～20，学童20～18であり，成人では18～16である．

小児の身長　（しょうに――しんちょう）【小】　1歳児の身長は男女とも約50cmで，身長は，1年で75 cm（1.5倍），4年で100 cm（2倍），12年で150 cm（3倍）となる．

小児の睡眠時間　（しょうに――すいみんじかん）【小】　おおよその睡眠時間は，乳児20～16時間，幼児16～12時間，学童12～10時間，青年10～8時間とされ，ことに乳幼児期には，寝不足をすることはない．小児は，本当に眠くなれば，周りが少々騒がしくても眠ってしまう．

小児の体温　（しょうに――たいおん）【小】　代謝が盛んなため，37℃を超すこともある．1日のうちでも変動があり，一般に朝のうちは低く，午後から夕方にかけて高めになる．また運動したり泣いたりするだけでも，37℃を超えることがあり，普通37.5℃以上を発熱とみなす．

小児の体重　（しょうに――たいじゅう）【小】　身体の総合的な成長の目安となり，栄養状態や健康状態を知るうえで重要である．体重増加は，出生時を1とすると，3か月で2倍，1年で3倍となり，2年で4倍，3.5年後に5倍，5.5年後に6倍そして6.5年後に7倍となり10年後では10倍となる．

小児の脈拍　（しょうに――みゃくはく）【小】　1分間の数で，新生児140～120，乳児130～110，幼児120～90，学童90～80，成人75～70である．乳児は代謝が盛んで酸素需要量も多いのに，心臓の1回の拍出量が少ないため，心拍数は多くなる．

上皮基底層　（じょうひきていそう）　歯肉上皮は重層扁平上皮で，4層のうちの最下層を上皮基底層といい，この基底細胞を基底膜と結合組織に接着させているのがヘミデスモゾーム（半接着斑）である．上皮細胞間はデスモゾーム結合をしている．

上皮細胞　（じょうひさいぼう）　歯肉上皮細胞は上皮組織の構成成分である．この上皮細胞は基底層で細胞が分裂し，表層に達すると上皮細胞の一生が終わるため，

つねに新しい細胞と入れ代わっている.

上皮小体機能亢進症 (じょうひしょうたいきのうこうしんしょう) 同副甲状腺機能亢進症 上皮小体（副甲状腺）の分泌機能が亢進することをいう.上皮小体に腫瘍が発生したときにみられることが多い.

上皮小体機能低下症 (じょうひしょうたいきのうていかしょう) 同副甲状腺機能低下症 副甲状腺の機能が低下し，ホルモンの分泌が低下することによって血清Caの低下，血清無機リン上昇などを生じ，テタニー，痙攣症状を認める.

上皮真珠 (じょうひしんじゅ) 乳前歯萌出前の乳歯の歯槽堤の歯肉部に発現する白色光沢をもつ球状の石灰沈着物様の腫瘤.歯胚の発育過程中に，生理的に退縮すべき歯堤を形成する上皮細胞が一部残存し，この上皮細胞が同心性に集まり角質化し歯肉に結節として現れたものである.

上皮性腫瘍 (じょうひせいしゅよう) 上皮細胞に由来する腫瘍をいう.良性型と悪性型がある.前者には乳頭腫などがあり，後者には癌腫がある.

上皮層 (じょうひそう) 上皮層は上皮細胞よりなり，表面から順に角化層，顆粒層，有棘層，基底層からなる.細胞分裂は基底層で行われ，その細胞が表層に達するには，10～12日はかかるとされている.

上皮突起 (じょうひとっき) 口腔上皮と口腔歯肉溝上皮は上皮直下の結合組織との境界は平坦でなく，交互に嵌入し合い，杭やひだ状を呈している.この形態を上皮突起という.

上皮付着 (じょうひふちゃく) 内縁上皮のうち歯肉溝底より下では歯冠あるいは歯根表面に付着しており，これを上皮付着という.歯と歯肉は上皮細胞のヘミデスモゾームで結合している.

床副子 (しょうふくし) 【外】 歯槽や口蓋を固定源として，歯や顎骨の固定を行うもので，床そのものはレジンやニッケル・コバルト合金で作られる.

上部構造（インプラントの） (じょうぶこうぞう) 【補】 インプラントにおいて，生体組織内に埋入される部分を下部構造とよぶのに対して，これを支台としているクラウンや義歯などの補綴物を上部構造とよぶ.オッセオインテグレーテッドインプラントの場合には，アバットメント，ゴールドスクリュー（アバットメントと上部構造とを連結するインプラント構成要素の1つ），補綴物を含めて上部構造とよぶ.なお，アバットメント，ゴールドスクリューは，厳密には，上部構造と下部構造との中間構造体である.

静脈確保 (じょうみゃくかくほ) 同血管確保 麻酔や検査に先立ち，静脈穿刺を行い静脈針を血管に留置し，緊急事態が発生したとき，薬物療法がすぐに開始できるように備えることである.

静脈血 (じょうみゃくけつ) 体内各組織から肺へ向かい流れる血液であり，各組織，細胞間から排出されたCO_2を肺へ運ぶ.静脈血中のO_2分圧は約40 mmHg，CO_2分圧は約46 mmHgである.体循環系においては各組織から右心房へ帰る静脈血管中を流れるが，肺循環系では肺動脈中を流れる.

静脈内鎮静法 (じょうみゃくないちんせいほう) 同静脈麻酔法 精神鎮静法の一種で，薬物を静脈内に投与し，患者の意識を失わせることなく，恐怖感や不安感による精神緊張を和らげる方法.鎮痛作用は十分でないので，通常は局所麻酔が併用される.薬物としてジアゼパム，メトヘキシタール，ペントバルビタールなどがある.

消耗症 (しょうもうしょう) 乳児の慢性栄養障害で，体重減少が正常時より40%以上減少したものをいう.発育不良で，進行性のいそうを主徴とする.

床翼 (しょうよく) 【補】 義歯床の人工歯歯頸部から床縁までの部分が翼の形に似ていることからつけられた名前であり，義歯研磨面と同じ部位である.頬側床翼と舌側床翼があり，とくに頬側床翼は頬筋の圧迫により義歯の維持を格段に増加させる.

蒸溜水 (じょうりゅうすい) 液体を熱してできた蒸気を冷却してふたたび液体化し，無機塩類，有機物，含有気体などを取り除いた水をいう.化学的にほとんど純粋なので化学実験，精密工業などに用いる.

小連結子 (しょうれんけつし) 【補】 部分床義歯の構成要素の1つ.支台装置や

レストなどと義歯床や大連結子とを連結する金属部分をいう．クラスプにおける鉤脚やレストにおける脚部がこれにあたり，同義とされることが多い．

初期う(齲)蝕（しょき——しょく）【小】 エナメル質表面に実質欠損のない初期段階のう蝕で白斑として認められる．組織学的には表層下脱灰の像を呈する．

初期う(齲)蝕の進行抑制（しょき——しょく——しんこうよくせい）低年齢児のう蝕の進行を初期段階で抑制しようとするものでフッ化ジアンミン銀 $Ag(NH_3)_2F$ を 1 ml 中に380 mg 含有する溶液（商品名：サホライド）の塗布が行われている．

初期治療（しょきちりょう）⇨イニシャルプレパレーション【周】 歯周基本治療と同義語である．歯周疾患の程度に関係なく最初に行う治療であり，緊急処置，プラークコントロール，スケーリング・ルートプレーニング，不適合修復物の調整あるいは除去，咬合調整，暫間固定，硬組織疾患の処置，習癖の除去，保存不可能な歯の抜去，治療用義歯，歯周ポケット搔爬，歯の小移動などが含まれる．

食後尿（しょくごにょう）尿タンパクの測定などにより腎臓疾患を検査する場合，起床直後に採取した早朝尿を安静時尿とし，これに合わせて食後に採取した食後尿，運動後に採取した運動後尿などの測定を比較して行うことが必要となる．糖尿病時における糖の伸長などをみる際には食後尿を用いる．

食渣（しょくさ）➡食物残渣

食餌性繊(線)維（しょくじせいせんい）➡食物繊(線)維

食事の指導（しょくじ——しどう）⇨栄養指導 ショ糖を含む食品はもっとも齲蝕誘発性の高い食品とされている．したがってう蝕予防のためにはショ糖含有食品摂取の過多を止め，同時に繊維や水分に富む清掃性食品を多めにとるように指導する．

食習慣（しょくしゅうかん）個人の日常における食事パターンをいう．個人の考え方や嗜好，経験，食事に対する関心などによって習慣づけられる．食習慣はもっともう蝕誘発性の高い習慣とされる．

触診（しょくしん）理学的審査方法の1つ．一般には手指，手掌を用いて患部に触れたり，圧迫，牽引，擦過，動揺などの動作を加えて病状を知る．歯では，ピンセット，エキスプローラー，デンタルフロスなどで触診を行う．

食生態学（しょくせいたいがく）生物学の一分野であり，食物と環境の相互関係や食物同士の相互関係を扱う科学である．

褥瘡（じょくそう）局部が圧迫や摩擦などの機械的刺激を受け，上皮に壊死が生じること．

褥瘡性潰瘍（じょくそうせいかいよう）局所の圧迫や摩擦による上皮の壊死が固有層にまで及んで，潰瘍化した状態．

触知（しょくち）器具がある物体に接触した場合に，その物体の表面の性状を知ることをいう．歯科用探針で歯根面を触知するためには，探針の先端よりもむしろチップを使用して探知操作を軽く行うのがよい．

食品の停滞性（しょくひん——ていたいせい）⇨食品の粘着性 食品の性状により口腔内での食品の停滞性が異なる．粘着性のある食品であれば，それだけ長く口腔内に停滞する．このとき，糖質（とくにショ糖）を含む食品は高いう蝕誘発性をもつ．

食片圧入（しょくへんあつにゅう）咬合圧によって食物が歯間空隙に押し込まれることをいう．一般的に垂直性または水平性食片圧入に大別されるが，臨床的には垂直性食片圧入が圧倒的に多く，歯間部にはさまった食片が容易に除去できず，隣接面う蝕，歯周疾患の原因となる．

食片圧入の防止（しょくへんあつにゅう——ぼうし）食片の圧入原因である①接触点の不良，②歯列不正，③咬耗，④歯の動揺，⑤歯の形態異常，⑥隣接面う蝕，⑦辺縁隆線の不ぞろいおよび挺出，⑧不良修復物，補綴物，などの原因の除去を行う．

食物残渣（しょくもつざんさ）⇨食渣 歯面や歯間部に停滞した摂食食品の一部のこと．通常，舌，頬，口唇の運動，唾液および洗口で除去，消失する．

食物繊(線)維（しょくもつせんい）⇨食餌性繊(線)維 動物が消化できない植物細胞壁成分をいう．セルロース，リグニン，ヘミセルロース，ペクチン，一部のタンパク質，ケイ素化合物などが含ま

食物による着色（しょくもつ――ちゃくしょく）　歯の沈着物の1つに食物による歯の着色がある．これは食品成分が直接歯冠部を着色させるかまたは食品成分間の反応により着色したものである．

助産婦様手（じょさんぷようしゅ）　テタニーの患者に生ずることが多く，拇指が掌面にむかって曲がった状態を意味する．過換気症候群のときにも助産婦様手を呈する．

初潮年齢（しょちょうねんれい）　初潮の訪れは，年齢とは関係が少なく，身長が147～152 cm（体重が40～42 kg）に達した時期に現れるといわれており，女子が最大年間増加量を示す時期より半年ないし1年遅れて初潮がみられる．

触覚（しょっかく）　皮膚および粘膜の表面や毛に物体が接触して機械的刺激を与えることにより発現する感覚をいう．

ショック　急性の末梢循環不全で，血圧は下降し，顔面蒼白，無力状態となる．原因により種々の分類がなされているが，不安，恐怖，疼痛刺激などによる神経性ショック，薬剤によるアナフィラキシーショックなどがある．

ショック体位（――たいい）　ショックが起こった場合，脳への血流増加をはかるためにとる体位である．仰臥位で，上体を水平にして下肢を高くするか，頭部を10～15°下げたトレンデレンブルグ体位をとる．

ショ糖（砂糖）（――とう〈さとう〉）　ブドウ糖と果糖が結合した二糖類である．体内でブドウ糖として働き，カロリー源となるとともに，甘味をもたらす成分として重要である．全身的には肥満や成人病，口腔内でう蝕誘発能と関連して，食餌コントロールの対象とされる．

徐脈（じょみゃく）　脈拍数が正常より多い状態を頻脈，少ない状態を徐脈という．成人では通常，脈拍数100以上が頻脈，50以下が徐脈とされている．脈拍は精神的の影響を受けやすく，疼痛不安，緊張時には頻脈となることが多い．また，神経性ショックなどでは，徐脈が1つの特徴である．

ショルダー型（――がた）【補】　歯冠補綴における支台歯歯頸部辺縁形態の1つで，ジャケットクラウン，メタルボンドクラウンに対して適用される．歯頸縁に一定の幅をもつため設定位置が明確であるが，形成は比較的困難である．歯質の削除量は多く，カントゥアの付与には有利な反面，有髄歯では歯髄への為害作用も大きい．

シリコーンパテ　同パテ状シリコーン　シリコーンラバー印象材のヘビータイプで，そのパテ状の性質を指していう名称．シリコーン印象時の一次印象として用いられるほか，種々のインデックス（コア）としても用いられる．

シリコーンホイール【修】　カーボランダムやアルミナなどの砥粒をシリコーンゴムで固めて，ホイール（車輪）状にしたもの．インレーやクラウンの広い平滑面の研磨に使う．砥粒の大きさによって色分けがしてある．

シリコーンポイント【修】　カーボランダムやアルミナなどの砥粒をシリコーンゴムで固めて，ポイント状にしたもの．種々の形態があり，インレー細部やクラウン咬合面などの研磨に有効である．砥粒の大きさで色分けがしてある．

シリコーン油（――ゆ）　有機ケイ素化合物の重合体の液状物で，揮発しにくく，物理的，化学的にも変化しにくい．機械類の減摩剤，潤滑剤などに使用される．

シリコーンラバー印象材（――いんしょうざい）　ラバーベース印象材の一種で，精密印象時に用いられる．主成分はポリジメチルシロキサンで，硬化剤としてカプリル酸第一スズとエチル（アルキル）シリケート，填塞材としてシリカ微粉末を含む．この印象材の長所としては，永久ひずみが小さい，弾性回復が良い，無臭，硬化がシャープなど，短所としては，高価，保管寿命が短いなどがあげられる．

シリンジ　同注入器　元来，注射器の意味であるが，印象用としては各種印象材を支台歯形成面，合着孔，歯肉溝内などに送入するためのもの．ステンレス鋼あるいはプラスチック製の注入器のことを指す．そのほか洗浄用シリンジもある．

シルバーヘルスプラン　労働衛生対策の一環として昭和54年度から35歳以上の中高年齢労働者に対し，健康・体力の保持・

増進活動を含めた総合的な健康管理対策として「シルバーヘルスプラン」がスタートした．これは，健康づくり，体力づくりのための活動を日常生活に習慣づけるよう指導を行うとともに企業内にこのような活動のリーダーを養成するものである．

シルバーポイント ➡銀ポイント

歯列弓（しれつきゅう）歯列を咬合面側から見たときの形態をいい，ほぼ放物線を描いている．前歯部の切端と白歯部の頬側咬頭を結んだ線の形態によって狭窄歯列弓，鞍状歯列弓などに分類されている．

歯列弓高径（しれつきゅうこうけい）上下顎中切歯の歯間乳頭の垂直距離，あるいは上下顎左側中切歯唇側歯頸部中央間の距離をいう．

歯列弓周長（しれつきゅうしゅうちょう）乳歯列では第二乳臼歯の遠心端，永久歯列では第一大臼歯の遠心端または第二大臼歯の遠心端から，対側の同名歯の同部位までの接触点や切歯切縁を通る円弧の長さをいう．

歯列弓長径（しれつきゅうちょうけい）歯列弓の前後的な直線の長さのことで，一般的には，左右中切歯近心隣接点から第一大臼歯遠心隣接点とを結んだ垂直距離をいう．

歯列弓幅径（しれつきゅうふくけい）歯列弓の左右の直線的な幅のことで，一般的には左右（乳）犬歯咬頭頂間の直線的距離や左右第一小臼歯頬側咬頭頂間の距離を求める．

歯列不正（しれつふせい）歯列弓の形態は，おもに顎骨歯槽部の発育および歯の大きさとの不調和により，狭窄歯列弓，V字形歯列弓，鞍状歯列弓，空隙歯列弓などの異常をきたす．また，咬合平面では高位歯や低位歯により歯列の側面曲線を損なう．乳歯列には一般に不正が少ない．処置は歯科矯正治療による．

ジロマチック®【内】1/4回転90°振幅回転する特殊なコントラアングルハンドピースにバーブドブローチ（クレンザー）を装着して，電気エンジンにより根管拡大を行うシステム．

ジロマチックコントラ®【内】根管拡大用のコントラアングルハンドピースで，器具の破折や根管壁の穿孔を防ぐために，1/4回転90°振幅で正逆交互に回転するよう設計されたもの．

唇顎口蓋裂（しんがくこうがいれつ）口腔顔面部の裂奇形のうち，破裂が上口唇から歯槽突起，口蓋を経て口蓋垂尖端まで及ぶものを総称するさまざまな状態がある．外観上の異常以外にも発音，咀嚼，嚥下などの機能的障害をともなう．形成外科的手術を行う．

真菌（しんきん）同カビ 基本的形態は菌糸と酵母様細胞である．口腔から検出される真菌には，*Candida*，*Cryptococcus*，*Torulopsis* がある．*Candida* とう蝕の関係については古くから検討されているがう蝕病巣からの検出率も高い．

心筋梗塞（しんきんこうそく）冠状動脈の栓塞，血栓などが生じ，循環障害のため心筋が全層にわたって壊死した状態をいう．梗塞部位が広範囲にわたる場合，心臓のポンプ機能が停止し，死亡する．

真空焼成法（しんくうしょうせいほう）ポーセレン（陶材）焼成法の一種で，減圧した鋳造炉内で陶材を焼成する方法．大気焼成法に対する用語．気泡を減らし，歯の自然な色調を出すとともに，より緊密で強度の高いポーセレンを焼成することができる．

真空泡沫現象（しんくうほうまつげんしょう）➡空洞現象

真空埋没法（しんくうまいぼつほう）埋没材の練和およびワックスパターンの埋没を減圧下で行う方法．埋没材中の気泡を減らし，滑沢な鋳造物が得られる．練和のみを減圧下で行うことが多い．

腎クリアランス法（じん——ほう）腎機能検査の一種で，血液が腎を流れ過ぎる間に，ある物質がどの程度取り除かれるかを定量的に表す数値である．

シングルデンチャー【補】上下顎のどちらか一方が全部床義歯で，他方が有歯顎の症例で装着された義歯のことをいう．

新グレラン®（しん——）サリチル酸系の内服型の鎮痛・解熱薬である．一般名はサリチル酸コリンと呼称されている．

神経型曲線（しんけいがたきょくせん）スキャモン（Scammon）の臓器発育曲線のうちの1つで，頭蓋骨，脳脊髄，眼などがこれに含まれる．胎生期から幼児期に

かけて急速に成長し，6歳頃までに成人の90％近くまでに達し，以後徐々に完成

神経性ショック（しんけいせい——）同疼痛性ショック　疼痛などの刺激によって副交感神経の過緊張が生じ，末梢血管の拡張→静脈環流の減少→心拍出量の低下→血圧降下に至る末梢循環不全である．

心原性ショック（しんげんせい——）心臓のポンプ機能停止によるショックで，心筋梗塞などのときに生じやすい．

人工呼吸（じんこうこきゅう）　種々の原因で，呼吸運動が停止した場合，肺の換気を人工的な方法あるいは用いて，維持する方法である．口‐口呼吸法(mouth to mouth 法) などがある．

人工歯（じんこうし）【補】　有床義歯やポストクラウンなどの補綴物に，歯の代用として用いる人工的な歯のことで，陶歯，レジン歯などがある．それぞれの患者に合わせて選択できるように，形態や色調の異なるいくつかの種類がある．

人工歯排列（じんこうしはいれつ）【補】　義歯に用いる人工歯を並べること．排列に際しては，それぞれの患者に合った人工歯を選択し，口唇や舌との位置関係，顎間関係などと調和しつつ，審美的ならびに機能的要件を満たすように考慮しなければならない．

人工的穿孔（じんこうてきせんこう）【内】　歯髄腔の開拡，根管拡大など根管治療時に解剖学的形態のほかに誤った方向に交通を形成すること．バー，リーマー，ファイルなどの誤操作による．

人工砥石（じんこうといし）　スケーラーの切れ味をつねによくしておくために研磨することが大切である．スケーラー研磨には砥石を用い，人工砥石にはルビーストーン，カーボランダムストーンのほかフェルトホイールなどがある．

人口動態（じんこうどうたい）【衛】　人口は常に変動している．その変動の状態が人口動態であり，これを把握しようとするのが人口動態統計である．出生，死亡，死産，婚姻，離婚については法によってその届け出が定められている．それらから算出される各種衛生統計値は健康水準を示す指標となる．

人工(乳)栄養（じんこう〈にゅう〉えいよう）【小】　乳児を母乳以外の栄養物で育てること．多くは調製粉乳によっている．栄養法の不規則性が後の間食摂取の不規則性へも移行し，う蝕が発生しやすくなるとする意見がある．

新産環（しんさんかん）同新産線【小】　歯（おもに乳歯）の形成時期において，胎内で形成された歯質と出生後に形成された歯質の境界に，歯の成長線に一致した形成不全の層が現れることがある．これを新産環（線）という．歯種によって歯質形成時期が異なるため，出現部位が異なる．

唇歯音（しんしおん）　英語やドイツ語のf（エフ）やv（ブイ）に相当する子音で，日本語にはこれに相当する子音はない．下唇と上顎前歯を接触させて音声を形成する．

滲出液（しんしゅつえき）　炎症の際に血管からその周囲組織に滲出してきた液体をいう．組織に対する機械的および化学的刺激により血管透過性が亢進して滲出してくる．細胞性成分，電解質，有機成分，酵素や代謝産物などが含まれている．

浸潤麻酔（しんじゅんますい）【外】　歯科臨床においてもっとも頻用される局所麻酔法であり，麻酔液を組織内に浸潤させることにより末梢の知覚神経麻痺状態を得る方法である．

唇小帯（しんしょうたい）　口唇粘膜から付着歯肉，ときには辺縁歯肉へと移行する部に縦走するひだをいい，上唇小帯と下唇小帯とがある．これが長大で辺縁歯肉近くまで伸びていると，日常の咀嚼や会話によって辺縁歯肉や付着歯肉が引っ張られ，歯周ポケット形成や深化を起こしやすい．

侵蝕症（しんしょくしょう）➡酸蝕症

心身障害児(者)（しんしんしょうがいじ〈しゃ〉）　肢体不自由，視覚障害，聴覚障害，平衡機能障害，音声障害もしくは言語機能障害，心臓機能障害，呼吸機能障害などの固定的臓器機能障害，または精神薄弱などの精神的欠陥があるため，長期にわたり日常生活や社会生活に相当の制限を受ける小児や者をいう．

真性下顎前突（しんせいかがくぜんとつ）➡骨格性反対咬合

心性呼吸困難 （しんせいこきゅうこんなん）
大動脈閉鎖不全症などに継発する発作性の呼吸困難を意味する．

真性三叉神経痛 （しんせいさんさしんけいつう） 同特発性三叉神経痛，原発性三叉神経痛，大三叉神経痛 原因が不明の特発性の三叉神経痛を意味する．激烈な発作性疼痛であることが多く，口腔内外に発痛帯がある．

新生児アフタ （しんせいじ——） ➡ベドナアフタ

新生児期 （しんせいじき）【小】 出生より4週までの時期で急激な環境変化とともに，呼吸，循環，消化器，神経機能などの生理機能も大きな変化をとげる．たとえば，子宮内では胎盤を介してガス交換をしていたものが，出生以後は栄養の補給がなされていたが，自分の肺で直接ガス交換を行うようになる．栄養や水分は哺乳によって摂取し，自ら消化吸収するようになる時期をいう．

真性てんかん （しんせい——） 意識障害と痙攣が発作性に生じる疾患で，原因が不明なものを意味する．

真性ポケット （しんせい——） ➡歯周ポケット

唇側弧線装置 （しんそくこせんそうち）【矯】顎間固定装置の基本構造の一部で，構造は第一大臼歯帯環，内径1mmの頬面管，1mmの唇側弧線，唇側弧線にろう着するフックからなり，主として前歯の舌側移動，大臼歯の遠心移動などに用いる．

唇側バー （しんそく——） 同ラビアルバー 一側性の下顎部分床義歯に用いられる大連結子の1つで，前歯の唇側部に設けられる棒状の連結子である．

唇(側)面窩洞 （しん（そく）めんかどう）【修】 窩洞の名称のうち窩洞の位置する歯面の名による名称の1つで，唇(側)面にある窩洞をいう．歯の軸面に存在するので隣接面窩洞，舌(側)面窩洞とともに歯軸面窩洞という場合もある．

身体固定具 （しんたいこていぐ） ➡抑制器具

靭帯剝離子 （じんたいはくりし）【外】歯周靭帯を剝離する器具で抜歯時に使用される．

診断用義歯 （しんだんようぎし）【補】病状の診断や治療方針を決定するために，暫間的に装着する義歯．咬合を挙上する場合や，咬合平面を改善する場合などに用いられる．

診断用模型 （しんだんようもけい） ➡研究用模型，考察用模型

シンチバック 【矯】 アーチワイヤーの大臼歯チューブから出た後端を歯肉側の方向へ曲げる．この屈曲により，アーチワイヤーに曲げ込まれているループを活性化させて歯を移動したり，頬粘膜を傷つけないようにする．

人中 （じんちゅう） 上口唇の正中部にある鼻下より紅唇縁に至るくぼみ（溝）．発生学的には左右の内側鼻突起（球状突起）より形成される．

身長増加量 （しんちょうぞうかりょう）身長はスキャモン（Scammon）の発育型の一般型をとる．したがって出生後各年間と思春期に身長の増加が著しい．

心電図 （しんでんず） 同ECG(electrocardiogram) 心臓の作業筋の活動電位の時間的変化をグラフに記録したものである．

ジンパッカー 歯冠補綴物またはインレーのマージンを歯肉縁下に設定するとき，歯肉を傷つけずに歯肉縁下まで支台歯形成ができるよう，あるいは印象できるよう歯肉圧排を行うが，このとき圧排用コードを歯肉溝中に圧入するための器具．

新付着外科手術 （しんふちゃくげかしゅじゅつ） ➡切除新付着術

シンメルブッシュ煮沸滅菌器 （——しゃふつめっきんき） Schimmelbuschの考案による湿熱滅菌の煮沸法に用いる器機の1つ．黄銅板製でニッケルもしくはクロムメッキされており，ガス用と電気用がある．各種器具の滅菌は同滅菌器内にて，沸騰(100℃)後，15分間以上行う．適応器具としては，抜歯鉗子，ピンセット，リーマー，注射針などの金属器具，注射筒などのガラス器具，ゴム製品などがあげられる．

心理的法 （しんりてきほう） ➡催眠法

診療報酬明細書 （しんりょうほうしゅうめいさいしょ） 社会保険による診療を行った際，各患者における診療内容，件数を各月ごとに集計し，病名，診療日数などとともに記載する用紙でレセプトともよばれる．これに基づいて診療報酬が支払基金などから支払われる．

唇裂 （しんれつ）➡口唇裂

ス

随意尿 （ずいいにょう）　同随時尿　尿検査において，尿の採取時期によりデータが大きく狂うときがある．したがって採取時期に対して制約，条件をつけるわけである．それに反して，採取時期に何らの制約も条件も考慮しない場合がある．そのときの尿を随意尿という．

髄角 （ずいかく）　象牙質内の冠部歯髄腔は歯冠部の形を縮小した形態をなし，その尖った部分が髄室角でこの部分の歯髄を髄角という．

水癌 （すいがん）➡壊疽性口内炎

髄腔開拡 （ずいくうかいかく）➡髄室開拡

髄腔穿孔 （ずいくうせんこう）【内】抜髄，感染根管処置の際，歯髄へのアプローチのために髄腔を開けること．通常は，ラウンドバーにて穿孔する．

髄腔壁 （ずいくうへき）　歯冠に相当した歯髄腔壁，すなわち髄室を取り巻く象牙質壁である．歯冠に相当する面と同一名がつけられており（唇頰側壁，舌側壁，近心壁など），また咬合面に対する壁は髄室蓋，これに対向する壁は髄室床という．

水硬性仮封material （すいこうせいかふうざい）　ビニールポリマーと硫酸亜鉛無水物を主成分とした仮封material の一種で，室温で軟化（パテ状）しているが，充填後，唾液など水分にふれることによって徐々に表面から内部へと硬化が進み30分ぐらいで硬化する．加熱や練和操作の必要がなく便利である．

水酸化カルシウム （すいさんか——）　消石灰または生石灰ともよばれる白色の粉末で，わずかに苦い味を有する．水溶液はアルカリ性を示し，ある程度の殺菌力を有する．滅菌蒸溜水または生理的食塩水で適当な稠度に練和して糊剤として使用する．

水酸化カルシウム系製剤 （すいさんか——けいせいざい）　水酸化カルシウムをそのまま滅菌蒸溜水または生理的食塩水で練和して使用される場合もあるが，防腐作用が十分でないため，ホモスルファミン，その他のスルホンアミド剤やヨードホルムなどの消毒薬を配合した処方で，根管充填剤や歯髄覆罩剤として使用される．

水酸化カルシウム法 （Ca(OH)$_2$法）　（すいさんか——ほう）　生活歯髄切断を行った歯の根部歯髄切断面に，水酸化カルシウムを貼薬する方法で，切断面歯髄の瘢痕治癒に引き続き疵蓋硬組織の形成を促し，その下の根部歯髄を保存する方法である．

髄室 （ずいしつ）　歯冠部歯髄のおさまっている歯髄腔をいう．髄室の形態は歯の種類の歯冠外形に似る．

髄室開拡 （ずいしつかいかく）　同髄腔開拡　髄室天蓋を除去して歯髄腔を開放し，各根管に治療器具が直視直達できるようにすること．

髄室天蓋 （ずいしつてんがい）　同天蓋　髄室蓋ともいい，小大臼歯では歯髄腔は歯冠部で広い髄室をなすその天井部分をいう．

髄床底 （ずいしょうてい）　大臼歯，小臼歯の髄室の床の部分をいう名称．谷の部分で根管に移行する．

水素イオン濃度 （すいそ——のうど）　同pH　溶液中の水素イオンの濃度をいう．水素イオンのモル濃度の逆数の常用対数で表し，pHの記号を用いる．pH<7は水溶液は酸性，pH>7の水溶液はアルカリ性をいう．

髄(側)壁 （ずい〈そく〉へき）➡窩底

垂直型骨吸収 （すいちょくがたこつきゅうしゅう）【周】歯周炎が進行すると歯槽骨が吸収されるが，ごく一部に限局して歯槽骨が垂直性に消失している骨吸収形態をいう．原因としては食片圧入や咬合性外傷などが考えられる．

垂直ゴム （すいちょく——）【矯】上下の歯が咬合しない場合（開咬），歯の延長をはかり咬合を安定させるために用いるゴム輪（エラスティック）．ゴム輪のかかるフックはワイヤーにろう着されし，フック付結紮線などが用いられる．

水痘 （すいとう）　同水疱瘡　ウイルス性の小児伝染病．2～3週間の潜伏期を経て，軽度の発熱と同時に全身に散在する紅斑を生じる．やがて丘疹となり，さらに水疱を生じ，その後，痂皮となり，2～3週後に痂皮がとれて快方に向かう．一般

水道水フッ素濃度（すいどうすい――そのうど） わが国の水道法によれば，飲料水の水質基準としてフッ素の許容濃度は0.8ppmと決められている．一方，排水の一般基準値では，フッ素含有量の許容限度は8ppmである．

水道水へのフッ化物添加（すいどうすい――かぶつてんか） 同上水道のフッ素化 1945年にアメリカ，カナダにおいて始められた．用いられるフッ化物としては，NaF, NaSiF₆などがあり，う蝕抑制効果は40～70％程度であるといわれている．現在日本では行われていない．

吸い取り法（す――とーーほう） ➡プロッティング法

水平型骨吸収（すいへいがたこつきゅうしゅう）【周】 歯周炎の進行とともに歯槽骨が吸収されるが，歯槽骨が数歯にわたってほぼ均一に吸収されている状態をいう．原因としては，多数歯にわたって影響を及ぼすプラークや歯石の沈着，口呼吸などが考えられる．

水平ゴム（すいへい――）【矯】 ワイヤーのレールにそって歯の近遠心移動を行う場合に用いられるゴム輪をいう（顎内固定）．

水平線維（すいへいせんい） 歯槽骨と歯を結んでいる歯根膜線維の1つであり，歯槽縁近くと根尖近くに多くみられる線維である．下顎が臼摩運動を行うような歯軸と垂直方向に働く力と拮抗する．

水平埋伏歯（すいへいまいふくし） 体軸に対して，水平位に埋伏した歯をいう．通常は水平埋伏智歯を意味することが多い．

水疱瘡（すいほうそう） ➡水痘

水溶性ビタミン（すいようせい――） 水に溶けるビタミンでB群とCとに分かれる．B群に属する水溶性ビタミンは，B₁, B₂, B₆, B₁₂，ナイアシン，パントテン酸，ビオチン，myo-イノシトール，コリン，葉酸群である．

水流圧洗浄装置（すいりゅうあつせんじょうそうち） 同水流圧洗浄器 ノズルの先端より水が断続的に噴射し，歯面の付着物を洗い流す．歯間部や歯肉溝内の清掃と歯肉へのマッサージ効果も期待できる．しかしブラッシングやフロッシングに比べると清掃効果は劣る．

水冷式トレー（すいれいしき――） 寒天印象を行う際に用いる既製のトレー．吸排水管が付き，トレーの金属フレーム内を冷却水が環流する構造になっている．水の環流により，寒天印象材を冷却し硬化を早める．

スイングロックアタッチメント 可撤式永久固定装置の1つで，欠損部を補綴しながら金属床と連結してある可動性のスイングに取り付けてあるバークラスプ，ないしは，T字鉤により唇面より残存歯を固定する維持装置である．

スーパーインポーズ 同重ね合せ法【矯】 術前，術中，あるいは術後の頭部X線規格写真のトレース図を重ね合せる．矯正期間中の成長変化および治療効果の評価に用いる．

スーパースナップ® 同コンポジットレジン用研磨材 コンポジットレジン仕上げ研磨用のプラスチックディスクをいう．ベース用のプラスチックを柔軟な材質にしてあるので，周縁部で研磨面に傷をつけない．マンドレールが底面に出ない形で着脱も容易にしてある．

スキャモンの臓器別発育曲線（――ぞうきべつはついくきょくせん） Scammonは身体の臓器，器官の発育を，一般型，神経系型，リンパ系型，生殖器系型の4つのパターンに大別したが，各器官の発育を20歳をもって100％に発達するとみて発育の様相を曲線的に表した．

スキンナー氏液（――しえき） ヨードを主成分とした歯垢顕示薬の一種である．その液体成分は，ヨード3.3g，ヨードカリ1.0g，ヨード亜鉛1.0g，蒸留水16.0ml，グリセリン16.0mgである．ヨードを主成分とするものは，色調の鑑別性と染色性は強くない．

スキンホイール 鹿皮を円板状に切り抜き，4～5枚を重ねてホイール車輪状にしたもの．金属インレーやクラウンの最終研磨にルージュや青棒（酸化鉄，酸化クロム）と併用して，金属表面の光沢を出すときに使う．

スクエアブローチ 同角ブローチ【内】 断面が正方形をしたスムースブローチで，断面が円形のラウンドブローチに比べて綿花のまきつけが容易に行えるので，お

もに綿栓を作るのに用いられる.

スクラッビング法（――ほう）【周】 歯ブラシの毛先を辺縁歯肉に軽く接する程度に直角に当て，近遠心的に数ミリの微振動にて刷掃する．舌口蓋側はバス法と同様に歯面に対して斜めに当てる．歯間部の清掃効果が高く，プラーク除去効果も大きい．しかし，近遠心的な動きが大きくなり過ぎると，水平法の欠点がみられるようになる．

スクリーニング法（――ほう） 同ふるい分け法 健康診断は集団検診のところで実施されることが多いが，その場合，対象は大部分が正常者である．そこで能率を考えて無駄を省く目的でスクリーニング法が用いられ，段階的に異常者をしぼっていく方法がとられる．スクリーニングレベルをどのようにとるかが重要である．

すくわれ 鋳造体に現れる鋳造欠陥の1つで，表面の肌あれとして認められる．鋳型の熱しすぎや，鋳型に流れ込む溶けた金属（溶湯）の流れの影響で鋳造壁の埋没材表面がくずれることによって生ずる．

スケーラー【周】 歯垢や歯石を除去するための器具．シックル，キュレット，ホウ，チゼル，ファイル型などの手用スケーラーによって，おもに微振動で除石を行う．超音波，エアースケーラーがある．

スケーリング 同歯石除去【周】 スケーラーを用いて歯面や歯科修復物補綴物などに付着した歯石などの沈着物の除去操作をスケーリングとよぶ．通常はルートプレーニング（根面滑沢化）およびポリッシング（歯面研磨）を同時に行う．

スターキーポジション【小】 小児の刷掃を親が介助する場合に，小児の背後に立ち，小児の顔を少し上に向けさせ，顔を自分の身体に固定させ，上からのぞき込むようにして刷掃する姿勢をいう．就学前小児の刷掃に適した方法である．

スタイナー分析法（――ぶんせきほう） Steiner analysis 【矯】 上下顎の顎関係あるいは上下前歯の位置と角度を求める．これから，歯列弓と歯冠幅径の不調和，あるいは前歯軸の唇側傾斜の状態などの改善をするための個人の補正値を決める．これにより抜歯，非抜歯の判定を行う．

スタイレット 気管内挿管チューブを挿管しやすくするためにチューブ内に挿入する針金である．

スタディモデル ➡研究用模型，考察用模型

スタンプバー 同骨バー 骨整形用に用いられるバーであるが，トレー用レジンの調製，レジン床義歯の荒研磨などにも用いられる．目が粗いため，目づまりを起こしやすい．

スダンブラック 脂溶性の色素で，脂肪あるいはリポタンパク質の染色に用いられる．通常60%エタノール溶液（0.5 g/100 ml）を用いて1時間ぐらい放置し，色素を試料の脂質相に移行させたあと，余分の色素を50%エタノールで除く．染色，脱色時，脂質も溶出されてくることと，不安定なことが問題である．

スチールストリップス ➡ポリッシングストリップス

スチールバー 回転切削のための金属性の軸の先に炭素鋼の刃先がつけられたもの．使用頻度の高いラウンドバー，フィッシャーバーをはじめ，種々の形態，種々の大きさのものがあり，主として象牙質の切削に使う．

スティーブンス・ジョンソン症候群（――しょうこうぐん） Stevens-Johnson syndrome 同多形滲出性紅斑症候群 皮膚および粘膜に主要症状が現れる疾患である．高熱をもって発症し，口腔および外陰粘膜には紅斑，水疱，びらんを生じ，眼には両側性急性結膜炎，皮膚には多形滲出性紅斑様の紅斑，水疱，びらんを形成する．

スティッキーワックス 蜜ろう（蜂蜜より分泌）とロジン（松ヤニの揮発残渣）を主成分とする粘着性の強いワックスで，60～65℃で溶融し，ねばり気のある液状となる．ろう着時の金属の保持やレジン，石膏の仮着などに用いられる．

スティップリング 健全な付着歯肉および歯間乳頭部の表面にみられるミカンの表皮様の小窩状構造物で，歯肉と下部歯槽骨の結合組織の粘着性付着を示している．歯肉病変の指標として注目されているが，年齢や個人によりその数に相異がみられる．

スティムレーター 同歯間刺激子【周】 歯間刺激子ともいわれ，口腔清掃のため

の補助的清掃用具の一種である．木製の三角型の形態をしたスティムデントやインターデンス，ゴム製のラバーチップなどがあり，隣接面の歯垢除去と歯間乳頭のマッサージを行う．

スティルマン改良法（――かいりょうほう）【周】 刷掃法の1つで，スティルマン原法では，歯面の清掃が行われにくいため，歯ブラシを回転させることにより歯面の歯垢除去を一層はかるなるべく改良された刷掃法である．歯周疾患の予防，治療，メインテナンスとして有効である．

スティルマンのクレフト ➡クレフト

スティルマン法（――ほう）【周】 歯周疾患患者の治療として歯肉マッサージをねらいとした刷掃法の1つで，1932年にスティルマン（Stillman）が提唱した．歯ブラシの毛尖を根尖側に向け，歯肉縁と歯頸部に毛の脇腹をあてて，同一部位を数回繰り返し圧迫振動し歯肉をマッサージする．

ステファンのカーブ 同ステファンの曲線【衛】 プラークに発酵性炭水化物が作用するごとに，pHの低下（下降）または上昇が起こる．横軸に時間，縦軸にpHをとりグラフに描くと典型的な曲線が得られる．このプラークのpH時間－pH曲線を発見者の名にちなんでStephanの曲線とよぶ．初期の急激なpH低下とその後に引き続いて起こる緩徐なpHの上昇がこの曲線の特徴である．

ステント【補】 ①創面保護や移植皮膚片の支持をするために用いられる装置で，主体はアクリルレジンである．②放射線照射診療時の小線源の保持，インプラント植立時のガイドなどに用いられる補助装置の総称．

ストックトレー ➡既製トレー

ストッピング 熱可塑性の仮封材料．原料はガッタパーチャで，種々の色素を混ぜてある．火炎上で軟化させ仮封に使う．咬合圧がかかると変形しやすく，使用に際して十分注意が必要である．とくにう蝕象牙質の残存など乾燥が不十分だと脱落しやすい．

ストリップス【修】 布や板の細長い一片のことで，隔壁用ストリップスが研磨用ストリップスのいずれかの意味に使う．隔壁用はセルロイド，ポリエステル，ステンレスなどがある．研磨用はポリエステルやステンレス薄板に砥粒をつけて隣接面の研磨に使う．

ストリップスマトリックス ➡ポリエステルストリップス

ストレージバス 寒天用恒温槽は，ボイリングバス（100℃），テンパリングバス（45℃）とストレージバス（65℃）の3槽から構成されている．寒天印象材の操作性を良好に保つためには温度管理が重要である．

ストレートハンドピース【修】 機械的切削器具を保持するための道具で，角度が付いたコントラアングルのハンドピースはおもに口腔内で使用し，ストレートハンドピースは口腔外で修復物などの切削，研磨などに用いることが多い．

ストレプトコッカス・ミュータンス *Streptococcus mutans* 同ミュータンスレンサ球菌 本菌種名は，1924年，う蝕のレンサ球菌原因説を発表したK. Clarkeの命名による．本菌はう蝕の原因菌であり，歯垢とくに咬合面裂溝歯垢に多く常在する．中性またはアルカリ性培地に発育したときはグラム陽性の0.75μmの球状菌体で，中等度の長さの連鎖をつくる．酸性培地では1.5～3.0μmの桿状菌体となる．好気生および通性嫌気性であるが，95% N_2と5% CO_2との混合気下で培養良好である．

スナイダーテスト Snyder test【衛】 ブドウ糖加酸性培地（pH 5.0）中のBCG（ブロムクレゾールグリーン）が唾液中の耐酸性細菌の酸産生によって黄色に変化するまでに要した時間を尺度とすることにより，主として乳酸菌数を間接的に測定するものである．培養は3日間行い，その間の色調変化と時間的変化の結果から判定する．

スパイラルルートキャナルフィラー ➡レンツロ

スパチュラ 石膏，セメントなどの練和（かきまわし，均等な混和体とすること）に用いられる「へら」．ワックススパチュラはワックスを操作するときに用いられる器具．

スピーチエイド 同発音補助装置【補】 口蓋裂患者で外科処置だけでは解決できない発音障害を改善するために用いられる装置であり，通常，破裂部を閉鎖する

ための栓子用バルブがつけてある.軽く,清操性,装着感が良く,適正な維持力をもつことが必要である.
- **スピーの湾曲**(――わんきょく)【補】
有床顎の前後的湾曲.ドイツの解剖学者スピー(Spee)は下顎犬歯尖頂から下顎臼歯部頬側咬頭を連ねる線は円弧を描くことを報告し,その名がついた.なお,有床義歯の前後的湾曲は調節湾曲である.
- **スピッツメッサー** ➡ 尖刃刀
- **スピットン** 同含嗽装置 歯科用ユニットに組み込まれた患者洗口用の装置をいう.患者が含嗽した後,水を吐きだすための陶器の鉢であり,含嗽用の給水装置がついている.
- **スピロヘータ** スピロヘータとは spiral hair の意味で,1838年,C.G. Ehrenberg が提唱した言葉で,ラセン形で屈撓性があり,屈曲,回転などの運動をするもっとも原虫に近い微生物の総称である.*Borrelia* 属,*Treponema* 属,*Leptospira* 属などが代表的なものである.
- **スプーンエキスカベーター** 同エキスカベーター 手用切削器具の一種で,刃先が丸味を帯びたエキスカベーターである.左刃,右刃の区別があり,また両頭と単頭のものがある.主用途は軟化象牙質の除去である.
- **スプリットキャスト**【補】模型を咬合器に装着する場合に模型と咬合器維持用の装着用石膏部とが必要に応じて容易に分割できるようにしておく方法であり,義歯においてレジン重合後の咬合調整のための咬合器再装着,半調節性咬合器の調節などに利用される.
- **スプリント** 同副子,シーネ 骨折などの固定を目的として線副子,床副子などが用いられる.また,創面の保護,圧迫止血のためには床副子,顎関節症には咬合床副子が用いられる.材料は必要に応じて合成樹脂,金属などが使われる.
- **スプレッダー** 同根管用スプレッダー【内】加圧(側方)根管充填を行う際に使用するステンレススチールの器具.先端に向かって細くなる形状をしており,根管挿入されたガッタパーチャポイントの間に隙間を作るために用いる.
- **スポットウェルダー** 同電気溶接器【矯】矯正バンドにブラケットやチューブを溶接する器機.2つの金属板を重ねて上下から圧を加えて,大きな電流を流し,局部的に金属を溶かして溶接する.
- **スポンジゴールド** 同スポンジ状結晶金【修】電解沈澱法や,アマルガム法によって作られる海綿状の金粉である.スポンジゴールドは充填に用いられる.その性質は海綿状多孔性であり,軟らかく,填めやすい.
- **スポンゼル** ➡ ゼラチンスポンジ剤
- **スミアーレーヤー** 窩洞形成や歯冠形成および根管形成後に象牙質表面に付着した象牙質片の薄層をいう.その臨床的意義はまだ十分に解明されていない.
- **スムースブローチ** 同ミラー探針【内】根管の太さ,長さ,方向,障害物の有無などを探るための丸探針で,ブローチホルダーに丸探針を装着して使用するが,綿花をまきつけて根管を拭ったり,綿栓貼薬などに用いるときには角ブローチを装着して兼用する.
- **スライスカット**【修】隣接面う蝕の窩洞形成時に,歯の隣接面豊隆部をジスク,ポイントなどで切り落す方式である.窩洞形成の操作を簡易化し,修復物の適合性を良好にする.
- **スライディングプレート**【矯】反対咬合症例で,前歯部の垂直的被蓋の深い場合,下顎の振り下げに用いられる床装置.チンキャップと併用される.
- **スラリー水**(――すい)同石膏溶液 水の入った容器に石膏屑を入れ,48時間浸漬して作られる.この上澄みは石膏模型をすいすり浸漬したりするのに用いられる.石膏模型とアルジネートや寒天との分離効果もある.
- **スリーウェイシリンジ** 従来シリンジには,水銃,エアーシリンジ,スプレーシリンジがあったが,これらを1つのシリンジに組み込んだものがスリーウェイシリンジである.水銃,エアーシリンジのボタンを同時に押すことによりスプレーシリンジとなる.
- **スリークォータークラウン** ➡ 3/4冠
- **スワップテスト** Swab test う蝕活動性試験法の1つで,臼歯の頬側歯経部より消毒綿で採取した歯垢中の細菌を pH 指示薬とグルコースを含んだ培養液で培養し,醸酸菌により一定時間中に産生される酸

の速度を指示薬の色調変化により評価する方法.

スワンの第4点 (——だい——てん) 聴診による血圧測定では,動脈音が初めて出現するスワンの第1点から音が完全に消失するスワンの第5点までの音変化を聴診する.スワンの第4点は大きな清澄音のあと,音が急に小さくなる点である.

セ

生活歯 (せいかつし) 歯髄が生理的営みを行っている歯を総称していう.これに対して抜髄後根管充塡したものや歯髄が壊死した歯を失活歯という.

生活歯髄切断法 (せいかつしずいせつだんほう) 同生活断髄法【内】 若年者の歯根未完成歯や初期歯髄炎などの歯の歯冠部歯髄を,ラウンドバーやロングエキスカベーターなどで除去し,歯根部歯髄を残して切断面に薬剤で適切な保護を作り,根管歯髄を生存させて保存する方法.創面はやがて骨性瘢痕治癒が起こり,第二象牙質が形成される.

生活習慣病 (せいかつしゅうかんびょう)【衛】 生活習慣(嗜好,休養,食,運動)が深く関与する疾患群のこと.ガン,心臓病,脳卒中,肝硬変,糖尿病,歯周病などがある.加齢にともなって罹患率や死亡率が高くなる疾患を「成人病」と称して二次予防を行っていたが,さらに,生活習慣改善や初期治療としての一次予防を推進しようとする考えに基づくもの.

生活徴候 (せいかつちょうこう) ➡バイタルサイン

生活反応層 (せいかつはんのうそう) う蝕の生活反応層とは,う蝕が象牙質まで波及するとう蝕円錐組織像にみられるもので,透明層直下の層をいう.う蝕刺激に対する生活反応(防御)として象牙細管内に石灰や脂肪などの沈着の起きた部分をいう.

静菌 (せいきん) 生体に感染症が生じたとき,抗生物質や化学療法剤を投与して,原因菌の発育を抑制することを意味する.

成形充塡剤 (せいけいじゅうてんざい) 成形充塡剤(アマルガム,合成樹脂など)を窩洞に充塡したり,セメントを接着させるインレーなどに塗ったりする金属性棒状器具.使用目的により,ヘラ状,球状,円錐状,平ални状,その他種類が多い.

成形修復 (せいけいしゅうふく) 同練成充塡【修】 修復材料を塡塞し,その後成形して硬化させ修復する技法をいう.これに用いる材料としては,①セメント類,②コンポジットレジン類,③アマルガムがある.

整形力 (せいけいりょく)【矯】 歯を移動するのに適した力を矯正力とよぶのに対し,顎骨成長の量や方向をコントロールするのに用いられる力を整形力という.装置としては頤帽装置や上顎の急速拡大装置などがある.

生検法 (せいけんほう) 同バイオプシー 生体組織から直接,被検材料を採取,標本作製を行い,病理組織学的ならびに細胞学的に検査し,診断,治療,予後判定に供する一連の過程のこと.材料採取のおもな方法として,切開法,切除法,試験掻爬,臓器穿刺などがあげられる.

生歯熱 (せいしねつ) 歯が萌出するときに生じる体温の上昇を意味する.

正常咬合 (せいじょうこうごう) 中心咬合位において解剖学的に正しい咬合状態をいうが,各個人にとっての正常咬合があり,矯正治療の目標は正常咬合である.正常咬合には典型・仮性・個性・機能・歴齢正常咬合などの表し方もある.

正常歯肉 (せいじょうしにく)【周】 通常,歯肉の色は淡いピンクまたはサンゴ色である.しかし色素沈着により変化に富む.辺縁歯肉の形態は解剖学的歯頸線に沿って薄くエナメル質に接し,ナイフエッジ状を呈する.歯肉の辺縁は扇型で歯間乳頭部はピラミッド型を呈している.付着歯肉,歯間乳頭部の一部にはスティップリングが認められ,歯肉は堅く弾力がある.

青少年期 (せいしょうねんき) 性差が明瞭になって成人に至るまでの期間で,心理発達において現実的で安定した大人の自己の確立,両親や他の成人からの自由,職業的使命感をもつ.そして正常な大人の性的役割を担うための精神・性的分化がみられる.歯科的には,急性う蝕や歯

周疾患または不正咬合の予防が重要である.

生殖器型曲線（せいしょくきがたきょくせん） スキャモン(Scammon)の臓器発育曲線は,身体各部の成長を4つの異なったパターンに分け,その3型である生殖器型は思春期より急激に成熟する急勾配の曲線を描く.睾丸,卵巣などの発育がこれである.

生殖腺線量（せいしょくせんせんりょう） 男性の精巣,女性の卵巣が受ける放射線の量のことである.生殖腺は放射線に対し感受性が高く,また蓄積効果もある.障害は受精能力に比例し,胎児も影響を受ける.動物実験によれば,遺伝子の障害も引き起こされる.

精神安定剤（せいしんあんていざい） 意識の障害や睡眠を惹起することなく,患者の歯科治療に対する緊張,不安,興奮,恐怖心を取り除くために用いられる薬剤で,薬効の程度によりメジャートランキライザーとマイナートランキライザーに区別される.

成人性歯周炎（せいじんせいししゅうえん）【周】 一般的に歯周炎といえば,成人性歯周炎のことをさす.30歳前後より発症し,性差はない,おもな自覚症状はないまま,徐々に歯周炎が進行していく.臨床的には,歯肉の発赤,腫脹,歯周ポケットの形成,歯槽骨の吸収,ポケットからの出血,排膿をどがある.

精神鎮静法（せいしんちんせいほう） 同吸入鎮静法,静脈内鎮静法 笑気やマイナートランキライザーを使用して,大脳辺縁系を抑制し,不安感,緊張感を軽減することをいう.

精神年齢（せいしんねんれい） 同知能年齢 知能の発達の度合いで年齢を表現したものである.たとえば「3歳の精神年齢」とは,大多数の3歳児の平均的知能と同等の段階にあることをさす.

精神発達遅滞（せいしんはったつちたい） 種々の原因により知能発育が遅滞し,社会生活への適応に障害をきたすことをいう.精神遅滞者の歯科治療では,理解力の不足から困難をきたすこともあるが,アプローチの成功しだいでかなりの適応を示す場合もある.

成人病（せいじんびょう）【外】 壮年期以後に好発する病気の総称で,とくに中年期からの予防が必要なもの.動脈硬化症,脳梗塞,狭心症,心筋梗塞,高血圧,悪性腫瘍,糖尿病,肺気腫,骨の退行性変化など.近年,成人病を生活習慣に着目して捉え直して,う蝕や歯周病も含めて生活習慣病とよぶ.

精神保健福祉法（せいしんほけんふくしほう） 精神障害者数の推計値は200万人を超え,患者の家族の高齢化,単身生活の精神障害者が増加している.このようなことをふまえ平成11年精神保健法が改正され本法律になった.精神障害者の人権に配慮し適切は医療と保護が確保できるようにされた.また,一層社会復帰ができるように市町村を中心として体制を整備することになった.

清掃性食品（せいそうせいしょくひん） ショ糖を含まず,繊維や水分に富む食品をいう.これらの食品は,粘着性や停滞性がなく,多くの咀嚼回数を必要とするため,唾液の分泌を促すことから抗う蝕性を示すと考えられるが,歯の隣接面,歯頚部には効果がない.

正中過剰埋伏歯（せいちゅうかじょうまいふくし）同正中埋伏過剰歯【矯】 上顎正中部に埋伏している過剰歯のことをいい,正中離開の原因となることが多い.過剰歯としてはもっとも高頻度に認められ,左右2本存在することがある.

正中埋伏過剰歯（せいちゅうまいふくしょう）➡正中過剰埋伏歯

正中歯（せいちゅうし）【小】 上顎正中部に存在する円錐状ないし不規則状の過剰歯を正中歯という.

正中線（せいちゅうせん） 解剖学的に左右の真ん中の垂直線を意味する.補綴の分野では咬合採得に際し,顔面や歯列の真ん中の基準線としてろう堤の縦の線を印記し,人工歯配列の起点とする.

正中離開（せいちゅうりかい） 上顎の中切歯間に隙のあることをいう.その原因としては上唇小帯肥大,正中過剰歯,側切歯の先天的欠如などがある.正常萌出でも初期にやや離開することがあるが,これは側切歯,犬歯の萌出で自然に閉ざされる.

成長（せいちょう）➡発育

整復固定（せいふくこてい） 骨折による

セイミ

精密印象 (せいみついんしょう) 同最終印象 修復物や義歯などを製作する際，窩洞，支台歯および欠損部の形態などを，より精密に模型に再現するために，寸法精度の優れた印象材によって，個人トレーや個歯トレーを使用して行う印象．

精密鋳造法 (せいみつちゅうぞうほう) 歯冠修復物を製作するための鋳造法．ワックスパターンを埋没材中に埋没し，硬化後加熱して，ワックスを焼却するとともに鋳型を膨張させ，これに溶融した合金を流し込む．鋳型の膨張によって，金属の鋳造収縮を補償する．

生命工学 (せいめいこうがく) →バイオテクノロジー

生命徴候 (せいめいちょうこう) →バイタルサイン

生理的骨吸収 (せいりてきこつきゅうしゅう)【周】増齢による骨吸収を意味し，骨新生機能の減弱化および骨改造機能の低下によって起こると考えられる．この進行はきわめて緩く，病的骨吸収と区別されている．

生理的(歯間)空隙 (せいりてき〈しかん〉くうげき)【小】乳歯列弓においては，歯間に空隙が存在することが多い．この空隙を生理的空隙とよび，霊長空隙と発育空隙の2種類がある．

生理的障害 (せいりてきしょうがい)【矯】不正咬合によっては，発音，咀嚼，嚥下などの機能障害がある．

生理的食塩水(0.9%) (せいりてきしょくえんすい) 同等張食塩水 体液ごとに細胞外液の浸透圧と近似した浸透圧に相当する濃度の食塩水のことである．点滴注射などの基剤，洗浄液などに使用されることが多い．

生理的体重減少 (せいりてきたいじゅうげんしょう) 出生児の体重は平均3 kgであるが，生後数日間は摂取する乳汁が少なく，これに対して不感蒸泄，尿，胎便として失われる重量が多いため，出生体重の5～10%(150～300 g)が減少する．しかし，7～14日で出生体重に復帰する．

生理的退縮 (せいりてきたいしゅく) 歯肉や歯槽骨は，歯周炎によって病的に退縮するが，それ以外にも加齢によって歯肉や歯槽骨が退縮を起こす．この退縮はきわめて緩徐にすすみ，老化現象の1つである．

生理的脱落 (せいりてきだつらく) 乳歯の歯髄が健全で，後継永久歯の位置その他に異常がなければ，通常，歯根は根収開始後2～4年くらいで脱落する．乳歯の早期喪失，晩期残存は，のちに永久歯列の不正咬合の原因の1つとなる．

生理的動揺 (せいりてきどうよう) 歯は歯根膜によって歯槽骨に連結しているため，ピンセットなどで動揺度を診査するとわずかに動揺する．このように健康な歯がわずかに動揺するものを生理的動揺といい，この動揺は歯根膜の厚さ，すなわち0.25 mm程度である．

生理的年齢 (せいりてきねんれい)【小】発育の度合いを評価する年齢的表現で，①骨年齢，②歯年齢(通常，歯の萌出年齢，石灰化年齢)，③形態年齢(生体計測年齢)，④第二次性徴年齢や⑤精神年齢(普通知能年齢)がある．

正リン酸 (せい——さん) →リン酸

世界保健機関 (せかいほけんきかん) 同WHO(World Health Organization) WHOは，「世界のすべての人民が可能な限り最高の健康水準を達成すること」を目的として，伝染病対策，衛生統計，基準づくり，医薬品供給，技術協力，研究開発など広範な活動を行っている国際機関である．

積層一回印象法 (せきそういっかいいんしょうほう) →二重同時印象法

石炭酸液 (せきたんさんえき) →フェノール液

石炭酸製剤 (せきたんさんせいざい)【内】石炭酸を主剤とする窩や根管の消毒剤をいう．石炭酸は組織為害性が強いので，単味で用いるよりも他剤と組合せて合剤とし，鎮静作用や消毒力の持続性を目的として種類が多い．代表的なものにフェノールカンファ(CC)がある．

赤沈 (せきちん) →赤血球沈降速度

舌圧子 (ぜつあっし) 舌を圧排するための器具である．フレンケルの舌圧子がある．

舌圧迫癖 (ぜつあっぱくへき) この異常習癖では舌を前歯に持続的に圧迫する．

セツシ

切縁（せつえん）切歯における歯冠の先を切縁とよび，その付近を切縁という．犬歯は近心切端付近を近心切縁，遠心切端付近を遠心切縁とよぶ．しかし臼歯では咬合縁とよぶ．スケーラー刃部の断面図でみると，表面，背面，側面，刃端などで分類する．この刃端の部位を切縁とよぶ．

切縁窩洞（せつえんかどう）【修】窩洞の名称のうち窩洞の位置する歯面の名による窩洞の1つで，切縁にある窩洞をいう．

切縁咬合（せつえんこうごう）➡切端咬合

切開（せっかい）排膿などの処置を行うために，皮膚や粘膜をメスなどで切り開くことである．また，上皮より深部にある手術野を露出するために，皮膚や粘膜を切り開くときも，この用語が使用される．

石灰化期（せっかいかき）顎骨内の歯胚中にできたエナメル質や象牙質の基質に石灰塩が沈着し始める時期のことで，乳歯では乳中切歯がもっとも早く胎生4～4.5か月頃より，永久歯では第一大臼歯が出生時頃より開始される．

石灰化年齢（せっかいかねんれい）【小】X線写真により歯の石灰化程度，つまり歯冠や歯根の形成程度を判定して，小児の発達段階を知るもので，生理的年齢のうち歯牙年齢に分類されるものである．NollaやMoorreesの石灰化年齢がある．

石灰化不全（せっかいかふぜん）種々の原因により，エナメル質や象牙質の基質への石灰塩沈着が妨げられることにより起こる．象牙質では球間象牙質の増加や象牙前質層の拡大，エナメル質では石灰化不全帯の出現や減形成をきたす．

舌下腺（ぜっかせん）口底部に存在する大唾液腺の1つである．解剖学的には，口底の粘膜下で顎舌骨筋上に位置する前後的に細長い腺で，導管は顎下腺管と共通または独立に舌下小丘に開口する．

赤血球数（せっけっきゅうすう）血液有形成分の重要なものとして赤血球がある．健康成人では1 mm³の血液中に男性500万，女性450万が存在し，乳幼児や小児では成人よりやや多い数を示す．貧血では，赤血球数が標準以下となり血色素量も減少する．

赤血球沈降速度（せっけっきゅうちんこうそくど）ESR 同血沈，赤沈 抗凝固剤で処理した血液を，細長いガラス管に入れ垂直に立てておくと，赤血球が下方に沈む．この沈んでいく速さをいうが，沈降速度は病状によって異なるので，診断や経過の判定に利用できる．

石膏（せっこう）歯科で用いられる石膏は，硫酸カルシウムの半水塩（CaSO₄・1/2H₂O）で，β型の普通石膏とα型の硬石膏がある．歯型材，レジン重合の際の埋没材，咬合採得材などとして用いられる．

接合修復（せつごうしゅうふく）【修】窩洞の一部をある種の材料で填塞し，その残りの部分を他の材料で填塞する方法をいう．たとえば前歯部メタルインレーに対し，審美的見地から唇面に窓あけし，そこに歯と類似する色沢のレジンなどを填塞する修復法をいう．

接合上皮（せつごうじょうひ）【周】歯肉上皮は口腔上皮，口腔歯肉溝上皮と接合上皮に分けられ，口腔歯肉溝上皮は遊離歯肉頂から歯肉底までの上皮をいい，接合上皮は歯肉溝底から根尖側にある上皮をいう．この接合上皮と歯は基底板を介してヘミデスモゾームで結合している．

石膏溶液（せっこうようえき）➡スラリー水

舌根部（ぜっこんぶ）舌の分界溝より後方の喉頭蓋に近接する部分を意味する．

切削速度（せっさくそくど）➡周速

切削熱（せっさくねつ）歯質や充填面を切削器具で削るとき発生する熱をいう．有髄歯では疼痛や歯髄に為害作用があるので注水する．

切歯管嚢胞（せっしかんのうほう）切歯管の部分に存在する嚢胞を意味し，鼻口蓋管の残存した上皮に由来する．

切歯交換期（せっしこうかんき）乳切歯から永久歯への交換期を指し，個人差はあるが，大体6～9歳にみられる．この時期の永久歯の配列は，一時的に不正な形をしていることがあり，俗に「みにくいあひるの子の時代」ともいわれる．

切歯指導釘（せっししどうてい）【補】
咬合器で切歯指導板とともに使用され，垂直的顎間距離を保持し，滑走運動時の切歯路を再現するためのピン．

切歯指導板（せっししどうばん）【補】
咬合器で切歯指導釘とともに使用され，垂直的顎間距離を保持し，滑走運動時の切歯路を調節するためのテーブル．

舌疾患（ぜっしっかん）舌疾患には，局所的な原因によるものか，全身疾患の部分症状として舌に種々の異常が現れるものがある．食物摂取，呼吸，嚥下，発音などに障害をきたす原因となり得る．

切歯点（せっしてん）下顎左右中切歯の近心縁隅角中央の点で，下顎運動や頭蓋の形態計測の基準点となっている．下顎運動を表すときに，歯列を代表する点としてよく用いられる．

切歯乳頭（せっしにゅうとう）口蓋の正中で，上顎中切歯のすぐ後方にある乳頭状の粘膜の盛り上がりのこと．その深部には動静脈や神経の出入りする切歯孔がある．義歯製作において上顎堤の位置を決定する基準の1つとなっている．

舌小帯（ぜっしょうたい）舌下面正中から口腔底の舌下小丘に至る粘膜のヒダ．義歯床縁やリンガルバーの走行の決定に際してはこれを避け，義歯の安定をはかるとともに，舌運動を阻害しないようにする．

舌小帯短縮症（ぜっしょうたいたんしゅくしょう）同舌小帯強直症，舌小帯癒着症
舌小帯が短く，舌下部の粘膜と舌下面の舌尖に近い部分が癒着した状態である．完全に癒着している場合，舌運動が損なわれ，構音障害が生じるので切除する．

接触滑走（せっしょくかっそう）各種顎運動のうち上下の歯が接触した状態で運動するものをいう．前方滑走運動，側方滑走運動などがあり，咀嚼と密接な関係をもっている．接触滑走に異常があると，さまざまな機能障害をもたらすことがある．

摂食機能（せっしょくきのう）【小】広義の意味では，視覚，臭覚，触覚および過去の食体験によって食物を認知する先行期から準備期，口腔期，咽頭期を経て食道期に至るまでの複雑な過程を摂食といい，その働きを摂食機能とよぶ．狭義に解釈して，口腔期までの過程をいうこともあるが，この場合は摂食嚥下と表現して全過程を意味するのが一般的である．

接触点（せっしょくてん）同コンタクトポイント 個々の歯が近心または遠心で点状に接触する部分である．これがう蝕，咬耗，歯列不正などにより失われると，食片圧入の原因となり歯間乳頭の刺激を起こし，歯周炎を引き起こす原因となる．

接触点検査（せっしょくてんけんさ）デンタルフロスを用いて歯間部に圧入し，接触点の抵抗を調べるか，厚さ$50\mu m$, $100\mu m$, $150\mu m$ の3種類のコンタクトゲージを歯間に圧入して診査する方法もある．正常な接触圧入は$50\mu m$ である．

接触面（せっしょくめん）→隣接面

切除新付着術（せつじょしんふちゃくじゅつ）同新付着外科手術，ENAP【周】
歯周ポケットの内壁の病的歯周組織を除くため，歯周ポケット底部に向かってメスで内斜切開を加え，内壁を除去し，スケーリングとルートプレーニングをした後，縫合する．新しい創面をつくることによって歯肉を歯根面へ新付着させる．

切歯路（せつしろ）切歯点の下顎運動経路のこと．代表的なものとして，前方滑走経路である矢状切歯路と，側方滑走経路である側方切歯路があり，これらは咬合器の調節要素となっている．

舌尖部（ぜっせんぶ）舌の尖端の部分を意味する．

舌側咬頭（ぜっそくこうとう）臼歯の咬頭のうち舌側にあるもの．小臼歯では1ないし2つ，大臼歯では2つの舌側咬頭がある．上顎臼歯の舌側咬頭は下顎臼歯の頬側咬頭とともに，支持咬頭として，咬頭嵌合位を規定している．

舌側弧線装置（ぜっそくこせんそうち）
第一大臼歯に装着する帯環に維持装置をろう着し，これと歯列にそった主線(0.9mm)が結合した装置．この主線に補助弾線をろう着して個々の歯の近遠心および唇側移動に用いられる．

舌側転位（ぜっそくてんい）歯列弓より舌側に位置して萌出したもの．萌出順序により上顎側切歯，下顎第二小臼歯に多い．両側下顎第二小臼歯の舌側転位した

歯列弓の型を鞍状歯列弓とよぶ．

舌(側)面窩洞（ぜつ(そく)めんかどう）【修】　窩洞の名称のうち窩洞の位置する歯面の名による名称の1つで，舌(側)面にある窩洞をいう．上顎歯には口蓋側の名称もあるが，修復学上は上下顎とも内側面にある窩洞は舌(側)面窩洞という．

切端咬合（せったんこうごう）　同切縁咬合　正常な前歯の咬合状態は水平的にも垂直的にもそれぞれ数ミリの被蓋がある．この垂直被蓋が少なく切端どうしで咬合するもの．

接着レジン（せっちゃくせい——）【修】　歯質や金属と化学的に接着するといわれているレジンをいい，現在のところメチルメタクリレートに4-METAを含有するレジンがその代表的なものである．

接着性レジン応用固定（せっちゃくせい——おうようこてい）　接着性レジンを用いて隣接部を接着固定する方法である．正常な咬合で咬合平衡が保たれている場合には審美性にも優れており，簡便な点もあるので有用な方法である．

接着ブリッジ（せっちゃく——）【補】　支台歯への装着を，接着性レジンによって行うブリッジ．維持力として接着力が期待できるため，歯質の削除量を減らすことができるという利点をもつが，最終補綴物としての信頼性には問題を残している．

舌痛症（ぜっつうしょう）　神経痛様の痛みを訴えることが多く，三叉神経，舌神経，舌下神経などの神経炎により生ずるともいわれているが，原因は不明なことが多い．

セットアップモデル　同予測模型　【矯】　矯正診断を行うにあたって，患者の口腔内模型上で個々の歯を分割し，治療後の咬合状態に移動させて治療目標を予測する目的で使用される．その他，小矯正装置(ダイナミックポジショナー)製作のためのものもある．

舌突出癖（ぜっとっしゅつへき）　➡弄舌癖

舌の異常習癖（ぜつ——いじょうしゅうへき）　弄舌癖，舌圧迫癖や咬舌癖などがある．これらは歯周病の咬合性の外傷性因子に含まれない外傷性因子であり，歯周病の原因となる．舌で前歯を持続的に圧

迫するため歯間離開や前突が起こり，ときとして口唇閉鎖がむずかしくなり，口呼吸を起こしやすくなる場合もある．

舌背（ぜっぱい）　舌の背面を意味する．一般にいう舌の上側表面のこと．

舌癖（ぜっへき）　➡弄舌癖

セパレーター　同歯間分離器　歯と歯の間を一時的に分離させる器具で，隣接面う蝕の診査，窩洞形成，修復操作などを容易にするために使用される歯間分離器である．前歯ではアイボリー式，臼歯ではエリオット式などが使われる．

セパレーティングプライヤー　【矯】　歯間離開を行う際に，エラスティックセパレーターの挿入に用いるプライヤー．

セパレーティングワイヤー　同ブラスワイヤーセパレーター　歯間離開に用いる直径0.5 mmの真鍮線のこと．

セファログラム　➡頭部X線規格写真撮影法

セメントガード　➡セメントガードクリーム

セメントガードクリーム　同セメントガード，セメントプロテクト　【矯】　バンドを歯に合着(セメンティング)する際に，セメントがチューブ，ブラケットスロットやループの中に入らないようにするための防御材料．

セメント芽細胞（——がさいぼう）　同白亜質芽細胞　セメント質の形成に働く精円形ないし卵型の核をもつ立方形の細胞．

セメント骨膜線維群（——こつまくせんいぐん）　同歯-歯槽骨線維群　【周】　歯頸部セメント質より出た膠原線維束群が，歯槽骨頂上方を外側にめぐって根尖方向に向かい，付着歯肉の粘膜骨膜中に放散する線維束群である．

セメント質（——しつ）　同白亜質　歯根表面を覆っている石灰化した組織で，無細胞性(原生)セメント質と細胞性(第二)セメント質とがある．セメント質の機能には，歯根膜線維の一端が侵入して歯を強固に支持し，さらに外来刺激より歯髄を保護している．

セメント歯肉線維群（——しにくせんいぐん）　同歯-歯肉線維群　【周】　歯根周囲のセメント質の歯槽骨頂上方部分から派出する扇状の膠原線維束の部分である．この線維束群の走行は，外上方に向かい

セメン

遊離歯肉に達している.

セメント修復(充填) (——しゅうふく〈じゅうてん〉) 【修】 セメント修復には，審美的修復あるいは暫間的修復がある．前者の材料にはケイ酸セメント，グラスアイオノマーセメント，後者にはリン酸セメント，カルボキシレートセメント，強力ユージノールセメントなどがある．

セメントスパチュラ 歯科用セメントを練るときに用いるヘラである．弾力性があるものとないものがある．ステンレス・スチール製，スタライト，タンタルム，コバルトクローム，メノウ，象牙，牛骨などの材質で作られている．

セメントプロテクト ➡セメントガードクリーム

セメント練板 (——れんばん) 歯科用セメントを練和するための平板で，セメントの種類に応じてガラス板や紙パッドなどがある．

セラ Sella (S) 同トルコ鞍 頭部Ｘ線規格写真上における計測点で，蝶形骨脳下垂体窩(トルコ鞍)の壺状映像における中心点．

ゼラチンスポンジ剤 (——ざい) 同スポンゼル，ゼルフォーム 外傷や手術時に，止血が困難な骨組織などからの出血を止めるときに使用される．ゼラチンのスポンジは血液をよく吸い取り，血液とともに凝塊を作り，創面を被覆して出血を止める．

セルフケア 自分の健康を自分で管理すること．日常生活において自分自身で病気の発見や予防ならびに対策について積極的な態度で学習し，研究を行って自己の健康管理に努めることをいう．なお，セルフメディケーション(self medication)とは自己治療のことをいう．

セルレス腺 (——せん) Serres' glands 同上皮真珠 歯堤の上皮が角化上皮細胞巣として残存したもので，歯槽部に真珠様の球状塊として現れる．出生直後から3か月位まで乳児に多くみられ，成長につれて吸収され，やがて消失する．

セルロース 同繊維素 単純多糖に属し，グルコースの多数分子が1-および4-位炭素によってグリコシド結合をなしてできた鎖状分子からなるβ-グルコースのポリマーで，分子量60万以上である．植物性成分中にもっとも豊富に存在し，細胞壁の主成分をなし，植物体を支持し防衛する働きをする．

セロパック® 【周】 非ユージノール系の歯周包帯剤である．ロジン，酸化亜鉛，カオリン，サリチル酸を主とした粉末と酢酸アミル，セルロイドの液体の両者を歯板紙上に適当量とり，スパチュラでパテ状に練和して手術部位に圧接適用する．

線維芽細胞 (せんいがさいぼう) 結合組織の細胞成分でもっとも多い細胞である．歯根膜，歯肉，歯槽骨のコラーゲンやプロテオグリカンなどの結合組織構成物質を産出する．

線維腫 (せんいしゅ) 同ファイブローム，フィブローム 【外】 結合組織より発生した線維成分に富んだ良性腫瘍．口腔領域では舌，頬粘膜などに好発する．

線維性骨異形成症 (せんいせいこついけいせいしょう) 線維組織の増殖により，顔面，頭蓋骨などに変形をきたす疾患．これに皮膚，口腔の色素沈着，発育異常をともなうものをAlbright症候群という．

線維素 (せんいそ) ➡セルロース

尖角 (せんかく) ➡点角

線角 (せんかく) 同稜角 【修】 窩洞の2つの壁面によって作られる線状の隅角をいう．このうち凸出した線角を凸線角，くぼんだ線角を凹線角という．位置を示すためにはそれを形成する2つの壁の名称を冠してよび，たとえば1級窩洞底面の頬側にある線角を，頬側髄側線角とよぶ．

穿下性吸収 (せんかせいきゅうしゅう) 【矯】 歯の移動は歯槽壁表面の吸収によって行われるが，矯正力が強いと，歯槽壁表面の吸収が起こらず内部骨小腔から吸収機転が進むことをいう．したがって移動に時間を要する．

前癌病変 (ぜんがんびょうへん) 正常組織に比べ，癌が発生しやすく組織が変化する疾患をいう．口腔領域では白板症と紅板症があげられる．

先駆菌層 (せんくきんそう) 象牙質う蝕の蝕円錐の各層の名称の1つ．この層ではごく一部の象牙細管に細菌が認められるのみで，基質の変化は少ない．

尖形裂溝(状)バー (せんけいれっこう〈じょう〉——) 側面に裂溝状の刃を刻みテ

全血凝固時間 （ぜんけつぎょうこじかん） 血管外に取り出された血液が凝固するのに要する時間をいう．

穿孔 （せんこう） ➡穿通

線鉤 （せんこう） 同ワイヤークラスプ 【補】 部分床義歯の維持装置の1つで，既製の金属線を屈曲して製作されるクラスプである．

洗口剤 （せんこうざい） ➡含嗽剤

全国歯科保健大会 （ぜんこくしかほけんたいかい） 【衛】 口腔衛生普及運動の1つとして，厚生省と日本歯科医師会が全国の公衆歯科衛生関係者を集めて開催する集会．

潜在(性)う(齲)蝕 （せんざい（せい）――しょく） 同下掘れう（齲）蝕 もっとも侵蝕の導入路となりやすいエナメル葉などをつたってう蝕が象牙質に達し，とくに抵抗の弱いエナメル象牙境部で横に拡大し，入口が小さく象牙質との境界面で広い基底をもった蝕円錐を作ったものをいう．裂溝う蝕の場合にみられることが多い．

潜在脱灰能 （せんざいだっかいのう） 食品のう蝕感受性の指標としてBibbyが提唱した．細菌代謝産物として食品から形成される酸量と歯面に粘着する食物の量とを測定して両者を乗じたものである．

線材料 （せんざいりょう） 【矯】 金属線の材質にはステンレススチール，ニッケルコバルトクローム合金や最近ではチタン合金などが用いられる．形態としてはラウンドとよばれる丸線と角線があり，角線では通常エッジワイズ面を用いる．それぞれ種類が多い．

栓状歯 （せんじょうし） ➡円錐歯

洗浄用シリンジ （せんじょうよう――） 患部の清掃やスケーリング後，歯肉溝や歯周ポケットに残存する歯石や異物を洗いだすために生理食塩水，あるいはアクリノール水を入れて，洗浄するのに用いる器具．

全身既往歴 （ぜんしんきおうれき） ➡既往歴

尖刃刀 （せんじんとう） 同スピッツメッサー 【外】 先端が鋭利にとがったメス．口腔領域では膿瘍切開や口唇形成術など繊細な切開に使用される．

全身麻酔 （ぜんしんますい） 【外】 中枢神経系に麻酔剤を作用させ，知覚，意識，反射，運動などを可逆的に麻痺させる方法をいう．吸入麻酔，筋肉内麻酔，静脈内麻酔，直腸麻酔などがある．

前装冠 （ぜんそうかん） 【補】 全部鋳造冠の唇・頬側面部に歯冠色のレジンあるいは陶材を前装し，審美性を高めたもの．通常は前歯，小臼歯の単独歯冠修復物あるいはブリッジの支台装置として用いられる．

前装材 （ぜんそうざい） 【補】 審美性を高めることを目的として，歯冠修復物やブリッジポンティックの唇面，頬側面に施される歯冠色をした材料．レジン，陶材などが用いられる．

線掃法 （せんそうほう） ➡フロッシング

栓塞 （せんそく） 血管内壁を閉鎖し，塞栓症を生じさせた物体をいう．脂肪，空気，ガスなどがあるが，とくに血液凝固物の場合を血栓という．

栓塞子 （せんそくし） 同オブチュレーター 【補】 先天性あるいは後天性に生じた口腔と鼻腔や上顎洞の間の，病的な穿孔を塞ぐ目的で用いられる床義歯状の補綴物．充実型，中空型，天蓋開放型などがある．

選択寒天平板培地 （せんたくかんてんへいばんばいち） 通常1.2～1.5%の寒天をシャーレ内でゲル化させた平板培地で，目的とする菌以外の発育を抑制するように特定の成分により構成されている．

選択培地 （せんたくばいち） 微生物や培養細胞の集団から，ある特定の性質をもつ菌や細胞だけを選択的に増殖させるために用いる培地．

全調節性咬合器 （ぜんちょうせつせいこうごうき） 【補】 両側の矢状顆路，平衡側の側方顆路および作業側の側方顆路の調整を行い，生体と同じ下顎運動を再現可能な咬合器．

穿通 （せんつう） 同穿孔 穴をあけること．臨床では化膿性歯髄炎時に排膿や除痛のため髄室天蓋の一部を除去して歯髄穿通したり，切削時や根管治療時の偶発

先天(性)異常 (せんてん〈せい〉いじょう) 胎生期の何らかの原因によって,出生後の成長発育の過程で,正常範囲をはずれた構造上,機能上,または生化学上の発生異常をとげることをいう.これらの異常は自然には修復されない.

先天(性)欠如歯 (せんてん〈せい〉けつじょし) 歯胚の欠如,または無形成に基づき先天的に不足した歯のことをいい,好発部位としては,乳歯では下顎乳側切歯,永久歯では智歯,上下顎の第二小臼歯などがあげられる.

先天(性)歯 (せんてん〈せい〉し)【小】出生時に萌出しているもの,あるいは新生児期(生後1か月以内)に萌出する早期萌出歯をいう.正常乳歯の早期生歯の場合と過剰歯の場合がある.授乳困難やリガ・フェーデ病などの障害を起こすことがある.

先天性中胚葉異形成 (せんてんせいちゅうはいよういけいせい) 中胚葉からは骨・筋肉などの支持組織や泌尿生殖器などが生じる.したがって胎生期初期に何らかの要因が中胚葉の分化に影響すると,種々の形成異常が生じてくる.たとえば,短頭,眼の異常,上顎形成不良,太く短い手脚など.

先天性低タンパク血症 (せんてんせいてい——けっしょう) 先天性に血漿タンパク質量の減少をみる疾患.その過半数は低アルブミン血症であるが,グロブリン分画の減少も知られている.遺伝的な場合は,両親の近親婚による常染色体劣性遺伝の可能性が考えられている.

先天(性)梅毒 (せんてん〈せい〉ばいどく) 胎児が胎盤を介して梅毒に感染し,出生後,梅毒症状を現したもの.病状の発現時期により乳児梅毒と,晩発性先天梅毒とに分けられる.後者の場合,ハッチンソンの切歯をみることが多い.

先天性風疹症候群 (せんてんせいふうしんしょうこうぐん) 妊娠初期の女性が風疹にかかると,種々の奇形を有する子供が生まれる率が高い.その場合,先天性風疹症候群をともなうという.臨床的には聴力障害,心疾患,知能障害,白内障,その他の症状を合併するのが特徴である.

先天性ポルフィリン尿症 (せんてんせい——にょうしょう) 先天性欠陥により尿内にウロポルフィリンやコプロフィリンが排泄される病変.ポルフィリン体は血色素合成時の中間代謝物質である.尿は赤色となり,皮膚光線過敏症や溶血をみることがある.

先天的代謝異常 (せんてんてきたいしゃいじょう) 同先天性代謝異常 先天的に生体の代謝経路のある部分が,酵素欠損のような異常によって遮断されたため惹起される疾患のこと.アミノ酸,核酸,糖質,脂質,無機質,ビリルビン,ポルフィリン,その他多数の物質の代謝異常が知られている.

宣伝媒体 (せんでんばいたい) 宣伝は宣伝する者とされる者との間にみられる一種のコミュニケーションであり,この際に意味内容の伝達をする新聞,雑誌,映画,ラジオ,テレビなどのことをいう.

剪刀 (せんとう)【外】医科用に作られたはさみを総称していう.直剪刀と曲剪刀に分類されるが,歯肉剪刀,剥離剪刀など種々のものがある.

前頭頬骨縫合 (ぜんとうきょうこつほうごう) 前頭骨と頬骨の間のごく少量の結合組織を介する連結のことをいい,眼窩外側縁に存在する.

前頭上顎縫合 (ぜんとうじょうがくほうごう) 上顎骨の前頭突起と前頭骨鼻部の間のごく少量の結合組織を介する連結のことで,鼻骨の外側に存在する.

前頭鼻骨縫合 (ぜんとうびこつほうごう) 前頭骨と鼻骨の間のごく少量の結合組織を介する連結のことで,眼窩内側に存在する.

前投薬 (ぜんとうやく) 患者の治療に対する不安や緊張の除去,唾液や気道分泌および悪心嘔吐などの抑制,全身麻酔の補助などの目的で術前に薬剤投与することで,鎮痛剤,鎮静剤,催眠剤,精神安定剤,自律神経調節剤などが用いられる.

前腕運動 (ぜんぱくうんどう) ➡前腕回転運動

前鼻棘 (ぜんびきょく) ANS【矯】上顎骨最前方の突起の名称でセファロ分析ではANSといい,後鼻棘(PNS)とともに上顎骨の位置や発育を判断する基準点となる.

線副子 (せんふくし) 同アーチバー【外】

顎骨骨折時の顎の固定，歯の脱臼時の固定などに用いられる金属線をいう．歯列にそわせ屈曲し，0.4 mm 前後のワイヤーで歯に結紮し使用する．直径1.0 mm 前後の金属線，既製品ではエリック副子，シューハルト副子などがある．

全部床義歯 （ぜんぶしょうぎし）　同総義歯，フルデンチャー，コンプリートデンチャー　【補】　上下顎の一方または両方が無歯顎である症例において，歯および周囲組織の形態的欠損を補い，機能および審美性などの回復を目的とした補綴物．人工歯部と義歯床部からなる．

全部鋳造冠 （ぜんぶちゅうぞうかん）　同フルキャストクラウン　【補】　全部被覆冠の一種で，全体を鋳造法により一塊として製作するもの．保持力，辺縁の適合性，強度，歯冠形態の再現性などに優れ，臼歯部の歯冠修復やブリッジの支台装置に適している．

全部被覆冠 （ぜんぶひふくかん）　同フルクラウン　【補】　部分被覆冠に対して用いられる用語で，歯冠修復物のうち，歯冠部全体を人工物で被覆して正常な形態を回復するものをいう．金属冠，前装冠，ジャケットクラウンなどがある．

前方位 （ぜんぽうい）　患者に対する術者の位置を表す．術者の位置は患者の口腔内を原点として，時計の位置を想定しており，前方位は7〜8時の方位である．

泉門 （せんもん）　骨化が完成し，生後新生児の頭蓋骨間に存在する結合組織性膜でふさがれたやや広い間隙のことをいう．大泉門，小泉門，前側頭泉門，後側頭泉門がある．加齢とともにしだいに小さくなって閉鎖される．

前腕回転運動 （ぜんわんかいてんうんどう）　同前膊運動　スケーリング時の腕の運動を表す．固定点の指を支点として，手首を動かさず，前腕を左から右へ回転させる運動である．

ソ

造影剤 （ぞうえいざい）　普通のX線撮影では写らない部位に人為的にコントラストをつけて写すための製剤のこと．X線吸収の良い化学物質からなる陽性造影剤と，ガス体からなる陰性造影剤とがある．歯科では有機ヨード製剤がよく用いられる．

造塩素剤 （ぞうえんそざい）　→ハロゲン剤

総義歯 （そうぎし）　→全部床義歯

早期小児自閉症 （そうきしょうにじへいしょう）　→自閉症

早期接触 （そうきせっしょく）　咬合干渉の1つで，閉口時に，安定した上下顎の咬合接触状態が得られる前に一部の歯だけが咬合接触している状態．

象牙芽細胞 （ぞうげがさいぼう）　歯髄の最表層部，すなわち象牙質内面に接して多数みられる細胞で，歯の形成発育時には象牙質の形成に関係する．この細胞の突起部分を象牙線維（トームス線維）といい，象牙細管を通り，象牙エナメル境（E-D境）に達する．

象牙芽細胞突起 （ぞうげがさいぼうとっき）　→トームス線維

象牙細管 （ぞうげさいかん）　象牙質基質は象牙芽細胞の原形質突起で貫かれ，無数の円形の細管系が生じており，これを象牙細管という．歯髄腔から軽度のS字状をなし表層に向かって走っている．歯髄腔に近い部では管が太く密であり，象牙質表面では細く疎である．

象牙質う（齲）蝕 （ぞうげしつ——しょく）　象牙質のう蝕をいい，象牙細管にそって深部に進行する．エナメル-象牙境では側方に拡大する．慢性の経過をたどると象牙質う蝕円錐は病理組織学的に，①多菌層，②寡菌層，③先駆菌層，④混濁層，⑤透明層，⑥生活反応層に分けられる．

象牙質橋 （ぞうげしつきょう）　→デンチンブリッジ

象牙質形成不全症 （ぞうげしつけいせいふぜんしょう）　象牙質の形成が原発的に障害される遺伝的疾患で，常染色体優性遺伝を示す．乳歯も永久歯も侵され，歯は肉眼的に灰青色から褐色を呈する．エナメル質は一般に正常だが，破折しやすく，露出象牙質は速やかに咬耗する．

象牙質知覚過敏症 （ぞうげしつちかくかびんしょう）　同知覚過敏症　歯肉が退縮することによって露出した歯頸や，歯周疾患により歯周ポケットを形成した歯根が存在する場合，冷水や冷たい空気の吹き付けや擦過などで，一過性の痛みを生じ

る症状をいう．治療としては，フッ化ジアンミン銀液(サフォライド)，フッ化ナトリウム溶液，塩化ストロンチウム，硫酸カリウム(シュミテクト)を用いた薬物療法や5％フッ化ナトリウム(Fバーニッシュ)，グラスアイオノマーセメント(サービカルセメント)，レジン(ライニングボンド)による露出象牙質被覆法．またイオン導入法や最近ではソフトレーザーなども使われている．

象牙質知覚過敏処置 (ぞうげしつちかくかびんしょち) ⓢ知覚過敏処置【周】象牙質知覚過敏症に対する処置で，薬物塗布法(フッ化ジアンミン銀溶液など)，イオン導入法(フッ素イオン)が主としてある．以上の処置でも症状が消失しないときは抜髄を行うこともある．

象牙質壁 (ぞうげしつへき) 窩洞は単純窩洞，複雑窩洞を問わずいずれも周囲は窩壁により構成されるが，窩壁壁面を構成する組織が象牙質の場合，その壁面を象牙質壁という．

象牙前質 (ぞうげぜんしつ) 歯髄腔内面の歯髄に接する象牙質部分で，石灰化の弱い象牙質をいう．象牙質の発育前段階のもの．

象牙粒 (ぞうげりゅう) 塊状の象牙質の粒で，多くは歯髄組織中に遊離して，あるいは歯髄壁に付着して存在する．永久歯白臼部に多くみられ，老人になるほど多い．根管治療時の障害となることがある．

早産児 (そうざんじ) ➡未熟児

喪失歯 (そうしつし) う蝕，歯周疾患，外傷その他の原因で脱落喪失した歯をいう．歯列内の歯が喪失すると隣接歯，対合歯をはじめ全歯列弓に影響が及ぶ．DMFではう蝕が原因で喪失した歯だけを喪失歯に数えるので注意が必要．

桑実状臼歯 (そうじつじょうきゅうし) ➡ハッチンソン歯，蕾状臼歯

創傷治癒 (そうしょうちゆ) 組織の損傷後，組織が変性，再生，肉芽形成，線維化，上皮化などの経過をへて治癒する過程をいう．一次治癒と二次治癒に大別される．

増殖期（歯胚の） (ぞうしょくき〈しはい――〉) 歯胚内の細胞の増殖ならびにエナメル器が発生する時期をいう．

増殖性歯肉炎 (ぞうしょくせいしにくえん)【周】歯肉炎の症状の１つで，歯肉が増殖する．高度の場合は歯冠全体を覆う場合もある．

叢生 (そうせい) ⓢ乱杭歯，クラウディング 上下の前歯が萌出余地が少なく複数の歯が舌側転位や唇側転位となったものをいう．叢生の部位にはう蝕や歯周疾患が起こりやすい．

双生歯 (そうせいし) 正常の歯胚と過剰歯の歯胚とがまだ軟組織である時期に互いに結合したもので，乳歯では前歯部に，永久歯では上顎前歯部と上顎大臼歯部にある．

装着 (そうちゃく) 歯冠修復物やブリッジなどの固定性の補綴物においては，これを窩洞や支台歯に歯科用セメントで合着することであり，可撤性の義歯などの場合には，口腔内の適切な位置に適合させ着用すること．

掻爬 (そうは) ⓢアウス【外】病巣部をかき出し，除去することをいう．通常，摘出困難な健康組織との境界が不明瞭な病巣に対して行われるもので，この際，鋭匙を使用することが多い．

相反固定 (そうはんこてい)【矯】上顎の正中離開をセクショナルアーチで矯正したり，臼歯部の交叉を顎間ゴムで治療する場合は相互に固定歯であり，被移動歯である．このように相反的に働く固定の形式をいう．

側臥位 (そくがい) ➡昏睡体位

足根骨 (そくこんこつ) 下腿に直接つづく足の後部を占める骨のことで，距骨，踵骨，舟状骨，第一楔状骨，第二楔状骨，第三楔状骨，立方骨の全部で７個の骨からなる．

即時義歯 (そくじぎし)【補】抜歯直後に装着する義歯．すなわち，抜歯前に印象採得を行い，模型上で抜去すべき歯およびその周囲の顎堤形態を抜歯後の形態を予測して削除成形したうえで製作する義歯．

即時歯肉排除法 (そくじしにくはいじょほう) その場でただちに歯肉圧排の効果を上げようとする方法で，具体的には，①機械的排除法として，ラバーダム，クランプ，歯肉圧排用綿糸，くさび，②腐蝕剤，血管収縮剤，収斂剤などを歯肉圧排

用綿糸と併用する機械的・化学的排除法，③外科的切除法などがある．

即時重合レジン（そくじじゅうごう——）同室温重合レジン，常温重合レジン　室温で重合硬化が完了するレジン．液（モノマー）の中に重合開始剤として第三級アミンを含む．仮封冠，義歯の補修，個人トレーなどの製作に適した材料である．

即時分離法（そくじぶんりほう）同即時離開法　隣接面う蝕診査，修復・研磨操作を容易にする，ラバーダムやマトリックス装着，正しい接触状態の回復を可能にする，隔壁使用により生ずる隙間補償などのため歯間をその場で一挙に押し開いて分離し，歯間距離を増す方法をいう．

側頭頬骨縫合（そくとうきょうこつほうごう）頬骨と側頭骨頬骨突起の間のごく少量の結合組織を介する連結のことで，頬骨弓の外側に存在する．

続発性う（齲）蝕（ぞくはつせい——しょく）➡二次う（齲）蝕

続発性貧血（ぞくはつせいひんけつ）血液疾患以外の疾患（腎疾患，悪性腫瘍，感染症など）にともなうあらゆる貧血をいう．大部分は正球性貧血である．

側壁（そくへき）窩洞の主なる開放方向に対して平行な壁，すなわち底面に対し直角な壁をいう．たとえば1級窩洞の近心，遠心，頬側，舌側壁，5級窩洞の近心，遠心，歯頸側，歯肉側壁などである．

側方圧（そくほうあつ）食物を咀嚼したり咬みしめを行ったりしたときに歯に加わる力の成分のうち，歯の植立方向や義歯，あるいは顎堤方向に対して垂直方向のもの．歯は側方力に対する抵抗性が小さいため為害性が大きいとされ，また義歯に加わる側方力は，義歯の安定を阻害する．

側方位（そくほうい）患者に対する術者の位置を表す．術者の位置は患者の口腔内を原点として，術者の位置を想定し，側方位は9時の方位である．

側方加圧法（そくほうかあつほう）【内】根管充塡時の一技法の名称．根充時には根管壁とポイントとの間に空隙を残すことがあるので，根管充塡器で側方に圧接し，隙間に新たに細いポイントに根充剤をつけて差し込み緊密充塡する方法．

側方歯群（そくほうしぐん）側切歯の遠心面から第一大臼歯の近心面までの空間を保持している歯群の呼称である．乳歯においては，乳犬歯，第一乳臼歯，第二乳臼歯を総じていい，永久歯においては，犬歯，第一小臼歯，第二小臼歯を総じていう．

側方歯群交換期（そくほうしぐんこうかんき）同ⅢB期　乳犬歯，第一・第二乳臼歯から永久歯，第一・第二小臼歯への交換期を指し，ヘルマン（Hellman）の咬合発育段階のうちⅢB期に相当する．個人差はあるが大体9歳半頃より開始する．

組織再生誘導法（そしきさいせいゆうどうほう）➡GTR

咀嚼圧（そしゃくあつ）咀嚼時に歯の咬合面то発現する単位面積当たりの力．

咀嚼運動（そしゃくうんどう）口腔に摂取した食物を嚥下しやすいように，歯と舌，唇などの咀嚼器官によって，切断，粉砕，臼磨し唾液と混ぜ合わせる一連の動作．咀嚼筋群が協調的に働くことによって円滑な咀嚼運動が営まれる．

咀嚼筋（そしゃくきん）咀嚼運動を司る筋肉群．これらの筋の収縮によって下顎の開閉や前後運動が行われ，咀嚼力が得られる．閉口筋（咬筋，内側翼突筋，外側翼突筋，側頭筋）と開口筋（茎突舌骨筋，顎二腹筋，顎舌骨筋，オトガイ舌骨筋）がある．

咀嚼周期（そしゃくしゅうき）【補】咀嚼運動中の開口相，閉口相，咬合相と推移し，つぎの咬合接触に至るまでの咀嚼運動を1周期と考える．

咀嚼能力（そしゃくのうりょく）食物を切断および粉砕する能力のこと．歯の崩壊や欠損あるいは咬合の異常などによって低下する．咀嚼能力を表す1つの指標として，咀嚼能率がある．

咀嚼リズム（そしゃく——）【補】咀嚼運動のリズム．随意的なペースでの咀嚼運動の1周期時間は，660〜800 msec．程度で，個人的には比較的安定したパラメーターである．

咀嚼力（そしゃくりょく）咀嚼時に発現される咬合力のことで，食品によって必要とする咀嚼力は異なり，数十kgを必要とする食品もある．ヒトが発揮できる咀嚼力は，咀嚼筋群の活動能力や歯および歯周組織の健康状態によっても左右され

疎植 （そしょく） ➡疎毛束植

疎性結合組織 （そせいけつごうそしき）
皮下や粘膜下，筋の内外，血管や神経の周囲，歯肉や歯髄など，体中いたる所に存在し，細胞や組織を結合し，支持し，間隙をうめる役割をする組織．膠原線維と少量の弾性線維が疎にある．

即硬性石膏 （そっこうせいせっこう） 印象採得や咬合採得などの用途に合わせ，歯型材として用いられる．通常の歯科用石膏よりも硬化時間を短くした石膏．硬化促進剤として，カリウム塩などの無機塩が加えられ，硬化時間を3～5分に調節してある．

外開き形 （そとびら――がた） 便宜形態として窩壁をある程度外開きにする形態で，ワックスパターンを歪めることなく抽出したり，修復物装着を容易にするために作られる．外開きの程度は保持形態とも大いに関連があり，外開きの程度が強ければ強いほど保持力は弱化する．

ソニックスケーラー 【周】 1955年，Linnerらによって開発された超音波を利用して歯石除去を行うスケーラーである．超音波発生装置，ハンドピース，インサートチップ，足踏みスイッチなどからなる．手用スケーラーに比べ，効率良く歯石除去ができる．

疎毛束植 （そもうそくしょく） ⓒ疎植
歯ブラシの植毛状態の1つ．毛束が離れているため水切りが良く乾燥しやすく衛生的である．歯ブラシの毛束の脇腹を使用するブラッシング法のときは有効である．

ゾンデ ⓒ消息子　歯瘻，唾液腺の排泄管などに入れて，その中の状態を探査する金属性の棒状あるいは針金状の器具である．

タ

ターナー歯 (――し) Turner's tooth 【小】 炎症とくに先行乳歯の根尖病巣、あるいは外傷などの局所的原因により、該当部位の代生歯に限局的なエナメル質形成異常を示す歯をいう。Turner はこれを全身的な石灰代謝障害による歯の形成異常と区別した。

タービン 圧縮空気によりタービン(羽車)を駆動させて高速回転(30〜50万 rpm)による切削を行うエアータービンハンドピースとそのユニットの略称。以前には水や油が駆動源として用いられたこともある。

ターミナルヒンジアキシス →終末蝶番軸

ターミナルプレーン 【小】 正常な乳歯列が中心咬合にあるとき、上下顎第二乳臼歯遠心面がつくる面をターミナルプレーンという。垂直型、近心階段型、遠心階段型の3型があり、乳歯列における臼歯部咬合関係を評価するための基準となっている。

第一次予防 (だいいちじよぼう) 【衛】 疾病には発病から回復、死亡という転帰にいたるまでの経過にさまざまな段階が存在する。そのもっとも初期の段階である発病準備状態に陥ることを防ぐのが第一次予防である。

第一大臼歯 (だいいちだいきゅうし) →6歳臼歯

第一大臼歯萌出完了期 (だいいちだいきゅうしほうしゅつかんりょうき) 同ⅢA期 上下顎第一大臼歯の萌出が完了する時期のことで、大体同時期に永久前歯の萌出も開始する。ヘルマン(Hellman)の咬合発育段階のうちのⅢA期に相当する。個人差はあるが、6歳頃に起こる。

第1尿 (だい――にょう) 早471起床時に最初に排尿される尿を第1尿という。濃厚で、しかも安定している。したがって、尿検査において一般定性試験や尿沈渣の検査に、この第1尿が用いられる。

帯環 (たいかん) 同矯正バンド 薄い金属板で歯の周囲を囲むもの。現在はほとんど既製帯環が用いられる。ブラケットやチューブを溶着して歯にセメントで装着する。

帯冠 (たいかん) →バンドクラウン

帯環形成鉗子 (たいかんけいせいかんし) 【矯】 矯正帯環(バンド)を製作するとき用いられる鉗子で、部位によりアングル氏、ビーク型などがあるが使用頻度は少ない。

帯環追進器 (たいかんついしんき) →バンドプッシャー

帯環撤去鉗子 (たいかんてっきょかんし) →バンドリムービングプライヤー

対合関係 (たいごうかんけい) 同対咬関係 【補】 咬合時の上下顎の歯の位置関係。臼歯部咬頭が対合歯の辺縁隆線に咬み込む1歯対2歯の関係(cusp to ridge)と、機能咬頭が対合歯の咬合窩に咬み込む1歯対1歯の関係(cusp to fossa)とがある。

対咬関係 (たいこうかんけい) →対合関係

退行変性 (たいこうへんせい) 細胞や組織に何らかの障害が加わると、一般的にその生理作用や機能が低下し、障害され、一定の変化を起こした状態をいう。一定の変化とはタンパク質(タンパク変性)、脂肪(脂肪変性)、カルシウム(石灰変性)の異常蓄積или角化変性である。

第三次予防 (だいさんじよぼう) 【衛】 疾患進行期以後の予防であり、リハビリテーションを目的とする。つまり、補綴物により失われた歯の機能を回復するものである。

耐酸性 (たいさんせい) 酸によるエナメル質の溶解が起こりにくい性質。エナメル質＝無機成分であるアパタイトの結晶性の良否、フルオロアパタイトの生成の有無などにより歯の表面の耐酸性は異なる。

胎児期 (たいじき) 受精から4か月間を卵期、胚子期(体節期)といい、出生までの6か月間を胎児期とよぶ。この時期に大部分の骨には骨化点が現れ、身体の各部分が急速に成長する。

胎児性軟骨異栄養症 (たいせいなんこついえいようしょう) 常染色体優性遺伝とみられる遺伝の骨異形成症で、約25,000の出生に1の割合で発生する。軟骨内化骨の速度低下をきたし、著明な四肢の短縮、短躯、前頭突出、上顎の低形成、相

対的下顎突出，水頭症などをともなう．

体重の概算法 （たいじゅう——がいさんほう） 小児の体重の概算法としては，一般に満1歳までの体重＝3,000＋30×月数(28－月数) g，満2歳から9歳までの体重＝9.0＋1.5（年数－1） kg，で概算される．

対称捻転 （たいしょうねんてん） 同翼状捻転 上顎中切歯が左右対称的に捻転した状態をいい，蝶の羽根を広げたような形状から翼状捻転ともいわれる．

帯状疱疹 （たいじょうほうしん） 同ヘルペスゾースター 帯状疱疹ウイルスにより神経走行に一致して，小水疱の発生，灼熱感，疼痛などを生じる疾患．三叉神経，肋間神経に好発する．

対症療法 （たいしょうりょうほう） 疾患の原因を除去する療法を行うのではなく，発現した症状を軽減させる治療をいう．

大食細胞 （たいしょくさいぼう） 同マクロファージ，大貪食球 食作用をもつ遊走細胞のうち，組織球，単球を大食細胞という．生体防御の働きをもち，食作用のほか，体液性および細胞性免疫の発現やいろいろの免疫現象の面において機能を発揮する．

耐性菌 （たいせいきん） 抗生物質や化学療法剤に対して感受性が低いか，抵抗性の強い菌をいう．臨床的には薬剤投与にもかかわらず，効果がみられないことになる．

大舌症 （だいぜつしょう） ➡巨舌症

大貪食球 （だいどんしょくきゅう） 同大食細胞 生体に侵入した異物，有害物などはある種の細胞に捕獲されて無害化される．この作用を(貪)食作用という．また，これを実行している細胞を食細胞とよび，その大型の細胞(芽球)を一般に大食貪食球ということもある．

第二次性徴 （だいにじせいちょう） 思春期になって，求愛・育児などと広く関連して発達する雌雄の形質をいい，初潮，乳房の発達，恥毛・腋毛の発現，声がわりなどがそのおもなもの．

第二次唾液 （だいにじだえき） 条件反射の一種で，物（食品）を想像するだけで唾液が分泌されること．

第二次予防 （だいにじよぼう） 【衛】 疾病初期における予防であり，早期発見と早期処置および機能喪失の阻止を目的とする．つまり，疾病の進行を防止し，続発症への拡大を阻止し，治療を早期に行うことにより，機能回復を迅速に達成させるものである．

第二セメント質 （だいに——しつ） ➡有細胞セメント質

第二象牙質 （だいにぞうげしつ） 歯の形成発育期に作られた象牙質に対して，その後何らかの原因(刺激)により髄腔内壁に新生添加された象牙質をいう．原因としてはう蝕，咬耗，摩耗，歯科治療による反応あるいは老人性の変化など．

第二大臼歯 （だいにだいきゅうし） ➡12歳臼歯

第二大臼歯萌出開始期 （だいにだいきゅうしほうしゅつかいしき） 同ⅢC期 上下顎第二大臼歯の萌出が開始する時期のことで，ヘルマン(Hellman)の咬合発育段階のうちⅢC期に相当する．個人差はあるが，大体11〜13歳頃に起こる．

大脳皮質 （だいのうひしつ） 大脳の表層の灰白質の部分をいう．ここに神経細胞が集中し，部位により異なった中枢機能を有する．

タイバック 【矯】 アーチワイヤーに小さなオメガループを作り，このループと大臼歯チューブの遠心部とを結紮線で結ぶ．

タイポドント 【矯】 矯正装置による，歯の移動の様子を観察するトレーニングのための咬合器．咬合器の枠の中にパラフィンワックスを流し込み，これに有根金属歯を不正咬合の状態に植立する．この不正咬合歯列に矯正装置装着後，湯に浸して歯の移動を体得する．

耐摩耗性 （たいまもうせい） 歯ブラシや咬合などによる摩耗に対するする修復材の耐性のことで，修復材料の耐摩耗性はエナメル質より強くない程度になるべく大きいことが望ましい．

ダイヤモンドジスク ステンレス鋼製の円板(ジスク)の両面または片面にダイヤモンド粒子を電気メッキにて固定した低速切削工具．

ダイヤモンドポイント 各種形状をもつステンレス鋼などで作ったポイントの表面に種々の粒度のダイヤモンド粒子を電気メッキで固定した高速切削工具．目づまりを起こしやすいので十分な清掃が必要

タエキ

代用(代替)甘味料（だいよう〈だいたい〉かんみりょう）【小】蔗糖（シュークロース）がう蝕の原因となることから、う蝕予防のために開発されたう蝕原性の低いあるいはう蝕原性のない甘味料である。代用甘味料には、パラチノース、カップリングシュガー、ソルビトール、キシリトールなどがある。

ダイランチン性歯肉増殖症（──せいしにくぞうしょくしょう）➡フェニトイン歯肉増殖症

ダイレクトボンディングシステム 金属製またはプラスチック製のブラケットを歯のエナメル質に直接接着させる。あらかじめ、エナメル表面をリン酸溶液で脱灰しておくと、エナメル質とボンディング材が化学的に結合する。

大連結子（だいれんけつし）【補】部分床義歯の構成要素の1つ。離れた部位にある義歯床と義歯床あるいは義歯床と支台装置とを連結する金属部分をいう。棒状のバータイプから床状のプレートタイプまで多様な形態がある。

多因子遺伝（たいんしいでん）身長や知能のような量的な形質は、単一の対立遺伝子のみならずで、別の座位による多くの遺伝子の相互作用により、相加されて発現すると解釈され、このような遺伝を多因子遺伝と定義する。

ダウエルピン【補】歯型や歯列が容易に模型から着脱し、かつ正確に復位させるために歯型の底部に応用する既製のピン。

タウロドンティズム➡タウロドント

タウロドント 同タウロドンティズム、長胴歯【小】乳臼歯あるいは大臼歯根尖近くまで癒合し、髄室が大きく長い形態を呈している歯をいう。

ダウン症候群（──しょうこうぐん）Down syndrome 染色体異常（21トリソミー）によるもので、高年齢の出産の場合に多くみられる。症状は、精神発達遅滞のほかに、上顎骨の発育不全のために特有な症状を示し、手指の異常、口腔では口蓋裂、溝状舌、歯の萌出遅延などの異常がみられる。

ダウンズ分析法（──ぶんせきほう）Downs analysis【矯】頭部X線規格写真の計測法において、フランクフルト水平面を基準として、これより顔面頭蓋に対する上下顎骨や歯の位置の関係を角度計測を主として調べる分析法。

唾液（だえき）耳下腺、顎下腺、舌下腺が2対、およびいくつかの小唾液腺から分泌される。消化作用、口腔粘膜の外来刺激からの保護、体液水分の調節、体温調節、味覚、発声、嚥下などに重要な役割を果たしている。

唾液緩衝能（だえきかんしょうのう）唾液には、口腔内のpHを一定に保つ作用がある。これにより口腔内に酸、アルカリを入れた場合でも比較的早期にもとのpHにもどる。

唾液緩衝能の測定（だえきかんしょうのう──そくてい）同ドライズンテスト　う蝕活動性試験のうち唾液を検体とする試験法の1つ。Dreizen testが代表的である。唾液に乳酸を滴下し、一定のpH変化をするに要する乳酸量を測定する。滴下乳酸量が多いと緩衝能が高いと判定する。

唾液減少症（だえきげんしょうしょう）同口腔乾燥症【外】唾液の分泌低下をきたす疾患。老人性のもの、放射線治療によるものなど種々がある。食物摂取障害、嚥下困難や口腔自浄作用低下によりう蝕が多い。

唾液腺（だえきせん）口腔内に唾液を分泌する腺組織で大唾液腺（耳下腺、顎下腺、舌下腺）と小唾液腺（口唇腺、口蓋腺など）がある。また、分泌される唾液により、漿液腺、粘液腺、混合腺に分類される。

唾液腺炎（だえきせんえん）【外】唾液腺実質に炎症が起こった状態をいう。唾石を有するもの、全身の抵抗力の弱いもの、とくに、耳下腺に好発する。

唾液腺開口部（だえきせんかいこうぶ）唾液の口腔内への正常排出口をいう。耳下腺開口部（耳下腺乳頭）、顎下腺開口部（舌下小丘）、舌下腺開口部（舌下小丘、舌下ヒダ）などである。

唾液腺酵素（だえきせんこうそ）唾液腺で産生される酵素で、おもなものはデンプンをデキストリンから麦芽糖に分解する消化酵素の唾液アミラーゼである。

唾液腺造影法（だえきせんぞうえいほう）【外】唾液腺開口部から造影剤を注入し、レントゲン撮影を行う検査方法。おもに

唾液腺ホルモン（だえきせん——）【同】パロチン® 耳下腺や顎下腺から唾液とともに分泌され、再吸収により体循環系に移行するホルモンである。血清カルシウムの低下、白血球変動効力、歯、毛髪の形成促進などの生理活性をもつ。

唾液タンパク（だえき——）唾液中に含まれるタンパク質で、唾液アミラーゼ、血清アルブミン、血清グロブリン、ムチンなどがある。

唾液貯溜嚢胞（だえきちょりゅうのうほう）【外】唾液腺の導管や開口部の閉鎖により内部に唾液が貯溜して嚢胞形成が起こったもの。顎下腺、舌下腺に由来したものをとくにガマ腫という。

唾液と糖クリアランス（だえき——とう——）糖を摂取する際、一過性に口腔内糖濃度は上昇し、その後唾液による洗浄作用により徐々に低下する。唾液のもつ糖の洗浄能力を示すものが糖クリアランスで、唾液の量や性状に左右され、う蝕の発生と大きな相関をもつ。

唾液流出量テスト（だえきりゅうしゅつりょう——）う蝕活動性試験のうち唾液を検体とする試験法の1つで、唾液流出量を測定する。流出量が多ければう蝕に対する抵抗性は強くなる。

唾液瘻（だえきろう）【外】正常唾液排泄口以外に唾液の排出口があるものをいう。口腔内に排泄口のある内唾液瘻と口腔外にある外唾液瘻がある。外傷、手術によるものが多いが、まれに先天性のものもある。

高橋の不正咬合分類（たかはし——ふせいこうごうぶんるい）【矯】不正咬合の分類は顎の近遠心関係によるアングルの分類が有名である。高橋の分類は形態的特徴により上顎前突、下顎前突、犬歯低位唇側転位をそれぞれ5類に分類した。治療方針と相関しているので臨床診断によく用いられる

多菌層（たきんそう）象牙質う蝕円錐の各層の名称で、う蝕の最も浅部をいう。ことばのように象牙質細管内には多数の細菌が侵入しており、その組織は破壊され、基質の軟化崩壊が起きている。軟化牙質はこれにあたる。

多形性腺腫（たけいせいせんしゅ）【外】唾液腺腫瘍の約60%を占める。耳下腺が大多数だが、小唾液腺では口蓋、口唇に好発する。腫瘍は無痛性で、発育は緩慢。病理組織像は多彩で、上皮細胞は腺管状、充実性、円柱腫状、ときに腺房状の胞巣をつくる。間質部に粘液腫様および軟骨様組織がみられる。良性腫瘍だが、ときに再発、悪性化する。

打診（だしん）歯科における打診とは、歯を診査器具（ピンセットなど）で垂直、水平方向（近遠心的、頬舌的）に叩打して、不快感の有無、疼痛の大小、打音の感じなどにより、歯髄および歯周組織の病変の状態を診断すること。

唾石症（だせきしょう）【外】唾液腺の腺体から開口部までの、いずれかの部位に結石を生じる疾患。顎下腺に好発する。唾石は唾液中の石灰化塩類が析出沈澱することによって生じる。

脱灰（だっかい）強い酸性の飲食物などにより、歯の表層のエナメル質が溶解する現象をいう。

脱灰性白斑（だっかいせいはくはん）【小】酸によりエナメル質の表層下が脱灰すると、透明感がなくなり白濁した状態で観察される。これを脱灰性白斑という。フッ化物の塗布によって再石灰化が亢進し、白斑が減少したり、消失することがある。

脱感作法（だつかんさほう）歯科治療に順応不良な患者の行動改善のための技法の1つで、最初はごく弱い刺激を与えて安心させ、その後、段階的連続的に刺激の程度を上げつつ治療をすることによって、患者の順応度を高めていく方法である。

タッグ【修】酸蝕されたエナメル質面の微細な凹みや酸蝕によって開放された象牙質の象牙細管の入口に侵入して硬化したレジンを、レジンタッグといい、嵌合面増大とともに辺縁封鎖性も良くなる。

タッピング【周】ブラキシズムの一種で、睡眠中、覚醒中にかかわらず、食物を介在させない状態で無意識に上下の歯を律動的にカチカチならしながら連続的に反復して咬み続けること。治療法としては、心理的療法、咬合調整、ナイトガードの装着などがある。

ダッペングラス 薬液、有機溶媒などを使

用分だけ，小分けにして入れるガラス製の医療用小容器．

脱落時期（乳歯）（だつらくじき〈にゅうし〉）　永久歯の骨内萌出の進行にともない，永久歯胚の歯小嚢の一部が吸収組織に変化し，乳歯根や乳歯と永久歯の間の骨組織を吸収して，乳歯の自然の脱落を起こす．その時期は，個人差はあるが大体6～12歳の間に生ずる．

縦磨き法（たてみがーほう）　毛先を歯面に直角にあて，歯軸方向に上下運動させる方法である．歯肉の損傷や退縮を起こしやすい危険性がある．

多糖類（たとうるい）　グルコースやフルクトースのような単糖が数個以上脱水縮合して生じた糖質をいう．同一種類の単糖からなる多糖はホモ多糖といい，構成糖が異なった種類よりなるものをヘテロ多糖という．

多尿（たにょう）　通常，成人の尿量は1日に1,000～1,500 ml であるが，2,000 ml 以上に増加した場合，多尿という．原因は，水分多量摂取，寒冷，精神緊張など生理的なものと，尿崩症，腎疾患，糖尿病など病的なものがあり，浮腫，腹水の消退時にもみられる．

(多発性)骨髄腫（たはつせい）こつずいしゅ）【外】　形質細胞の腫瘍性増殖を本態とする疾患．骨病変の骨痛，X線所見の骨打ち抜き像，骨髄中の形質細胞の増加，血清あるいは尿中のMタンパクの検出が診断に重要．顎骨には10%程度みられ，顎骨の膨隆，歯の動揺，口唇の麻痺などを呈す．

多発性膿瘍（たはつせいのうよう）【周】　糖尿病などの全身的な疾患のある患者は全身的に抵抗力が減弱し，歯周病変が増悪されるために，多発性膿瘍を形成し，反復を繰り返しやすく予後は不良である．これらの治療には，全身的療法と局所的療法を共に進めなくてはならない．

WHO ➡世界保健機関

ダブルブレードタイプ ➡ユニバーサルタイプ

多毛束植（たもうそくしょく）圓密植　歯ブラシの植毛状態を大別すると疎毛束植と多毛束植とに分類できる．多毛束植の歯ブラシは水切りが悪く，不潔になりやすいが，歯ブラシの毛先を使用するブラッシング法を行う場合はよく用いられる．

単一印象（たんいついんしょう）【補】　1種類のみの印象材を使用して行われた印象のことをいう．アルジネートと既製トレーを用いるもの，あるいは個人トレーとラバー印象材とを組み合せるものなどが代表的なものである．

単一修復（たんいつしゅうふく）【修】　1種類の歯科用材料のみによる修復をいう．一般にはこの種の修復が日常多く行われており，たとえばインレー修復，コンポジットレジン修復，アマルガム修復などである．

単一埋没法（たんいつまいぼつほう）　単一の埋没材泥を使用してワックスパターンの埋没操作をすべて完了する方法をいう．二重埋没法に対する用語．埋没材の正確な凝固膨張ならびに加熱膨張が期待できる．具体的には，①バイブレーターを利用しながら埋没材泥を直接リング内に注入する方法，②挿入埋没法，③真空埋没法がある．

単球（たんきゅう）圓単核球　ヒトの流血中に存在する単核の細胞．全白血球の2～7%の比率で発見されるが，感染症や血液疾患によって増加する場合がある．組織や漿膜腔内に出てマクロファージとなり，生体の免疫に重要な役割を演じるといわれる．

タングクリブ【矯】　指しゃぶりや弄舌癖の防止に用いられる装置．固定式では，舌側弧線装置の前方部にクリブをろう着する．可撤式では，上顎レジン床の前方部にクリブを埋め込む．クリブにより指の挿入を防ぎ，舌の動きを制限する．

タングステンカーバイドバー　炭化タングステン粉末と5～10%のコバルト粉末および3～30%のチタンなどから粉末冶金法（合金成分を完全に融かしてしまわずに合金を作る1つの方法）によって作られた，もろいが硬い高速切削用工具．

単根管歯（たんこんかんし）　中切歯，側切歯，犬歯および小臼歯のように，歯根が1本のみの歯をいう．

探索操作（たんさくそうさ）　肉眼では確認することができない，歯肉縁下に存在する歯石や修復物マージンの状態，あるいはポケットや骨吸収の形態を確認する

タンシ

際,探針やプローブを歯肉縁下に挿入し,歯肉を傷つけないよう歯根面に沿って探る操作.

単式弾線 (たんしきだんせん)【矯】単純弾線ともよばれ,舌側弧線装置の主線にそってろう着される弾線で,おもに前歯の唇側移動に用いられる.

単純窩洞 (たんじゅんかどう) 同1面窩洞 1つの歯面上にだけ限られて存在する窩洞をいい,それぞれ存在する歯面の名称をとって咬合面窩洞,頬(側)面窩洞,近心(隣接)面窩洞などとよばれる.単純窩洞はその多くの場合4壁に囲まれている.

単純鉤 (たんじゅんこう)【補】環状鉤のうち,1本の鉤腕からなるクラスプ.頬側腕に多く用いられるが,支台歯を舌側に傾斜させる力が働くこともある.

単純骨折 (たんじゅんこっせつ) 同閉鎖骨折【外】骨折部を覆う皮膚あるいは粘膜の損傷がないために骨折部が外界と交通していないもの.複雑骨折と異なり,異物の迷入や細菌感染を起こしにくい.

単純固定 (たんじゅんこてい)【矯】固定source が傾斜するような形で矯正力に抵抗するものをいう.

単純性口内炎 (たんじゅんせいこうないえん) ➡カタル性口内炎

単純性歯肉炎 (たんじゅんせいしにくえん)【周】おもな発病因子はプラークで,歯間乳頭および辺縁歯肉の発赤,腫脹がその主症状である.仮性ポケットの形成,スティップリングの消失がみられ,機械的刺激により容易に出血する.

単純疱疹 (たんじゅんほうしん)【外】単純疱疹ウイルス Herpes simplex virus (HSV)による感染症.口腔領域には口唇疱疹および疱疹性(歯肉)口内炎がみられ,多数の小水疱が生じる.初感染後,神経節に潜伏し細胞性免疫能の低下などにより,活性化されて回帰発症(再感染)する.

探針 (たんしん) いろいろの形態に曲がり細い先端を有する歯科用診査用具の1つで,初期う蝕の有無,髄角露出の有無,天蓋除去の完不全,根管口の探索,歯頸部あるいはう窩象牙質表面を擦過しての知覚の程度,充填物の辺縁適合度などを診査するのに用いる.

炭水化物 (たんすいかぶつ) ➡糖質

弾性印象材 (だんせいいんしょうざい) 硬化後に弾力性を有するタイプの印象材.クラウン,ブリッジ,部分床義歯など,大きいアンダーカットを有する症例の印象に適する.これにはアルギン酸印象材,寒天印象材,各種合成ゴム質印象材が含まれる.

弾性線維 (だんせいせんい) ➡エラスチン線維

炭素アーク (たんそ——) 電極の少なくとも1個が炭素棒で作られている電極間のアークをいい,炭素アーク溶接などに利用されている.

単糖類 (たんとうるい) グルコース(ブドウ糖),フルクトース(果糖),ガラクトースのことで,糖質そのものの機能はエネルギーを供給することにあり,また脂質の酸化を促進し,タンパク質の消費を抑制する.

断乳 (だんにゅう)【小】離乳を完了して母乳あるいは人工乳を与えないことを断乳という.一般的には1歳3か月前後を目安とする.

タンニン・フッ化物合剤 (——かぶつごうざい) ➡HY剤

タンパク価 (——か) 同アミノ酸価 タンパク質の栄養価はそのアミノ酸組成,とくに必須アミノ酸含量とアミノ酸相互のバランスより決められる.さらに,消化率もタンパク質の栄養価を決定する重要な要因となる.栄養価を評価する方法には,生物的評価法(生物somát)と必須アミノ酸組成から判定する化学的評点法がある.化学的評点法は,タンパク価(protein score)またはアミノ酸価ともよばれている.

タンパク多糖体複合物 (——たとうたいふくごうぶつ) 複合タンパク質やヘテロ多糖あるいは複合多糖のことをいう.前者には糖タンパク質(Glycoprotein)があり,これはムコタンパク質,ムコイド(mucoid),ムチン(mucin)などとよばれている.なおムコ多糖は,生体内において多くの場合,タンパク質と結合したムコタンパク質(mucoprotein)として存在する.

タンパク溶解キレーション説 (——ようかい——せつ) 口腔内の細菌によって,エナメル質のタンパクが溶解すると同時に,それらの分解産物がキレート剤となり,

このキレート剤の作用によって，脱灰を起こし，う蝕が発生するという説．

タンポン法 （――ほう） 創面より持続性の出血があり，止血が困難の場合に，局所にガーゼなどを圧迫，充填して止血する方法である．顎嚢胞を摘出したあとの骨削開，抜歯窩などに用いられる．

単量体 （たんりょうたい） ➡モノマー

弾力線 （だんりょくせん）【矯】歯の移動には細い金属線の弾性が用いられる．材質や太さは色々の種類があり，線の屈曲後熱処理により弾性を増すものが多い．また，細い線を編んだ状態の丸型，角型の弾力線もある．

チ

チアノーゼ 同サイアーシス 皮膚および粘膜が生理的，病理的の原因で蒼白になった状態をいう．血液中の酸素が減少し炭酸ガスが増加するため生ずる現象．心疾患，高度の貧血，呼吸障害を起こす疾患などのときに出現する．

地域歯科保健医療体制 （ちいきしかほけんいりょうたいせい） 一次保健医療圏には市町村保健センター，口腔保健センター，歯科診療所が母子から老人までの歯科疾患の予防・治療を行う．二次保健医療圏としては保健所，病院歯科が身障者その他合併症を持つ人々について行う．三次医療圏としては大学附属病院で高度，専門的な治療を行う．

地域フッ素症指数 （ちいき――そしょうしすう） ➡CFI

地域保健医療体制 （ちいきほけんいりょうたいせい） 地域の人々に保健医療サービスには住民が日常的，一般的な疾病や外傷に対応する市町の行政区とする一次保健医療圏，入院治療ができる中核医療機関，保健所がある二次保健医療圏，専門的な医療を提供できる三次保健医療圏（県全域）の3段階からなっている．

地域保健法 （ちいきほけんほう）【衛】地域の人々の保健需要に的確に対応できる総合的な保健体系づくりを行うため，保健対策の基本指針，保健所，市町村保健センターなどの基本事項を定めた法律．国の責務は「基本指針」で策定されてい

る．

チェアポジション 水平位診療を行う場合の術者および介補者の位置をいう．一般的にその位置は時計の時刻数字の位置で表現されており，たとえば患者の頭のうしろの位置は，12時の位置と呼称している．

チェックバイト 【補】ワックスや酸化亜鉛ユージノールペーストなどの記録材を上下顎の咬合面或いは咬合床の咬合堤間で硬化させ，上下顎の顎間関係を記録したもの．

チオグリコレート培地 （――ばいち）同チオグリコール酸ナトリウム 分離培養として嫌気性菌を培養するには，発育環境の酸化還元電位を下げるために，チオグリコール酸ナトリウム，グルタチオン，アスコルビン酸のような還元剤を加える．感染根管の微生物検査をするときは，滅菌食塩水を浸したペーパーポイントで滲出液などを吸わせた検体を，チオグリコール酸培地に接種して増菌後，分離培養を行う．

チオコールラバー印象材 （――いんしょうざい）同ポリサルファイドラバー印象材 一般にはラバーベース印象材と称される合成ゴムを主材とする弾性印象材である．優れた弾性，乾縮変形が少ない，印象面が滑沢などの長所を有する反面，特有な刺激臭，硬化時点がはっきりしないなどの短所もある．

知覚過敏症 （ちかくかびんしょう） ➡象牙質知覚過敏症

知覚過敏処置 （ちかくかびんしょち） ➡象牙質知覚過敏処置

築成振動器 （ちくせいしんどうき） 陶材を振動法でコンデンスするための装置をいう．陶材の収縮を防止するにはできるだけ粉末粒子を濃密にする必要がある．このために築成振動器やレクロンナイフを用いて振動法でコンデンスしながらペーパーまたはガーゼで水分を吸い取り，乾燥後焼成する方法がよく行われている．

築造体 （ちくぞうたい）同コア【補】歯質の崩壊が著しい失活歯の髄腔壁あるいは根管壁に維持を求めて，歯質を補強し正常な支台形態を付与することを目的として作製された補綴物．これには金属鋳造体，コンポジットレジン，アマルガ

智歯周囲炎（ちししゅういえん）同ペリコ【外】 智歯の歯冠周囲歯肉，軟組織に生じた限局性の炎症をいう．萌出困難歯，正常萌出歯のいずれにもみられるが，智歯周囲の病的盲嚢に起因することが多い．上顎に比べ下顎に多発する．

地図状舌（ちずじょうぜつ）同遊走輪【外】 舌表面に白色と紅色の移動性，地図様模様が生じる疾患．原因は不明，幼児，女性に好発する．

チステ ➡囊胞

チゼル 窩洞形成時，遊離エナメル質の除去や窩壁の仕上げに用いられるのみ型の刃先をもった手用切削器具である．口腔外科などで使われる骨のみ，除石で使われるのみ型スケーラーもチゼルと同類である．

チゼル型スケーラー（――がた――）➡のみ型スケーラー

知能指数(IQ)（ちのうしすう） 精神年齢（知能年齢）を表す指数として代表的なものが知能指数(Intelligence Quotient ; IQ)であり，知能指数(IQ)＝$\frac{知能年齢}{生活年齢}\times 100$で算出される．

知能年齢（ちのうねんれい）➡精神年齢

チモール 唇形科植物の揮発油の主成分で，石炭酸と類似の化学構造をもつ無色ないし白色の結晶．殺菌作用，浸透性，鎮痛消炎作用を有し，う窩消毒剤，鎮痛消炎剤，間接覆髄剤，根管消毒剤など用途は多方面である．

チモール混濁試験（――こんだくしけん）➡TTT

チャーターズ法（――ほう） 本法は食物の流れ方と同じ方向に歯ブラシを使用するもので，とくに歯肉のマッサージと歯間部の清掃を主体とした圧迫振動法である．歯ブラシの毛先を歯冠側に向け，咬合平面に対し約45°になるように刷毛の側面を歯面にあて，そのまま位置移動させ，側面が辺縁歯肉部に接したとき約10秒間強く圧迫振動を加える．

着色鉤（ちゃくしょくし） 歯の着色には，内因性のものと外因性のものとがあり，前者の疾患としては，母体の胎生条件の不良や，重症新生児黄疸，先天性ポルフィリン尿症など，後者の原因としては，テトラサイクリンや鉛などがあげられる．

チャモイスホイール 鹿の皮を円盤状に加工したもので，マンドレールに付けて，鋳造修復物の最終研磨に用いる．研磨材としてはルージュや亜鉛華を使用する．

中間義歯（ちゅうかんぎし）【補】 近遠心に残存歯を有する欠損症例で，すなわち最後臼歯が残存している症例に作製される義歯．欠損様式により片側性中間義歯と両側性中間義歯とがある．咬合圧負担様式は通常歯根膜負担型で設計されている．

中間欠損（ちゅうかんけっそん）【補】 欠損部の近遠心側に天然歯が残存しているタイプ，すなわち最後臼歯が残存しているタイプの欠損状態．片側性中間欠損，両側性中間欠損の2型がある．

中心位（ちゅうしんい） 下顎頭が関頭骨下顎窩内で緊張することなく最後上方位にあり，そこから側方運動が可能な上下顎の位置的関係．天然歯の安定した咬合接触がない場合や咬合の再構成に際して，信頼性の高い上下顎関係として利用される．しかし，重要項目であるにもかかわらず，このほかにも多様な説があり，現在その実態は混乱している．

中心結節（ちゅうしんけっせつ） 小臼歯，まれに大臼歯の咬合面のほぼ中央部にみられる異常結節．大きくなるとその中に結節の形態に相似した歯髄が形成され破折により歯髄炎になることがある．高頻度にみられるのは，下顎第二小臼歯である．

中心咬合位（ちゅうしんこうごうい） 下顎頭が関節窩内で安定した位置にあり，上下歯列がもっとも密接に咬合した状態をいう．要するに，下顎が中心位で咬合したときの下顎位．

鋳巣（ちゅうす・ちゅうそう）同ブローホール 鋳造体の内部または表面にできる小空洞をいう，金属の収縮によって鋳造体のスプルー付着部付近に生じる引け巣，金属融解時に吸収したガスのために生ずるブローホールもある．

中枢性嘔吐（ちゅうすうせいおうと） 頭蓋内圧が上昇する疾患（脳腫瘍，脳出血など）やある種の化学物質により嘔吐中枢が刺激され生じる嘔吐をいう．

中性アミノ酸（ちゅうせい――さん） ア

ミノ酸は通常, 酸性基と塩基性基とのバランスにより分類され, 炭素分子を中心にその数が等しいものをいう. 中性アミノ酸のなかにはグリシン, アラニン, バリン, ロイシンなどがある.

中性子線 (ちゅうせいしせん) サイクロトロンなどを用いて, 陽子, α線をある種の元素にあてると放射されるのが中性子線である. このものは電離作用は弱いが, 生物的作用のほうが強く, 中性子線療法や中性子捕獲療法などに利用される.

鋳造 (ちゅうぞう) ワックスやレジンで作製された鋳型を埋没材中に埋没し, 鋳型材料を焼却したのちに, 中に溶融した合金を鋳込んでインレーや補綴物を作製する方法. この方法には, 圧迫鋳造法, 吸引鋳造法, 遠心鋳造法などがある.

鋳造冠 (ちゅうぞうかん) 同キャストクラウン【補】鋳造法で作製された金属冠. 歯質の削除量が大きく, エナメル質を削除しなければならないが, 辺縁の適合を正確にでき, 理想的な咬合関係, 隣接歯との接触関係, 外形を付与することができる. また歯冠形態も優れている.

鋳造機 (ちゅうぞうき) 融解した金属を鋳造型内に流入させるための装置をいう. 回転による遠心力を応用した遠心鋳造機, 水蒸気圧を応用した加圧鋳造機, 真空ポンプなどを応用してリングの底から陰圧を作用させ, リングのつぼ上で溶かした合金を鋳造型内に吸い込む方式の吸引鋳造機の3種に大別される.

鋳造欠陥 (ちゅうぞうけっかん) ➡ホットスポット

鋳造鉤 (ちゅうぞうこう) 同キャストクラスプ【補】鋳造法で作製されたクラスプ. 任意の形態を付与できるので設計が自由にできる, 適合が良い, 維持・支持・把持力が大きいなどの利点があるが, 弾力が小さい, 設計を誤ると支台歯に対して負担過大となるなどの欠点がある.

鋳造支台 (ちゅうぞうしだい) ➡メタルコア

鋳造収縮 (ちゅうぞうしゅうしゅく) 金属を鋳造したとき原型寸法に対する鋳造体寸法の収縮をいい, その量は金属の種類, 鋳造体の形状, 鋳型強度, 鋳造条件などにより大きな影響を受ける. 鋳造収縮は埋没材の硬化, 吸水, 加熱膨脹や模型材の硬化膨脹などによって適正に補償されなければならない.

鋳造修復物 (ちゅうぞうしゅうふくぶつ) 形成歯に対し直接法または間接法によりワックスアップを行い, 埋没後鋳造によって作られた修復物をいう. 単独鋳造修復物と連結鋳造修復物に分類され, 前者には1級インレーのような内側性とクラウンのような外側性があり, 後者には動揺歯永久固定装置, ブリッジなどがある.

鋳造体 (ちゅうぞうたい) 同鋳造物 鋳造法で作製されたものの総称. 鋳造鉤, 鋳造床, 鋳造冠, 鋳造築造体などを含む.

鋳造物 (ちゅうぞうぶつ) 同鋳造体

鋳造リング (ちゅうぞう——) 同埋没リング 鋳型を埋没するときに使用する円筒形の金属容器. 埋没および鋳造時に埋没材を外部から補強するために使用する. 鋳造時の熱や圧に耐えうる材料でなければならず, ステンレススチール製のものが最良である.

注入器 (ちゅうにゅうき) ➡シリンジ

中胚葉 (ちゅうはいよう) 胎生期:索側中胚葉, 体節葉, 側板に区別され, 結合織, 軟骨, 骨, 真皮, 心臓や腎臓などの起源となる. 歯の組織ではエナメル質は外胚葉であるが, そのほかはすべて中胚葉からなっている.

中溶陶材 (ちゅうようとうざい) 1,060～1,200℃で焼成される陶材. 現在このタイプの陶材は市販されていない.

超音波診断 (ちょうおんぱしんだん) 体内へ発射した超音波が, 進路上の障害物で反射されたものを受信して画像にし, 診断に応用する方法. 直線的に進行する音波の反射を垂直の振幅とするAモード, 発振装置を走査させ二次元的図形を得るBモードなどがよく行われる.

超音波スケーラー (ちょうおんぱ——)【周】超音波スケーラーは振動数が毎秒20,000以上の微細振動を利用して, 歯石などの沈着物をフェザータッチの力で粉砕除去する装置.

超音波洗浄器 (ちょうおんぱせんじょうき) 溶液中に入れた物体に超音波 (20KHz以上) をあて, その振動を利用して物体の付着物を除去する装置.

聴覚減痛法 (ちょうかくげんつうほう) ➡音楽催眠法

チヨウ

腸管出血性大腸菌（ちょうかんしゅっけつせいだいちょうきん）➡O-157

鳥顔貌（ちょうがんぼう）➡小顎症

蝶形後頭軟骨結合（ちょうけいこうとうなんこつけつごう）　頭蓋底中央にある蝶形骨は後方で後頭骨と接している．この間は軟骨で結合されており，大白歯の萌出にあわせ後方への発育の調和をはかるためもっとも遅く癒合する．

超硬石膏（ちょうこうせっこう）　硬質石膏の一種であり，第Ⅱ種硬石膏，デンサイトとよばれる．粒子の形状，大きさが変化に富み，混和に使う水の量を少なくできる．硬化後の硬さは非常に大きい．

彫刻刀（ちょうこくとう）　石膏あるいはワックスなどを削除形成して任意の形態を付与するための器具．代表的な物にエバンスの彫刻刀がある．

チョウジ油（――ゆ）【内】　チョウジのつぼみを乾燥して得られる揮発油で，主成分のユージノールには防腐作用，鎮痛消炎作用があり，歯髄炎の鎮痛や根管消毒剤として使用される．単体よりはおもに酸化亜鉛とセメントの形で用いられる．

蝶上顎縫合（ちょうじょうがくほうごう）　蝶形骨翼状突起と上顎骨の間にみられるごく少量の結合組織を介する連結のことで，口蓋骨の外側にみられる．

聴診（ちょうしん）　理学的診断法の１つ．生体より生じる音を，直接あるいは間接的に聴き，その音の性状から現存する疾病，異常を推定する．この方法に便利なように聴診器が発明されたが，歯科では顎関節異常の診断や咬合調整時に使用する．

調節性咬合器（ちょうせつせいこうごうき）【補】　患者個々の顆路および切歯路が再現できるような調節できるタイプの咬合器．全調節性咬合器と半調節性咬合器がある．

調節湾曲（ちょうせつわんきょく）【補】　下顎の前後運動および側方運動時のクリステンゼン現象に調和し，全面均衡咬合が得やすいように人工歯列弓に付与された湾曲．人工歯の臼歯咬頭頂を連ねた線は，側方から観察しても前方から観察しても下に凸の湾曲をしている．

長胴歯（ちょうどうし）➡タウロドント

蝶番運動（ちょうばんうんどう）　左右側の関節頭を結ぶ仮想回転軸を中心にして行われる下顎の回転運動．あらゆる顎位でこの運動は行われるが，中心位での蝶番運動は再現性が高く，とくに終末蝶番運動といわれる．下顎運動の後方限界運動路の一部をなす．

蝶番軸（ちょうばんじく）　左右の下顎頭が滑走運動をともない純粋に回転したときにその回転中心となる軸．

超微粒子配合レジン（ちょうびりゅうしはいごう――）　同MFR【修】　コロイダルシリカの種々なサイズ，形式の超微粒子のフィラーが配合されている修復レジンで，填塞後の仕上げ研磨操作が容易でしかも滑沢な研磨面が得られることが特徴である．しかしその含有量が従来型コンポジットレジンに比べ低いため，物性がやや劣っているといわれている．

貼薬（ちょうやく）　根管治療時に根管内の殺菌消毒を目的として根管内に挿入する薬剤，あるいは保存治療時に窩洞内や歯髄鎮静の目的のため挿入する薬剤をいう．

直接維持装置（ちょくせついじそうち）➡直接支台装置

直接支台装置（ちょくせつしだいそうち）　同直接維持装置【補】　部分床義歯の構成要素である支台装置の１つであり，欠損部に隣接した位置に設計される支台装置．義歯のおもな維持力を発揮する．

直接抜髄即時根管充填法（ちょくせつばつずいそくじこんかんじゅうてんほう）　同直接即根充【内】　麻酔下において，抜髄と同時に根管充填の操作を完了する治療法．一般的には初期軽度の歯髄炎や重度の知覚過敏歯や外傷での露髄，健全歯の補綴上必要な抜髄などが適応症である．

直接抜髄法（ちょくせつばつずいほう）【内】　歯髄炎などの疾患で歯髄の保存が不可能な場合や支台歯にするなど補綴的要求がある場合，歯髄のすべてを除去することを抜髄といい，直接抜髄法とは，麻酔法によって除痛した後，１回の治療で抜髄まで行う処置法．これに対して，歯髄失活剤の塗布を行い，歯髄を失活させた頃ふたたび来院させて抜髄する処置法を間接抜髄法という．

直接覆髄（法）（ちょくせつふくずい〈ほう〉）【内】　歯髄が外傷や治療時に予感

直腸麻酔法（ちょくちょうますいほう）
肛門より麻酔剤（バルビタール）を投与し，直腸，大腸より吸収させ麻酔を行う全身麻酔法の一種．多くは幼・小児の基礎麻酔として用いられる．

貯溜嚢胞の（ちょりゅうのうほう）　同停滞嚢胞【外】腺の排泄管閉鎖により分泌物が排泄されず，内部に貯溜し，嚢胞形成したもの．小唾液腺などにみられる．

治療計画（歯周疾患の）（ちりょうけいかく〈ししゅうしっかん——〉）【周】歯周疾患の治療を適切に行うためには正確な診査所見と診断を基礎として，症状に応じた治療計画を立てて治療しなければならない．治療計画の一般的順序は初期治療，再評価，歯周外科治療，最終治療とメインテナンスなどがある．

治療用義歯（ちりょうようぎし）【補】下顎位が不安定な症例，義歯床下粘膜に異常が認められた症例，顎関節に異常がある症例などに，症状の軽減ならびに消失を目的として暫間的に使用する義歯．治療用義歯により症状が消失した後に最終義歯が作られる．

チンキャップ　同オトガイ帽装置【矯】成長期における下顎前突の症例に用いる．固定源を後頭部（ヘッドギア）に求めて，ゴムの力によりオトガイ部のキャップを後上方へ引く．これにより，下顎骨の成長抑制効果を期待する．

鎮静法（ちんせいほう）鎮静剤や催眠剤，精神安定剤などを用いて不安や緊張を取り除き，また骨格筋弛緩，唾液や気道分泌の抑制なども，患者の精神的かつ肉体的鎮静状態を得ようとする手法のことをいう．

鎮痛剤（ちんつうざい）中枢神経系に作用し，徐痛または疼痛を減弱する薬剤をいう．麻薬性鎮痛薬と解熱性鎮痛薬に分類される．

鎮痛消炎剤（ちんつうしょうえんざい）
鎮痛剤のうち消炎作用を合わせもっているものをいう．現在，広く使用されている鎮痛剤（非ステロイド剤）は大部分これに属している．

鎮痛・鎮静・催眠薬（ちんつう・ちんせい・さいみんやく）患者の歯科治療に対する恐怖心，不安感，興奮，緊張などを取り除くために用いられる薬剤である．これらの薬は治療前に投与されるので前投薬とよんでいる．

ツ

ツイード三角（——さんかく）【矯】頭部X線規格写真上で，フランクフルト平面，下顎下縁平面および下顎前歯の歯軸によって形作られる三角形の作図を行う．矯正で抜歯の有無を決めるときに用いる．

ツイードプライヤー【矯】アーチベンディングプライヤーの一種．角ワイヤーの屈曲に用い，通常エッジワイズ法におけるアイディアルアーチの屈曲などに使用する．ループベンディングプライヤーは角ワイヤーのループを屈曲するのに用いる．

ツイード分析法（——ぶんせきほう）
Tweed analysis【矯】下顎前歯の傾斜と叢生の状態から，抜歯の基準を決める．まず模型上から叢生に関連して歯列弓の長さの不足分を求め，これに下顎前歯傾斜角の基準値への修正値を考慮し，第一小臼歯の歯幅と比較して抜歯の有無を決定する分析法．

ツイストワイヤー【矯】細いワイヤーを数本ねじって弾性に富んだ1本のワイヤーにしたもの．エッジワイズ法において，治療の初期の段階に使用する．

ツブリシール®【内】2-エーベストシステムの酸化亜鉛ユージノールセメントを主成分とした根管用セメント（シーラー）．商品名．

テ

手足口病（てあしくちびょう）【外】A群コクサッキー16ウイルスにより口腔内に水疱，アフタ，手，足に水疱，発疹などを生じる疾患．幼・小児に好発する．

def 乳歯列のう蝕経験の総量を知るために用いられる指標．永久歯で用いられるDMFの考えを乳歯う蝕について取り入れたものであるが，とくに乳歯では，永久歯の

TSD法 (——ほう) 〔同〕Tell Show Do法 【小】 診療室内での小児患者対応法の1つ。これから行う治療についてよく説明し、手鏡などで治療動作を見せながら遂行する方法で、恐怖心の強い小児に有効である。

dmf 乳歯列のう蝕経験の総量を知るために用いられる指標。永久歯のDMFの考えを乳歯列に取り入れたもので、永久歯と区別するために小文字を用いてdmfとした。

DMF 永久歯列のう蝕経験の総量を知るために考え出された指標。Dは未処置う蝕歯、Mはう蝕が原因で抜去した歯、Fはう蝕が原因で処置した歯を意味し、これらの指標を利用して種々の指数を求め、国際的にも広く利用されている。

DMFS (指数) (——〈しすう〉) DMFの指標を利用し、これを歯面単位で表そうとしたもの。DMFS指数は1人平均のDMF歯面数を表したもので、DMFT指数とともに国際歯科連合 (FDI) で用語統一が行われ、国際的に広く用いられる指数である。

DMF指数 (——しすう) 【衛】 DMFの指標により判定したD歯、M歯、F歯の各本数の合計がDMF指数である。1人平均のDMF指数は、DMFT指数に等しい。

DMFT (指数) (——〈しすう〉) DMFの指標を利用し、DMFSと区別するためにTを付して、DMFを歯の本数単位で表そうとしたもの。DMFT指数は1人当たりのDMF歯数を示し、DMFS指数と同様に国際歯科連合 (FDI) で用語統一が行われ、広く用いられる指数である。

低位歯 (ていいし) 歯が咬合平面まで達しない萌出状態をいい、高位に対することば、一般に八重歯といわれる犬歯の状態を低位唇側転位という。

TTT Thymol Turbidity Test 〔同〕チモール混濁試験 肝機能検査の1つであり、血清膠室反応すなわちタンパク代謝を調べることにより行う。血清にチモールを加え標準液と比色する。

低位 (乳) 歯 (ていい〈にゅう〉し) 【小】歯の上下的位置異常で、咬合平面に達していない低位を示すものをいう。下顎第一、第二乳臼歯に多くみられる。X線所見では、歯根部が歯槽骨と癒着されているため、その境界は不明瞭な像を呈している。

Tバンド マトリックスリテーナーを必要としないステンレス製既製マトリックスバンドである。頭部の2つの四角い突起を折り曲げてできた環の中へ、尾部を通してリングを形成し、歯にかぶせ尾部を引き絞ったところで折り返し固定する。

TP感作血球凝集反応 (——かんさけっきゅうぎょうしゅうはんのう) 〔同〕TPHA ホルマリン固定したヒツジの赤血球を処理して、梅毒トレポネーマの菌体成分を吸着させたものを抗原として、患者血中の梅毒トレポネーマに対する抗体との血球凝集像を見るもので、梅毒に対する特異性に優れた検査法である。

D-ファイル 【内】 根管の拡大形成用手用器具で、断面が菱形の鋼線に一定のテーパーをつけ、ねじって作ってある。弾力性に富み、大小の刃が交互にあるため目づまりが少なく、リーマーよりも切れ味が良い。リーミングもファイリングも可能である。

ディーンの分類 (——ぶんるい) ➡斑状歯の分類

THP Total Health Promotion Plan (口腔保健) 【衛】 労働者を対象にして行われる心身両面にわたる健康保持増進措置。健康測定を行った後、各専門スタッフによる運動指導、保健指導、心理相談、栄養指導が行われる。この「保健指導」の一部に口腔保健がある。

定期歯科健診 (ていきしかけんしん)「口腔、歯の疾病および異常の有無」を定期的に健診することを歯科集団健診という。定期歯科健診は小・中・大学、幼稚園、保育所、各種事業所でも実施しているところが多い。

定期診査 (ていきしんさ) 〔同〕リコールシステム 歯科治療が一応完了した患者を、一定期間ごとに来院させて、口腔診査をすることをいう。一般には5～6か月に1回の来院が理想であるが、発育過程の小児に対しては3～4か月に1回の定期診査が望ましい。

低血圧 (ていけつあつ) 血圧が正常より

低血圧症　も低い状態を指す．一般には最高血圧が100mmHg以下のものをいう．本態性(体質による)と症候性(他疾患にともなって起こる)がある．

低血量性ショック　（ていけつりょうせい――）　循環血液量の減少に起因するショック．実際には出血や血液量の減少や火傷などによる血漿の減少によるものである．

抵抗形態　（ていこうけいたい）　修復操作中や修復後に加わる外力によって歯質または修復物が破壊したり，変形したりしないよう抵抗力を与えるために，とくに考慮され窩洞に与えられる形態をいう．保持形態と密接な関係にあり，両方の条件を満足できるようなバランスのとれた窩洞形態にすることが望ましい．

挺子　（ていし）　➡エレベーター

挺出　（ていしゅつ）　咬合平面まで達しない状態の歯（低位歯）を引き出すことを挺出という．圧下に対することばで，圧下と挺出により咬合平面を平坦にする．

低出生体重児　（ていしゅっせいたいじゅうじ）　出生時体重が2,500g以下の新生児を，在胎週数に関係なく低出生体重児という．出生頻度は男児が約6%，女児が約7%である．低出生体重児は早産児が多い．

ディスクレパンシー　➡アーチレングスディスクレパンシー

ディスクロージングワックス　【補】　白色粉末を軟性ワックスで練和したもの．これを刷毛で義歯の粘膜面に塗布し，刷毛目の乱れを参考にして義歯の適合状態を調べる．

ディスタルクランプ　最後方臼歯のラバーダム防湿下での切削に際し用いるクランプで，ハンドピースのヘッドがクランプの弓状湾曲部にあたらないように設計されており，的確な切削ができる．

ディスタルシュー　第一大臼歯の萌出以前に，第二乳臼歯を抜去しなければならないか，すでに喪失をきたしている場合に，第一大臼歯の頸部内での近心移動を防ぐため第一乳臼歯に用いられる固定式の保隙装置である．

ディスタルステップタイプ　同遠心階段型　【小】　乳歯列において上下顎第二乳臼歯の遠心面がつくる面，すなわちターミナルプレーンの一型で，下顎の遠心面が上顎のそれに対して遠心位にある型である．第一大臼歯の下顎遠心咬合（アングルのⅡ級）への移行に注意しなければならない．

低速回転　（ていそくかいてん）　回転式切削器械のうち10,000rpm以下の回転をいう．おもに軟化象牙質の除去，窩洞の修正，仕上げ研磨などに用いられる．とくに低い回転数(800rpm程度)は根管充填，ポストの印象採得に用いられる．

低速切削用バー　（ていそくせっさくよう――）　低速回転で用いられる炭素鋼製のスチールバーをいい，球形，倒円錐形，平頭裂溝状，尖形裂溝状，その他特殊形(車状，尖頭裂溝状など)等種々の形態のものがある．使用目的によってストレート用とコントラアングルハンドピース用の2種類ある．

低速用ダイヤモンドポイント　（ていそくよう――）　ステンレス鋼製のポイント頭部表面にダイヤモンド粒子を固着させたもので，硬い材料に対する切削および研磨能率が高い．現在は高速用が主になり低速用ダイヤモンドはしだいに使われなくなっている．

停滞嚢胞　（ていたいのうほう）　➡貯溜嚢胞

定着液　（ていちゃくえき）　撮影したフィルムを現像後，なおも臭化銀が膜面に残っていると，写真が変化してくる．したがって，残留臭化銀は除去する必要があり，その操作に用いる液を定着液という．チオ硫酸ソーダ液（ハイポ）が用いられる．

ティッシュコンディショナー　➡粘膜調整材

テイパードフィッシャーバー　【修】　窩洞形成時に使用される回転用切削工具の一種で，形は円筒形であるが，バーの先端に向かってテーパーのついたもの．横目付，無横目の別がある．外開きインレー窩洞その他の窩洞形成に用いる．

低ホスファターゼ症　（てい――しょう）　身体各組織中に存在し，有機モノリン酸エステルを水解する酵素で，4型に分類されるが，普通は，アルカリホスファターゼと酸性ホスファターゼを指す．このホスホモノエステラーゼ値が低下してい

ディボンディング 【矯】 矯正治療終了時に, 接着されたブラケットを歯面から除去すること.

ディボンディングプライヤー 【矯】 ディボンディング時に用い, 残留接着材を除去するために用いるプライヤー.

低融銀合金 (ていゆうぎんごうきん) 融解温度が650℃以下で, 銀を主成分とし耐硫化性向上のため亜鉛やスズを加えた合金をいう. 熱処理はできず, もろくて縁端強度も弱いので, 鋳造隔壁, 築造体, 内со填インレーなどに用いられる.

低溶陶材 (ていようとうざい) 1,060℃以下で焼成される陶材. 現在市販されている陶材焼付冠用ならびに陶材ジャケット冠用陶材の焼成温度は, 820～980℃であり, このタイプに属する.

ティンホイル →ドライホイル

テーパー 【補】 支台歯などの対向する軸面のなす角度. 歯冠補綴物の基本的な維持力はテーパーが平行に近いほど大きい. 臨床的には, 長軸に対して2°～5°が推奨されている.

適合試験 (てきごうしけん) 【補】 歯科補綴物と顎堤粘膜または支台歯との適合状態を診査すること. 適合試験材は白色シリコーンやペーストなどが使用され, 適合度は被膜厚さで判断される.

適合試験材 (てきごうしけんざい) 【補】 義歯あるいはクラウン, ブリッジ, インレーなどの適合性を診査するための材料. これには, シリコーン系, セルロース系のペースト状のものや, ワックス類, スプレー式のものがある.

摘出術 (てきしゅつじゅつ) 【外】 囊胞などの病巣を周囲健康組織より完全に分離し, 取り出すことをいう.

デキストラネース 同デキストラナーゼ
α-グルカンであるデキストラン(dextran)を分解する酵素である. ショ糖由来の菌体外多糖のうち, 水溶性のグルカン (デキストラン) やフルクタン (レバン) はそれぞれ微生物のデキストラネース, レバネースで分解され構成単糖になる.

デキストラン 同グルカン グルコースを構成糖とするホモ多糖類であって, とくに歯垢中のα-グルカンをデキストランとよぶが, デキストランは厳密にはα-1,6結合のグルカンをいう. 歯垢のα-グルカンは, α-1,3結合とα-1,6結合の両方を含む分枝型がほとんどであり, 水溶性と不溶性がある. α-グルカンは歯垢全体の乾燥重量の約10%を占める.

テステープ 同尿糖試験紙 尿中のブドウ糖に反応する特種な酵素をしみ込ませた黄色の試験紙. 採取した尿につけて空気中に放置すると試験紙は黄色から濃緑色に変化するので, 色調表と比較して尿中の糖の量を簡便に判定する.

鉄欠乏性貧血 (てつけつぼうせいひんけつ) 鉄代謝機構の異常ならびに, 鉄摂取量の減少により, 血色素合成に必要な鉄の欠乏を原因とする低色素性貧血をいう. とくに, 爪甲の変化 (匙状爪), Plummer-Vinson症候群に著明に現れる.

出っ歯 (で——ば) →上顎前突

テトラサイクリン きわめて広い抗菌スペクトルを有する抗生物質. 作用機序は細菌のタンパク合成阻害で静菌的に作用するが, 高濃度では殺菌的に働く. 歯の黄色着色, エナメル質形成不全, 一過性の骨発育不全などが副作用として知られている.

デュアルバイト →二態咬合

デューク法 (——ほう) Duke's test 出血時間 (小切創からの出血が自然に止まるまでの時間) を計る方法. 耳朵を穿刺し湧出する血液を30秒ごとに吸取紙で吸い取り, まったく止血するまでの時間を計測する. 正常値は1～3分.

転移 (てんい) 同メタスターゼ 【外】 悪性腫瘍の原発巣から血行またはリンパ行性に非連続的に遠隔部に腫瘍細胞が運ばれて行き, そこで腫瘍を形成すること. 口腔領域の悪性腫瘍では, リンパ行性転移は, 顎下および頸部リンパ節, 血行性転移では肺を含む全身臓器に出現する場合が多い.

転位歯 (てんいし) 正常位より近遠心あるいは唇 (頰) 舌側方向にはずれて位置する歯をいう. 転位している位置により近心または遠心転位, 唇 (頰) 側または舌側転位とよばれる.

添窩 (てんか) →アンダーカット

天蓋 (てんがい) →髄室天蓋

電解質 (でんかいしつ) 通常は溶液がイオン伝導性をもつとき, その溶質をいうが, 溶媒が水であることが多く, 普通は

水溶性が伝導性をもつものをいう．

天蓋除去 (てんがいじょきょ)【内】歯髄の断髄や抜髄治療時に，切削器具で髄室天蓋を取り除き，歯髄を露出させること．

添加期(歯胚の) (てんかき〈しはい――〉)シャウヤー (Schour)とマスラー (Massler)による歯の発育段階で，成熟期に属し，エナメル基質および象牙基質が添加され増加していく時期をいう．この時期に異常があると，エナメル質減形成を起こす．

点角 (てんかく) 同尖角 3つ以上の壁面の集合によって作られる点状の隅角をいう．位置を示すのにこれを構成する壁面の名称を冠してよぶ．たとえば2級窩洞形成の軸側歯髄側線角の舌側端にある点角を，軸側舌側歯髄側点角という．

添加物含有セメント (てんかぶつがんゆう――) ➡プロテクトセメント

転帰 (てんき) 病気の経過がどうなるかを表すことば．すなわち最終の結果である．たとえば，完治(全治)，略治，改善，不変，増悪，死というようなことばが，それにあてはまる．

電気エンジン (でんき――) 治療用切削器具を回転させる電気モーターのこと．通常はモーターのほかにスタンドやアーム，ハンドピース，コントローラー（制御器）を含めたセットの総称である．

電気歯髄診 (でんきしずいしん) 同EPT【内】歯の表面から微弱な電流を流し歯髄に電気的刺激を加え，その誘発痛により歯髄の生死，病態を診査する方法である．電気歯髄診は歯髄の生死の診断についての信頼度は高いが，歯髄の病態を正確に診断することはできない．しかし正常な歯（対照歯）と比較して測定値が小さい値で誘発痛がある場合は歯髄充血，急性単純性歯髄炎が疑われ，大きい場合は化膿性歯髄炎か歯髄変性が疑われる．電気歯髄診は，電気歯髄診断器を用いて行う．

電気歯髄診断器 (でんきしずいしんだんき)【内】電気歯髄診に使用する．方法は患者には痛みや違和感を感じた場合に合図するようにいっておき，患歯および対照歯を乾燥させ，電極に電導性のペーストをつけ唇側切縁1/3の健全エナメル質に当

て，徐々に電流を上げ患者が反応したときの目盛を対照歯と比較する．測定は通常2回以上行う．金属冠やポーセレン冠では使用できず，アマルガムやインレーなどの金属修復物は通電しやすいため注意が必要である．また知覚のない電気導電性がない修復物では電極をその部に当てないようにする．生活歯であっても根未完成歯，外傷歯などは反応しないことがあるので注意する．なお，心臓にペースメーカーを使用している患者には電気診は危険性がある．

電気槌 (でんきつち)【修】金箔を填塞するための槌のうち，電磁力を応用して槌打を行わせるものを電気槌という．音に特徴があり，力の調節も可能でプラガーポイントの組合せも多い．

電気的根管長測定 (でんきてきこんかんちょうそくてい) 同EMR【内】根尖部と口腔粘膜間の電気的（インピーダンス）抵抗値が一定になることを応用して根管の長さを測定する方法である．それぞれの測定機器により使用法は異なるが，基本的な使用法はまず電源を入れ，一極（ワニ口）を不関電極（口角導子，金属性排唾管など）に接続し口腔粘膜に接触させる．他極を根管内に挿入した関電極であるリーマー（ファイル）に接続する．接続したリーマー（ファイル）を根尖方向に押し進め，それぞれの測定器に設定されている根尖部を示す状態でリーマー（ファイル）を根管より抜き取り，リーマー(ファイル)先端から基準点（ストッパー）までの長さをスケールを用いて測り，根管長とする．旧タイプの測定器では，単一周波数を有する測定電流が使用されているため根管内に洗浄液，血液などの電解質が存在すると，電流が流れやすく測定に誤りが生じやすかったが，新タイプの測定器では，周波数が異なる2種の電流を使用する測定値法を採用することにより，根管内に電解質の物質が存在していても，根管長が正確に測れるよう改良されている．

電気麻酔 (でんきますい) 局所麻酔薬によらず手術部に2～30μAの微弱な直流の陽通電を行い，陽極電気緊張を起こさせ刺激を打ち消して疼痛を軽減消失させる除痛法をいう．

テンキ

電気メス（でんき——）→エレクトロサージェリー

電気溶接器（でんきようせつき）→スポットウェルダー

典型正常咬合（てんけいせいじょうこうごう）【矯】 正常咬合には白人、黄色人、黒人など頭蓋骨、顎骨や歯の形態の違いにより咬合形式も違っている．その民族に共通な特徴をもつ正常咬合をいう．

テンションゲージ 各種矯正装置のゴムリング、弾力線、コイル、スプリングなどの弾性の強さを測定するための器具で、測定法としては鈎部で牽引する方法と、溝の付いた棒状頭部で圧迫する方法がある．

テンションリッジ【周】 悪習癖の1つである口呼吸を行う歯周疾患患者にみられる口腔内所見のうち、歯肉が発赤腫脹し、線維性増殖をともなった連続した堤防状の隆起をテンションリッジとよぶ．口蓋側や舌側の歯肉に認められることが多い．この部の歯周ポケットは通常深い．

填塞（てんそく）→充填

填塞具（てんそくぐ）→プラガー

伝達麻酔（法）（でんたつますい〈ほう〉）【外】 手術野より離れた中枢側の神経伝導路を局所麻酔剤を用い遮断し、それより末梢の支配神経領域を麻痺させる麻酔方法である．口腔領域では眼窩下孔、下顎孔、上顎結節、オトガイ孔、切歯孔、大口蓋孔、正円孔、卵円孔、三叉神経節などに対して行われる．

デンタルIQ IQとは知能指数（Intelligence Quotient）のことであり、デンタルIQを直訳すれば歯科的知能指数ということになる．だが一般にいわゆるデンタルIQといえば、個人の歯科保健・医療に対する知識や態度および動機づけ（モチベーション）の高低（水準、レベル）のことを指している．現在では、一般に歯科保健行動としてとらえられている．

デンタルインプラント →口腔インプラント

デンタル型Ｘ線撮影法（——がた——せんさつえいほう） フィルムを口腔内に入れて撮影する口内法と、口腔外に置いて撮影する口外法とがある．口内法では歯および歯周組織、唾石症などの診断、口外法では上下顎骨、顎関節の病変を診断す るのに用いられる．

デンタルカリエス →う（齲）蝕

デンタルコーン ⓒ歯科用円錐【外】 抜歯窩や創内に挿入しやすい形に作られた小さな固形剤で、抗生物質や局所止血剤を含み局所の感染防止や止血の目的で用いられる．

デンタルサウンドチェッカー® 咬合時の上下歯の咬合接触音を電気的に処理し、オシロスコープで視覚的にとらえ、咬合状態を診断する装置．

デンタルフィルム 唾液で中が湿らないようにパックされた3×4cmの歯科用Ｘ線フィルムである．管球に向ける面ははきめられていて、裏面側には後方からの散乱Ｘ線を防ぐ鉛箔が包入されている．

デンタルフロス（蝋）絹糸、ろう（蝋）ナイロン糸 歯ブラシなどでは到達できない歯間隣接面の清掃に用いられる絹糸やナイロン糸のことである．ワックスのついているもの（waxed floss）とワックスのついていないもの（unwaxe floss）とがある．

デンタルペンシル →皮膚鉛筆

デンタルミラー ⓒ歯鏡 一般歯科治療の際に用いられる口腔内診査用器具で、先端に円形の平面または凹面鏡のついた長い柄の金属製の棒である．う蝕の診査、治療中の口腔内観察、舌や頰粘膜などの排除に用いる．

テンチの空隙（——くうげき）【補】 全部床義歯の臼歯部人工歯排列の方法として上顎法を用いる場合に、上顎犬歯と第一小臼歯との隣接面に設けられる0.5〜1.0mm程度の間隙をいう．Tench（1925）によって提唱された．この空隙を設ける理由は、臼歯部における1歯対2歯の関係の排列を行うために、上下顎顎堤の矢状対向関係による調節湾曲の程度を調整するため、試適時における前歯部排列の修正を容易にするため、などである．ただし、審美的な観点からは排列を調整し、最終的には空隙を閉鎖させることが望ましい．

デンチメーター【補】 帯環金冠やカッパーバンドトレーを作る際に、支台歯周囲の長さを計測するときに使用する器具．先端の穴に細い針金（デンチメーターワイヤー）を通して、ねじりながら用いる．

- **デンチャープラーク 【補】** 義歯の表面に付着するプラーク．カンジタ性および細菌性の義歯性口内炎を引き起こす可能性がみられ，抵抗力の少ない高齢者では除去することが大切．除去に関しては，義歯の機械的清掃，化学的洗浄の大きく分けて2つの方法がある．
- **デンチャーベース** →義歯床
- **デンチンブリッジ** 同象牙質橋　生活断髄法（生活歯髄切断法）により保存された歯髄の露出部をふさぐように形成される象牙質の層．
- **電動砥石** （でんどういし）　研磨器具の一種で，砥石が電力によって自動的に回転し，一定の速度と方向を維持できる．必要に応じて軽い力や弱い力で一定方向に固定して，刃先の角度と砥石の面を合わせて研磨する．
- **電動歯ブラシ** （でんどう――）　歯ブラシの把柄部にモーターが内蔵されていて，スイッチを入れると自動的にある一定の動きをするため，小児，老人，手の不自由な人など，通常の手用歯ブラシでは十分な刷掃ができない人に適している．
- **テンパリングバス** 寒天印象に際して必要な恒温槽（コンディショナー）のうち約45℃の温度に保ってある槽をいう．このテンパリングバス内にて寒天の温度および粘度を調節する．なお，恒温槽は3槽よりなり，他の2槽はボイリングバス（100℃），ストレージバス（65℃）である．
- **転覆試験** （てんぷくしけん）【補】　上下顎無歯顎の咬合採得時に行うもので，上下の咬合堤が緊密に咬合しているようにみえても，粘膜面から浮き上がっていることがある．そのため，上下顎の咬合堤間にスパチュラを介在させ，咬合床に圧を加えて粘膜面での適合を調べる試験方法である．
- **天疱瘡** （てんぽうそう）　皮膚および粘膜の細胞間の結合が失われ，小水疱，大水疱を形成する重篤な水疱形成疾患である．病理組織学的には，尋常性天疱瘡，増殖性天疱瘡，落葉性天疱瘡がある．本症の特徴的症状としてニコルスキー現象がある．
- **テンポラリークラウン** 同仮封冠，暫間（被覆）冠【補】　支台歯形成後，永久補綴物を装着するまで，歯髄保護，歯の移動防止，審美性の維持などの目的で適用される冠である．既製品（アルミニウム，ポリカーボネートなど）を利用する場合と，常温重合レジンで製作する場合とがある．
- **テンポラリーストッピング®** 加熱により軟化される簡便な仮封材で，ガッタパーチャに酸化亜鉛，炭酸カルシウムなどを配合して棒状にし，赤，白，黄の3色に着色してある．歯肉圧排や暫間充塡材としても使用されるが仮封材としての封鎖性は劣る．
- **テンポラリーセメント** 同仮着用セメント【補】　テンポラリークラウンを暫間的に装着するときに用いるセメントのこと．合着用セメントに比べて合着力は弱く，ユージノール系のものが多いが，最近では酸化亜鉛を脂肪酸で練和する非ユージノール系のセメントも用いられている．

ト

- **樋状根** （といじょうこん）　下顎大臼歯部の近遠心根が頰側で癒合して樋状となった歯根形態をいう用語．下顎第二大臼歯，第三大臼歯（智歯）で比較的多い．
- **頭囲の成長** （とうい――せいちょう）　頭囲は前頭結節と外後頭結節を結ぶ周囲を測定する．頭囲は乳児期には胸囲とほぼ等しいが，1歳以後には胸囲のほうが大きくなる．出生時に頭囲は33 cm，1年で45 cm，7年で50 cm，15年で53 cmとなる．
- **トゥースピック** 同小楊子【周】　口腔清掃のための補助的清掃用具の1つである．日本古来の妻楊枝がこれに相当する．木製のものとプラスチック製のものがある．おもに歯間隣接面部の歯垢の除去と食片圧入物の除去に用いられる．使用時には歯肉を傷つけないように注意が必要である．
- **トゥースポジショナー** 【矯】　セットアップモデル上でシリコーンゴムやポリウレタン系の材料で作る．バンドやワイヤーを用いないで，これらの材料の弾力により，個々の歯をわずかに修正したり，また治療の最終段階から保定に至るまで使用する可撤式矯正装置．

トウエ

倒円錐形バー (とうえんすいけい――)
➡インバーテッドコーンバー

頭蓋底 (とうがいてい) ➡脳頭蓋底

透過性の亢進 (とうかせい――こうしん)
炎症が生じると血管が拡張し血管の透過性が高まり，血漿成分が血管外組織へ流出する．この変化は障害を受けた部位において遊離されたヒスタミンなどの化学伝達物質の作用により起こる．

動機づけ (どうき――) ➡モチベーション

凍結療法 (とうけつりょうほう) 【外】
液体窒素の超低温作用を利用し，腫瘍組織を凍結壊死状態に陥らせ腫瘍組織を除去する方法である．

銅合金 (どうごうきん) 銅と他の金属の合金をいい，銅(50～53%)と亜鉛(40～49%)を主体とする黄色銅合金と，銅(40～60%)と亜鉛(20～30%)にニッケル(10～20%)を加えた洋銀系白色銅合金がある．

瞳孔線 (どうこうせん) まっすぐ遠く前方を見ているとき，左右瞳孔の中心部を結んだ線．顔面の水平基準面として利用され，前方部咬合平面の方向の決定や，前歯部人工歯配列の正否の判定に利用される．

等高線図 (とうこうせんず) 顔面や歯などを三次元的に表現する場合，その断面図に等高線を付して，二次元座標に投影して得られる図をいう．

陶材インレー (とうざい――) ➡ポーセレンインレー

陶材冠 (とうざいかん) ➡ポーセレンクラウン

陶材ジャケット冠 (とうざい――かん)
➡ポーセレンジャケットクラウン

陶材焼成法 (とうざいしょうせいほう)
水で練和した陶材泥を金属冠や金属箔などに盛りつけ，コンデンスして余分な水分を取り除いた後，加熱して陶材をガラス化させること．加熱には，正確な温度調節機構を有する陶材焼成炉が用いられる．

陶材焼成炉 (とうざいしょうせいろ) ポーセレンジャケットクラウンあるいはメタルボンドクラウンを作製する際，陶材泥を高温雰囲気中でガラス化させるための装置．正確な温度調節機構と真空吸引装置が装備されている．

陶材焼付鋳造冠 (とうざいやきつけちゅうぞうかん) ➡メタルボンドクラウン

陶歯 (とうし) 【補】 高溶陶材を真空焼成して作製された人工歯．透明感があり色沢が天然歯に類似している．耐摩耗性が優れている，変色しないなどの長所がある．しかし，衝撃力に弱い，義歯音を発する，床用レジンと接着しないなどの欠点がある．

頭指数 (とうしすう) $\frac{頭最大幅}{頭最大長} \times 100$．これにより長頭型，短頭型などと表す．民族による特徴もあり，日本人は短頭型である．

糖質 (とうしつ) 同炭水化物 一般に，水に溶けて強弱の甘味をもつ炭水化物のことをいう．最近，広義に用いられることが多く，ポリアルコール自身やその誘導体あるいは縮合体も含めて総称される．単体である単糖，数個の縮合体であるオリゴ糖ならびに多糖に分類される．

糖質摂取制限 (とうしつせっしゅせいげん)
➡シュガーコントロール

糖質のう(齲)蝕誘発生 (とうしつ――しょくゆうはつせい) 糖質の酸産生量とそれが歯面に停留する量によってエナメル質を脱灰する能力がちがう．食物停留量×酸産生量＝潜在脱灰能として，数値の大きいものほど脱灰能が強く，小さいものほど弱い．

橙色沈着物 (とうしょくちんちゃくぶつ)
色素の沈着は，原因で分けると外因性のものと内因性のものがあり，橙色沈着物は外因性のもので，非常に稀であるが，食片，剥離細胞上皮，白血球，種々の細菌からなり，色素産生菌により産生する．粘着性は高度であるが，比較的除去しやすい．

等張食塩水 (とうちょうしょくえんすい)
➡生理的食塩水 (0.9%)

等長投影法 (とうちょうとうえいほう)
等長法はもっとも一般的に用いられているX線撮影法で，被検歯の歯軸とフィルム面のなす角度の二等分線に対し直角にX線を照射することにより，歯の実長にほぼ等しい像が撮影される．

疼痛閾値 (とうつういきち) 疼痛刺激強度を上昇させていったとき被験者が最初

に疼痛を感じる点をいう．疼痛に対する感受性には個人差だし同一人でも時刻，環境の違いによる差がある．

疼痛性ショック（とうつうせい――）➡ 神経性ショック

糖尿病（とうにょうびょう） 膵臓のランゲルハンス島からのインスリンの内分泌不足によって引き起こされた代謝異常状態で，糖質代謝障害が主症状である．一次性糖尿病（真性糖尿病）と後天的病因による二次性糖尿病に分類される．

糖尿病性歯肉炎（とうにょうびょうせいしにくえん）【周】 糖尿病とは，血液中のブドウ糖濃度が適正な範囲を超えて上昇し，生体にさまざまな悪影響を及ぼす一連の症候群である．糖尿病患者は感染に弱くその結果歯肉炎，歯周炎に罹患しやすくなる．しかし，糖尿病そのものが歯肉炎，歯周炎を起こすのではなく，プラークにより発症した歯肉炎，歯周炎を悪化させる，修飾因子と考えられている．

頭部X線規格写真撮影法（とうぶ――せんきかくしゃしんさつえいほう） 同セファログラム 被写体を固定し，被写体とX線管の焦点（150 cm），被写体とフィルムの距離（15 cm）を一定として，中心X線がイヤーロッド（耳桿）の中央を通過するようにして撮影する頭部のX線写真．正貌と側貌がある．

透明層（とうめいそう） 象牙質う蝕円錐の各層の用語．慢性う蝕に多くう蝕病巣の周辺部によくみられ，研磨標本で透明に見える層をいう．

動揺度（どうようど）➡歯の動揺度

動揺度検査（どうようどけんさ）【周】 歯の動揺の程度により歯周病の進行程度を判断する．前歯部ではピンセットで歯冠の唇舌面をはさみ，臼歯部ではピンセットの先で小窩裂溝を押し，いろいろな方向に動かし診査する．そのほか，触診や機器を使用する．

トータルエッチング【修】 接着性コンポジットレジン修復窩洞に，エッチング剤で象牙質を含む窩洞全体をエッチングすることをトータルエッチングという．レジンタッグの機械的嵌合力を生ずるだけでなく，歯髄刺激を防ぐ効果があるといわれている．

トームス線維（――せんい） 同象牙細胞突起 象牙細管中にみられる象牙芽細胞の原形質突起で，刺激の伝導に関与するともいわれる．

鍍銀法（とぎんほう） 銀液（硝酸銀）を歯面や小窩裂溝に塗布し，う蝕を予防する方法である．歯の表面では，有機質と銀イオンが結合し，歯質が強化される．しかし，この方法は歯質を黒変させる欠点がある．

特異体質（とくいたいしつ） 一般には何の作用も及ぼさない物質が，ある人に強い不快な異常反応を起こす場合，その人はその物質に過敏性をもつという．過敏性が体質とよばれるのを特異体質といい，食物や薬物などに対する場合がよく知られている．

特殊性歯周炎（とくしゅ――ししゅうえん）【周】 一般的に歯周炎といえば，成人性歯周炎のことであるが，それ以外に全身的な因子がプラークによって，歯周炎が発症することがある．これらを特殊な歯周炎として区別しており，薬物（フェニトイン，ニフェジピン，シクロスポリン）による歯肉増殖症，妊娠時や糖尿病患者にみられる歯肉炎，血液病患者にみられる歯周炎，急性壊死性潰瘍性歯肉炎，慢性剝離性歯肉炎，若年性歯周炎，歯周線維腫症，パピヨン・ルフェーブル症候群などがある．

特殊予防（とくしゅよぼう）【衛】 いわゆる予防の3段階における第一次予防（primary prevention）において，健康増進とともに適用される疾患罹患前の予防法をいう．歯科疾患においては，フッ素の利用，歯口清掃，予防充填，さらには予防矯正などがそのおもなものである．

特発性血小板減少性紫斑病（とくはつせいけっしょうばんげんしょうせいしはんびょう） 血小板の破壊亢進にともなう血小板減少症である．本疾患は，血小板自己抗体の発現による慢性型とウイルス抗原に対して出現した抗体が抗原抗体複合体を形成し，血小板を傷害すると考えられる急性型に分類される．

特発性歯髄炎（とくはつせいしずいえん）【内】 明らかな局所的病変が認められないで，原因が不明で起こる歯髄炎の総称．考えられる原因としては，象牙粒の成長による歯髄圧迫や全身疾患の歯髄への影

徒手整復法（としゅせいふくほう）【外】
顎関節脱臼ならびに顎骨骨折の新鮮骨折症例の治療方法の1つで，非観血的整復法をいう．

凸隅角（とつぐうかく） 凸出している隅角すなわち凸線角や凸点角をいう．凸隅角の整理に関しては，アマルガム充填用2級窩洞の髄側軸側線角を少しつぶして整理するのは抗脱落形態としてであり，チャンネルスライス型2級インレー窩洞の半円縦溝の外側，3/4冠窩洞半円縦溝の舌側の縁，4級インレー窩洞切縁隅角部などを整理するのは便宜形態としてである．

トッフルマイヤー型マトリックス（――がた――）【修】 修復操作時に複雑窩洞を一時的に単純窩洞化して操作を容易，完全にするために設けられる人工的な側壁をいう．薄いステンレススチール製の帯状隔壁を歯冠周囲に装することによって，填塞圧を十分に加えることができる．

塗抹標本検査（とまつひょうほんけんさ） 膿汁，喀痰，咽頭液あるいは根管内滲出液，根尖部貯溜液などを白金耳や綿棒で載せ，ガラス上に薄く塗り→乾燥→固定→染色し顕微鏡で細菌や細胞を検査し診断することである．

ドライズンテスト ➡唾液緩衝能の測定

ドライソケット【外】 抜歯窩内に血餅や肉芽がみられず，歯槽骨壁が露出した状態をいい，強い自発痛と接触痛をともなう．感染防止や鎮痛をはかるため抗生剤や鎮痛剤パスタを挿入したり，サージカルパックで抜歯窩を覆い上皮化するのを待つ．

ドライホイル 同ティンホイル 口腔外科処置で縫合部位に歯周パックを圧接するとき，縫合糸，とくにその結び目がパックに埋入しないように手術野を被覆するために用いる．またときとして創傷面を被覆保護する場合にも用いる．スズ箔であり，適当な大きさに切って使用する．

トラクションタイプのセパレーター ➡フェリアセパレーター

トラネキサム酸（――さん） 歯磨剤には特殊有効成分として種々の薬剤が添加されている．これらは，う蝕予防，歯石沈着予防または除去，および歯周炎の治療補助および予防などの目的で添加されている．トラネキサム酸は歯周疾患予防を目的として配合されており，抗プラスミン作用で，イプシロンアミノカプロン酸などとともに用いられている．止血剤である．

トランキライザー 同精神安定剤 自律神経遮断作用を有する強力精神安定剤（クロルプロマジン，ハロペリドールなどの抗精神薬）と，その作用をもたない緩和精神安定剤（ジアゼパムのような抗不安薬）とがある．

トリオジンクパスタ®【内】 パラホルムアルデヒドを含有し，20%含有のものは乾屍剤として，10%含有のものは根管充填剤として応用される．

トリクレゾールホルマリン ➡ホルマリンクレゾール

トリプルアングル型（――がた） 口腔内で自由に操作できるように考案された手用器具の一型式である．直柄では到達不可能な部位で作業するために，作業点と柄軸との間の腕部に屈曲点をとり，三重に屈曲させることによって刃先を柄軸の延長線上に置いている．

トリプルファイル®【内】 手用リーマーとK・ファイルとH・ファイルの機能を1本に兼ねた3枚刃のファイル．

トルク 唇舌的傾斜移動のあとで歯根の移動により歯軸の修正を行うこと．たとえば，上顎前突の治療の場合，歯冠部だけの舌側傾斜を防ぐため，角ワイヤーの作用で平行移動に近づける．

トルコ鞍（――あん） ➡セラ

トレー ➡印象用トレー

トレーコンパウンド 欠損粘膜の印象を正確に採得するために，印象用トレー周囲の義歯床縁にあたる部分に付与するやや硬質のコンパウンド．

トレーシステム 同トレー法 フッ化物を歯面塗布する場合に，唾液の流入を防ぎながら，一定時間その歯面がフッ化物溶液に浸した状態に保たれるように設計されたプラスチックトレーを用い，フッ化物溶液の塗布を行う方法である．

トレー用レジン（――よう――）【補】 既製トレーでは正確な印象採得ができない症例に使用する個人トレーを作製するための常温重合レジン．

ドレーン 同排膿管【外】 創などから血

液，滲出液，分泌液などを体外に排出させる器具または物質をいう．ガーゼ，ゴム，ビニール，シリコーン，ポリエステルなどが材料として用いられる．吸引力を増したものや持続的に吸引する器具もある．

ドレナージ ⑩誘導法，排液法，排膿法 ガーゼ，ゴム片などを創内深く挿入し，傷口，切開創，骨創腔などを開放状態に保ち，創液，膿汁などを外へ誘導する方法．

トレンデレンブルグ体位 （——たいい） Trendelenburg's position 背臥にして頭を骨盤より30～40℃の角度で低くする手術時の患者の体位の1つである．歯科では脳貧血を起こしたときに応用される．

塗ろう(蠟)絹糸 （とろうけんし） ➡デンタルフロス

塗ろう(蠟)絹糸結紮法 （とろうけんしけっさつほう） 暫間固定法の一種で，塗ろう絹糸やデンタルフロスを用い歯を結紮固定する方法．手術後などの比較的短期間に前歯部に応用されるが，プラークが沈着しやすく結紮が弛緩しやすい．

トロンビン局所用 （——きょくしょよう） 血液凝固過程でフィブリノーゲンをフィブリンに変化させるプロトロンビン由来の酵素．動物血漿から抽出される製剤は局所の止血剤として用いられる．出血部に粉末のまま散布するか生食に溶かした溶液を噴霧する．

トロンボプラスチン 血液が凝固する過程で生成される物質で，カルシウムと協力してプロトロンビンをトロンビンに転化させる重要な働きをする血液凝固因子の1つ．この因子に生成障害が起こると血友病が発生する．

ナ

内縁上皮 （ないえんじょうひ） ➡口腔歯肉溝上皮

内歯瘻 （ないしろう）【外】 歯性化膿性炎のために生じた歯瘻をいう. 瘻孔が口腔内にあるものを内歯瘻という. 存在部位により, 歯肉瘻, 口蓋瘻, 頬瘻, 口唇瘻に分類される.

ナイセリア Neisseria 口腔常在菌であり, 人や哺乳動物の粘膜に存在する. 好気性, グラム陰性, 直径0.6〜1.0μmの腎臓の形をした双球菌であるが, ときとして1ないし4個の場合もある. 炭水化物の分解の差から6種類に分類される.

内側性窩洞 （ないそくせいかどう） 歯質の中に掘り込まれ, 修復物が歯質で囲まれるような形の窩洞をいい, BlackのⅠ級, Ⅲ級, Ⅴ級窩洞などが該当する.

内側性固定 （ないそくせいこてい） 歯質を削除し, その部位に維持を求め歯の固定をはかる方法. ピンレッジ, 連続鋳造冠固定法, 連続インレー固定法などが相当する.

内側鼻突起 （ないそくびとっき） 胎生5週目に前頭鼻突起が鼻窩を囲むように内側と外側の鼻突起に分かれ, 外側鼻突起はのちに鼻翼になり, 左右の内側鼻突起は接近して球状突起となってのちに鼻尖, 鼻小柱, 人中, 前唇, 上唇小帯, 一次口蓋を形成する.

ナイトガード 同バイトガード 歯ぎしり（ブラキシズム）によって起こる歯周組織や咀嚼筋の緊張を軽減させるため就寝時に用いる装置. 歯ぎしりにより特定の歯に強い咬合圧が加わる場合, その咬合圧を本装置によって分散させ, 歯周組織の安静をはかることができるが, 歯ぎしりをなくすことは困難である.

内毒素 （ないどくそ） 同エンドトキシン, リポ多糖（LPS） グラム陰性菌が死滅すると, 外膜構成成分であり生物学的活性が強いリポ多糖が細胞外に流出する. その結果炎症反応を引き起こすとされており, 歯周疾患のおもな原因性因子の1つとされているが, 歯周組織破壊の作用機序は明らかではない. 歯周疾患に関与していると考えられるグラム陰性菌にはP. gingivalis（成人性歯周炎）, A. actinomycetemcomitans（若年性歯周炎）などがある.

内胚葉 （ないはいよう） 受精卵が細胞分裂を重ね, 胚子期に入って外胚葉, 内胚葉おくれて中胚葉ができる. 内胚葉からは咽頭と肛門のあいだの消化管内壁の上皮および肝臓や膵臓の分泌細胞, 呼吸器系の内壁の上皮などが発生する.

ナイフエッジ型 （―――） クラウンやインレーの辺縁形態の1つで, ナイフのようにシャープな辺縁のこと.

ナイフエッジ状歯肉 （―――じょうしにく）【周】 正常な辺縁歯肉を形容することばである. すなわち, 正常な辺縁歯肉の矢状断面は先のとがったナイフの刃先のような形をしている.

ナジオン Nasion（N）【矯】 頭部X線規格写真上における計測点で, 鼻骨前頭縫合の最前点である.

軟化牙質 （なんかがしつ） ➡軟化象牙質

軟化象牙質 （なんかぞうげしつ） 同軟化牙質 う蝕により脱灰軟化した象牙質をいう. エキスカベーターでたやすく削除することができる. その中には無数の細菌とその生産物（毒素）を含有するため, 不完全な除去では二次カリエスや歯髄炎を起こすことがある.

喃語 （なんご）【小】 生後3か月頃から出す, まだ言葉にならない声をいう. この喃語期は満1歳頃まで続き, これが発達すると話し語になる.

軟口蓋 （なんこうがい） 口蓋は硬口蓋と軟口蓋に分類される. 骨口蓋をもつ硬口蓋の後方に位置し, 内部は骨を欠き, 多くの横紋筋が認められる. 後端は自由縁で終わり, 口蚊の上縁をなす軟口蓋, その上面を含める口蓋帆がある.

軟骨内化骨 （なんこつないかこつ） 胎生期のある時期に中胚葉性組織が硝子様軟骨に変化し, ついで軟骨細胞は肥大し変性をきたして死滅し, そのあとへ血管が進入して原始骨髄腔を形成し, ここでできた造骨細胞によって石灰化され骨梁に置き換えられる.

軟性レジン （なんせい―――） 義歯床に用いられるレジンよりも軟らかく, 適合不良となった義歯の暫間的リライニング

軟組織 (なんそしき)　硬組織に対することばで、生体の骨以外の臓器を構成する筋肉、神経、血管、脂肪などを指す。

No.110培地 (——ばいち)　チャップマン(Chapman)の考案したブドウ球菌の選択培地で、病的材料よりブドウ球菌の分離に好適である。7.5％という高濃度の食塩を含むのが特徴。

軟毛ブラシ (義歯、研磨用) (なんもう——〈ぎし、けんまよう〉)　プラスチックあるいは木製の中央部に、ヤギの毛などの軟らかい毛が放射状に植毛されている仕上げ研磨用ブラシ。これに磨き粉、石膏末などをつけて、義歯の研磨に用いる。

軟毛ブラシ (口腔内用) (なんもう——〈こうくうないよう〉)　おもに天然(自然)毛を使用した非常に軟らかなブラシであり、刷掃能力やマッサージ効果は劣るが、高度の歯周疾患や外科処置後の口腔に使用される。

ニ

二回埋没法 (にかいまいぼつほう)　→二重埋没法

2級アマルガム填塞法 (——きゅう——てんそくほう) 【修】　マトリックスバンドを装着し、くさびを挿入し、側室部から填塞を開始する。過剰に盛り上げ、バーニッシュと彫刻刻を行ってからくさびとバンドをはずす。隣接面の移行部の彫刻を行い、最後に咬合をチェックする。

II級窩洞 (——きゅうかどう) 【修】　小臼歯、大臼歯の隣接面にある窩洞で、隣在歯がなければ隣接面の1面のみに形成しうるが、通常は、OD(咬合-遠心面)、MOD(近心-咬合-遠心面)窩洞のように2面以上にわたる。

II級ゴム (——きゅう——) 【矯】　アングルII級の治療に用いられるような矯正用の顎間ゴムリングのことで、主として上顎前歯の舌側移動や下顎の近心移動がもたらされる。

肉芽組織 (にくげそしき)　創傷治癒、組織の再生、器質化、炎症時にみられ、線維芽細胞、組織球、リンパ球、白血球、巨細胞などの細胞成分、線維と基質からなる細胞間物質および毛細血管よりなる。炎症の消退にともない、肉芽組織は線維性結合組織に変化し瘢痕組織となる。

肉腫 (にくしゅ) 【外】　非上皮性の悪性腫瘍をいう。組織学的には腫瘍の実質と間質が緊密に入り混じっているようなものをさす。癌腫に比べ発生頻度は低いが、発生年齢は若年者や中年齢層に多い。線維肉腫、骨肉腫、軟骨肉腫、血管肉腫などがある。

IIC期 (——き)　→ヘルマンの咬合発育段階

二次う(齲)蝕 (にじ——しょく)　同継発う(齲)蝕、続発性う(齲)蝕　修復物の周辺に二次的に生ずるう蝕をいう。修復時の罹患歯質の残存、窩洞形態の不適正、修復物の不適合、辺縁封鎖の不良などと、修復後の修復物の収縮、崩壊、エナメル質窩縁の崩壊などによって引き起こされる。

二次救命処置 (にじきゅうめいしょち) ALS (Advanced Life Support)　同アドバンスドライフサポート　二次救命処置は、気道確保と人工呼吸、人工的循環維持、静脈確保、心電図モニターと心停止の処置、救急薬品の使用、導尿と尿量測定により成立しており、おもに医療施設や救急車で行われる。

二次口蓋 (にじこうがい)　胎生初期には口腔と鼻腔は交通していて一室であるが、胎生8週頃に、その左右の壁から口蓋突起が伸びてきて、正中線上で癒合し、口腔と鼻腔を別々の部屋に分離してしまう。このときできた口腔の天井の部を二次口蓋とよぶ。

二次性咬合性外傷 (にじせいこうごうせいがいしょう) 【周】　歯周炎が進行し歯周組織が破壊されてくると、歯の支持組織が脆弱となる。そのため本来生理的な咬合力であっても歯周組織がそれに耐えられず歯周組織が損傷するような咬合性外傷をいう。

二次性ショック (にじせい——)　血管原性ショックともいわれ、出血、火傷、感染、心不全などの循環血液量の減少に由来する。一般に、血管床容積の縮小、循

環血液量の著しい減少を認め,交感神経緊張状態で血圧の下降を示す.

二次的細菌感染 (にじできさいきんかんせん) ある病原微生物により細菌感染が発症している組織へ,別の病原微生物が侵入して感染が成立した場合をいう.

二重仮封 (にじゅうかふう)【内】2種類の仮封材の長所を生かした仮封法で,内層にストッピング,外層に酸化亜鉛ユージノールセメントを用いる.気密性仮封のため根管消毒剤の口腔内漏洩がなく,薬効を最大限に発揮でき,咬合の暫間的回復も可能となる.

二重同時印象法 (にじゅうどうじいんしょうほう) ⑤積層一回印象法 流動性の異なる同種のラバー印象材を同時に練和して採得する連合印象法.代表的なものとしてはシリコーンラバー印象材のパテとライトボディタイプあるいはレギュラーボディタイプによる印象がある.

二重埋没法 (にじゅうまいぼつほう) ⑤二回埋没法 ①ワックスパターン周囲を緻密な埋没材泥で包埋し,残りは多孔性の埋没材で埋没する方法で,最初の埋没泥が硬練りの濃泥塗布法と,軟らかい埋没材泥で包埋してからその上に埋没材粉末を撒布して濃縮する粉末撒布法とがある.②ろう義歯埋没法の1つで,重合後の取り出しを容易にするため,フラスコ上部に石膏を注ぐ際に,人工歯部の石膏の軟化後に,残りの部分に石膏を注入する方法.

二重裏層 (にじゅうりそう) 歯髄に接近した深い所に用いる覆髄剤や裏層材は,生物学的性質が優れているが,機械的,物理化学的性質は劣るものが多い.したがってこれらの薬剤の使用は深部の小範囲に留め,上層部は丈夫なセメントで裏層する方法である.

二態咬合 (にたいこうごう) ⑤デュアルバイト 幼児や上顎前突を有する患者のなかには,習慣性開閉運動の終着点が中心咬合位と一致せず,咬合位の定まらない不安定な咬合を示すことがある.このような状態を二態咬合といい,咬合診断時に注意を要する.

日常生活自立度 (にちじょうせいかつじりつど) ADL ; Activities of Daily Living ⑤(基本的)日常生活動作【衛】基本的な日常動作項目(入浴,更衣,トイレ歩行,移動,排泄管理,摂食の6項目を用いることが多い)について,これらを自分だけで出来るか否かで自立度を判断する.さらに読み書き,調理など高次生活機能を評価する「手技的ADL」もある.

ニッケル・クロム合金 (――ごうきん) 加工材としては,バー,クラスプ,矯正用ワイヤー,圧印床,既製乳歯クラウンなどに使用されている.耐食性が良く,安価なことから貴金属合金に代わって鋳造クラウン,ブリッジや焼付陶材用にも使用されている.

ニッパー ⑤ワイヤーカッター ワイヤーなどを切断するためのはさみ状の道具.

二糖類 (にとうるい) 2つの単糖類が,脱水縮合(グルコシド結合)したものをいう.ショ糖(グルコース+フルクトース),麦芽糖(グルコース+グルコース),乳糖(ガラクトース+グルコース)などがある.

ニトロベンゼン 香気のある無色吸湿性の液体.毒性が強く経口性,経皮性,吸入性に中毒を発生する.急性中毒の多くは蒸気吸入によるチアノーゼ,経皮的には手指接触による貧血である.

2％フッ化ナトリウム (―――か――) フッ化ソーダ,フッ化ナトリウム溶液歯面塗布に用いるフッ化物溶液として2％フッ化ナトリウム溶液が代表的なものである.NaF 2gに蒸留水を加えて100 mlとすれば2％溶液が調整できる.この溶液をポリ容器の中に保存する.溶液は安定.ただし,2週間以内に4回塗布して1クールとすることが必要である.

二分口蓋垂 (にぶんこうがいすい) ⑤口蓋垂裂 口蓋垂は軟口蓋後端の中央部が下方へ突出し垂れ下がったように認められる.この突出部の尖端が2つに割れた一種の奇形を口蓋垂裂とよぶ.自覚症状を欠くが,ときに発音障害や嚥下障害をともなうことがある.治療は形成手術による.

二壁性骨欠損 (にへきせいこつけっそん)【周】骨縁下骨欠損の一形態で,たとえば舌側と遠心側に骨があり,他の唇側と近心には骨がない(近心は歯根)というように,2つの骨の壁でできた骨欠損.

乳臼歯用クランプ (にゅうきゅうしよう

ニュウ

──）【小】 防湿用ラバーを歯に固定するのに用いる乳白歯専用ラバーダム・クランプをいう．とくに，第一乳白歯は歯頸部の形態が特異的であるため，永久歯用を兼用することができず，第一乳白歯専用クランプが用いられることが多い．

乳酸菌（にゅうさんきん） 各種の糖を有機酸に変える能力をもつグラム陽性，非運動性の口腔常在菌の一種である．う蝕の原因菌ではないが，う蝕活動性の間接的な指標として用いられることもある．

乳酸菌数の測定（にゅうさんきんすう──そくてい） う蝕活動性試験の1つで，う蝕乳酸菌説にたつものである．ハドレーテスト（Hadly test）などがあるが，一般臨床には適用されにくいものが多い．

乳酸脱水素酵素（にゅうさんだっすいそこうそ） LDH ピルビン酸を乳酸に，あるいは乳酸をピルビン酸に変化させる酵素であり，生体の糖代謝における重要な酵素である．また数種あるイソ酵素の活性化を測定することにより臨床検査に応用され，疾患臓器の特定などにも用いられる．

乳歯う（齲）蝕（にゅうし──しょく） 乳歯にみられるう蝕をいう．乳歯う蝕は下顎前歯部には非常に少ないが，上顎前歯部には早期から多くみられる．また，平滑面，歯頸部，隣接面のう蝕も乳歯では多く散見する．

乳歯う（齲）蝕の特徴（にゅうし──しょく──とくちょう）【小】 乳歯はう蝕の罹患性が高く，う蝕の進行が非常に速いので，容易に歯髄炎や歯根膜炎に移行しやすい．その反面，第二象牙質の形成も活発であり，歯髄の露髄や感染を保護している．また，乳歯のう蝕は環境要因の影響を受けやすい特徴がある．

乳歯う（齲）蝕の分類（にゅうし──しょく──ぶんるい）【小】 乳歯う蝕は永久歯う蝕に比べ独特な罹患型を示すため，いくつかのパターンに分類される．これにより，個人のう蝕に対する感受性や予後判定の指標とすることができる．歯科健診で広く用いられているものに厚生省分類がある．

乳児期（にゅうじき） 出生より1年間をいう．新生児期も乳児期に含まれる．この時期は発育度の高い時期で，とくに神経系においては急速な量的発育を示す．

乳歯咬合期（にゅうしこうごうき）【小】 第二乳臼歯の萌出が完了して，乳歯歯列が完成してから，永久歯が萌出を開始するまでの期間をいう．第二乳臼歯は2歳6か月頃に萌出を終了するが，根が完成するのは3歳ぐらいになる．したがって安定した乳歯咬合期とは，3歳ぐらいから6歳前後までのことをいう．

乳歯根吸収期（にゅうしこんきゅうしゅうき）【小】 乳歯の根吸収が開始されてから，その歯が脱落するまでの期間をいう．乳歯根の開始時期は歯種によって相違する．乳中切歯では生後4年頃から乳歯根の吸収が開始され，生後6〜7年で脱落する．吸収開始から脱落までの期間は各歯種も2〜3年である．

乳歯根尖病巣（にゅうしこんせんびょうそう）【小】 乳歯歯髄の炎症が根の外に波及し，根尖歯周組織に病的変化を示すものをいう．乳歯の根尖病巣は乳歯直下の後継永久歯のエナメル質に減形成（ターナーの歯）を起こすことがある．

乳歯早期喪失（にゅうしそうきそうしつ）【小】 乳歯がう蝕，外傷，根の異常吸収などによって，平均交換期より早期に抜歯されたり，脱落した場合をいう．乳歯が早期に喪失すると咀嚼機能障害をきたすばかりでなく，永久歯の歯列不正を引き起こすことがある．

乳歯の形態（にゅうし──けいたい）【小】 乳歯はそれぞれの後継永久歯に似た形をしているが，単に永久歯を縮小した形ではない．とくに，乳臼歯はその代生歯である小臼歯とは類似性に乏しい．一般的に乳歯は永久歯に比べると歯冠幅が広く，歯帯が発達しており，歯頸部が狭窄されている．

乳児の歯肉嚢腫（にゅうじ──しにくのうほう） 外傷に原因し歯肉に生ずる小さな嚢腫で，前歯部や小臼歯部にきわめてまれにみられる．

乳歯の生理的吸収・脱落・交換（にゅうし──せいりてきゅうしゅう・だつらく・こうかん）【小】 哺乳類は2生歯性で，歯の交換が行われる．最初に萌出し，生理的吸収があり，そして脱落する歯を乳歯とよんでいる．乳歯の生理的根吸収は，4歳頃から乳中切歯に始まり，第二乳臼歯

乳歯の特徴 (にゅうし——とくちょう)
【小】 乳歯は永久歯に比べて有機質が多く、石灰化の程度が悪い。そのため咬耗が多く、また一度う蝕になるとその広がり方が速い。色調は乳白色から青白色を呈し、永久歯の帯黄色とは対比的である。乳歯のエナメル質は永久歯に比べると厚みは薄く、相対的に歯髄腔は永久歯より大きい。

乳歯晩期残存 (にゅうしばんきざんぞん)
【小】 正常な交換期を過ぎても、根の吸収が起こらず、乳歯が長く残留することをいう。原因としては、後継永久歯の発育不全や先天欠如、過剰歯、歯原性腫瘍などがある。そのほか、全身的原因としてクル病、クレチン病、鎖骨頭蓋異常症なども考えられる。

乳歯萌出期 (にゅうしほうしゅつき)【小】 乳歯の萌出は、生後6か月頃乳中切歯に始まり、第二乳臼歯の咬合が完成する2歳6か月頃まで続く。一般的な乳歯の萌出順序は、乳中切歯、乳側切歯、第一乳臼歯、乳犬歯、第二乳臼歯の順である。

乳歯用冠 (にゅうしようかん) ⑰既製乳歯冠 【小】 う蝕や形成不全などの原因で乳歯歯冠の崩壊が著しいとき、歯冠を回復するために用いる歯冠修復物の一種である。これにはニッケルクロム合金製で既製シームレスの乳歯用冠があり、おもに乳臼歯部に用いられている。

乳歯用抜歯鉗子 (にゅうしようばっしかんし)【小】 乳歯の抜歯に用いられる器具の一種で、乳歯の歯冠を挟んで歯槽骨から取り出すのに使用される。乳歯用抜歯鉗子は上下顎それぞれ前歯部用、臼歯部用の数種類がある。一般に乳歯用鉗子は永久歯用のものより小さい。

乳歯用抜歯挺子 (にゅうしようばっしていし)【小】 乳歯の抜歯に用いられる器具の一種で、歯を脱臼するのに使用される。挺子はエレベーターまたはヘーベルともよばれ、歯と歯槽骨との間に挿入して歯を脱臼させる。したがって、乳歯用抜歯挺子は永久歯用に比べ先端が細くなっている。

乳歯列期 (にゅうしれつき)【小】 乳歯が萌出を始めたときから、永久歯が萌出を開始するまでの期間をいう。暦齢では、下顎の乳中切歯が萌出を始める生後6か月頃から、第一大臼歯が萌出する6歳頃までである。

乳歯列弓 (にゅうしれつきゅう)【小】 咬合面（水平面）からみた乳歯の配列状態が弓状の曲線を描いているのでこれを乳歯列弓という。乳歯列弓は永久歯列弓より著しく小さい。乳歯列の完成された時期における乳歯列弓は、半円形に近い形態をしている。

乳歯列の生理的歯間空隙 (にゅうしれつ——せいりてきしかんくうげき) 乳歯列では生理的な歯間空隙が多く認められるが、空隙のない閉鎖型歯列弓もある。空隙空隙には、霊長空隙と発育空隙があり、これらの空隙は第一大臼歯の萌出や前歯の交換時の咬合調整に重要な役割を果たしている。

乳頭腫 (にゅうとうしゅ) ⑰パピローム、パピローマ 【外】 上皮性非悪性腫瘍で、口腔領域では、舌、口唇粘膜、頬粘膜に発育緩慢、無痛性に発育し、形態は乳頭状、ポリープ状、有茎性、広基性に限局してみられる。腫瘍表面は角化の有明なものは、白色を呈している。

尿ケトン体 (にょう——たい) アセト酢酸、β-オキシ酪酸、アセトンの総称であるケトン体は主として肝で脂肪酸から生成される。ケトン尿は種々の原因で起こり、とくに絶食がもっとも普通の原因と考えられている。発熱、嘔吐、脱水症、栄養失調、アルコール中毒、手術後などに尿中に証明される。

尿細管機能試験 (にょうさいかんきのうしけん) ➡PSP試験

尿酸 (にょうさん) プリン誘導体の終末産物で、尿中には遊離尿酸または、尿酸塩として排泄される。食物の核タンパク含量によって増減するが、1日に約0.4～1.2g排泄される。

尿糖 (にょうとう) 糖質代謝が平衡を失い、血糖値が上昇した場合、あるいは腎臓の糖排出閾が低下した場合に尿中へ糖が証明されることをいう。通常ブドウ糖を単に尿糖という。

尿糖試験紙 (にょうとうしけんし) ➡テステープ

尿のpH (にょう——) ⑰尿の反応 水溶液中に溶存する水素イオン濃度の逆数の

対数をpHという。0〜14の数値を示し，7を中性，それより高い値をアルカリ性，低い値を酸性とする．正常尿は弱酸性であるが，種々の条件で変化し，たとえば，タンパク質の摂取が多ければ酸性，植物質ではアルカリ性を呈する．病的変動も知られる．

尿の比重 (にょう――ひじゅう) 尿比重は尿中の溶質の量を表す．健常者の尿では1.002〜1.030を示す．測定は簡単で，比重計を用いる．低比重尿は尿崩症や多量の水分摂取時に起こり，高比重尿は糖尿病，発熱，脱水症などのときにみられる．

二腕鉤 (にわんこう) 同両翼鉤 【補】環状鉤のうち，2本の鉤腕からなるクラスプ．エーカースクラスプに代表され，支台歯の三歯面四隅角を取り囲む形態のものが一般的である．

妊娠性エプーリス (にんしんせい――) 同妊娠腫，妊娠性歯肉腫 【外】妊娠初期の妊婦に発生するエプーリスで，比較的急速に増大し，分娩後は発育停止ないし縮小，自然消失をみる．

妊娠性歯肉炎 (にんしんせいしにくえん) 【周】妊娠により歯肉炎が増悪することがある．この場合，妊娠は歯肉炎増悪の修飾因子であり，辺縁歯肉は浮腫性に肥大し，光沢を有し鮮紅色や暗赤色となる．しかし，歯周組織が健康であれば歯肉炎が起きることはない．

妊娠中毒症 (にんしんちゅうどくしょう) 妊娠中に形成された毒素によって中毒症状を呈するもので，本質的には代謝異常である．おもな症状に悪阻（つわり），妊娠浮腫，妊娠貧血，歯肉炎などがあげられる．

ヌ

ヌープ硬さ (――かた) ヌープ圧子で圧迫された圧痕から最大対角線の長さを荷重で除した値で表した物体の硬さ．もろい材料すなわちガラス，磁器，歯質などの測定に適する．

布鉗子 (ぬのかんし) 手術用覆い布の固定，保持に用いる鉗子で数種の形態がある．

ネ

ネイバーの探針 (――たんしん) 【周】根分岐部病変の診査用の探針で，とくに上顎大臼歯部には適している．探針の先端は丸く，断面は円型，目盛は付記されていない．上顎大臼歯の頬側近遠心から3根分岐部に挿入しやすいように湾曲している．

ネオアルゼンブラック 同亜ヒ酸糊剤 血管毒，神経毒，原形質毒の作用を有する三酸化ヒ素を主成分に，局所麻酔剤などを配合した歯髄失活（失活）剤．白い歯に貼付するので炭粉で黒く着色してわかりやすくしてある．露髄面への直接貼付では24〜48時間で奏効する．漏洩させると辺縁歯周組織を腐蝕し，著しい場合には顎骨にまで傷害が及ぶので仮封を完全に行う．患者の次回来院日を厳守させることが肝要である．

寝かせ磨き (ね――みが――) 乳幼児期において，自分で十分な歯口清掃ができるまで保護者によって行う刷掃法である．乳幼児の頭部を保護者の正座した膝の上におき，乳歯列を直視下で清掃する．

ネズミ臭 同肝性口臭 肝不全や肝性昏睡など肝臓疾患の重篤な障害を有する患者が発する呼気がネズミの臭気に似ているところからいう．この臭気は予後不良の徴候といわれる．

熱可塑性印象材 (ねつかそせいいんしょうざい) 常温では硬いが，熱を加えるとしだいに軟らかくなって流動性を増し，印象採得が可能となるタイプの印象材．口腔内温度では硬化して流動性を失う．これにはモデリングコンパウンド，ワックス，寒天印象材などが含まれる．

熱伝導率 (ねつでんどうりつ) 熱伝導率は，単位時間に単位断面積を通過する熱量と温度勾配との比として表され，熱伝導の大小を規定する量で，その単位はcal/cm・sec・deg (cal/cm・sec・℃)で表される．一般に金属は非金属に比べて熱伝導性が良い．

熱膨脹係数 (ねつぼうちょうけいすう) 一定圧力下で温度上昇にともなう物体の体積増加の割合で，体積をV，温度上昇

dT による体膨脹を dV とすると，体膨脹率 $\alpha = dV/dT \cdot 1/V$ で表される．固体では同様に長さ L の増加の割合を，線膨脹率 $\beta = dL/dT \cdot 1/L$ として表す．等方性物質では $\alpha ≒ 3\beta$．

ネブライザー噴霧器（——ふんむき）医療に用いる一種の霧吹き．霧の中に薬剤を溶かして吸入させ，気道内の患部への薬剤散布や気道内の分泌物の洗浄に用いる．加圧式ネブライザー，超音波ネブライザー，レスピレーター，ハンドネブライザーなどがある．

ネフローゼ タンパク尿，浮腫，低タンパク血症などを呈する腎疾患である．感染を受けやすいので，歯科治療は緩解期に集中的に行い，感染の疑いのある歯は抜去する．術前には感染予防のための抗生剤とステロイド剤の投与が必要である．

練り砥石（ね——といし）➡ルビーストーン

粘液水腫（ねんえきすいしゅ）【外】甲状腺機能減退症に認められる変化である．本症状は，成人粘液水腫と先天性粘液水腫（cretin 病）に分けられる．進行するにつれて皮膚や粘膜に硬い浮腫を生じ，容貌は無表情となり，毛髪脱落，基礎代謝指数も低下する．

粘液囊胞（ねんえきのうほう）【外】粘液瘤ともいわれ，粘液腺の排泄管の閉鎖，狭窄，損傷の結果，周囲組織中への粘液の溢出による結果形成される貯溜囊胞をいう．粘膜下の小唾液腺部に生じることが多く，舌下面に形成されるブランデンヌーン囊胞は有名である．

粘結剤（ねんけつざい）➡結合剤

燃焼炎（ねんしょうえん）ブローパイプから出る炎の中の円錐状の炎の1つをいう．炎は内側からエアブラスト，燃焼帯，還元帯および酸化帯に分かれ，燃焼帯より少し先の還元帯が最高温を示すので合金の融解に用いられる．

粘着性（ねんちゃくせい）プラーク形成に関して重要な因子の1つである．食品自体のもつ粘着性とともに，ショ糖と細菌が作り出すもの，唾液自身の成分によるものなどがこれにかかわり合っている．

捻転（歯）（ねんてん〈し〉）歯が長軸を軸として正しい状態より回転していることをいう．

粘膜下膿瘍（ねんまくかのうよう）【外】歯性化膿性炎の歯肉下部に化膿巣が歯肉または歯槽骨膜下に限局し，発赤も強いが，疼痛は著しく減弱し波動を触知する．

粘膜骨膜弁（ねんまくこつまくべん）歯肉剝離掻爬術や歯肉歯槽粘膜形成手術を行う際形成される弁弁である．この歯肉弁は粘膜と骨膜を含み，ラスパトリウムなどで歯槽骨から剥離して形成する．粘膜弁に比較し形成は簡単である．

粘膜支持（ねんまくしじ）➡粘膜負担

粘膜組織（ねんまくそしき）粘膜は上皮と上皮下結合組織からなる．消化管，気道，泌尿生殖器道の最内層を構成する軟らかな膜で，その表面は分泌物で潤されている．部位により，ヒダ，乳頭，絨毛，小窩，陰窩を有する．

粘膜調整材（ねんまくちょうせいざい）同ティッシュコンディショナー【補】適合不良の義歯を口腔内に長期間装着すると，床下粘膜部に疼痛や炎症を引きこすことが多い．このような場合には顎堤粘膜の保護と治療回復を目的として，義歯床の裏うちに使用する弾性裏層材．

粘膜滴下法（ねんまくてきかほう）薬物アレルギーを検出するテスト法で，眼球結膜に抗原液を1滴たらし観察する結膜滴下法と，鼻粘膜に同方法で鼻腔内滴下法がある．充血，かゆみ，鼻閉塞や鼻漏が起これば陽性とする．

粘膜剝離子（ねんまくはくりし）同エレバトリウム・ラスパトリウム【外】粘膜，囊胞壁あるいは軟組織などを鈍的に剝離するのに用いる器械をいう．骨膜剝離子に対してエレバトリウムと呼ぶことが多い．

粘膜負担（ねんまくふたん）同粘膜支持【補】義歯に加わった咬合圧は，残存歯か粘膜で負担する．無歯顎（全部床義歯）では粘膜負担，クラウン・ブリッジは歯根膜負担と考えてよい．部分床義歯の場合，歯根膜負担と粘膜負担をどのように配分させるかにより設計が異なる．

粘膜負担義歯（ねんまくふたんぎし）【補】義歯はそれに加わった咬合力の負担様式により3種類に分類されるが，そのうちの1つで，咀嚼時に，義歯に加わる力をおもに顎堤粘膜で負担する義歯のことで，全部床義歯や，多数歯欠損でレストのな

いクラスプなどが設置されている義歯のことをいう。

ノ

ノイマン法 (――ほう)【周】 1920年, Neumannが根治外科手術として発表した歯肉剝離搔爬手術の方法である. 縦切開, ならびにポケット底部に近遠心方向に切開を入れて歯肉を剝離後, ポケット壁の不良肉芽の搔爬, ルートプレーニング, および必要により骨整形を行い縫合する.

脳性麻痺 (のうせいまひ) 受胎から新生児期までの間に種々の原因によって生じた非進行性中枢性運動障害をいう. 進行性のもの, 一過性のものなどは本症には含まれない.

脳頭蓋 (のうとうがい) 同頭蓋冠 頭蓋のうち, 脳をとり囲む部分をいう. 10種15個の頭蓋骨, すなわち後頭骨, 蝶形骨, 側頭骨, 頭頂骨, 前頭骨, 篩骨, 涙骨, 下鼻甲介骨, 鼻骨, 鋤骨より構成される.

脳頭蓋底 (のうとうがいてい) 同頭蓋底 脳頭蓋の底部で蝶形骨を中心に, 前頭骨, 篩骨, 側頭骨, 後頭骨より構成される. 内面を内頭蓋底という. 外面は外頭蓋底といい下前方1/3の部分には上顎面を構成する骨が付着している.

脳頭蓋の成長 (のうとうがい――せいちょう) 頭蓋冠および内頭蓋底で成長が起こり, とくに出生後1～2年がもっとも盛んである.

脳波 (のうは) 同EEG (electroencephalogram) 脳から出ている電気活動を頭皮上から円板電極, 保持電極, 針電極を用い導出し脳波計で記録したものである. 波型は, 脳波の周波数に基づいてデルター波, シーター波, アルファー波, ベーター波の4つに分類される.

脳貧血 (のうひんけつ) ショックの一症状で, 脳への循環血液量の急激な減少によって起こる機能障害である. 歯科治療中のデンタルショックに認められることが多い.

囊胞 (のうほう) 同チステ 顎骨および周辺軟組織に, 上皮細胞により内側を裏装された線維性結合組織による囊胞を形成する疾患をいう. その内部は漿液または粘液などの内容液によって構成されており, 口腔領域では歯原性囊胞と非歯原性囊胞とがある.

膿瘍 (のうよう) 同アブセス 臓器内の限局性化膿性炎により, 肉芽組織で形成された膿瘍膜により囲まれた組織内に膿の貯溜した状態をいう. 一般に, 波動を触知する.

ノースウエスタン分析法 (――ぶんせきほう) Northwestern analysis【矯】 頭部X線規格写真の計測法において, 比較的安定な基準点セラ (S) とナジオン (N) を結ぶ平面を基準面 (SN) にする. これから, 顎骨あるいは歯の不正位を調べる分析法.

ノカルディア *Nocardia* 人の粘膜や皮膚の常在菌であり, 動物, 土および空気中に広く存在し, ほとんどが非病原性であり, 好気性, グラム陽性, 好酸性の多形性分岐菌である. *N. asteroides* が病原性を示し, 人や動物に慢性化膿性肉芽腫症を起こす.

ノギス 物体の厚さや間隙などを測定するために用いられる器具で, 主尺の目盛は1 mmごとにきざまれており, 副尺により1/20 mmまで読みとれる. おもに研究用模型上での測定に使用される.

のみ型スケーラー (――がた――) 同チゼル型スケーラー 押す操作のみで使用される唯一のスケーラーで, 刃部がのみ型をしていて, 前歯部隣接面に強固に付着している歯肉縁上歯石の除去に用いる.

ノラの歯の発育段階 (――は――はついくだんかい) 歯の石灰化状態から生理的年齢を評価する方法の1つ. Nollaは全顎のX線写真から顎骨内の乳歯, 永久歯の歯冠や歯根の形態などから石灰化度をよみ, 個々の歯の成熟度を10段階に分類した.

ノンパラレルピン【補】 修復物の着脱方向と異なる方向に形成する補助維持用のピン. 一般に, 動揺歯の固定に用いられ, 修復物を支台歯に合着後, かんぬき状にこのピンを装着する.

ノンフィラーレジン【修】 フィラーとペーストレジンから成り立っているコンポジットレジンと異なり, フィラーを混入していない従来の即時重合レジンである. その物性はいろいろの点でコンポジットレジンに劣る.

ハ

バー(義歯) (——〈ぎし〉) bar 【補】 支台装置(クラスプ, アタッチメント)や義歯床を結ぶ大連結子の1つで, パラタルバー, リンガルバー, 外側バーなどがある.

バー(切削用) (——〈せっさくよう〉) bur 鋼製の回転切削工具で, 歯や修復物を切削, 削除するときに用いる. ストレート用とコントラアングルハンドピース用があり, 先端の形状は用途に応じてさまざまである. 高速切削用にはカーバイド製のものもある.

バーアタッチメント 【補】 義歯の支台装置であるアタッチメントの一種で, 欠損部顎堤にそって支台歯間に渡したバーの外側に鞘状の支台装置を適合させたもの. ドルダバーアタッチメントが代表的である.

把握状の手渡し (はあくじょう——てわた) 抜歯鉗子やエレベーターなどの抜歯器具を, 介助者より把握状に受け渡しをすること.

把握の発達 (はあく——はったつ) 【小】 物をつかむ運動の発達は尺骨側から橈骨側に進む. はじめは拇指をうまく使うことができないので手掌をおもに使うが, 7か月頃からは物をつかむようになり, 1年を過ぎると指先でつまむことができるようになる.

バークラスプ 【補】 義歯床あるいは連結子から出て, 歯槽部分を横走するバー状の鉤腕を有するクラスプの総称. 一般的に環状鉤と比較して, 把持力が弱い反面, 審美的な部分である. 歯面に接する部分の形態から, Ⅰバークラスプや Tバークラスプなどがある.

バークレーのFC溶液 (——ようえき) 【小】 生活歯髄切断法のFC法に用いる薬剤で, バークレーによってつぎのように処方されている. クレゾール35mℓ, ホルマリン19mℓ, グリセリン25mℓ, 蒸留水21mℓ.

ハーケンピンセット →有鉤ピンセット
パーシャルデンチャー →部分床義歯
バーチカルタイプ(垂直型) (——〈すいちょくがた〉) 同フラッシュターミナルプレーン 【小】 乳歯列において上下顎第二乳臼歯の遠心面がつくる面, すなわちターミナルプレーンの一型であって, 垂直な面をつくっているもの. もっとも頻度が高い型である.

バー着脱式 (——〈ちゃくだつき〉) 高速切削用のポイントやバーをハンドピースに装着したり離脱したりするための道具.

バーナー ガスやアルコールを燃焼させるための装置.

ハーナック法 (——ほう) Harnack formula 【小】 小児の薬用量を算出する計算式の1つで, 単に年齢から算出する. すなわち成人量を1とし, 0.5才では 1/5, 1年では1/4, 3年では1/3, 7.5才では1/2, 12年では2/3の量としている.

バーニッシング 【修】 歯の修復物, おもに金箔修復, アマルガム修復の填塞後, その表面をバーニッシャーで摩擦, 圧接して表面を滑沢にし, 辺縁封鎖の実をはかる方法である. アマルガム修復では辺縁から余分の水銀を除いて気泡を減少させる効果がある.

ハーフデスモゾーム 【周】 デスモゾームは接着板と称し, とくに上皮胚芽層に著明にみられる細胞と細胞とが結びついている細胞間橋の一部であり, ハーフデスモゾームはその半分の状態をいう. 歯と歯肉はセメント・エナメル境の部分で, 上皮とハーフデスモゾームの結合様式で接合している.

バーブドブローチ →クレンザー
ハイアミン® 同塩化ベンゼトニウム 【内】 ハイアミン液は塩化ベンゼトニウム10%を含有する陽イオン界面活性剤(逆性石鹸)で, 根管充填剤, 窩消毒剤として, また100倍液を器具や手指の消毒に用いている.

バイアングル型 (——がた) 口腔内で操作しやすいように考案された手用器具の一型式. 刃先を柄軸の延長線上に置くように作業点と柄軸との間の腕部を二重に屈曲したもの.

バイオキュア® 同イオン導入器 患部に2%フッ化ナトリウムとマイナス電極をあて, 患者の手にプラス電極を握らせて回路を構成して通電し, Fイオンを導入させることにより硬組織の石灰化促進作用

を目的とする器械で，象牙質知覚過敏症やう蝕予防に使用される．

バイオテクノロジー 同生命工学 遺伝，増殖，自己制御，代謝など生物特有の機能を物質の生産や検出・計測などに利用する技術である．現在，遺伝子組み換え，細胞融合，核移植，染色体エンジニアリングなどが産業化されたものはバイオインダストリーとよばれている．制ガン剤やインターフェロンなど医薬品分野での利用も進んでいる．

バイオプシー →生検法

敗血症 （はいけつしょう） 生体の抵抗力が減少して局所感染巣の防御機構が破綻をきたし，病巣から細菌や毒素が持続的または間歇的に血中に流入して起こる重篤な全身感染症である．臨床所見としては悪寒戦慄，高熱，白血球増多，核の左方移動などが著明である．

配合禁忌 （はいごうきんき） 2種類あるいは数種類の薬剤を配合した場合，変色，混濁や沈澱を起こし，本来の効果を期待できず危険をともなうこともある．このような場合，これらの薬は配合禁忌であるという．

胚子期 （はいしき） ヒトの胎生期における280日の妊娠期間を，卵胞期，胚子期，胎児期に分け，胚子期は受精後第2週～8週までをいう．この時期に，内，外，中胚葉が形成される，体の外形のおもな特徴が形成される（体節期ともいう）．

排唾管 （はいだかん） 同排唾器，アスピレーター，エジェクター 診療時に患者の口腔内に尖端部を挿入してたまった唾液を排除する装置で，水流式とポンプ式がある．単に尖端器具を指す場合もある．タービンの除熱水や洗浄水などの排除にも，吸引力の強いバキュームが使用されている．

バイタルサイン 同生命徴候，生活徴候 診察の過程で身体的所見のとり方としてバイタルサインと視診・打診・聴診・触診がある．バイタルサインは一般には，体温，意識，瞳孔，脈拍，血圧，呼吸を指すことが多い．

バイトウイング法 （――ほう） →咬翼法

バイトガード →ナイトガード

梅毒血清反応 （ばいどくけっせいはんのう） 梅毒感染の有無を調べる方法．脂質抗原，または梅毒病原体そのものを用い免疫血清学的に診断をする．通常，両者を適正に組み合せて実施し，総合的に判定する．ワッセルマン反応は脂質抗原を用いる方法である．

バイトゲージ（坪根式） （――〈つぼねしき〉） 無歯顎患者の咬合採得時に顎間距離（咬合高径）を計測するためのノギス型の測定器具．ノギスの一方を患者の下顎に，もう一方を鼻下点にあてて，咬合高径を計測する．

バイトフォーク 【補】 フェイスボウと上顎歯列を連結するための器具で，馬蹄形の金属板と柄からなっている．馬蹄形の部分にはモデリングコンパウンドを軟化圧接しわたすか，柄の部分はフェイスボウにネジどめする．有床義歯患者では，馬蹄形の部分を咬合堤に結合して用いる．

バイトプレート 同咬合挙上板(床) 【矯】 上顎に用いるレジン床で，下顎前歯が当たる部分にレジンを盛って平らに高くしてある．過蓋咬合の症例に用いると，下顎前歯の圧下が起こり，同時に側方歯が挺出して咬合が挙上する．

バイトブロック 気管内麻酔のとき，経口的に挿入される気管チューブが噛みつぶされないように上下顎間に挿入するもの．主としてゴム製のものが用いられる．

ハイドロキシアパタイト →ヒドロキシアパタイト

ハイドロコロイド印象法 （――いんしょうほう） 水膠性印象（寒天印象材，アルジネート印象材）による印象法で，寒天印象法，アルジネート印象材単体での印象法と寒天‐アルジネート連合印象法がある．

ハイドロコロイドコンディショナー 可逆性印象材である寒天印象材の温度を管理するための恒温槽．

バイトワックス ベースプレートワックスの一種で，上下顎間に咬合させ，咬合状態を記録，点検するときに用いるワックス．軟化温度が低く，軟らかい．

排膿管 （はいのうかん） →ドレーン

排膿法 （はいのうほう） →ドレナージ

ハイパーバンド® 歯頸部や歯根面の露出した象牙質の知覚過敏症に用いる知覚鈍麻剤である．粉（パラホルムアルデヒド，

無水ケイ酸，コバール）と液（酢酸イソアミン）を練和して，過敏部に塗布する．

バイブレーター 電動モーターの振動を利用して石膏泥や埋没材を印象や埋没リングの中に緊密で，気泡のない状態で流入させるための器械をいう．

ハイムリッヒ法 （――ほう） Heimlich method 咽頭や喉頭部につまった異物を吐出させる方法の1つ．患者の後方から両手を前方にまわして組み，上腹部を一気に後上方へ強く締めることで人工的な呼気が発生し異物を吐き出す．

パイロゾン針 （――しん） ミニウムシリンジ用針のことで，針に角度がついており針の基は丸基とルアーロック基とがある．針先はとがっておらず油だまりのついているのもある．歯科では根管内，盲嚢，瘻孔，抜歯窩などの洗浄時に用いる．

パウダーメジャー【修】歯科用セメントや石膏などを練和するときに，それぞれの粉末を計量する計量器をいう．通常スプーン状であり，簡単に粉末を採取することができる．

歯ぎしり （は――） 同ブラキシズム【周】ブラキシズムにはグラインディング，クレンチング，タッピングがあるが，広義ではこれらを総称して歯ぎしりとよぶことがある．狭義ではグラインディングのことを歯ぎしりといい，咬合の不調和とストレスなどの精神的因子によっておこる習癖とされている．通常は就寝中に起こり，咬合性外傷を起こし歯周組織を傷害する．

バキューム モーターによる動力で，歯の切削粉や口腔内にたまった唾液，血液などを吸引排除するための装置をいう．バキュームポンプ，バキュームタンク，ホース，バキュームチップからなっている．通常バキュームと略称される．

バキュームタンク バキュームチップから吸引された汚物，削片，口腔内貯溜液をためる容器である．フィルターを付属し，配管の内部に異物が入らないようになっている．1週1回程度の清掃が望ましい．

バキュームチップ バキュームの装置が，切削崩片，汚物や口腔内貯溜液を吸引するための口腔内に入れるゴム製の先端部分である．またチップにより舌，頬，口唇などの牽引，圧排などにも用いる．

白亜質 （はくあしつ） ➡セメント質
白亜質芽細胞 （はくあしつがさいぼう） ➡セメント芽細胞
白質 （はくしつ） ➡マテリアアルバ
箔鋳造焼成法 （はくちゅうぞうしょうせいほう） ➡キャストマトリックス法

拍動性疼痛 （はくどうせいとうつう） 急性化膿性歯髄炎時に感じる自発痛の種類で，歯痛のなかでもっとも耐えがたいものである．急性炎症では гне髄炎では，全部性炎では持続性となる．疼痛は冷刺激で軽減し，温熱刺激によって激化する．

白斑 （はくはん） 本来のエナメル質の色調と異なる白色の斑点をいう．この斑点は比較的境界がはっきりしているもの，はっきりしていないものもある．その原因としては不明なものとフッ化物の過剰摂取によるものがある．また，初期う蝕の症状としての白斑もあるが，歯科疾患実態調査の診査基準では白斑は健全歯とすることになっている．

白板症 （はくばんしょう） 同ロイコプラキー【外】口腔粘膜上皮が異常な角化を示し，増殖性変化をともなったもので，粘膜表面に板状の白色斑としてみられる．頬粘膜に好発するが，一部に癌性変化を示すものがあり，前癌病変の1つに数えられている．

箔用ばさみ （はくよう――） 同金箔用ばさみ【修】金箔を適当な大きさに切るために用いるはさみである．刃部が長く事務用の洋ばさみに似た形のものが一般に使用されるが，これより小形で刃部が直型，あるいは曲型のはさみもある．金箔を汚染させないように清潔なものを使用する．

箔用ピンセット （はくよう――）【修】金箔をつかむための専用のピンセットである．治療用ピンセットより少し小さい．金箔をつかみやすいように尖端部の内側には小さな溝が刻まれている．金箔は湿気や汚染を嫌うので，清潔で乾燥したものを使用する．

剝離 （はくり）【外】 組織を剝がして離させること．顎骨の手術では，歯肉粘膜と骨膜とを剝離子を用いていっしょに骨面から反転させる．皮膚縫合をしやすくするために，皮下を剝がすこともある．

剝離子 （はくりし）【外】骨面から骨膜

剥離上皮細胞（はくりじょうひさいぼう） 歯肉上皮細胞は基底層において分裂し有棘層，顆粒層を経て表層に達し細胞の一生を終えて剥離する．この剥離した上皮細胞はプラークやマテリアアルバの成分である．

麦粒鉗子（ばくりゅうかんし）【外】 先端が長円粒状で，比較的長い柄のついたはさみ状の鉗子で，小型のものは手術中，深部組織の剥離を行うもので，後者は先端に刃があり骨膜と骨が強固な部位に使用される．このほか粘膜剥離子は粘膜を剥離する際に使用され，先端は板状，細く鈍である．

箱形（はこがた）【修】 修復物を窩洞内に長く保持させるための基本的保持形態で，咀嚼力などの外力による修復物の転覆やすべりを防止し保持力を強めるため，すべての窩壁をおもな外力に対して垂直な底面と平行な側壁とし，隅角を明確にした形態である．

破骨鉗子（はこつかんし） ➡骨鉗子

破骨細胞（はこつさいぼう） 炎症が起こるとプロスタグランディンや破骨細胞活性化因子が産生され，破骨細胞（多核巨大細胞）を刺激することにより歯槽骨を破壊する．吸収された歯槽骨の湾状にくぼんだHowship窩では破骨細胞がみられる．

鋏状咬合（はさみじょうこうごう）【補】 下顎歯列弓の不正な水平的位置のため，すべての上顎臼歯の舌側咬合面が下顎臼歯の頰側に鋏状に接触する咬み合せ．

把持（はじ）【補】 義歯に力が加われば義歯は移動し傾くことになる．この義歯の動きを防止する働きを，力の方向により分類したものの1つである．垂直的沈下に対する抵抗を支持，浮き上がりに対する抵抗を維持，水平方向の動揺に対する抵抗を把持としている．

はしか ➡麻疹

歯-歯槽骨線維群（は-しそうこつせんいぐん） ➡セメント骨膜線維群

歯-歯肉線維群（は-しにくせんいぐん）

➡セメント歯肉線維群

把持部（はじぶ） 歯ブラシやスケーラーなどの手で把持する部分でグリップ部ともいう．スケーラーの把持部には，滑りを防止するためのラバーグリップや術者の手の大きさを考慮し，大小さまざまな直径のグリップがある．

バス改良法（――かいりょうほう） 軟毛多毛束で毛先が加工された歯ブラシの毛先を歯肉溝に挿入して，きわめて短いストロークと前後運動による微震動によって刷掃する．ここまでがバス法であるが，このあとローリング法に連続して移行するのがバス改良法である．

バス法（――ほう）同歯肉溝清掃法 歯肉溝の清掃に加え，主として歯頸部や歯間部の清掃と辺縁歯肉のマッサージを目的とした圧迫振動法である．使用する歯ブラシは比較的軟らかく，弾力性があり，ラウンドエンドのものが良い．歯ブラシの刷毛部を歯軸に対して約45°に押しあて，毛先が歯肉溝内に入るようにして，毛先の位置を動かさずに数秒間小刻みな圧迫振動を加える．

バセドウ病（――びょう） Basedow's disease 同甲状腺機能亢進症，甲状腺中毒症 甲状腺ホルモンの分泌過剰によって起こる病気を甲状腺機能亢進症といい，バセドウ病とほぼ同義的に解釈されている．英米ではグレーブス病といわれることが多く，びまん性に腫大した甲状腺，眼球突出などが主症状．

ハチェット【修】 窩洞形成時に用いる手用切削器具の一種で，刃部が斧の形をしている．刃先の向きにより右刃，左刃の別がある．エナメル質の切断，窩壁の仕上げ，2級窩洞の遊離エナメル質の除去などに使われる．

8％フッ化第一スズ溶液（――かだいいち――ようえき） 2％NaF溶液，酸性フッ素リン酸溶液とならんで歯面塗布に用いられるフッ化物溶液として代表的なものである．SnF₂ 8gに蒸留水を加えて100 mlとすれば8％フッ化第一スズ溶液が得られる．その都度，溶液を調製することが必要であり，また不快な収斂性の味があり，粘膜を漂白したり，唾液分泌を促進する．年に1回だけの塗布でよいという．

8020（ハチマル・ニイマル）【衛】 80歳で

20本以上の歯を保つこと．歯科保健の1つの目標．日本人の平均寿命が80歳程度になったことから，生涯，自分の歯で食べようという発想のもの．20という根拠は，20本ぐらいの歯があれば，たいていのものを食べられることにある．

発育 （はついく）【同】成長，発達【小】主として形態の量的変化を示す成長や，機能の成熟へ向かった量的，質的変化を示す発達を人体において現象に分けるのは困難な点も多いので，成長と成熟，さらには発達をも含めて発育という表現がとられる．

発育空隙 （はついくくうげき）【小】乳歯列にみられる霊長空隙以外の生理的空隙を総称して発育空隙という．

発音試験 （はつおんしけん）【補】義歯の製作過程あるいは装着時に，人工歯排列位置や義歯床形態などの義歯構成要素が患者の調音活動に調和しているか否かを検査する方法であり，一般的には，ろう義歯試適時に，発音試験用の単音あるいは語音を発音させる．発音の異常の有無は，通常，術者と患者の主観的な評価によって判定するが，客観的評価法の1つとして，パラトグラムを用いて上顎ろう義歯の口蓋形態を診査する方法がある．

発音補助装置 （はつおんほじょそうち）
→スピーチエイド

バッカルチューブ 【矯】アーチワイヤーの最後方端を保持するために，大臼歯の頬側につけるアタッチメントのことで，バンドに ろう着もしくは溶接するものと，直接ボンディングするものがある．

白金耳 （はっきんじ）微生物の塗抹，培養時に用いる採取用器具．使用はバーナーの還元炎を用い火炎滅菌して微生物を採取する．使用前と使用後は必ず火炎滅菌する必要がある．

パック剤 （――ざい）口腔外科領域の創傷面や患部の保護，鎮痛，および鎮静に用いる被覆剤である．サージカルパックに代表されるユージノール系と，コーパックに代表される非ユージノール系とがある．後者は骨面が露出した場合，刺激が少ないので用いる．パック剤は歯肉切除術のときには創面保護のために不可欠である．

パックシステム 【小】歯科診療用器具を消毒済の紙袋ないしは綿布にあらかじめパックして分類，格納しておき，必要に応じてトレーに揃える方法をいう．

白血球 （はっけっきゅう）循環血液中にみられる有核細胞の一群．顆粒球と無顆粒球に大別される．血液 1 μl 中に約7,000個存在し，生体の免疫，防衛作用にたずさわっている．白血球の各種（好塩基球，好酸球，好中球）についてはその項目をみよ．

白血球減少症 （はっけっきゅうげんしょうしょう）健康成人の白血球には，約5,000〜9,000/mm^2 の白血球が存在するが，この白血球数が5,000/mm^2 以上に減少した状態をいう．腸チフス，結核，麻疹，風疹などの感染症の場合や，制癌剤，放射線治療による影響の場合にみられる．

白血球増多症 （はっけっきゅうぞうたしょう）血液中の白血球数が正常値（健康成人で5,000〜9,000/mm^2）以上に増加した状態をいう．白血病などのように造血組織の腫瘍性増殖が原因となる場合と，感染に対する防御など生体の刺激に対する反応の結果生じるものがある．

白血球毒性因子 （はっけっきゅうどくせいいんし）→ロイコトキシン

白血球遊走因子 （はっけっきゅうゆうそういんし）炎症が生じると局所の血管が拡張し，血液循環が増加し，血管の透過性が亢進する．これに引き続いて血球の血管壁粘着と遊走が起こる．このような際，白血球を血管外に遊走させる化学物質のことをいう．

白血病 （はっけつびょう）造血臓器の腫瘍性疾患であり，血液中の白血球が無秩序に自律性に増殖し，幼若白血球が末梢血中に出現するのが特徴である．増殖の主体をなす白血球の種類により骨髄性・リンパ性・単球性白血病などに分類され，また症状の経過から，慢性と急性に区別される．

白血病性歯肉炎 （はっけつびょうせいしにくえん）白血病にともなってみられる口腔粘膜症状であり，歯間乳頭部歯肉の腫脹，出血に始まり，壊死性歯肉炎に至る．白血病の口腔症状は，その他口内炎，粘膜潰瘍としても出現し，かつ白血病の初発症状である場合がある．

抜歯鉗子 （ばっしかんし）【外】顎部で

歯を把持して，頬（唇）舌方向に動揺させることによって，脱臼・抜去する器具である．永久歯・乳歯および上下顎別々に，前歯用，小臼歯用，大臼歯用，智歯用，残根用など，種々の型がある．

抜糸剪 （ばっしせん）【外】 縫合糸を抜去するための，刃部の細く鋭いはさみ．眼科用光彩剪刀が，多くこの目的に利用される．

抜歯創感染 （ばっしそうかんせん）【外】 抜歯窩周囲の組織や抜歯窩内の血餅に細菌の感染をきたし，疼痛や腫脹，排膿などの臨床症状を呈した場合をいい，正常な抜歯創の治癒が阻害される．血餅が脱落し骨が露出して，骨炎の状態を呈したものを，とくにドライソケットとよぶ．

抜髄針 （ばつずいしん）➡クレンザー

抜髄法 （ばつずいほう）【内】 歯髄疾患の治療法は保存療法と除去療法に大別され，抜髄法は後者のなかの全部歯髄除去療法である．抜髄法には麻酔法（歯髄の知覚を喪失させる方法）により麻酔（直接）抜髄法と失活（間接）抜髄法があるが，最近は麻酔抜髄法が一般的である．

発達 （はったつ）➡発育

ハッチンソン歯 （――し） Hutchinson's tooth 先天性梅毒患者に現れる形成異常を有する永久歯の上顎中切歯のことで，ハッチンソンが初めて記載した．歯冠が樽形をしており，その切端には浅い半月状の欠損がみられる．また，臼歯にみられる形成不全歯はフールニエ歯，ムーン歯，あるいは桑実状臼歯，蕾状臼歯などとよばれている．

ハッチンソンの三徴候 （――さんちょうこう）先天性梅毒による臓器病変が晩発性（7～8歳頃以後）に現れる三徴候をいう．①ハッチンソンの歯，②実質性角膜炎，③内耳性難聴．

発痛帯 （はっつうたい） Trigger zone ⑩Patrickの発痛帯 三叉神経痛の場合に，接触や圧迫さらには単に冷たい外気に触れただけでも，必ず疼痛発作を引き起こす部位をいう．上下唇や側頭部の皮膚，頬粘膜や舌などがそのおもな部位である．

発泡剤 （はっぽうざい） 歯磨剤の成分の1つで，界面活性作用により歯磨剤の洗浄能を助け，有効成分を歯の小窩裂溝や歯頸部などに広くいきわたらせる効果を

もっている．天然ヤシ油からとれるラウリル酸ナトリウムが多く用いられる．

パテ状シリコーン （――じょう――）➡シリコーンパテ

波動 （はどう） 触診の一方法．弾力性壁で囲まれた腔内に液体が貯溜している場合，その両端に指頭をおき，一方の指で圧を加えると，その圧が液体を伝わって他方の指に感じられる．この現象を波動といい，膿瘍，嚢胞などの診断に用いる．

パネルシアター 保健活動の指導媒体の一形式であり，とりわけ幼児・児童向けに有用である．フランネルグラフを改良したもので，フランネルの布地を基にしたパネル板に，不織布で作った人形を付着させて製作したものを用い，1つの劇場をつくりあげる．

歯の異常 （は――いじょう） 歯の異常を大別すると，①歯数の異常，②形態の異常，③位置の異常，④咬合の異常などに分けられる．これらは口腔診査の際見落してはならない重要なことではあるが，どの程度を異常とするかは非常にむずかしい問題であろう．

歯の移動 （は――いどう） 矯正の方向により，①傾斜移動，②歯体移動，③回転，④圧下，⑤挺出，⑥トルクに区分される．作用様式としては，①持続的な力，②間歇的な力，③断続的な力に区分される．

歯の衛生週間 （は――えいせいしゅうかん）【衛】 全国的なレベルにおける歯科衛生普及活動として毎年，厚生労働省，日本歯科医師会および都道府県歯科医師会などが中心となり，6月4日（むし歯予防の日）を中心として色々な行事が催されている．

歯の形成不全 （は――けいせいふぜん） 歯胚の発育時期に栄養障害，ビタミン欠乏，ホルモンの異常，外傷，局所の炎症などがあると歯の形成が障害され，歯の表面に溝や不規則な欠損が出ることがある．これらの歯のことを形成不全歯という．

歯の形態異常 （は――けいたいいじょう） 咬合面の形態，歯冠豊隆異常，前歯舌側根面の根面溝や臼歯部にしばしば認められるエナメルプロジェクションやエナメル滴があり，これらはその部の口腔清掃不良をまねく，ポケット形成，根分岐部

歯の硬組織（は——こうそしき） エナメル質，象牙質，セメント質で構成され，歯髄を直接包み，歯の主体をなす象牙質に，歯冠部ではエナメル質，歯根部ではセメント質が被覆している．発生学的には，エナメル質は外胚葉，象牙質とセメント質は中胚葉由来である．

歯の酸蝕症（は——さんしょくしょう）
➡酸蝕症

歯の診査（は——しんさ） 個々の歯について歯の形態異常，咬耗，摩耗，隣在歯との接触関係や う蝕などについて調べる．また，修復物や補綴物のある歯についてはその種類，適否についても診査する．

歯の成長期（は——せいちょうき） 口腔上皮から歯胚の形成が始まる開始期からエナメル基質をつくっていく添加期までをいう．その間には，増殖期，組織分化期，形態分化期がある．

歯の喪失率（は——そうしつりつ） 口腔の健康状態を測る尺度で，永久歯を対象とした，被検歯に対する喪失歯と要抜去歯の割合．次式で求められる．
（喪失歯数）＋（要抜去歯数）/被検歯数（喪失歯を含む）×100（％）

歯の致命率（は——ちめいりつ） 歯の喪失に関する指数の1つで，う蝕に罹患した永久歯100歯に対する喪失歯数（要抜去歯も含む）の比率をいう．

歯の脱臼（は——だっきゅう） 外力によって，歯が歯槽から挺出したり，その位置を変えた状態をいう．

歯の動揺度（は——どうようど）同動揺度【周】 歯周炎の進行や外傷により歯周組織が破壊されると歯は動揺する．動揺の程度はピンセットなどで調べるが，生理的動揺は0度，唇舌方向の動揺は1度，唇舌，近遠心方向の動揺は2度，歯軸方向への動揺は3度に分類する．

歯の年齢（は——ねんれい） 萌出したときを0歳とするものである．歯種によって萌出する年齢が異なるので，歯種ごとに萌出後の期間を比較するのに都合がよい．とくに萌出後3年以内にう蝕が発生しやすい臼歯の発生状況を調査するのに用いられる．

歯の破折（は——はせつ）同歯折 急激な力によって起こる歯の硬組織の損傷で，外力が原因である外傷性破折と，大きなう窩や充填物などにともなう歯の抵抗力の減弱が主因の病的破折がある．破折部位により歯冠の破折，歯冠と歯根の破折，歯根の破折に分ける．

歯の表記法（は——ひょうきほう） 1：中切歯，2：側切歯，3：犬歯，4：第一小臼歯，5：第二小臼歯，6：第一大臼歯，7：第二大臼歯，8：第三大臼歯と表記する．乳歯は A：乳中切歯，B：乳側切歯，C：乳犬歯，D：第一乳臼歯，E：第二乳臼歯と表記する．部位は上下顎，左右側でかぎ式で表す．国際方式は歯番数字に上顎右側では1，上顎左側では2，下顎左側では3，下顎右側では4を加える．たとえば下顎右側第一大臼歯は46となる．

歯の病的移動（は——びょうてきいどう）【周】 歯の位置は諸因子のバランスによって生理的位置に保たれているが，歯周病が進行しこのバランスが崩れた場合に起こる歯の移動を指す．その因子として肉芽組織の増殖，咬合性外傷，弄舌癖や接触点の不良などがあげられる．

歯のフッ素症（は——そしょう）➡斑状歯

歯の変色（は——へんしょく） 歯の変色の原因には，①テトラサイクリンの多量服用や全身的原因，②歯面の沈着物や浸透成分による外因的着色，③う蝕や無髄歯などの病変や薬剤（銀や色素を含む消毒剤，亜ヒ酸の使用）による内因的汚染などがある．

歯の萌出状態による分類（は——ほうしゅつじょうたい——ぶんるい）同小児科における臨床的分類【小】 小児歯科においては，歯の萌出状態によって発育期を分類することが多い．無歯期，乳歯萌出期，乳歯列期，混合歯列期，永久歯列期の5期に分類される．

パノラマ撮影法（は——さつえいほう）➡オルソパントモグラフィー

母親への依存度（ははおや——いぞんど）【小】 小児が母親に対して精神的，物質的に頼ろうとすることをいう．これは母親との接触あるいは養護によって生ずる，満足に向けられた行動といわれ，年齢とともに変化しいく．

母と子のむし歯予防教室（はは——こ——

母と子の良い歯のコンクール (はは――よ――は――) 厚生労働省と日本歯科医師会が公衆の口腔衛生思想普及事業の1つとして昭和47年に第1回を開催し、現在まで続いている。毎年、むし歯のない子と母を選び、とくに優秀な状態の母子を表彰している。

パパニコロウ染色法 (――せんしょくほう) 子宮癌の疑いのある患者の膣から採取した塗抹標本を、特殊な3重染色をして癌細胞を探す方法。組織の損傷が少ないので口腔癌にも応用される。通常は病巣表面を軽く擦過するか、穿刺して吸引した内容を塗抹する。

パピヨン・ルフェーブル症候群 (――しょうこうぐん) Papillon-Lefévre syndrome 1924年 Papillon-Lefévre により報告された手掌と足蹠の過角化症、乳歯または永久歯列の歯槽骨の高度な破壊を特徴とする原因不明の疾患。本疾患に罹患すると、歯周疾患の進行が迅速に進み、永久歯は約20歳までの早期に自然に喪失する。

パピローマ ➡乳頭腫
パヒローム ➡乳頭腫
刃部 (はぶ) ➡ワーキングエンド
歯ブラシ刷掃法 (は――さっそうほう) ➡ブラッシング

歯ブラシの使用順序 (は――しようじゅんじょ) 歯ブラシの使用順序には、さまざまなものが提唱されているが、原則はなく、どの順序を採用してもよいが、大切なことは歯の各面や部位によって磨き忘れを防ぐように指導することである。

歯ブラシの使用状況 (は――しようじょうきょう) 厚生労働省が6年ごとに実施している歯科疾患実態調査の調査事項として調べられている。平成11年度の調査では、毎日歯を磨く：96.16%、ときどき磨く：2.55%、磨かない：1.29%であった。

歯ブラシの所要条件 (は――しょようじょうけん) ①簡単な操作で使用できること、②歯間部にも十分に到達して清掃しうること、③使用後に容易にブラシの清潔が保てること、④変形、変質を起こしにくいこと、⑤身体に対して為害性のない材質であること、などがあげられる。

歯ブラシの選択基準 (は――せんたくきじゅん) ①適当なサイズであること、②刷毛は乾燥しやすく、強度と弾性が適度で、先端が鋭くなく毛束の間隔も適当なものであること、③刷毛の長さが適当であること、④刷毛部の形態が適当なものであること、⑤把柄部が適当なものであること、などが主な基準となる。

歯ブラシの持ち方 (は――もーかた) 大別して、掌握状（パームグリップ）と執筆状（ペングリップ）に分けられる。さらにそれぞれについて毛先の向きの表裏が、ほぼ4種類の持ち方が基準として用いられている。

ハマルトーマ ➡過誤腫
歯磨きテスト錠 (はみが――じょう) 口の中で咬み砕き、歯の汚れ（歯垢）を染色することによって、歯磨きの状態をテストするよう工夫された錠剤のこと。現在は主としてエリスロシンなどの食用色素が多く用いられる。

パラタルストラップ 【補】上顎における大連結子の1つ。パラタルバーを適用した場合に異物感が強い症例に用いられ、パラタルバーより薄いが、その分幅が広い。一般に幅8～20 mmのものをいう。

パラタルバー 【補】バーの一種で、上顎の口蓋粘膜上を通るもの。通る位置によって、前パラタルバー、中パラタルバー、後パラタルバーに分類される。

パラタルプレート 【補】上顎における大連結子の1つ。一般に幅20 mm以上のものをいうが、パラタルバーやパラタルストラップより、咬合力を粘膜に積極的に負担させる場合に用いる。

パラタル平面 (――へいめん) ➡口蓋平面

パラトグラム ⓔ口蓋図 発音時に舌と口蓋の接触状態を調べるために舌についたカルミン粉や墨汁を塗布し、口蓋についたカルミン粉や墨汁の跡を記録する。静的パラトグラムと電極を利用するダイナミックパラトグラムとがある。発音障害の診断、治療や義歯床の口蓋部分の形態の調整に利用される。

パラフィンワックス ベースプレートワックスの一種で，主成分であるパラフィンに蠟ろうや樹脂を混合して，硬度や軟化温度を調節してある．義歯の仮床，鋳造体のろう型などに幅広く使用される．

パラホルム 【内】 ホルムアルデヒドの重合物である．白色でかすかにホルムアルデヒド臭を呈し，常温で徐々にホルムアルデヒドを産生する．濃度に応じて除活（失活）剤，乾屍剤，根管充塡剤，間接覆髄剤，さらには熱の加えられない物の消毒などに用いられる．

パラホルムパスタ 【内】 白色の粉末で，ホルムアルデヒドを遊離して殺菌作用を示す．リーマーやガッタパーチャポイントなどの消毒に用いる．歯髄鎮痛剤，歯髄乾屍剤，根管充塡剤，覆髄剤などに配合されている．

パラホルムセメント 間接覆髄剤として用いる．パラホルムセメント中にはパラホルムが0.5～1％含有されている．パラホルムセメントからパラホルムアルデヒドが遊離して，歯髄に適当な刺激を与え，第二象牙質形成を促進させる．

パラモノクロロフェノールカンフル 【内】 パラモノクロロフェノール，カンフル，アルコールの合剤である．歯髄鎮痛・鎮静剤，根管治療薬剤として使用する．パラモノクロロフェノールはフェノールより殺菌作用が優れている．

パラロイド 【内】 パラホルム，ユージノール，コカインの合剤である．根管内で徐々に気化して鎮痛，消毒効果を示す．局所麻酔剤が配合されているので，抜髄後の歯根膜炎および残髄炎のとき用いると効果がある．

ハリ除痛（――じょつう） 身体の特定部位に細い金属針を部位をかえて何本か刺入し，ゆっくり捻針して痛みを軽減，または消失させること．歯科領域では歯痛や抜歯のときに用いる．通常15～20分で無痛状態となるが，効果は一定でない．

ハリ電極法（――でんきょくほう） 東洋医学でいう経路上の経穴（ツボ）に，細い金属性のハリを刺し，これに微弱な電流による刺激を与えることによって無痛を得る方法で，ハリ麻酔の一方法である．

ハリ麻酔（――ますい） 従来用いられてきたハリ治療の刺激を強めることによって身体の特定部位の痛覚を減退させ，手術部位の無痛化をはかろうとするもので，1971年に中国で成功した．

バルーリス ➡歯槽膿瘍

バルカン法（――ほう） ➡金属線結紮固定装置

パルチュ氏法（――しほう） Partsch method 粘膜切開法：歯肉唇移行部より歯槽頂部へ向かう弓状の切開．顎骨内嚢胞摘出法：第1法；嚢胞前壁除去後粘膜縫合せずに副腔を形成する方法．第2法；嚢胞全摘後剥離粘膜をもとの位置にもどし閉鎖縫合する方法．

バルビタール バルビタールはバルビタール剤（バルビツール酸系の薬剤で睡眠持続時間の長短によって分類される）のうちの長時間作用型催眠剤である．不眠症や不安緊張状態の鎮静に用いられる．

パルプテスター® ➡歯髄診断器

バレーの圧痛点（――あっつうてん） Valleix's pain points ⑤圧痛点 【外】 真性三叉神経痛のとき，神経枝の出る骨孔部の皮膚上を圧迫すると痛みを感じる．この圧痛点をバレーの3行点といい，鑑別診断に必要な行点．第1枝：眼窩上孔，第2枝：眼窩下孔，第3枝：オトガイ孔．

ハロゲン剤（――ざい） ⑤造塩素剤 ハロゲン元素のうち殺菌作用を有するヨウ素と塩素の化合物が消毒薬として広く用いられている．ヨウ素化合物にはヨードチンキ，ヨードグリセリン，ヨードホルムなどがあり，塩素化合物にはヒポクロリット，アンチホルミン，クロラミンなどがある．

ハロセン ➡ハロタン

ハロタン ⑤ハロセン，フローセン 英国で合成された揮発性麻酔薬．無色透明な液体で引火や爆発の危険性はなく，導入や覚醒が速く気道粘膜に刺激性がない．笑気ガス，酸素と組合せてGOF麻酔として臨床でよく使用される．

パロチン® ⑤唾液腺ホルモン とくに耳下腺より分泌される唾液腺ホルモンである．微量投与により象牙質やセメント質の歯の形成，および石灰化が促進されるが，大量に投与すると逆に阻害される．

パワーチェーン 【矯】 ポリウレタン系のゴム材料からなり，ごく小さなゴム輪が

連続して連なっている．犬歯の遠心移動や抜歯空隙などで歯間空隙の閉鎖などに用いる．

半固定性ブリッジ（はんこていせい——）クラウン・ブリッジの連結部における構造的分類の1つである．片側がろう着や鋳接などの固定式で，もう一方がキーアンドキーウェイなどによる可動性連結装置を用いているものである．

瘢痕治癒（はんこんちゆ）創傷の治癒過程の1つである．創が開いたり，創縁の緊張が強いときなどに生じる．創部に多量の肉芽性の結合組織が形成され，審美的な障害を認めるので二次修正の必要もある．

半自浄型ポンティック（はんじじょうがた——）【補】ポンティックを粘膜面形態により分類したものの1つである．唇側や頬側は審美的理由で粘膜面を覆い，舌側は清掃性を考慮して大きく開放した形態のポンティック．

斑状歯（はんじょうし）同歯のフッ素症【衛】エナメル質の形成時に何らかの障害によって生じる一種のエナメル質発育不全をもつ歯のことで，表面に白斑や白濁を認める．原因の多くは高濃度のフッ素を含む飲料水を，生後一定期間飲用を続けたときに生じる．

斑状歯の分類（はんじょうし——ぶんるい）同ディーンの分類【衛】わが国では厚生省の分類とWHO（ディーン）の分類がよく知られている．白斑や白斑の広がりと実質欠損の状態から，前者はM_0（疑問型）からM_3（重症型）まで4段階，後者は questionable（疑問型）から severe（重症型）まで5段階に分類する．

ハンター舌炎（——ぜつえん）Hunter's glossitis 同メラー・ハンター舌炎【外】悪性貧血のときに現れる症候群の1つ．舌乳頭は萎縮して平滑となり発赤し，接触痛や味覚異常を訴える．ついにはその表面に潰瘍や出血をみることもある．

反対咬合（はんたいこうごう）→下顎前突（症）

パンチ→骨スタンツェ

半調節性咬合器（はんちょうせつせいこうごうき）【補】咬合器を調節機構によって分類したものの1つである．顎関節部分の調節機構が，非作業側の矢状顆路と

側方顆路の調整はできるが，作業側の顆路調整および顆頭間距離の調整ができないもので，ハノー，デンタータース，ウィップミックス咬合器などが代表的なものである．

ハンドオーバーマウス法（——ほう）【小】4歳児前後の非協力児に用いる取り扱い法である．術者が手で患児の口を覆うように押さえ，術者の指示におとなしく従うならば，手を離してあげることを患児の目をみながら説得し，治療を進めていく．

バンドカンタリングプライヤー【矯】バンドを歯面形態に適合させる目的で使用されるプライヤー．

バンドクラウン同帯冠 円筒状にした金属板をろう着して帯環を作り，これに圧印または鋳造によって作った咬合面部をろう着して製作する金属冠．歯頸部の適合や歯冠形態の付与が困難であることから，現在では全部鋳造冠に代わっている．

パントグラフ【補】三次元的な下顎運動を記録し，咬合器上に再現するための装置．上下一対のフレームからなり，それぞれを上下歯列に装着する．

パントグラフ描記法（——びょうきほう）【矯】パントグラフを用いて，一方のフレームに付けた描記針でもう一方のフレームにつけた描記板に顎運動の軌跡を記録する方法．

バンドシーター【矯】バンドを適合させる際に用いる器具で，プッシャーである程度押し込んでから，バンドシーターのチップの角を噛んでもらうことにより適合性を増す．

ハンドピース歯を削るときに歯科用バー，ポイント，ジスクなどの切削工具を先端にはめ込み，手に持って操作する器具である．形によってストレート，ライトアングル，コントラアングルなどに分類される．

バンドプッシャー同帯環追進器 矯正用帯環（バンド）を歯に適合させるための器具の1つで，押すか，圧接に使用する．結紮線断端などを内方へ押し込むことにも使用される．

バンドリムービングプライヤー同帯環撤去鉗子【矯】歯にバンドを適合させたのちとりはずしたり，あるいは治療完了

ハント 180

時に, 合着されているバンドを撤去するときに用いる鉗子をいう.

バンドループ保隙装置 (——ほげきそうち)【小】 乳歯列期および混合歯列期において, 片側1歯欠損で, 支台歯にう蝕がない場合に用いられる半固定式の保隙装置で, 支台歯にバンドを適合し, これにワイヤーをループ状に曲げ, ろう着したものをいう.

半萌出歯 (はんほうしゅつし) 歯冠の一部のみが口腔内に萌出しており, 残りの部分が粘膜下または顎骨内に残留している状態の歯をいう.

ヒ

PI ➡歯周疾患指数
pH ➡水素イオン濃度
pH指示薬 (——しじやく) 水素イオン濃度 (pH, 酸度) の変化に従って色を変化させる試薬のこと. 普通は溶液にして, あるいは濾紙に含ませて pH 試験紙として用いる.
PHP Patient Hygiene Performance 患者の歯口清掃実行度を示す指数のこと. 歯面を5分割してデブリスの存在を評価し, 指数を求める. 指数は被検歯面あたりで算出するため0.0~5.0の値で示される.
PSP試験 (——しけん) 働尿細管機能試験 腎機能を調べる尿細管機能試験の1つで, 臨床検査として行われる. 異物であるフェノールスルホンフタレインを静注し, 時間経過とともに尿中に排泄された同試薬を, アルカリにして変色させて測定する.
BSPテスト ➡異物排除試験
PMR指数 (——しすう) PMR score【周】 PMA指数と同様に, 歯肉の炎症をおもに評価する指数である. 診査対象は全歯で, 乳頭歯肉 (P), 辺縁歯肉 (M) の炎症および歯肉退縮 (R) の有無を診査し, それぞれの所見のみられた歯数を別個に合計し,全歯数で割って100倍したものを, PMR指数とする.
PMA指数 (——しすう) PMA index【周】 歯肉の炎症を示す指数で, 前歯部唇側の乳頭歯肉 (P), 辺縁歯肉 (M), 付着歯肉 (A) に炎症が認められれば1点ずつを与える. 診査部位は6前歯で乳頭部5, 辺縁および付着部が6であるから, 1顎で17部位, 上下顎で34部位である. この指数は前歯部における炎症の広がりで, 歯肉炎の程度を表現している.
BLS ➡一次救命処置
B型肝炎 (——がたかんえん)【外】 B型肝炎ウイルス (HBV) による感染. 感染時期により病態は異なる. 出産時に垂直感染するほか, 血液, 体液で感染する. 一部は慢性肝炎, 肝硬変, 肝癌に進展する. 大方は一過性の不顕性感染だが, まれに致死的な劇症肝炎に移行する. ワクチンによる予防や HBs 免疫グロブリンがある.
B型肝炎ウイルス (——がたかんえん——) ➡血清肝炎ウイルス
PCR ➡プラークコントロールレコード
ビーズワックス【補】 蜜ろう単体よりなる歯科用ワックスで, 軟化温度が低く軟らかい. 簡単な咬合採得に使用する.
ピーソーのプライヤー 0.7mm 以上の丸形ワイヤーの屈曲に用いる鉗子である. 先端の一方は平面で, 他方は丸くなっている. したがって, 平面の角では角ばった屈曲ができ, 丸い角ではループ状の屈曲ができる.
ピーソーリーマー【内】 根管拡大のとき, 根管口を漏斗状拡大をするために使用する. 種々の太さ, 長さのものがある. ピーソー (Peeso) という人が考案したので, その人の名前が付けられている.
ビーチカーバー Dr. Beach が考案したアマルガム形成器で, カーバーは両頭になっており, 一方は扇形, 他方は剣状である. 使いやすくカービングが楽である.
BTB-乳糖寒天培地 (——にゅうとうかんてんばいち) pH 指示薬であるブロムチモールブルーと乳糖を含む寒天培地のこと. 主として食品衛生検査や, 水中の大腸菌群の検査に用いられる. また乳糖分解能をもつ細菌の鑑別にも利用される.
B点 (——てん)【矯】 頭部X線規格写真上における計測点の1つで, 下顎歯槽基底部前縁の最深点.
ヒートキャリアー【内】 ガッタパーチャポイントを使用して根管充填したとき, 根管口付近でそれを切断するときに使用する器具である. ガッタパーチャポイン

PBSCペースト　【内】　感染根管治療用に1951年グロスマン（Grossman）により考案され，グラム陽性菌にペニシリン，ペニシリン耐性菌にバシトラシン，グラム陰性菌にストレプトマイシン，真菌類にカプリール酸ナトリウムを配合，シリコーン油でパスタ状にしたもの．

鼻咽腔閉鎖不全　（びいんくうへいさふぜん）　発声時に軟口蓋と咽頭後壁の閉鎖が不完全で，鼻もれを起こし，ことばが不明瞭になること．口蓋裂や口蓋部の腫瘍切除後に発現することが多い．治療方法は，スピーチエイドなどの補助装置を用いる保存療法と移植術や閉鎖術などの外科的療法があり，また両者を併用することもある．

ピエル・ロバン症候群　（――しょうこうぐん）　Pierre-Robin's syndrome　先天性の口蓋裂，小下顎症，舌根沈下による呼吸困難を呈す症候群．原因は胎生期の胎児位置異常とされている．

被蓋　（ひがい）　【補】　上顎歯列が下顎歯列を覆っている状態．垂直的被蓋（オーバーバイト）と水平的被蓋（オーバージェット）という．

非解剖学的人工歯　（ひかいぼうがくてきじんこうし）【補】　天然歯の形態にとらわれず，機能のみを重視した咬合面形態を有する人工臼歯である．そのほとんどは無咬頭歯であり，義歯の安定，顎堤の保護に有利な形態として製作されている．また，特殊な形態のものとしては，ブレード人工歯などがある．

皮下気腫　（ひかきしゅ）　◎気腫　皮下組織中にガスが侵入して，腫脹をきたした状態をいい，歯科治療中では，根管内や歯頸部の乾燥のために強圧の空気を吹きつけることによって生じる．

鼻下点-オトガイ点距離　（びかてん――てんきょり）　皮膚上に投影された鼻下点とオトガイ点との距離．全部床義歯製作時の咬合高径を決定する際の目安となる．

光重合型レジン　（ひかりじゅうごうがた――）【修】　照射器で光を当てて成分中の光増感剤を活性化し重合させるレジンである．最初は紫外線重合型であったが，紫外線の為害性などにより，現在は可視光線重合型が使われている．練和が不要で気泡の混入なく窩洞形成後に硬化させるなどの利点を有する．

引く操作　（ひ――そうさ）　スケーラーで歯石を取り除く場合，その操作法には引く操作と押す操作の２つがある．シックル型やキュレット型ではおもに引く操作で歯石を除去する．

引け巣　（ひ――す）　◎鋳巣，巣　鋳込まれた合金の凝固収縮によって鋳造体の最終凝固部に生ずる欠陥で，収縮管，収縮孔および収縮細胞などである．防止策としては，凝固時鋳造体に予め他から溶融合金が補給されるように湯溜りをつけるかスプルーを太く短くする．

鼻口蓋神経　（びこうがいしんけい）　三叉神経第２枝（上顎神経）に属する翼口蓋神経節から出る枝のうち，内側から分岐するものに後鼻枝があるが，この中で鼻中隔粘膜に分布するものを内側上後鼻枝とよび，これより切歯管を通ってとくに長く前方へのびている枝を鼻口蓋神経とよぶ．口蓋前方部の粘膜に分布している．

鼻口蓋嚢胞　（びこうがいのうほう）　【外】胎児の鼻腔と口腔とを連絡していた鼻口蓋管の遺残上皮に由来する上皮性嚢胞．多くは切歯管内で嚢胞化し，切歯管嚢胞とよばれるが，切歯管以外の口蓋粘膜下に生じたものは，口蓋乳頭嚢胞とよばれる．

鼻骨間縫合　（びこつかんほうごう）　左右１対になっている鼻骨の内側縁を連接している縫合．

非作業側　（ひさぎょうそく）　➡平衡側

非歯原性腫瘍　（ひしげんせいしゅよう）【外】　口腔領域には種々の腫瘍が発生するが，歯肉には歯という特殊器官が存在するために，それらを歯に由来する腫瘍と歯に由来しない腫瘍とに分類しており，このうちの後者をいう．

非歯原性嚢胞　（ひしげんせいのうほう）【外】　口腔領域に生じる嚢胞は，その発生部位によって，顎骨内に発生する嚢胞と口腔軟組織に発生する嚢胞とに分類されるが，顎骨内にはとくに歯に由来する嚢胞と歯に由来しない嚢胞とがあり，このうちの後者をいう．

皮質骨　（ひしつこつ）　歯槽骨は固有歯槽

骨とそれを取り囲む支持歯槽骨からなっており，皮質骨は海綿骨とともに支持歯槽骨を形成している．皮質骨は海綿骨周囲の唇（頬），舌側にあり，骨組織は緻密で薄板状の層をなしている．

微笑線（びしょうせん）【補】上顎前歯部の切線を連ねた口凸の湾曲線．微笑したとき，下唇上縁のラインと一致することで調和の得られた笑顔となる．前歯部人工歯の排列基準である．

非上皮性腫瘍（ひじょうひせいしゅよう）【外】腫瘍の発生母地すなわち実質が，間葉性組織からなる腫瘍で，線維腫，骨腫，血管腫，リンパ管腫，脂肪腫などが含まれ，とくに未熟な組織からなる場合は肉腫とよばれる．

ビスカス　口腔，咽頭，喉頭，気管，食道，胃に対する検査，処置，手術時の表面麻酔に用いる経口表面麻酔剤．通常の麻酔液より粘性がある．口腔内の場合は口に含むだけ，その他の部位では飲み込む．

Bis-GMA系レジン（──けい──）【修】開発者の名前からボーエンレジンともよばれ，ベースレジンとしてビスフェノールAとグリシジールメタクリレートの反応産物であり，2官能性熱硬化性レジンであるBis-GMAを用いたコンポジットレジンである．

ビスマルクブラウン　アゾ染料に属する褐色の塩基性染料．動植物性線維，皮革などの染色に広く用いられる．歯科においては歯垢の染め出し液として用いられる．褐色に歯垢を濃染して染色性は良好であるが，やや不快味があり，また脱色されにくいという短所がある．現在ではほとんど用いられていない．

非選択培地（ひせんたくばいち）　細菌などの微生物を調べる場合，特定の種類のものだけを増殖発育させて調べる場合と，多種類のものを同一培地に増殖発育させて調べる場合がある．後者の目的のために工夫されたものが非選択培地である．

ビタミンB₂過剰症（──かじょうしょう）ビタミンB₂の過剰摂取により発生する病的状態をいう．しかし過剰摂取されたビタミンB₂は尿中に排泄されるので，毒性や過剰症に関する報告はみられない．

ビタミンC欠乏症（──けつぼうしょう）➡壊血病

ビタミンD欠乏症（──けつぼうしょう）➡くる病

ビタミンE　同アルファー（α）トコフェロール　きわめて酸化を受けやすく，細胞内（とくにミトコンドリア）において必要な生体物質の酸化を防止する抗酸化剤としての機能をもつと考えられている．この欠乏は，ネズミでは精子形成不足や胎児吸収をもたらすが，ヒトでは欠乏症は知られていない．肉類，肝臓，肝油，卵黄，落花生油，トウモロコシ，米や小麦の胚子などに存在する．

ビタミン欠乏症（──けつぼうしょう）生体に必要なビタミンの不足している食物を続けて摂っているときに起こる各ビタミンに特有な症状をいう．たとえば，ビタミンA欠乏では夜盲症，ビタミンB₁欠乏では脚気，ビタミンB₂欠乏では口角炎，口内炎，ナイアシン欠乏ではペラグラなど．

非弾性印象材（ひだんせいいんしょうざい）印象採得する部位にアンダーカットがない場合に用いる印象材で，石膏系，モデリング系，ユージノールペースト系がおもなものである．弾性印象材に比し，硬化後の弾性ひずみがないので変形は少ないが，アンダーカットがあるときは利用できない．

鼻聴道平面（びちょうどうへいめん）➡カンペル平面

必須アミノ酸（ひっす──さん）アミノ酸は生体内で合成されるものもあるが，合成不能のもので必要なものを必須アミノ酸という．ヒトの場合，トリプトファン，フェニルアラニン，リジン，スレオニン，バリン，メチオニン，ロイシン，イソロイシンの8種．

必須脂肪酸（ひっすしぼうさん）哺乳動物には不飽和脂肪酸を同じ炭素数の飽和脂肪酸から合成する能力があるが，リノール酸，リノレン酸，アラキドン酸などは合成されない．これらを必須脂肪酸という．

人見知り（ひとみしり）➡分離不安

ヒドロキシアパタイト　同ハイドロキシアパタイト　アパタイトの基本構造の3Ca₃(PO₄)₂CaX₂のXが，(OH)₂で置換した構造式をもつ無機化合物である．骨や歯のエナメル質，象牙質およびセメント質の無

機成分の基本構造であり，特別の結晶構造をもつ．

皮内反応テスト （ひないはんのう——）
皮内に少量の抗原抽出液を注射し，一定時間後に注射部に生じる生体反応の有無，程度などを調べる方法．それにより，薬剤過敏性，血清療法の適否，診断などを知る．反応には即時型と遅発型とがある．

ビニルシラン処理 （——しょり）【修】
コンポジットレジンの中のベースレジンとフィラーとの化学的結合を行わせるために，カップリング剤（ビニルシラン）でフィラーの表面を処理する．この処理をシラン処理といい，フィラーとベースレジンは強固に結合する．

ビニルシリコーンラバー印象材 （——いんしょうざい）【補】 シリコーン印象材の一種で，キャタリストにビニル基をもったもの．重合形態は付加型で，硬化後は硬度に優れ，寸法精度がよいが，温度の影響を受けやすく，不純物が混入すると硬化しない．

ヒビスクラブ® 英国で開発された手指用殺菌消毒剤．グルコン酸クロルヘキシジンの殺菌作用に発泡剤と洗浄剤を添加して洗浄作用を高めた消毒剤．

ヒビテンコンロート液 （——えき）→
クロルヘキシジン水溶液

非ピリン系解熱鎮痛剤 （ひ——けいげねつちんつうざい） アミノピリンやアンチピリンなどのピラゾロン誘導体を含む解熱鎮痛剤をいわゆるピリン系鎮痛剤とよぶが，これに対して，これらのピリン系薬剤が配合されていないものをいう．アスピリン，ハイピリン，バファリン，ポンタールなどがある．

皮膚鉛筆 （ひふえんぴつ） 同デンタルペンシル 顔面に各種の基準線や標点を描くときに用いる水性色鉛筆．一方，補綴物に描くときは，金属や陶材に付着しやすい油性色鉛筆（ガラス鉛筆）を用いる．

肥満 （ひまん）【衛】 エネルギー供給が消費を上回って体の脂肪量が一定値を越えた状態をいう．Body Mass Index（BMI）＝体重(kg)/身長(m)^{2}で表されることが多い．遺伝，生活習慣などによる「単純性肥満」と内分泌系疾病などによる「症候性肥満」とがある．多くは単純性肥満である．

百日咳 （ひゃくにちぜき） 百日咳菌の飛沫感染（患者の唾液，気道分泌物）によって伝染する疾患で，3～4週の間，咳嗽発作が頻発するのが特徴であり，乳幼児に多い．

描円法 （びょうえんほう） 同フォーンズ法 フォーンズによって考案された歯磨きの方法で，歯ブラシの毛先を歯の唇面または頬面に直角にあて，大きく円を描くようにして磨く．この方法は，小児の歯磨きに適し，歯面の清掃によいが，歯間部の清掃には不十分である．

病原性細菌 （びょうげんせいさいきん） 数ある細菌のなかで，感染を生じ，疾病や傷害を起こす能力をもった菌のことを病原性細菌といい，宿主に何ら害を与えない菌と区別している．

標準混水比 （ひょうじゅんこんすいひ）
→混水比

標準偏差 （ひょうじゅんへんさ） S.D. ある統計集団の計測値が，平均値（M）に対してどの程度の偏差をもって分布するかを表す数値．（M±S.D.）．標準値として表す．

表面活性剤 （ひょうめんかっせいざい）
同界面活性剤 低濃度で著しい表面活性を示し，界面現象の調節に用いられる物質で，その分子の親水性親油性（両親媒性）のバランスによって気／水，油／水，固／液界面によく吸着され，表面張力を著しく低下させる．石鹸や合成洗浄剤がこれに相当する．

表面電極法 （ひょうめんでんきょくほう） ハリ麻酔に用いられるツボ，あるいは痛みの局所や周辺にハリを刺入するかわりに，平板状の電極を貼りつけて，低周波を通電し経皮的に電気刺激を行う方法で，表在性の中程度の疼痛の治療に適応される．

表面麻酔剤 （ひょうめんますいざい） 粘膜面から吸収されることによって，局所表面の麻酔効果を発揮する麻酔剤で，軟膏やゼリー状のもの，およびスプレー型のものがある．注射針の刺入部や口腔粘膜反射の強い患者の印象採得などに利用される．

病歴 （びょうれき） 病歴は大きく分けて現病歴，既往歴，家族歴となり，患者の健康と疾病に関するあらゆる情報の記録

ヒヨク

である．正確かつ適切な病歴は，診察，診断，治療という一連の医療行為が円滑に進められる基本となる．

鼻翼幅線（びよくふくせん） 無歯顎患者の上顎前歯人工歯の幅径を決定する際に利用する鼻翼の幅径．鼻翼の外側からの垂線が上顎犬歯尖頭を通るとされる．

びらん【外】 潰瘍より浅く，上皮層が脱落・欠損した状態をいう．多くは紅斑や水疱に続発して生じる．天疱瘡や滲出性紅斑，水疱性疾患など多くの疾患でみられる．口腔粘膜は角質層を欠くため，びらんを生じやすい．

ビリルビンの検出法（——けんしゅつほう） 血清や尿中のビリルビン（胆汁色素）を検出する方法で，定量によるファン・デン・ベルヒ法，定性によるグメリン法などがある．肝臓や胆道の障害を起こすと血中や尿中に胆汁色素が現れるので黄疸の検査に用いる．

ピンカッター【矯】 リガチャーワイヤー，ロックピンなどを切断するのに用いるプライヤー．

貧血（ひんけつ） 末梢血中の赤血球数，ヘモグロビン濃度，またはヘマトクリット値が正常より減少した状態をいう．出血や赤血球の破壊の亢進，赤血球の産生の低下などの原因によって発生し，酸素供給の減少による失神や呼吸困難，これを補うための頻脈，あるいは血液量減少にともなう顔面蒼白などの症状が出現する．

ピンセット 口腔内組織や金属，ガーゼ，糸，異物などをはさんだりするために使用される器具である．歯科用ピンセット，有鉤ピンセット，無鉤ピンセットなどがある．

貧尿（ひんにょう） 同乏尿，寡尿，減尿 1日の排尿量が成人で500mℓ以下のとき，乏尿または無尿という．急性腎炎，ネフローゼ，心不全，高熱性疾患などに起こる．多尿の反対．貧尿という語は最近，使用されず，乏尿がそれに代わって用いられる．

頻尿（ひんにょう） 健康成人の排尿回数は1日に4～6回であるが，尿量増加をみないのに排尿回数が増す場合を頻尿という．尿の成分の異常や，結石とか炎症などにより膀胱や尿道が異常刺激を受け

るのが原因である．神経質との関係もある．

ピンレッジ【補】 舌面部，ポンティック側部およびピンからなる部分被覆冠の一種で，前歯部有髄歯にブリッジの支台装置や連結固定装置として用いられる．ピンの基底部にレッジとニッチを付与し，維持力を強める．

フ

ファーケーションプローブ【周】 大臼歯部には歯周疾患の進行にともない根分岐部病変が生じ，歯周ポケットの形成とともに，根分岐部の骨が破壊される．この分岐部の骨欠損の程度を測定する根面にそうように湾曲している細い探針をいう．

ファイバースコープ 歯科専用のファイバースコープで，ごく細い内視鏡先端を根管内に照射することで観察ができる器具である．歯周組織，歯間部などの観察も可能といわれる．

ファイブローム ➡線維腫

ファイル 根管拡大に用いる器具で，K型ファイル（Kerr type file）とH型ファイル（Hedstrom type file）とがある．前者はリーマーより刃部のねじり回数が多く，後者はもっとも鋭利な刃をもち，ともに歯軸方向に動かす（pull stroke）ことにより，根管壁の切削，平滑化，拡大を行う．

ファイル型スケーラー（——がた——） 同やすり型スケーラー【周】 刃部がやすり状のスケーラーであり，おもに歯根面の壊死セメント質の除去，ルートプレーニング用に用いられたが，かえって根面を傷つける危険性があるので，現在ではほとんど使用されていない．

フィクスチャー【補】 オッセオインテグレーテッドインプラントの構成要素の1つであり，骨内に埋入されるスクリュー型をした高純度のチタン製のインプラント体で，オッセオインテグレーションによって，口腔構造の支台となる部分をいう．3種類の長さ（7，10，13 mm）があり，その中心にアバットメントなどを連結するための長軸方向の内ネジが切られている．なお，10 mmと13 mmのそれには，機械的保持などを目的として，長軸

方向に直交する孔が設けられている.

フィジオロジック法（――ほう）⦿Smith-Bell method 咀嚼された食品の口腔内での流れと同じ方向へブラッシング動作を行う．大型の軟毛ブラシで，チャーターズ法と同じ要領でブラッシング動作を行い，ちりを除くような動作で磨く．舌側での適用はむずかしく，刷掃効果も疑問視されているが，正しい方法でブラッシングすれば勧められる．

V字形歯(列)弓（――じがたし〈れつ〉きゅう） 中・側切歯の唇側傾斜と，犬歯・小臼歯間幅径の狭窄により，歯列弓全体がV字形を呈するものである．

V字形切開（――じがたせっかい） 最後臼歯遠心部の歯周ポケット除去とともに軟組織を除去し整形する手術（V字形ウェッジ手術）の際の切開法で，遠心部の歯肉に対して頬側および舌側から内斜切開を結節の基底部まで行う．この切開線を咬合面からみるとV字形になる．

フィットチェッカー® 補綴物の適合性を診査するためのシリコーン印象材．補綴物と粘膜や支台歯との間に生じる隙間を印象材の厚さで判定する．

フィニッシングバー ⦿仕上げ用バー 【修】各種修復物の表面仕上げに用いる歯科用バーで，切り刃数が他のバーより多く，修復物表面の修正や粗いキズの除去，辺縁部のすり合せなどに使用される．球状，蕾状，梨子状，紡錘状など多種類の形状がある．

フィメール 【補】 アタッチメントの雌型部で，凹形になっている．

ブイヨン培地（――ばいち） 細菌の液状培地（fluid media）としてもっとも基本的なもので，牛肉または馬肉をできるだけ脂肪を除き細切し，熱水浸出した肉水のことである．これを濃縮したものが肉エキスである．これらにはペプチド，アミノ酸などが含まれているが，とくに細菌の発育に必要なビタミン類が含まれる点が重要である．

フィラー 【修】 コンポジットレジンに配合されているシリカ，アルミナ，ガラスなどの不定形，球状の微細粉末で，その表面がシラン処理され，ベースレジンと強固に結合している．

フィンガーボール ➡プロフィーキャップ

フィンガールーラー 【内】 指に簡単に取り付けることのできる小型の物差である．根管治療のときリーマーなどで作業長を決定した後，その作業長を計測するときに使用する．

風疹（ふうしん） 特有の発疹と，発熱，リンパ節腫脹を主とするウイルス感染症．全身症状は軽度である．春より夏にかけて大流行することがある．主として学童の罹患が多いが，成人も感染し，とくに妊娠初期に感染すると奇形児を出産する率が高い．

フールニエ歯（――し） ➡ハッチンソン歯

フェイシャルマスク 【矯】 上顎前方牽引装置の1つで，顎整形力（オーソペディックな矯正力）を上顎骨劣成長や骨格性反対咬合に作用させ上顎複合体を前方移動させる装置．固定源に前頭部とオトガイ部を用いたマスク形態のもの．

フェイスボウ ⦿顔弓 【補】 頭蓋あるいは顎関節に対する上顎歯列（人工歯列を含む）の三次元的位置関係を咬合器上で再現するために用いる器具．左右の後方基準点と前方基準点を示す3本のポインターと上顎歯列や咬合堤をフェイスボウに連結させるためのバイトフォーク（bite fork）を組み込むためのフレームから構成される．

フェイスボウトランスファー 【補】 フェイスボウを用いて，上顎歯列模型を咬合器に装着する方法．生体における顆頭と上顎の位置関係を咬合器上に再現することで，下顎の開閉軸と咬合器の開閉軸が一致する．

フェストゥーン ➡マッコールのフェストゥーン

フェニトイン ⦿ジフェニールヒダントイン もっとも広く使用されている抗痙攣薬の1つで，鎮痛作用なしに小発作以外のてんかんを抑制する．しかし，副作用として歯肉の増殖，多毛症，性的早熟などがみられることがある．

フェニトイン歯肉増殖症（――しにくぞうしょくしょう） ⦿ダイランチン性歯肉増殖症 【周】 抗痙攣剤であるフェニトインを長期服用することにより，副作用として発症する歯肉の増殖性疾患である．発生頻度は服用者中50〜60％で，10歳代

の若年者に多く発症する．臨床症状として歯肉は線維性増殖を呈しピンク色で硬い，また炎症症状は比較的少ない．治療としてはプラークコントロールおよび歯肉切除術が行われる．

フェニルアラニン 動物の成長に必要な必須アミノ酸の1つで，食品中のタンパク質に広く分布している．幼児の発育にとくに大切である．また成人のタンパク質欠乏の際に，アミノ酸の静注で窒素平衡を維持して栄養条件を改善する．

フェニルケトン尿症 (――にょうしょう) おもにフェニルアラニンの代謝異常で，フェニルピルビン酸（フェニルケトン体）を尿中に多量に排泄する疾患．出生時は正常であるが，日が経つにつれて赤毛，色白，知能障害，痙攣発作，ネズミ尿様尿臭などが現れる．

フェノール液 (――えき) 同石炭酸液 フェノール液は88％以上のフェノールを含んでいて，使用目的により3～4％に薄め消毒剤，防腐剤として用いる．局所知覚麻痺作用もあるので歯科では象牙質，根管，歯髄の消毒や鎮痛薬として利用されている．

フェノールカンフル ➡キャンホフェニック

フェノールスルフォン酸 (――さん) 歯の硬組織の軟化作用と消毒作用があり，根管清掃拡大剤としてPSS液®中に70％含まれている．腐蝕作用があるので根管への使用後は炭酸水素ナトリウム水溶液か炭酸ナトリウム水溶液で必ず中和する．

フェノバルビタール バルビツール酸系の長時間作用型催眠・抗てんかん薬．バルビタールより作用は大きく発現は遅く持続性はあるが排泄速度は遅い．鎮静，催眠，鎮痛作用の増強のほかに抗てんかん作用がある．

フェリアセパレーター 同トラクションタイプのセパレーター 【修】歯間分離法に用いる器具で，二重弓とそれをつなぐネジからなる．隣接する2歯の歯冠を把持し，付属のレンチでネジを回転させることにより近遠心方向に牽引して歯間を分離する．前歯部に多用されるウェッジタイプに対し，臼歯部に用いられる．

フェルトコーン フェルトで作られた砲弾型の器具で，レーズに付け義歯などの研磨に用いる．

フェルトホイール 歯科用研磨器具の一種で，金属あるいはレジンなどの仕上げ研磨に用いる．フェルト製の円盤状で，マンドレールに直接セットする小型のものと，レーズ用の大型のものがある．研磨材あるいは艶出しを併用して用いる．

フェンタニール（クエン酸） (――さん) ピペリジン系の麻酔用鎮痛剤で鎮痛作用はモルヒネより強力かつ循環系へ安定性が良い．神経遮断剤のドロペリドールとの併用で導入麻酔，局所麻酔の補助，麻酔の維持延長に使用する．

フォーダイス病 (――びょう) Fordyce's disease 同フォーダイス斑 頬粘膜や口唇粘膜に帽針頭大から栗粒大の境界明瞭な黄色顆粒が，粘膜を透して左右対称性に多数みられる．歯肉に出現した場合はピンクのことが多い．皮脂腺の存在しない口腔粘膜に異所性に現れたもので無害である．

4ハンデッドデンティストリー 術者の2つの手と補助者の手が加わった4本の手で作業分担しつつ，能率的に歯科診療を行う体制をいう．

フォーンズ法 (――ほう) ➡描円法

フォスディックテスト ➡カルシウム溶解性試験

不(非)協力児 (ふ(ひ)きょうりょくじ) 心身障害児や情緒的に未成熟な低年齢児などでは，自分の行動をコントロールできず歯科診療に協力できないものがいる．これらの小児を不(非)協力児という．

複合欠損 (ふくごうけっそん) 【補】部分床義歯症例において，中間欠損と遊離端欠損が混在するもの．Kennedyの分類においてⅠ級1類，Ⅱ級1類以上がこれに相当する．

複合修復 (ふくごうしゅうふく) 【修】1つの窩洞に対し，1種類の材料を用いる修復を単一修復とよぶのに対し，2種類以上の材料を用いて行う修復を複合修復といい，接合（連合）修復と混合修復とに分類される．

副甲状腺機能亢進症 (ふくこうじょうせんきのうこうしんしょう) ➡上皮小体機能亢進症

複合レジン (ふくごう――) ➡コンポジ

ットレジン

複根管歯 (ふくこんかんし) 上顎第一小臼歯は2根,上顎第一,第二大臼歯は3根,下顎第一大臼歯3根,下顎第二大臼歯は3根であるため,それぞれに根管を有する.その他,1根でも複根管を認めることがある.

複雑窩洞 (ふくざつかどう)【修】窩洞が1つの歯面に限局するものを単純窩洞とよぶのに対し,2つ以上の歯面にまたがるものを複雑窩洞という.面数によって2面窩洞,3面窩洞,あるいは歯面の名称を連ねて,頰側咬合面窩洞などとよばれる.

複雑骨折 (ふくざつこっせつ) 同開放性骨折 骨折部を覆う軟組織が哆開し,骨折部が外界と交通しているもの.

副子 (ふくし) ➡スプリント

複式弾線 (ふくしきだんせん) 同重複弾線【矯】補助弾線の一種で,矯正装置の基線にそって0.5mmの弾力線が二重に屈曲されているもので,前歯の唇側移動や,小臼歯の頰側移動に用いられる.

フクシン トリフェニル・メタン属の紫赤色塩基性染料.アニリン,o-トルイジンおよびp-トルイジンの等分子混合物を酸化して作る.マゼンタ,ローズアニリンの別名がある.フクシンは,メチレン青その他塩基性アニリン色素とともに細菌の染色にもっとも多く用いられる.歯垢の染め出し液としても塩基性フクシンが用いられるが粘膜刺激性が強く,また脱色されにくい.

覆髄法 (ふくずいほう) 同歯髄覆罩法 窩洞が深くなって歯髄に近接したり,一部露髄した場合に,歯髄の鎮静や二次象牙質あるいはデンチンブリッジの形成促進を目的に行う歯髄保護処置のことで,間接覆髄法と直接覆髄法とに分類される.

不潔域 (ふけついき) 歯面の中で自浄作用によって清掃されにくい部分で,食物残渣がたまりやすくう蝕の好発部位となる.小窩裂溝,隣接面,唇頰面歯頸側部,露出根面,エナメル質形成不全などによる硬組織欠損,義歯の接触部などが不潔域である.

不顕性髄露 (ふけんせいずいろ) 同不顕性露出 罹患象牙質の除去や窩洞形成などの操作中に,誤って髄角などごく一部分を露出させたが,自覚的および他覚的症状がなかったため露髄を察知できなかったのである.電気抵抗測定検査によって露髄が発見できる.

浮腫 (ふしゅ) 皮下ないし粘膜下の組織隙に,リンパ液や組織液などが滲出し貯溜した状態をいう.心臓病や腎臓病,貧血や低栄養状態によって全身的に生じるものと,炎症やアレルギーによって局所的に発生するものとがある.

腐蝕剤 (ふしょくざい) タンパクを凝固あるいは溶解し,細胞を壊死させる薬剤をいう.歯科では硝酸銀や塩化亜鉛溶液,濃過酸化水素水などが用いられる.作用濃度を低くすると収斂作用を呈する.歯周ポケット内壁の腐蝕や象牙質知覚過敏の治療に用いる.

不随意運動 (ふずいいうんどう) 小児期には種々の原因によって,振戦,舞踏病様運動,バリスム,アテトーゼ,ジストニアなどの運動がみられるが,これら意志により動きをとめることが不可能な運動をいう.

不正咬合 (ふせいこうごう) 総合咀嚼器官(顎顔面,歯など)が,何らかの原因(不正咬合の原因参照)で,形態,発育,機能などに異常をきたし,その結果として正常な咬合を営み得ない咬合状態をいう.

不正咬合による障害 (ふせいこうごう——しょうがい) 生理的には,①咀嚼障害,②顎骨の発育に及ぼす障害,③発音障害,④う蝕,歯周疾患の原因,⑤外傷,⑥顎関節障害など,心理的には,顔貌との不調和による劣等感,欲求不満などを生じる.

不正咬合の原因 (ふせいこうごう——げんいん) 多種多様であるが大別すると,一般的な因子として,①遺伝,②先天的異常,③環境的因子,④内分泌障害,⑤発育障害,⑥悪習慣的因子として,①歯数異常,②歯の大きさ,形態異常,③萌出期の異常,④う蝕,⑤歯周疾患,⑥不適切な歯科処置などがあげられる.

不正咬合の予防 (ふせいこうごう——よぼう) 同予防矯正 不正咬合を早期に発見し,原因の除去,発現の阻止を目的とするが,主として乳歯列弓,混合歯列弓におけるう蝕の処置,悪習慣の除去,乳歯

不整脈 (ふせいみゃく) 同リズムの不整 心臓の拍動の間隔が一定でないときに観察される脈をいう. 心臓刺激伝導系の障害や期外収縮によって生じる.

負担荷重咬合 (ふたんかじゅうこうごう) 歯根膜には圧受容器という神経端末があり, 生理的な神経筋機構の働きにより咬合圧をコントロールしているが, 早期接触や歯ぎしりなどによりこの生理的コントロールが乱れ, 歯が耐えられる力以上の咬合圧が加わる咬合様式.

負担軽減療法 (ふたんけいげんりょうほう) 外傷性咬合がある場合, その原因を取り除くため, 咬合調整, 歯の小移動(MTM), 異常習癖に対する処置, 歯の固定などを行い, 咬合状態の改善をはかる治療法である.

付着歯肉 (ふちゃくしにく) 【周】 遊離歯肉溝から歯肉歯槽粘膜境にある歯肉で, 臨床的には歯肉溝底や歯周ポケット底から歯肉歯槽粘膜境までの歯肉であり, 内部の歯槽骨やセメント質と固く結びついており不動性である.

付着歯肉の幅 (ふちゃくしにく――はば) 【周】 付着歯肉の幅は前歯部は大きく臼歯部は小さい. 個人や部位によって差があるが, 付着歯肉が狭小あるいは欠如していると, 口唇や頰の動きが歯肉に直接伝わり歯周ポケットを形成しやすく, プラークも停滞しやすいため歯周病の原因となる.

普通石膏 (ふつうせっこう) 石膏は2分子の結晶水を含む硫酸カルシウムであり, 歯科では模型材や印象材として用いる. 歯科用には天然の石膏を焼いて製錬して粉状にした無水石膏, いわゆる焼石膏を用いる. 焼成石膏のなかで不規則な形状で多孔質のものを普通石膏あるいはβ石膏とよぶ.

フッ化アンモニア銀 (――か――ぎん) ➡フッ化ジアンミン銀

フッ化カルシウム (――か――) 同CaF₂ Fを含むもっとも重要な鉱物である螢石の成分である. 高濃度フッ化物(たとえば2% NaF溶液)が歯面に作用すると, 表面脱灰を引き起こし, エナメル質の表面には主としてフッ化カルシウムが沈澱してくる. このCaF₂は大半が唾液や食物によって洗い去られ, 残ったCaF₂がわずかに溶解して, このとき溶出したフッ素イオンがエナメル質と反応する.

フッ化ジアンミン銀 (――か――ぎん) 同フッ化アンモニア銀 【小】 硝酸銀とフッ化物の両方の効果をあわせもち, う蝕抑制と象牙質の知覚鈍麻を目的として合成された歯面塗布剤である. 乳歯初期う蝕の進行阻止の目的で広く使用されている.

フッ化水素酸 (――かすいそさん) フッ化水素(HF)の水溶液で, 腐食性がきわめて強く, ガラス容器も溶けるのでポリエチレン容器に保存する. 猛毒なので, 取り扱いに注意.

フッ化ソーダ (――か――) ➡2%フッ化ナトリウム

フッ化ナトリウム溶液 (――か――ようえき) ➡2%フッ化ナトリウム

フッ化物 (――かぶつ) フッ素は反応性がとくに強いので自然界に遊離した状態では存在せず, ほとんどが安定な化合物の形になっている. 空気, 空気, 降水, 土壌, 水, 動植物組織などに必ず微量は含まれている. 地殻中には約650 ppm 含まれていて塩素の約550 ppmよりも多い. フッ素を含む主要な鉱物は, 螢石, 氷晶石, リン鉱石とくにリン灰石などである.

フッ化物ゲル (――かぶつ――) フッ化物の歯面塗布法において, 2%フッ化ナトリウム溶液, 8%フッ化第一スズ溶液, 酸性フッ素リン酸溶液とならんで2%フッ化ナトリウムゲル(主成分リン酸酸性2%フッ化ナトリウム液)がよく用いられる. トレーまたはマウスピースの内面にゲルを盛り, 歯列に適応させて塗布する. ゲルが歯間隣接面に圧入・拡散される.

フッ化物歯面塗布法 (――かぶつしめんとふほう) 萌出後の歯に直接フッ化物溶液を適用してう蝕予防を行う方法であり, 予防歯科, 小児歯科などで広く応用されている. また開業医の行うような予防歯科活動としては比重の大きいものである. 術式には, 一般法, トレー法, フッ素イオン導入法などがある.

フッ化物の局所的応用法 (――かぶつ――

フッ化物の全身的応用法 （——かぶつぜんしんてきおうようほう）【小】 乳歯ならびに永久歯の形成期にフッ化物を作用させる方法であり，これには水道水のフッ素化，塩・ミルクなどの飲食物へのフッ化物添加，フッ素含有錠剤や薬剤として投与する方法などがある．

フッ化物配合セメント （——かぶつはいごう——）【小】 少量のフッ化物を含有させ，クラウンやインレー合着後の辺縁に発生しがちな二次う蝕の抑制を期待して開発された歯科用セメントをいう．

フック 【矯】 ゴムリングや結紮線をかけるために付ける．アーチワイヤーの一部を屈曲したり，別の細いワイヤーをろう着する．そのほか，臼歯バンドの頬側面にフックを直接ろう着して顎間固定に用いる．

フック 【補】 部分床義歯の補助支台装置の1つで，バーや義歯床から前歯の切縁隅角に終わる金属突起．

フッ素 （——そ）フッ素（F）はハロゲン族の元素で原子量19.00，常温では気体（融点-223℃，沸点-187℃）であり，自然界に広く分布し，あらゆるものに含まれている．フッ素は電気的陰性度と反応性がとくに強いので自然界に遊離の状態では存在しない．なおフッ素イオンと水酸イオン（OH）とは類似性を有し，イオン半径は F 1.29Å，OH 1.33Åである．

フッ素含有歯磨剤 （——そがんゆうしまざい）【衛】 歯磨剤にフッ化物が特殊有効成分として添加されており，う蝕予防効果を発揮する．通常，歯磨剤中にフッ素として0.1%（1,000 ppm）程度が添加されている．添加されるフッ化物としては，モノフルオロリン酸ナトリウム（MFP）やフッ化第一スズがある．

フッ素洗口法 （——そせんこうほう）主としてフッ化ナトリウム溶液による洗口法が用いられている．フッ素として0.01～0.1%（100～1,000 ppm）の濃度が用いられる．1日1回法，週2～3回法，週1回法などがあり，いずれも有意なう蝕抑制効果が認められる．わが国における公衆衛生学的なう蝕予防手段として高く評価されている．

フッ素による慢性中毒 （——そ——まんせいちゅうどく）フッ素の長期間摂取によって生じるが，低濃度（1～10 ppm）では，斑状歯，骨硬化症などが生じ，高濃度（50～100 ppm）では，甲状腺，腎障害などが生じる．

フッ素のう（齲）蝕予防機序 （——そ——しょくよぼうきじょ）フッ化物がなぜう蝕を予防したり，抑制したりするかという作用様式や作用機序のことをいう．現在，フッ素のう蝕抑制機序はつぎのようにまとめられる．(1)フッ素が歯質と結合し，う蝕抵抗性を高める（抗う蝕性），(2)酸によるエナメル質の溶解性を低下させる（耐酸性），(3)細菌や酵素の働きを抑制する（抗菌作用，抗酵素作用）．

フッ素の急性中毒 （——そ——きゅうせいちゅうどく）【衛】 急性中毒症状発現域は NaF で大体0.25 g，F で112.5 mg ぐらいと考えられており，それは2% NaF塗布溶液の12.5 ml にあたる．急性中毒の進行は早く，経口摂取では2～4時間で多くは死亡するが，4時間以上生存できた者では助かることが多い．中毒症状としては，嘔吐，腹痛，下痢などの胃腸症状が多くみられる．

物理的行動抑制法 （ぶつりてきこうどうよくせいほう）【小】 患者に不随意運動などがある場合，介補者の手や抑制帯，ネットなどを用いることで異常な緊張や行動の発生を抑制することをいう．

物理的清掃法 （ぶつりてきせいそうほう）
➡機械的プラークコントロール

物理的プラークコントロール （ぶつりてき——）➡機械的プラークコントロール

筆積み法 （ふでづみ——ほう）MMA系即重レジンの無圧填塞法の一種である．レジン液をしませた小筆の先を粉に触れると筆先に球状に付着するのでこれを窩洞に薄く塗る．この操作を反復して充填する方法．重合収縮による隙間の発生を抑制できる．

ブドウ球菌 （——きゅうきん）配列状態がブドウに似た球菌であることから，ギリシア語のブドウ（staphyle）をとって命名された．直径0.7～0.8μm の球菌で，

大きいものは1.0μmもある．本菌はグラム陽性で鞭毛，胞子はなく，莢膜は通常認められない．通性嫌気性であり，また好塩性である．

不動固定（ふどうこてい）【矯】 矯正治療における歯の移動において，抵抗源となる歯（固定歯）が傾斜せずに歯体移動するような形で矯正力に抵抗する場合をいう．

浮動性粘膜（ふどうせいねんまく） ➡フラビーガム

船底型ポンティック（ふなぞこがた——） 橋義歯のポンティック基底面形態の一種で，ポンティック基底面が歯槽堤粘膜と近遠心的に線状に接触する形態．清掃が容易であり，主として下顎臼歯部に用いられる．

部分床義歯（ぶぶんしょうぎし）［同］局部床義歯，パーシャルデンチャー【補】 歯列のなかで歯が何本か欠損し，失われた歯と退縮した顎堤を人工的に回復する必要のある場合に製作する有床義歯．義歯の設計は，咬合圧を受ける支持，義歯の横ぶれを防ぐ把持，義歯の浮き上がりを防ぐ維持を考慮して種々のものがある．

部分的無歯症（ぶぶんてきむししょう） 先天的な歯胚の欠如または形成不全に基づく歯数の不足が，部分的に起こったものをいう．少数歯が欠如する場合は智歯にもっとも多いが，そのほかでは，第二小臼歯や上顎側切歯に生じやすく，多数歯が欠如するものでは，外胚葉系組織の異常をともなうことが多い．

部分被覆冠（ぶぶんひふくかん）【補】 歯冠補綴物の1つ．おもに，唇側あるいは頰側の歯面の一部を切削しないで残し，その他の部分を金属で被覆するクラウン．3/4冠，4/5冠，ピンレッジなどがこれにあたる．

不飽和脂肪酸（ふほうわしぼうさん） 脂肪酸のなかで，分子内に二重結合，三重結合をもつものを総称して不飽和脂肪酸という．不飽和脂肪酸は，不飽和度が高い（二重結合が多い）ほど同じ炭素数の飽和脂肪酸より融点が低くなる．

フユールブリンゲル法（——ほう） Fürbringer's method 術者の手指消毒法．爪を切り減菌温水と減菌ブラシと石鹸で5分間以上の摩擦洗浄を合計3回繰り返したあとに，70％アルコールと減菌タオルで3分間摩擦して，最後に3％リゾール液と減菌ブラシで3分間摩擦する方法．

不溶性グルカン（ふようせい——） ［同］ムタン ブドウ糖のみでできた多糖類のことをグルカンといい，このなかで水に溶けないか溶けにくいものを不溶性グルカンという．一般にブドウ糖とブドウ糖の結合部分がα1—3で結合している部分が多いほど不溶化が強い．

プラーク ［同］歯垢，歯苔 歯肉縁上あるいは縁下の歯面に付着・増殖する細菌由来の軟らかな構造物をいう．歯垢，歯苔ともよばれる．プラークの組成は約80％が水分，20％が有機成分である．有機成分の75％は細菌が占め，約20％は細菌が産生する多糖類と細菌タンパク質である．プラーク1gあたりに2×10¹¹の細菌が含まれる．

プラーク形成能（——けいせいのう） ➡歯垢形成能

プラークコントロール 細菌を主成分とするプラークはう蝕と歯周疾患発症の原因となる．これらの疾病を予防するには，歯肉および歯面にプラークを付着させないようコントロールすることが重要である．有効な方法としてブラッシングやフロッシングがある．

プラークコントロールレコード P.C.R. (Plaque Control Record) ［同］オレリーのP.C.R. オレリー(O'Leary)らによって提唱されたプラークの付着状態を表す指数．染色後，近心，遠心，頰側，舌側面の歯頸部プラークをカウントし，全面に対する比率で表す．歯周病患者のプラークコントロールの指標として臨床的に用いられている．

プラーク染色剤（——せんしょくざい） ［同］歯垢染色剤 プラークの付着状況を見やすくするために各種の染め出し剤が用いられている．染色剤はプラークや歯面付着物の染色度が強く，かつ脱色性が低いこと．また，優先的に染め出し，発癌性などの毒性がないもので，塩基性フクシン，中性紅，エリスロシンなどが用いられる．

プラークの形成（——けいせい） エナメル質表面にペリクルが形成され，この被膜上に細菌が集落を作り，12〜24時間で

プラークの成長が始まり約1週間で平衡状態に達する．成長したプラークの一部は石灰化を開始し，プラークの成長が平衡状態になると歯石の成長が早まる．プラーク中の細菌叢の割合は時間の経過にともなって変化することが知られている．

プラークの診査（——しんさ） 歯口清掃状態の観察方法として歯面に付着しているプラークをはじめとする沈着物を量的に評価することをいう．プラークを染色剤で染め，着色の範囲を数量化する方法である．一般にはOHI, OHI-S, QuigleyとHeinのIndexなどが用いられている．

プラークの病原性（——びょうげんせい） 口腔の2大疾患であるう蝕と歯周疾患は，プラークが重要な病因であると考えられている．とくにプラーク中の特定細菌が病原性の本態であると考えられている．その細菌としてう蝕では，*Streptococcus mutans*，歯周疾患では，*Bacteroides gingivalis* などが知られている．

プライヤー 同鉗子 外科手術用に止血鉗子，有鉤鉗子などが，技工用に線屈曲鉗子，方顎鉗子などがあり，組織の把持や金属線や金属板の把持・屈曲などに使用される．

プラガー 同填塞具，充塡具 各種歯科材料の填塞用器具．直接金修復用のゴールドプラガー，アマルガム修復用のアマルガムプラガーをはじめセメント類填塞用のプラガーなどがある．修復以外に歯内療法で用いられる根管充塡器もプラガーとよばれる．

ブラキシズム →歯ぎしり

ブラケット 【矯】 バンドに溶接して歯にセメント合着したり，歯の表面にボンディング材を介して接着するアタッチメントをいう．ブラケットの溝にアーチワイヤーを装着して歯の移動に用いる．エッジワイズブラケット，ベッグブラケットなどがある．

ブラシ →ポリッシングブラシ

フラスク 同フラスコ 【補】 義歯などを重合する際に，ワックスパターンを埋没する器具．上下2つの部分（上蓋，下蓋）に分割でき，重合するものの大きさに応じてさまざまな種類がある．

フラスク埋没（——まいぼつ）【補】 義歯製作過程の1つ．義歯と同じ形のものをワックス（蠟）で作り，その基礎床とワックス部分を床用材料と交換するためにろう義歯をフラスク（金属容器）に石膏などを用いて埋没する操作．

フラスコ →フラスク

プラスチックストリップス →ポリッシングストリップス

プラスチックブロック（開口器）（——〈かいこうき〉）【小】 小児の歯科治療が長時間にわたる場合や，強制的な治療を行う場合に用いる器具で，プラスチック製の既製品である．これを乳臼歯部に介在させて，開口状態を保ち，歯科治療を容易にする．

プラスミン 血漿中に存在するタンパク分解酵素．フィブリンを溶解する作用（フィブリノリジンとよばれた）と血中の種々タンパク質を分解する作用がある．正常血液中では不活性前分質プラスミノーゲンとして存在している．

プラスワイヤーセパレーター →セパレーティングワイヤー

ブラックの分類（——ぶんるい）【修】 G.V. Blackによるう窩の分類を原表としたが，臨床的有用性が高いことから便宜的に形成窩洞の分類法として広く用いられている．歯種，歯面における位置によって，Ⅰ級からⅤ級までの5種類に分類されている．

フラッシュターミナルプレーン →バーチカルオクルーザル（垂直型）

ブラッシング 同歯ブラシ刷掃法 歯ブラシを用いて歯および歯肉を清掃し，歯肉に適度の刺激を与えて血行を促進させ，歯と歯周組織を健全に保つことが刷掃法の目的である．ブラッシングの実際においては，良い歯ブラシと良い歯磨剤および正しいブラッシング法などの要素が重要であり，これらによって適切なプラークコントロールが行われなければならない．

ブラッシングの為害作用（——いがいさよう） 不適切な歯ブラシの使用法によって歯や口腔粘膜が損傷されることがある．たとえば，セメント・エナメル境付近の歯面を摩耗して，くさび状（wedge-shaped）などの欠損を生じたり，歯肉が退縮し，その後歯肉縁が肥厚して，いわゆる "マッコールの花綱（はなづな）MaCall's fes-

ブラッシングの方法（——ほうほう）【周】歯磨きの方法は全部で10数種類あるが，大別すると，バス法，スクラッビング法，フォーンズ法，およびブロッティング法などに代表されるおもに毛先を用いる方法と，ローリング法，スティルマン法，スティルマン改良法，およびチャーターズ法などに代表されるおもに歯ブラシの脇腹を用いる方法がある．

フラットエンドフィッシャーバー ➡平頭裂溝状バー

フラップ手術（——しゅじゅつ）=歯肉剝離搔爬術

フラビーガム 同浮動性粘膜【補】歯の喪失後は粘膜により被覆された顎堤（歯槽堤）が形成されるが，通常と異なりこの顎堤部の粘膜（歯肉）が圧迫により著しい変形を示し，コンニャク状を呈する状態を指す．

フランクフルト平面（——へいめん）FH plane 同眼耳平面【矯】頭部X線規格写真の基準点オルビターレ（Or）とポリオン（Po）をむすぶ平面．フランクフルト（ドイツ）で人類計測学上の水平基準平面とされた．

フランネルグラフ 保健教育で利用される広報・指導媒体の1つで，指導者が説明や指導に使う媒体である．フランネルの布地を貼ったパネル板に，フランネル製の絵人形や文字を貼りつけて，演じながら話しを進める．

プランマー・ビンソン症候群（——しょうこうぐん）Plummer-Vinson syndrome 鉄欠乏性の低色素性貧血に舌炎，匙状爪を主徴とする疾患で，嚥下困難，口角亀裂，舌痛，歯痛などの口腔症状を呈する．本疾患では毛細血管が脆弱になっているので抜歯後異常出血に十分注意する．

フリーウェイスペース ➡安静空隙

フリーラジカル 同遊離基 反応性の高い原子団が存在し，結合しないで自由に行動する状態を遊離状態（free state）といい，その原子団を遊離基（free radical）という．コンポジットレジンの重合反応ではこのフリーラジカルの反応を起媒に利用している．

ブリッジ 同橋義歯【補】小数歯欠損で，しかも欠損部の両側に天然歯が存在する場合に，それらを連結する形で適用され，咬合力の負担を残存歯に求める補綴物をいう．歯の欠損部を補綴するポンティックとこれを両側で支える支台装置，および両者を結合する連結部から構成される．

不良修復・補綴（ふりょうしゅうふく・ほてつ）同不良補綴物・不良修復物 不良な修復物や補綴物は歯周疾患の原因の1つである．辺縁不良な修復・補綴物は歯肉辺縁を機械的に刺激したり，プラークを停滞させたり，食片圧入の原因となる．また，高過ぎる修復・補綴物は咬合性外傷の原因となる．

不良習癖（ふりょうしゅうへき）同悪習癖，異常習癖．不正咬合の原因のなかで，環境の原因のなかの後天的局所的原因の1つとしてあげられる．癖が不正咬合をもたらすのでこのようによばれる．弄唇癖，弄舌癖，弄指癖，異常嚥下癖，口呼吸などがあげられる．

ふるい分け法（——わ——ほう）➡スクリーニング法

フルオロアパタイト フッ素はエナメル質無機成分であるアパタイトの結晶性を高め，結晶表面に位置している水酸基（-OH）と交換して，フルオロアパタイトとなり，水にも酸にも溶けにくい結晶となる．

フルキャストクラウン ➡全部鋳造冠

フルクラウン ➡全部被覆冠

ブルタニヤ有孔トレー（——ゆうこう——）印象用既製トレーの一種．トレーがブルタニヤメタル（軟質合金）で作られ，その全面に印象材保持の孔が多数付与されている．印象材の除去は優れ清掃しやすい．おもにアルジネート印象用．

フルデンチャー ➡全部床義歯

フルバランスドオクルージョン 同両側性平衡咬合 上下顎歯列の咬合接触状態の1つ．中心咬合位，前方咬合位では全顎が，側方咬合位においては左右両側の臼歯部が接触を示す．全部床義歯症例に与えられる咬合接触状態．

ブレード(型)インプラント（——〈がた〉——）【補】板状型インプラント 口腔インプラントの1つであり，棒状型インプラント（スクリュー型インプラントあるいはシリンダー型インプラント）と同じく，骨内インプラントの1つである．

歯根部に相当する板状のブレード部，その上方の部分で粘膜貫通部につながるネック部，さらにその上方の支台部から構成される．

フレームワーク 【補】 金属性の枠や金属性の骨格のこと．可撤性義歯で金属性の骨格をもつ場合の骨格の部分や，前装鋳造冠の金属部分．

フレグモーネ ➡蜂窩織炎

プレッシャーインジケーターペースト® PIP (Pressure Indicator Paste) 義歯床の適合性検査に用いられるペースト(商品名)．このペーストを義歯床基底面に薄く塗布した状態で義歯を咬合させ，義歯床が粘膜に強くあたっている部分を検査する．

フレッチャーの5原則 (——げんそく) 圓フレッチャーの完全咀嚼法 H. Fletcher が，よく咀嚼し，よく味わって嚥下することが健康法の1つであることを唱えたものである．つぎのような5原則を提唱している．(1)ほんとうの食欲がでるまで待つ．(2)食欲をもっともよく訴え，かつ食欲の要求する食物を選べ．(3)完全に咀嚼して，口中の食物にある味覚を味わいつくし，実際に飲込むより仕方がなくなったときに飲み嚥下せよ．(4)あらゆるものの良い味覚を楽しめ．そしてこのやり方を邪魔するどんな考えも許すな．(5)食欲の起こるのを待て．そしてできるだけ食欲を促すものを摂取し，よくかみ，か つ楽しめ．それからあとは自然がうまく処理してくれる．

ブローアウト骨折 (——こっせつ) ➡眼窩底骨折

フローセン ➡ハロタン

ブローチ 【内】 一般に，ブローチホルダーにブローチ針を取り付けたものをブローチと呼称している．ブローチホルダーおよびブローチ針には種々の大きさ，形態のものがある．

ブローチ針 (——しん) 【内】 ブローチ針に綿花を巻きつけて，いわゆるブローチ綿栓を作製して，根管内の清掃，根管治療薬剤の貼薬のとき使用する．ブローチ針には6種類の太さがある．また丸ブローチと角ブローチの2種類がある．

ブローパイプ 金属の溶融に用いる吹管で，2本の管よりなり，一方に都市ガスなどのガスを，他方に空気を通し尖端で混合させ高温の火炎を得る．より高温を得るにはプロパン，アセチレンなどのガスを用い，また空気の代わりに酸素を用いる．矯正用としてグリュンバーグのブローパイプがある．

プロービング 圓盲囊測定 【周】 歯周ポケットの深さ，形状，軟組織の状態などをプローブを用いて調べること．この方法は歯周ポケットを調べるもっとも有効な方法であるが，歯石があるときには計測不可能なこともあるので注意を要する．また根面の状態や歯石の有無の判定にも役立つ．

プローブ 圓ポケット測定器，ポケットプローブ，盲囊測定器 【周】 プロービングに用いる器具で，歯肉溝やポケット底部まで届くように先端部分は細く，断面の形は長方形(平ら)，卵形，円形などがある．計測値が読み取りやすいようにミリメートル単位の目盛が刻んである．

ブローホール ➡鋳巣

プロカイン 合成局所麻酔薬の1つ．コカインに代わる局所麻酔薬として1905年以来広く利用されたが，近年はリドカインなどに代わりつつある．

プロキソブラシ® 歯間空隙部，クラウンやポンティックの下部鼓形空隙部あるいは最後臼歯遠心部のプラーク除去の目的で改良された特殊形態の歯ブラシである．補助的清掃用具の1つで，インターデンタルブラシの商品名である．

プロゲニー ➡下顎前突(症)

フロススレッダー 【周】 デンタルフロスが通りにくい接触点下の隣接歯面や，ブリッジのダミーの底面などにフロスを通りやすくするために作られたもので，ナイロン製の輪に尾のついた形をしている．

プロスタグランディン プロスタ酸の基本構造のもとに，五員環をもつ炭素数20個のモノカルボン酸であり，生体のあらゆる場所で不飽和脂肪酸から生合成される．種々の生物活性をもつが，血管拡張作用と血管透過性を亢進する作用があり，炎症に関係している．

フロスホルダー 【周】 デンタルフロスを指で把持して口腔内の奥の大臼歯部までうまく届かせることは非常にむずかしい．そこでとくにそれらの部位まで届きやすくするように，フロスを固定させるため

フロツ

に考案された指の代わりとなるものである.

ブロックアウト 【補】 技工作業を容易にあるいは完成義歯の装着がスムーズに行えるように, 不要なアンダーカットを壌塞する作業. 咬合床, 支台装置などの製作時に行う.

フロッシング 同線掃法 歯間の食片除去や隣接面の清掃を目的としてワックスのついている絹糸やナイロン糸 (Floss silk) を指に巻きつけたり, フロスホルダーに巻きつけたりして操作を行う清掃方法をフロッシングとよんでいる. ワックスのついていない絹糸やナイロン糸も, 同様に広く用いられている (unwaxed floss). デンタルテープなども用いられる.

ブロッティング法 (——ほう) 同吸い取り法 軟らかい多毛ナイロン歯ブラシの毛先を歯肉溝または歯周ポケットの中に入れ, 力を加えずにそのままの状態でわずかに振動させ, これによって歯頸部の歯垢や歯肉溝内の細菌, 滲出液などを毛細管現象で吸い出すのが目的である. 口腔内全体の清掃には他の清掃法と併用して行う.

プロテクトセメント 同添加物含有セメント 【修】 歯科用セメントの一種で, リン酸亜鉛セメントを基本としパラホルムアルデヒドを配合したもの. 徐々にアルデヒドガスを発生し, 歯髄を賦活することによって二次象牙質の形成促進が期待できる. 間接覆髄法に用いられることが多い.

プロピトカイン →シタネスト

プロピレングリコール 化学式 $CH_3CHOH CH_2OH$ で表される. エチレン系炭化水素であるプロピレンから製造される. 水, アセトン, クロロホルムと混和でき, エーテルに溶解する. 粘稠度が高く, 常温で安定している. 溶媒として汎用されている.

プロフィーキャップ 同フィンガーボール 研磨剤を入れるボールと止め金具からなる小器具で, スケーリングやルートプレーニングのときにそれぞれの目的に合ったクリームを入れ, 指に固定して操作を容易にする. オーラルハイジーンセットに含まれる.

プロフィーポイント® スケーリングやルートプレーニング後の歯面の仕上げ研磨に, コントラアングルに取り付けて用いるラバーカップ状の研磨用具である. 歯間部やポケット内に届きやすく, カップ状の内面に研磨剤を付けて使用する.

ブロムカリ 臭化カリウムの俗称. 大脳皮質に抑制的に働き, 知覚過敏や不安緊張状態を和らげる鎮静剤.

ブロムクレゾールグリーン (BCG) pH 指示薬の1つで変色範囲は pH 3.8 で黄色, pH 5.4 で青色を呈する. 指示薬 BCG はう蝕活動性試験の1つ (スナイダーテスト) の培地に混入されている.

ブロムクレゾールパープル (BCP) pH 指示薬の1つで変色範囲は pH 5.2 で黄色, pH 6.8 で紫色を呈する. う蝕活動性試験の培地の1つ (カリオスタット) の中に BCG との混合指示薬として混入され, 変色度を鮮明にしている.

ブロムワレリル尿素 (——にょうそ) ブロマラール®, ブロバリン® の商品名で知られる大脳皮質抑制作用による催眠鎮静剤. 軽度の不眠に就眠薬, 不安緊張に鎮静薬, 歯痛や神経痛に鎮痛薬として用いられる. 持続時間は 3～4 時間.

ブロメライン製剤 (——せいざい) パイナップルの茎汁から得られるタンパク分解酵素のブロメラインを含有する消炎酵素剤である. 外科処置後や外傷後の浮腫, 腫脹および疼痛などの諸症状の改善に用いる. 本剤には, アナナーゼ® やパイナーゼ® がある.

分割抜歯 (ぶんかつばっし) →ヘミセクション

分割法 (ぶんかつほう) 作業模型において技工作業を容易にするため, 個々の支台歯模型を歯列模型から分割でき, ふたたび元の位置に復元できるように分割面を精密に仕上げる方法, または歯列模型全体が咬合器から分割できるように模型基底面に分割面を設定する方法.

プンクチオン →吸引

粉砕骨折 (ふんさいこっせつ) 骨折線が多数発生し互いに交錯し, 骨が粉砕されたもの.

分離不安 (ぶんりふあん) 同人見知り 【小】 乳幼児が, その依存対象である母親あるいはそのほかの人から, はじめて引き離されるときに示す不安をいう.

へ

ペアン鉗子　（——かんし）➡止血鉗子

平滑舌　（へいかつぜつ）【外】舌乳頭の萎縮により生じるもの．糸状乳頭が消失して舌背が平坦化する．ビタミンB_{12}の欠乏（悪性貧血によるHunter舌炎），鉄の欠乏（鉄欠乏性貧血によるPlummer-Vinson症候群），Sjögren症候群，放射線治療などに．灼熱感や接触痛をともなう．

平滑面う（齲）蝕　（へいかつめん——しょく）歯の平滑な部分に生じる蝕で，自浄作用の及びにくい唇（頰）面の歯頸側1/3の部分や歯間隣接面に発生しやすい．う蝕は広い面から始まり，エナメル小柱の走向にそって進行し，エナメル象牙境で側方に広がる．

平滑面窩洞　（へいかつめんかどう）歯面の状態による窩洞分類の1つで，平滑面に存在する窩洞をいい，ブラックのⅡ，Ⅲ，Ⅳ，Ⅴ級窩洞がこれに相当する．

平均値咬合器　（へいきんちごうき）【補】生体における顎関節と上下歯列の咬合位の位置関係を平均的な寸法や角度で再現する咬合器であり，関節部の調節機構がない．ユニティー咬合器，ギーギー咬合器などである．

平衡機能障害　（へいこうきのうしょうがい）めまい視覚器，自己受容器，内耳の前庭および迷路，第8脳神経，大脳，小脳などヒトの平衡機能に関する器官の変調によって起こる障害をいう．一般にめまいといわれる症状として現れることが多い．

閉口筋群　（へいこうきんぐん）下顎骨に付着し，下顎を挙上させる筋肉で，内側翼突筋，側頭筋および咬筋をいう．

平行形成器　（へいこうけいせいき）【補】口腔内におけるブリッジやピンレッジの支台歯形成において，平行性，長さ，径を機械的に規制して，形成操作を容易にする器具．

平衡側　（へいこうそく）㋲均衡側，非作業側　咀嚼運動時あるいは側方滑走運動時における下顎の外側方への移動側の反対側．平衡側接触は義歯の安定には有利だが，有歯顎の場合は早期接触になりやすく有害とされる．

平行測定器　（へいこうそくていき）【補】支台歯の形成軸面の平行性および各種アタッチメント，ピンレッジ，あるいは根管維持部の平行性確認．各部のアンダーカットの診査などに用いる器具．サベイヤー，パラレロメーター，ノギス状のものがある．

平行模型　（へいこうもけい）上下の研究用模型で，咬合平面を水平面に合わせ上下模型基底面もこれに平行に作製した模型．顎態模型のように頭蓋に対する歯列の位置関係は表示できない．

閉口路　（へいこうろ）下顎運動の1つで，開口位から上下顎がもっとも接近する顎位までの経路をいう．咀嚼運動では，一般に咬頭嵌合位に向かって咬み込み，このとき食品を粉砕するわけで，機能的にはもっとも重要な運動路とされる．

閉鎖型歯列弓　（へいさがたしれつきゅう）【小】生理的空隙のみられない乳歯列弓をいう．上顎では約7％，下顎では約25％にみられる．

閉鎖骨折　（へいさこっせつ）➡単純骨折

平頭裂溝状バー　（へいとうれっこうじょう——）㋲フラットエンドフィッシャーバー　側面に裂溝状の刃をつけ，先端を平らにしたテーパーのない円柱状のバーで，窩底隅角が直角で側壁が平行な箱形窩洞が形成される．横目付と無横目のものとがある．

平面板状ストーン　（へいめんばんじょう——）スケーラーを研磨する砥石の一種であり，形態が平面板のものをいう．種類にはインディアンストーン，アーカンサスストーンなどがあり，通常手用砥石として用いられる．

ベース　㋲裏層【修】裏層の一種で，グラスアイオノマーセメント，カルボキシレートセメントあるいはリン酸亜鉛セメントなどの機械的強度をもつセメント類で行う．窩洞の修正・補強や歯髄保護を目的としている．

ペーストレジン　【修】コンポジットレジンの性状がペースト（泥状）のものをいう．とくに化学重合型コンポジットレジンに，ベースレジンに重合促進剤を入れたユニバーサルペーストと，重合開始剤を入れたキャタリストペーストの2ペーストよりなり，使用時に練和して用い

ベーター（β）石膏（——せっこう） 模型の材料に用いられる石膏の一種．大気中での加熱により焼石膏となり，水と混ぜると硬化する．焼石膏にはα石膏とβ石膏とがあり，α石膏を硬石膏，β石膏を普通石膏とよぶ．

ベーター（β）デンプン 生のデンプンは，アミロースとアミロペクチンがミセルを形成し緻密構造を呈している．この状態のデンプンをβデンプンという．冷めたごはんはβデンプンであり，炊くとαデンプンになり，消化が良くなる．

ベーチェット病（——びょう） Behçet's disease 口腔粘膜に再発性アフタが初発症状として必発することがもっとも多い．皮膚に結節性紅斑様発疹，外陰部の再発性有痛性潰瘍形成，これよりやや遅れて前房蓄膿性ブドウ膜炎などの症状を合併する．

ペーパーコーン 作業能率を高めるために円錐形に整形加工されたサンドペーパー．ハンドピースに付け，金属や合成樹脂の研磨時のサンドペーパー（紙やすり）による荒研磨に使用される．

ペーパーポイント【内】 根管治療の際，根管内を洗浄した後の洗浄液を吸い取ったり，根管治療薬を根管内に貼薬するときに使用する．さらに根管内培養検査のとき，根管内の細菌を釣菌するときにも使用する．太さは種々の号数がある．

ヘーベル → エレベーター

ペクチン 植物体に広く分布しているコロイド性の多糖類である．D-ガラクツロン酸の直鎖状重合体からなり，そのカルボキシル基が一部メチルエステルとなり，カルシウムやマグネシウムと塩を作り，水不溶性となる．

ベッグ法（——ほう）【矯】 ベッグ（Begg, P.R. 1954）が考案したライトワイヤーテクニックに属する．丸型のオーストラリアンワイヤーの弱い力により，歯の傾斜移動がなされる．上下顎の歯を同時に三次元的に移動できるので，上・下顎前突，叢生など適応症が広い．

ヘッドギア 同顎外固定装置【矯】 頭部や頸部など口腔外に固定源を求めて，ゴムの力により，通常上顎大臼歯に遠心方向の矯正力を加える．牽引力は500g前後である．上顎前突の症例に用い，上顎大臼歯の遠心移動あるいは上顎骨の成長抑制などの効果がある．

ヘッドレスト 歯科診療用チェアの一部で，患者の頭部を保持する部分をいう．前後に傾斜させることができ，診療に適した患者の頭位を自由に設定できる構造になっている．

ベドナアフタ 同翼状潰瘍，新生児アフタ【外】 哺乳児の軟口蓋に左右対称性に出現するアフタ様潰瘍．この潰瘍はときに正中に向かい増大して1つの大きな潰瘍となることがある．原因は固いゴム乳首による摩擦がほとんどで，まれに哺乳児の強い吸引圧による．

ペニシリン 英国のフレミングが発見した最初の抗生物質．母核は6-アミノペニシラン酸．作用機序は細菌の細胞壁形成障害で殺菌的に働く．細胞壁のないマイコプラズマには無効．おもな副作用は過敏症反応．

ペプチド結合（——けつごう） 2分子以上のα-アミノ酸がカルボキシル基（-COOH）とアミノ基（-NH$_2$）から脱水縮合によって作られた酸アミド結合（-NH-CO-）をいう．タンパク質やペプチドは，この結合によって多くのアミノ酸が酸アミド結合したものである．

ヘマトキシリン 蘇方木（スホウギ）から採取された結晶の天然染料．これを溶かしたヘマトキシリン溶液は空気中にさらしてはじめて染色性をもつ．ヘマトキシリン・エオジン染色における核染色色素としてよく知られている．

ヘマトクリット値（——ち） 抗凝血剤を加えた全血を遠心器にかけ赤血球を沈澱させ，血液中に占める赤血球の容積をパーセントで求めた値．正常値はウイントロープ法で，男：39〜52％，女：35〜48％．減少した場合を貧血という．

ヘミセクション 同分割抜歯 下顎大臼歯の2根のうち1根に限局して著しい骨吸収がある場合，1根を除去して他根を保存する方法で，保存された根と隣在歯を連結して咬合を回復する．

ヘモグロビン → 血色素

ヘモデントコード 同歯肉圧排用綿糸 歯肉排除法に用いられる圧排用綿糸の一種で，血管収縮作用をもつエピネフリンを

主剤として2～3の薬物を配合している．歯頸部窩洞の形成や歯肉縁下に到る形成の印象時に，歯肉溝に圧入して辺縁歯肉を排除する目的で用いられる．

ヘモフィルス *Hemophilus* グラム陰性の桿菌．その大部分はヘモフィルス菌の発育に必要な栄養（ヒト血中の耐熱性X因子か易熱性V因子）を摂取する．ヒトの病気に関係のあるのはインフルエンザ菌，軟性下疳菌，百日咳菌などである．

ヘモフィルス・アクチノミセテムコミタンス *Hemophilus actinomycetemcomitans* ➡アクチノバチラス・アクチノミセテムコミタンス

ペラグラ ニコチン酸，トリプトファン摂取不足により，消化器症状として舌炎，口内炎，低酸症をともなう胃炎，出血性下痢などを起こす疾患．一定の皮膚症状，神経症状，精神症状を呈する．

ペリオエイド®【周】 木製のチップ，歯間刺激子をホルダーに取り付けて使用する歯間清掃用具の1つである．歯間部が広く空いた隣接歯面の清掃に用いる．また，浅いポケット内のプラークの除去には効果があるが，歯肉を傷つけやすいので注意する．

ペリオトロン®【周】 歯周組織の炎症の有無，およびその程度を調べるために，歯肉溝または歯周ポケット内の滲出液量を電気的に測定する装置．滲出液を一定条件下で濾紙に吸い取り，この濾紙をセンサー部に挿入すると滲出液量が得られる．メーター値1は約0.005μlに相当し，炎症の上昇とともに値も増加する．

ペリオドン【内】 パラホルムアルデヒド，塩酸ジブカイン，グアヤコールの合剤である．ペスタ状の根管治療剤で，頑固な歯根膜炎，とくに打診痛の認められる歯に応用すると，その症状が消退するといわれている．

ペリオドンタルインデックス ➡歯周疾患指数

ペリオドンタルパック® 同歯周パック，歯周包埋剤，歯周包帯剤 【周】 歯周外科処置の直後に創傷面を保護，安静，治癒促進させるために施される包埋（包帯）剤である．種類は粉末と液状のもの，ペスタのもの，水硬性のものがあり，成分はユージノール系，非ユージノール系があ

る．

ペリクル 同獲得被（非）膜 エナメル質表面が露出するようよく研磨しても，数分後に歯面の全面を覆う0.1～0.2μmの唾液由来の糖タンパク質の被膜である．ペリクルに唾液中の細菌が付着し集落が作られてプラークが形成される．

ペリコ ➡智歯周囲炎

ペリパック®【周】 歯周外科処置後の創傷部の保護のために施される包埋剤（歯周包帯剤）の一種で，市販品（デトレイパック）で，剤形はペースト型（パテ状）で水硬性型，非ユージノール系で，成分は硫酸カルシウム，酸化亜鉛，アクリル樹脂，有機溶媒などである．

ペリフェリワックス【補】 全部床義歯の印象用ワックスの一種．比較的低温で軟化状態が得られるために，義歯床の辺縁部や床研磨面の印象に用いられる．

ヘルトウィッヒの上皮鞘（――じょうひしょう） 歯の発生段階で，エナメル質のもとになるエナメル基が円筒状の鞘のように，将来歯髄となる歯乳頭を取り囲んだ状態をいう．上皮鞘の内面に歯根象牙質ができる．上皮鞘は歯の萌出にともなう退化するが，一部はマラッセの上皮遺残として残る．

ベルの現象（症候）（――げんしょう〈しょうこう〉） Bell's phenomenon 【外】 顔面神経麻痺の症状の1つ．患側の目を無理に閉じようとすると眼球は上方に転じて，黒目（瞳孔）は上眼瞼にかくれ，白目（白色強膜）が露出する現象をいう．

ヘルパンギーナ 同ヘルプアンギーナ 小児に夏，多発するコクサッキーA群ウイルスによる疾患．発熱にともない口峡付近の粘膜に小水疱や潰瘍を形成するが10日前後で治癒する．

ヘルペスウイルス 不顕性に持続感染し，何らかの誘因で症状を現す特徴をもっている．種類は単純ヘルペスウイルス1型，2型，水痘・帯状ヘルペスウイルス，EBウイルス，サイトメガロウイルスなどがある．

ヘルペス性口内炎（――せいこうないえん）同疱疹性歯肉口内炎 【外】 単純疱疹ウイルスによって起こる水疱形成性口腔粘膜急性感染症．口唇，頬粘膜，歯肉などに水疱が群をなして発生する．水疱は癒

合し，びらんまたは浅い潰瘍を形成する有痛性病変である．全身的には発熱や倦怠感がある．

ヘルマンの咬合発育段階（——こうごうはついくだんかい）　同ヘルマンの歯齢【小】　Hellman は乳歯および永久歯の萌出状態から，咬合の発育過程に段階を設定し，各段階に名称をつけて，これを尺度とした．この評価法を用い小児の発育状態を判定する試みは臨床で広く行われている．

辺縁歯肉（へんえんしにく）　同遊離歯肉【周】　歯冠部に近接し歯頸部を輪状に囲む歯肉で，直歯肉や歯槽骨に付着していない幅 1 mm 前後の部分で，辺縁歯肉溝により付着歯肉と区分されている．

辺縁歯肉溝（へんえんしにくこう）　同遊離歯肉溝【周】　付着歯肉と辺縁歯肉の境にある浅い溝で，歯肉縁頂から約 1 mm の距離に存在し歯肉溝の深さとほぼ一致する．また，歯肉の炎症によって消失するとされている．

辺縁性歯周炎（へんえんせいししゅうえん）　➡歯周炎

辺縁封鎖（へんえんふうさ）【補】　歯冠補綴物の場合は，形成された支台歯のマージンと補綴装置との封鎖状態をいうが，義歯の場合は床辺縁と歯肉頬移行部との封鎖状態をいい，床縁封鎖ともいわれる．

辺縁隆線（へんえんりゅうせん）　歯の咬合面や，舌面の近心や遠心端にみられる隆線をいう．近心辺縁隆線，遠心辺縁隆線などがある．

便宜形態（べんぎけいたい）【修】　窩洞形成や修復操作がしやすくなるようにくに付与された窩洞形態をいう．たとえば，インレー窩洞における抽出方向への開放，外開き形，凸隅角の整理のほか，金箔充填窩洞における起始点などがある．

便宜抜去（べんぎばっきょ）【矯】　矯正治療の方法のうち局所的な妥協療法として抜歯をしたほうが，時間的，経済的に便宜が多いと考えられる妥協的に行う抜歯をいう．本来の矯正治療における抜歯基準は，必要抜去というべきものである．

変形執筆状（へんけいしっぴつじょう）　スケーラーの握り方の一種であり，第一指，第二指の2指で頸部よりやや上部の把柄部を持ち，第三指の側面をスケーラーの頸部に添わせ第三指または第四指先端を支持点にする．

変形性顎関節症（へんけいせいがくかんせつしょう）　顎関節骨面に変形が生じることによって，顎関節雑音や運動障害あるいは疼痛が出現してくる疾患（リウマチ）で，多くは下顎の異常運動が原因となっている．

偏心位（へんしんい）　下顎位に関する用語で，中心咬合位に対して，片方のあるいは両方の下顎頭がずれた位置である．下顎頭が中心位からはずれた位置と理解してもよいし，中心咬合位以外のすべての下顎位と理解してもよい．

偏心咬合（へんしんこうごう）　中心咬合位が静的な上下の歯の接触関係であるのに対して，下顎を前方運動させて咬合した状態（前方咬合），側方運動させて咬合した状態（側方咬合），すなわち動的な上下の歯の接触関係をいう．

変態温度（へんたいおんど）　合金や耐火材などに温度変化を与えたときに，化学組成に変化を伴わずに起こし，結晶系の変化や相の転移を引き起こし，物理的性質や体積などに大きな変化を生ずる温度をいう．

扁桃炎（へんとうえん）　口蓋扁桃が発赤・腫脹し，嚥下痛が生じ，全身的には高熱をともなってくる炎症性疾患で，感冒や過労時にレンサ球菌，肺炎菌，ブドウ球菌の感染によって誘発する．

変動係数（へんどうけいすう）　➡CV

扁平（紅色）苔癬（へんぺい〈こうしょく〉たいせん）【外】　皮膚および粘膜に発生する角化異常をともなう炎症性病変で，口腔では頰粘膜，舌口唇粘膜に好発し，周囲に炎症性の潮紅をともなった乳白色のレース状縞条が特徴的である．

扁平細胞層（へんぺいさいぼうそう）　口腔粘膜や皮膚などの重層扁平上皮で作られる上皮では，表層に近づくにつれその細胞の形が扁平になるが，この部分をいう．

扁平上皮癌（へんぺいじょうひがん）【外】　重層扁平上皮から発生し，その実質の構造が扁平上皮に類似を求め得るような腫瘍をいう．口腔に発生する癌腫のほとんどはこれに属する．

ホ

ポイツ-イェガー症候群 (——しょうこうぐん) Peutz-Jeghers syndrome 口腔粘膜および皮膚の色素斑と消化管の多発性ポリープを特徴とする症候群である．とくに口唇およびその周囲皮膚の点状の色素斑が診断上重要とされている．優性遺伝疾患であり，罹患率に男女差はない．

ボイリングバス ハイドロコロイド印象用バス．寒天（ハイドロコロイド）印象用の浴槽の一種．寒天印象では100℃のゾル化バス（ボイリングバス），65℃の保存浴槽，45℃のテンパリングバスが順次使用される．

ポイント 歯科用切削器具あるいは研磨用器具として用い，種々の砥粒を結合材で成形して作られている．砥粒の種類により，ダイヤモンド，カーボランダム，ホワイト（アルミナ），シリコーンなどの各種ポイントに分けられる．

ポイント状ストーン (——じょう——) 歯質，充塡物あるいは補綴物の研磨時に用いられる回転切削具の1つで，歯科用ハンドピースに装着して使用される小型の回転砥石．

ホウ 同オーディナリーズホウ 窩洞形成に用いる手用切削器具の1つで，刃部が農具の鍬の形に類似することからこの名がある．上刃，下刃の2種があり，刃縁や角度にも種類がある．とくに刃部を小型にしたものをオーディナリーズホウとよぶ．

蜂窩織炎 (ほうかしきえん) 同フレグモーネ 【外】 疎性結合織中に，急性かつびまん性に炎症が波及した状態をいい，膿は貯溜することなく，浸潤性，散在性に膿巣が出現する．

ホウ型スケーラー (——がた——) ➡鍬型スケーラー

縫合 (ほうごう) 【外】 手術創の閉創や出血部の止血のために行う基本手技．縫合法には単一結節縫合，連続縫合，マットレス縫合，真皮縫合，埋没縫合などがある．糸の結び方には外科結び，こま結び（男結び），たて結び（女結び），三重結びなどがある．口腔粘膜の縫合には多くは湾曲丸針が用いられる．

縫合糸 (ほうごうし) 【外】 吸収性材料と非吸収性材料とがあり，それぞれに天然糸と合成糸がある．吸収性材料に天然糸の腸線（カットグート），合成糸のポリグリコール系（デキソン，バイクリル），ポリジオキサノン系（PDS）などがあり，非吸収性材料に天然糸の絹糸，合成糸のポリアミド（ナイロン），ポリエステル（ダクロン），ポリプロピレン（プロリン）などがある．

縫合針 (ほうごうしん) 歯肉弁を形成する歯周外科手術などを行う際，弁を縫合するために用いる針で，形態的には角針，丸針があり，湾曲したものが使いやすく，1/2円，1/3円，3/8円などが代表的である．

縫合用器材 (ほうごうようきざい) 【外】 切開または損傷した皮膚，粘膜，組織を結紮ないし縫合する場合に使用する器具，材料である．絹糸・ナイロン・腸線・Dexonなどの縫合糸，丸針・角針からなる縫合針，およびこれを把持する持針器が含まれる．

傍骨膜注射法 (ほうこつまくちゅうしゃほう) 周囲浸潤麻酔の一種で，骨膜に接した部位に局所麻酔薬を注入し，骨膜・骨皮質を麻酔薬が浸潤していくことによって，麻酔効果が得られる．

硼砂 (ほうさ) $Na_2B_4O_7 \cdot 10H_2O$．鋳造やろう着を際して金属の融解時に，金属の酸化防止や酸化物除去のための溶剤（フラックス）として，あるいは石膏に微量混入して硬化遅延剤として用いられる．

防湿法 (ぼうしつほう) 無菌的処置，乾燥保持，手術野の確保，周囲軟組織の保護，器具，薬物，修復材の誤飲防止などの目的で患歯を口腔から孤立させる方法である．ラバーダム防湿法と，コットンロールを用いる簡易防湿法とに分類される．

ホウ（氏）のプライヤー (——〈し〉——) 【矯】 ストレートタイプとオフセットタイプがあって，歯間離開，ワイヤーのチューブへの挿入，装置の着脱，結紮線のねじりなどに用いる．

放射線障害 (ほうしゃせんしょうがい) X線やγ線のような電離放射線を生体に照射すれば，その線量に応じて一過性また

は永久性の変化が起こり，そのため種々の症状を呈するようになる．放射線障害には急性のものと慢性のものがあり，その障害の程度は組織の放射線感受性にも左右される．

放射線(照射)治療 (ほうしゃせん〈しょうしゃ〉ちりょう) 【外】 悪性腫瘍の治療法の1つ．口腔癌に対しては，①外部照射法としてX線，γ線，電子線などを照射する外部照射(コバルト60，リニアック，ベータトロン)があり，②密封小線源治療として組織内照射法(^{226}Ra, ^{192}Ir, ^{198}Au 線源)やモールド法(間隔照射法)，腔内照射法がある．

放射線防護 (ほうしゃせんぼうご) 放射線被曝から生体を守ること．防護することにより放射線障害を予防することができる．すなわち放射線の外部からの被曝をできるだけ避け，体内に放射性物質を取り込まないようにする．さらに放射性物質の安全な取り扱いに習熟することも防護につながる．

防錆剤 (ぼうしゅうざい) 歯内療法には滅菌あるいは消毒済みの器具材料が使用されるが，滅菌消毒時の金属類の発錆防止に，煮沸消毒には1～2%炭酸ソーダや亜硝酸ソーダが，薬液消毒ではこれら以外に1%VPIやラスレスが添加される．

萌出期 (ほうしゅつき) 【小】 歯根形成1/3～1/2の状態になり歯肉内から口腔内に歯が移動する時期をいう．

萌出後の歯の成熟 (ほうしゅつごーーはーーせいじゅく) 歯は萌出後間もない時期，歯表面構造が未成熟であり，唾液などからいろいろなものが取り込まれるとともに歯の結晶も大きくなる．

萌出性血腫 (ほうしゅつせいけっしゅ) 多くは萌出中の乳歯の歯冠部周囲に生じる萌出嚢胞の嚢胞内に出血を生じ，紫色を呈するようになったものをいう．

萌出性歯肉炎 (ほうしゅつせいしにくえん) 【小】 歯の萌出時に歯冠の周縁にそって，明瞭な赤色線状に発赤を示す歯肉炎である．一般に，この歯肉炎は自覚症状が少なく，歯の萌出が進むに従って症状が軽減し，治癒する．

萌出遅延 (ほうしゅつちえん) 【小】 歯の萌出が平均萌出時期よりも遅れる場合をいう．萌出遅延の全身的原因には，内分泌異常，発育障害，くる病，クレチン病などが，局所の原因には，歯肉の肥厚，外傷などがあげられる．

疱疹ウイルス (ほうしん——) 単純性ヘルペスウイルスともいわれ，このウイルスの感染によって，疱疹性歯肉口内炎や口唇疱疹が発生する．

疱疹性歯肉口内炎 (ほうしんせいしにくこうないえん) ➡ヘルペス性口内炎

放線菌症 (ほうせんきんしょう) *Actinomyces bovis*の感染によって，顎顔面部に好発する疾患で，とくに顎角部や頬部に板状硬結と開口障害を定型的症状として発症し，のちに多発性膿瘍を形成する．膿汁中に菌塊が証明されることが多い．

乏尿 (ほうにょう) ➡貧尿

抱擁反射 (ほうようはんしゃ) ➡モロー反射

飽和脂肪酸 (ほうわしぼうさん) 分子内に不飽和結合(二重結合や三重結合)をもたない脂肪酸を飽和脂肪酸という．一般式は$C_nH_{2n+1}COOH$の化学式で示される．動物の脂質中で普通みられる飽和脂肪酸は，パルミチン酸とステアリン酸である．

ポーセレンインレー 同陶材インレー 【修】 歯に形成された窩洞に一致する形態の修復物を陶材の焼成によって作製し，合着用セメントで窩洞に合着することによって実質欠損を補うものをいう．審美性や化学的安定性に優れているが，破折に対してもろく，製作過程が複雑である．

ポーセレンクラウン 同陶材冠 陶材を用いて作製された前装冠の総称．すべて陶材で作製されるポーセレンジャケットクラウン，金属冠の唇頬側面に陶材を焼き付けるメタルボンドクラウンなどが含まれる．

ポーセレンジャケットクラウン 同陶材ジャケットクラウン 歯冠補綴物の全面が，陶材を焼成して作製したもの．全面が陶材で作製されるため，透明感，色沢に優れ非常に審美的であるが，強度が劣り，衝撃力により破折しやすいという欠点がある．

ホームケア用品 (ーーようひん) 家庭内で使用する歯科関係の用品で，たとえば義歯ホームケア用品としては義歯用ブラシ，義歯洗浄剤，義歯安定剤，義歯ケースなどがある．広い意味では通常使用

る歯ブラシ,歯磨剤もこの中に入る.
ホームポジション 術者と患者が共通する合理的で基礎的姿勢をいう.術者が座位診療を行うことで患者は安楽位の受診姿勢がとれる.椅座位は精密作業を行うにあたり,もっともバランスのとれた作業姿勢である.患者もまたもっとも安静な状態で受診できる.
ホーレータイプリテーナー →ホーレーの保定装置
ホーレーの保定装置 (――ほていそうち) 同ホーレータイプリテーナー【矯】矯正治療後の器械的保定に用いられる装置.可撤式保定装置で,切歯唇側線(0.7～0.9 mm)と床とクラスプから構成されている.唇側線は通常犬歯と小臼歯の鼓形空隙から床の中に入り固定されている.
ボーンの結節 (――けっせつ) Bohn nodules 同サース(セルレス)の上皮真珠,乳幼児歯肉囊胞 新生児の歯槽堤粘膜下に生じる歯肉由来の上皮細胞集塊.通常多発性で集塊の中に角質囊胞を形成することがある.この真珠様の灰白色腫瘤は歯肉表面からやや突出し,上顎前歯部に出現することが多い.自然に消失するので治療の必要はない.
ボクシング【補】印象辺縁の全周をワックス板などで囲む作業.印象辺縁に歯型材(石膏など)を注いで歯肉模型を作製する際,印象辺縁の形態を整え,模型材の流出を防ぐ目的で行われる.
保隙装置 (ほげきそうち)【小】乳歯や永久歯が早期に喪失した場合,隣在歯や対合歯の移動や傾斜を防ぎ,永久歯の萌出余地を確保するために用いる装置である.
ポケット 同歯周ポケット,盲囊【周】歯周ポケットは,歯肉溝が病的に深くなったもので,歯周病の重要な臨床症状である.歯周ポケットの形式は,プラークなどの発炎性因子によって,歯肉溝上皮や接合上皮が破壊されたり,接合上皮が根尖方向に深化移動して生じたものである.
ポケットからの出血 (――しゅっけつ) 同歯肉出血【周】ポケットからの出血は,歯肉炎や歯周炎の重要な初期徴候の1つである.主訴として高頻度に現れ,またポケットからの滲出液とともに歯肉に炎症の存在を示す重要な臨床症状でもある.歯肉溝上皮に炎症が強いと,わずかの刺激や圧迫で血管が破れ,歯肉溝上皮をへてポケット内に容易に出血する.
ポケットからの排膿 (――はいのう) 同ポケットからの滲出液(物)【周】ポケットからの排膿(滲出液)は,歯周炎の3大徴候(歯周ポケットの形成,歯の弛緩,動揺)の1つであるとともに重要な臨床症状である.現在では排膿は炎症性滲出(液)物として考えられている.排膿の存在や増加は歯肉溝またはポケット壁に歯肉炎症の存在や進展を意味している.
ポケット滲出液 (――しんしゅつえき) 同歯肉溝滲出液【周】歯肉溝やポケットから漏出する組織液である.滲出液の量や成分は,歯周組織の病変の進行状態に変動するので,組織内部の病変の探査や早期発見,治療効果の判定に応用できる.
ポケット搔爬術 (――そうはじゅつ) →歯周ポケット搔爬術
ポケット測定器 (――そくていき) →プローブ
ポケット探針 (――たんしん) 歯周ポケットの形態,ポケット内の歯石沈着状態あるいはポケット内の歯根面の平滑状態を診査する器具である.先端は歯肉囊底を傷つけないよう球状になっている.
ポケット底部 (――ていぶ) ポケットが歯面に付着している上皮付着部で形成されており,この付着部位は,きわめて不規則で,表面からこの形態をみることができないため,ポケット探針を用いて,手指による感覚にたよっている.
ポケット内の洗浄 (――ない――せんじょう)【周】ポケット内には発炎性の刺激因子の多数の非付着性プラーク,細菌性の産物,滲出液,膿などが存在し,ポケット壁の歯肉組織に絶えず害作用を起こしている.これらの刺激因子を洗浄して,ポケット外に流すことは消炎につながる.
ポケット描記ピンセット (――びょうき――) →ポケットマーカー
ポケットプローブ →プローブ
ポケットマーカー 同ポケット描記ピンセット【周】歯周ポケット底を歯肉表面

ホケツ

に直接描(印)記するピンセットである．ピンセットの一端を歯の長軸に平行にポケット底に入れ，他の鉤印の一端を歯肉表面に入れ，はさむと歯肉表面に血斑を描記する．歯肉切除術などに用いられる．Goldman-Fox, Cren-Kaplan 型がある．

保健所（ほけんじょ）【衛】 保健所は地方における公衆衛生の向上および増進をはかるために設置されているが，このため12項目にわたる事業が決められており，このなかに歯科衛生に関する事項も含まれている．

保健所の歯科医師・歯科衛生士（ほけんじょのしかいし・しかえいせいし）【衛】 保健所において歯科関係業務を行うため，歯科医師や歯科衛生士を他の職員とともに置かなければならないことが，保健所法施行令第5条に規定されている．

ポゴニオン Pogonion (Pog)【矯】 頭部X線規格写真上における計測点で，下顎オトガイ隆起の最突出部点．ダウンズ法ではフランクフルト平面に対する最突出部点をとるが，日本人の場合，下顎下縁平面に立てた垂線とオトガイ隆起の最突出点と接した点をとる場合が多い．

母指吸引癖（ぼしきゅういんへき）【小】 母指を口腔内に入れ吸引する癖をいう．3歳頃までもっとも多い習癖であるが，その後も長く続くと開咬，上顎前突，下顎前歯の舌側傾斜などの原因となる．また，母指の指背に吸いダコがみられる場合が多い．

ホジキン病（――びょう）➡悪性リンパ肉芽腫

保持形態（ほじけいたい）【修】 修復形態が，外力によって脱離しないよう保持させる目的で窩洞に与えられる形態をいう．箱形が基本であるが，成形修復では窩底のほうが広い内開き形，インレー修復では窩洞入口のほうが広い外開き形とする．

母子健康手帳（ぼしけんこうてちょう）「母子保健法」では妊娠したものは速やかに妊娠の届出を行うことになっており，これに基づいて，知事もしくは特別区長が母子健康手帳を交付する．この手帳には妊娠，出産，育児に関する一貫した記録を行う．

ポジショニングゲージ【矯】 マルチブラケット法ではブラケットを正しい位置に接着したりまたバンドにチューブの位置を印記する必要がある．その位置を指示する器具．

保湿剤（ほしつざい） 歯磨剤に湿り気とクリーム状を維持するために加えられる成分で，水のほかにグリセリンやソルビトール溶液が多く用いられる．

母子分離（ぼしぶんり）【小】 患児を母親から切り離し，患児と医療側との直接的な接触，対話によって相互の信頼感や親近感を高め，歯科診療を円滑に遂行する手段をいう．

母子保健法（ぼしほけんほう）【衛】 乳幼児保健ならびに母性保護の総合的な母子保健行政を展開していくために作られた法律で，昭和40年に制定された．

補助清掃用具（ほじょせいそうようぐ）【周】 ブラッシングのみでは歯間部隣接面のプラーク除去率は50％程度であり，補助清掃用具を用いることにより十分な口腔清掃が可能となる．おもな補助清掃用具としてデンタルフロス，インターデンタルブラシがある．

補助弾線（ほじょだんせん）【矯】 舌側弧線装置や床装置などの主線にろう着され，直接歯の移動を行う通常0.5mmの弾力線の総称で，その目的に応じて，単式弾線，複式弾線，連続弾線，指様弾線の種類がある．

補助的保持形態（ほじょてきほじけいたい）【修】 基本的保持形態のみでは保持が不十分な場合に用いられるもので，階段型，鳩尾型，逆鳩尾型，溝型（横溝，縦溝），小窩，添窩，小釘(ピン)，髄腔保持（根管保持，髄室保持），把持型，被覆型などがある．

ポスト ⓒ合釘【補】 根管を利用して，歯冠補綴物を支台歯に維持するための釘状の突起物．通常根管に形成されたポスト孔に，セメントで合着される．ポストの長さ，太さが維持力に関係する．

ポストインレー固定法（――こていほう）ⓒポストインレー連続固定法【周】 固着式の最終固定装置で前歯の舌面に施された連続ポストインレー装置である．根管内ポストを保持するので非常に強固であるが，切端舌面の削合や抜髄による色の変化のため最近はあまり用いられない．

ポストクラウン ⓒ継続歯【補】 歯冠補

綴物の一種．歯冠全部を補綴する方法．根管を拡大し，その根管に適合したポスト（合釘）で歯冠を保持させる．ポストと人工歯冠とが一体となっている．

ポスト孔　（――こう）⇔合釘孔　【補】ポストを挿入するために支台歯（根管）に形成される縦孔．通常専用の根管用バーを用いて歯根の太さの1/3，長さの2/3程度に形成される．

ポストダム　【補】上顎義歯の維持力を増すために，口蓋後縁に付与される高さ0.5〜1.5mm程度，幅3〜4mm程度の堤状の高まりをいう．印象採得時，作業用模型上，完成義歯のいずれの段階でも付与できる．

ボスミン®　⇔エピネフリン，エピレナミン，アドレナリン　アドレナリン注射液の商品名．副腎髄質から得られるホルモン剤．血管収縮作用があるので，歯科領域では局所麻酔薬に混入して麻酔効果の持続をはかるか，局所に直接適用し創面の局所出血の予防と治療に用いる．

保存修復の種類　（ほぞんしゅうふく――しゅるい）【修】セメント，レジン，アマルガムによる成形修復（練成充填），口腔外で作られた金属や陶材などの固形修復物をセメントで合着するインレー修復，および金箔や金粉を窩洞内に槌打圧接する直接金修復の3つに分類される．

保存修復の目的　（ほぞんしゅうふく――もくてき）【修】修復の目的としてつぎの4項目があげられる．①歯の解剖的形態や機能（咀嚼，発音）の回復．②歯の硬組織疾患の制止と予防および歯髄保護．③歯周組織疾患の制止と予防．④歯の審美的補正．

補体結合反応　（ほたいけつごうはんのう）
➡ワッセルマン反応

ホットスポット　鋳造欠陥の一種で，スプルーの位置が悪く溶湯が埋没材の同一場所にあたり局部的に温度を上げる結果，その付近の溶湯の凝固が遅れて鋳造体に局部的なへこみを生じたものをいう．

保定　（ほてい）【矯】矯正治療によって移動した歯および顎をその状態に安定させることをいう．器械的保定，自然的保定がある．

保定装置　（ほていそうち）【矯】矯正治療の動的期間終了後，十分な自然的保定が得られるまで，一定期間歯および顎をその位置に保持する装置で，代表的なものとしてホーレーの保定装置がある．

補綴　（ほてつ）【補】身体器官の喪失によって損なわれた形態と機能を人工装置にて修復・整形すること．

補綴学　（ほてつがく）【補】生体の欠損部を義歯，義眼，義足などの人工物で修復することに関する理論と技術を考究する学問．

補綴学的平面　（ほてつがくてきへいめん）
➡カンペル平面

補綴物　（ほてつぶつ）【補】歯および歯周組織（場合によってはほかの生体組織）の実質欠損部分を補塡修復し，形態の回復と機能の回復をはかるために用いられる人工物．

母乳栄養児　（ぼにゅうえいようじ）【小】人乳による栄養法で育てられた小児のことをいう．乳児を育てるうえで，母乳はすべての乳製品のなかでもっとも適した乳汁である．

哺乳ビンう（齲）蝕　（ほにゅう――しょく）【小】哺乳ビンの長時間使用に起因して生じるう蝕をいい，上顎乳前歯唇・舌面を中心に，急性広範性に進行する．

ホモスルファミン　【修】サルファ剤の一種である．生活歯髄切断法を実施するとき，生活歯髄切断剤である水酸化カルシウムに5％добавlение使用する．水酸化カルシウムには殺菌作用がないため，殺菌作用のあるホモスルファミンを添加する．

ポリエーテルラバー印象材　（――いんしょうざい）一種．末端にイミン（2価の炭化水素基でNH₂の水素2原子を置換した化合物）を有するポリエーテルを基材とする弾性印象材．練和しやすく流動性に優れ寸法安定性が高く保存性も良い．

ポリエステルストリップス　⇔ストリップスマトリックス　【修】ポリエステル製の帯状マトリックスで，コンポジットレジンやグラスアイオノマーセメントによる修復時の圧接に用いる．ポリエステルは多価アルコールと多塩基酸の縮合で得られる高分子化合物である．

ポリオン　Porion (Po)　【矯】頭部X線規格写真上における計測点で，イヤーロッドの最上縁点．外耳道に，円形の金属の

輪（イヤーロッド）が挿入されていて，フィルム上に円形の輪として投影される．輪の直径は通常8 cmで，その輪の最上縁点をポリオンとする．

ポリカーボネート冠 （――かん）圏既製レジン冠【小】乳前歯歯の修復に用いる既製の全部被覆冠で，材質はポリカーボネートで，審美性に優れている．しかし，歯頸部の適合のための調整が十分に行えず，支台歯との適合性もあまり良好でないため，脱落しやすい．

ポリカルボキシレートセメント ➡カルボキシレートセメント

ポリサルファイドラバー印象材 （――いんしょうざい）➡チオコールラバー印象材

ポリジスク 圏研磨用ジスク ポリエステルなどの円盤に微細な砥粒を付着させた研磨用ジスクの一種で，おもに平滑面の研磨に用いる．従来のサンドペーパージスクに比べて砥粒の大きさの種類が豊富で使用が簡便である．

ポリッシャー 研磨用器材のこと．修復物の種類によって選択する．おもなものにブラシコーン，ラバーカップ，ポリジスク，シリコーンポイント，ホワイトポイント，フェルトホイール，スキンホイールなどがある．

ポリッシングクリーム 圏ポリペースト【修】研磨効果を良好にするために用いる研磨用のペーストをいう．従来用いられた浮石末や酸化亜鉛をグリセリンで泥状にした研磨材に対し，微細な粒子のアルミナとクリーム状ペーストからなり，研磨，艶出し効果を向上させている．

ポリッシングストリップス 圏スチールストリップス，プラスチックストリップス，メタルストリップス 成形修復物の歯冠隣接面の仕上げ研磨に用いる器材で，プラスチックあるいはメタルの帯状薄板に砥粒を付着させたものである．粒子径は大きいものから細かいものまである．

ポリッシングバー 圏フィニッシングバー 仕上げ研磨用のバー類をいう．切削用バー類に比べて刃の本数が浅く刃数が多い．金属修復物の仕上げ研磨にはスチール製を用い，コンポジットレジンではタングステンカーバイド製のものを用いる．最終研磨は別途必要である．

ポリッシングブラシ 圏ブラシコーン 修復物研磨用のブラシで，先端が円錐形のもの（ブラシコーン）や輪状のものがある．研磨用ペーストと併用し，アマルガム，レジンの研磨に適している．

ポリッシングホイール 圏フェルトホイール，スキンホイール 修復物の研磨用器材の一種で，車輪状（ホイール）を呈することからこの名がある．材質によりフェルトホイール，スキンホイールなどに分けることができる．浮石末や酸化クロム，酸化鉄をつけておもに艶出しに用いる．

ポリペースト ➡ポリッシングクリーム

ポリマー 重合体のこと．合成樹脂などの高分子化合物は低分子のモノマー（単量体）が重合（1つの分子に化合すること）してポリマー（重合体）となる．歯科用のアクリリックレジンではモノマー（液体）とポリマー（粉末）を混合して重合させる．

ボルタレン® 圏ジクロフェナクナトリウム 1965年にスイスで開発された．フェニル酢酸誘導体の1つであり，鎮痛，抗炎症作用を有する薬剤である．1錠中，ジクロフェナクナトリウム25 mgを含む．適応は関節リウマチ，腰痛症，神経痛，かぜ症候群，咽頭炎などや手術または抜歯後の鎮痛，消炎に効果がある．

ポルフィリン症 （――しょう）呼吸色素の基礎となるポルフィリンの代謝異常により，ポルフィリンの過産生および尿中排泄の増加した状態をいう．とくに先天性のものは，ギュンテル（Günther）病とよばれ，歯や皮膚に色素沈着が認められ，光に過敏となる．

ホルマリン液 （――えき）ホルムアルデヒドの水溶液をホルマリンという．組織のタンパク質を凝固，変性させ，殺菌作用を示す．しかし，独特の悪臭があり，口腔粘膜に対して強い刺激作用をもっているので，単独で使用されることはない．

ホルマリングアヤコール 圏FG【内】ホルマリン，グアヤコール，エタノールの合剤である．グアヤコールのもつ鎮痛，鎮静効果とホルマリンの殺菌効果をもち合わせた薬剤である．歯髄の鎮痛，鎮静および根管治療薬として使用される．

ホルマリンクレゾール 圏FC，トリクレゾールホルマリン【内】1904年バックレ

イ（Buckley）が最初にホルマリンとクレゾールの合剤を根管治療薬剤として使用した．ホルマリン単独では生体に対して刺激性および毒性が強いので，それらを緩和する目的で，クレゾールが配合されている．

ホルマリンクレゾール法（──ほう）➡ FC法

ホワイトアランダムポイント ➡アルミナスポイント

ホワイトのクランプ 同ラバーダムクランプ【修】S. S. White社製のラバーダムクランプのこと．上下顎，歯種別の各種があり，有翼，無翼の2種に分かれる．他にIvory社，Ash社，Hygenic社など各社の特徴を備えたクランプセットがある．

ホワイトポイント ➡アルミナスポイント

ポンタール® 一般名はメフェナム酸．おもに手術後の消炎鎮痛を目的として用いられる非ステロイド系の消炎鎮痛剤である．ポンタールは商品名．

ポンティック【補】ブリッジにおいて歯の欠損部に補綴される人工歯の部分．

ポンティック基底面（──きていめん）【補】ブリッジのポンティックが歯槽堤に接する部分．咬合面，頰舌側面に対して基底面とよばれる．基底面には種々形態があり，審美性，清掃性，発音などにより選択される．

ボンディング ➡エナメルボンドシステム

ボンディング剤（──ざい）同ボンディングエージェント，ボンディングレジン，アドヘーシブレジン【修】コンポジットレジンを用いた接着性修復に用いる接着剤のことで，ボンディングエージェントともよばれる．2液性で使用直前に混和し，酸エッチングを施したエナメル質に塗布する．矯正用ブラケットの接着にも用いられる．

マ

マージントリマー 【修】 窩洞形成に補助的に用いられる手用切削具で，用刃部の左右いずれかに湾曲と反りをもたせたハチェット型で側方に引っかく力を強めてある．右刃，左刃があり刃先が傾斜していて80度は近心用，90度は遠心用である．歯肉部窩縁の平坦化などに用いる．

マイオモニター® 咬筋への電気刺激装置．左右側咬筋中央部に電極を貼付し，ハンドピースの基部に取付け，さらにマイオモニター本体からのパルス電流を与え，咬筋の反射的収縮による閉口運動を起こさせる．下顎位診断，顎関節疾患の治療などに用いられる．

マイクロモーター 回転式切削器械の動力源となる小型エンジンで技工用，治療用がある．ハンドピースの基部に組み込んだマイクロモーターハンドピースは，1万から2万の高速回転が可能である．充電式マイクロモーターは，根管拡大，根管形成などに使用される．

マイコプラズマ グラム陰性の125～150 nmの微生物でウイルスと細菌の中間の大きさ．通常の細菌と異なり細胞壁を欠くため，多形態性である．健康なヒトの口腔・咽頭から約50％の割合で分離されるが，病原的意義は明確でない．

マイナートランキライザー 穏和精神安定剤ともよばれる．大脳辺縁系，視床下部，中脳網様体に抑制的に作用し，眠気を催さない量で，不安，焦燥，精神緊張などを緩和する．前投薬や精神鎮静法などに用いられる．

埋伏歯 （まいふくし） 歯が萌出すべき時期になっても萌出せず，粘膜下に存在する状態をいう．下顎智歯にしばしばみられる．

埋伏乳歯 （まいふくにゅうし） 【小】 乳歯が一定の萌出時期を過ぎても歯冠が萌出しないで，歯肉粘膜下または顎骨内にかくれている状態をいう．完全埋伏と半埋伏の場合がある．

埋没 （まいぼつ） 補綴物の製作過程としては，まず加工しやすい材料（ワックスが代表的）により原型（パターン）を製作し，つぎに鋳型の材料に埋め込み，最後に丈夫な材料（金属，レジン，陶材が代表的）を鋳型に流し込む方法が一般的である．この原型を鋳型の材料に埋め込む作業を埋没という．

埋没材 （まいぼつざい） 補綴物の原型の鋳型を製作する材料で，レジンには石膏，金属には鋳造用の埋没材が用いられる．また，特殊なものでは金属で鋳型を製作する場合もあるが，一般的には埋没材といえば鋳造用埋没材を指す場合が多い．

埋没リング （まいぼつ——） ➡鋳造リング

マウススクリーン ➡オーラルスクリーン

マウス・トゥー・マウス法 （——ほう） ➡口-口人工呼吸法

膜内骨形成 （まくないこつけいせい） ➡骨膜性化骨

マクロファージ ➡大食細胞

麻疹 （ましん） 同はしか 【外】 ウイルスによって起こる急性発疹性伝染病．幼児に多く伝染力は発疹時にもっとも強い．口腔領域では頬粘膜にコプリック斑を生ずる．

麻酔検査 （ますいけんさ） 【外】 麻酔剤によるアレルギーを予防するために行う検査である．皮内に麻酔剤を注入して反応をみる皮内テストなどが行われる．

麻酔前投薬 （ますいぜんとうやく） 【外】 麻酔および手術を円滑に行うために実施される薬剤投与のことである．恐怖，不安感の除去，気道内分泌の抑制，有害反射の除去などが目的である．

麻酔抜髄法 （ますいばつずいほう） 【内】 麻酔薬の除痛下で抜髄を行う方法．失活剤による歯周組織障害がなく創面の治癒が良好，治療回数の短縮，能率化の利点がある．反面，出血しやすく，歯周組織に機械的な損傷を与えることが多く，創面が裂開となり治癒を妨げる欠点がある．

マスク麻酔 （——ますい） 顔面マスクや鼻マスクを用いて，混合麻酔ガスを吸入させて全身麻酔を行うこと．

マスターポイント 【内】 根管充填のとき，もっとも軸となるガッタパーチャポイントをマスターポイントという．このポイントはリーマー，ファイルと同じようにISO規格がなされ，カラーコードの付与されているものもある．

マスト細胞 （——さいぼう） 結合組織内

の遊走細胞の一種である．慢性炎症の際に認められ，細胞内に好塩基性顆粒を有するのが特徴である．

マセランキット®【内】リーマー，ファイルなどの異物が根管内に認められるとき，それを撤去する器具である．しかし，湾曲根管内の異物，または小さな異物を撤去することは困難である．トレパンバー，エキストラクターなどの用具がある．

マッコールのフェストゥーン⇔マッコールの辺縁ロール，フェストゥーン【周】辺縁歯肉が肥厚をきたして，ロール状になったもので，不適当なブラッシング，補綴物の床縁などの刺激により生じる．犬歯や小臼歯唇頬側によくみられる．

末梢循環不全（まっしょうじゅんかんふぜん）　出血，外傷，火傷，手術などにより血液の損失や，脱水などに際し，心送血量の低下の結果，全身衰弱，意識障害，四肢冷湿，冷汗，頻拍，血圧低下を示す臨床状態のこと．

末端肥大症（まったんひだいしょう）→アクロメガリー

マッチング法（――ほう）⇔血液型適合試験　手術などで患者の赤血球とうまく合う提供者の血液を選択する方法．

マットゴールド【修】直接金修復に用いる金材料で，電解沈澱法により作られた金粉をさらに圧縮して細状帯にし，金の融点直下の温度で熱して作ったもの．箔のように均質にはならないので外層には使用できない．

マテリアルアルバ⇔白質　食物残渣や口腔粘膜の剥離上皮が灰白色の軟らかな堆積物として歯面に形成されたものをいう．不潔な口腔内にしばしばみられる．局所刺激作用があることから歯肉炎や歯周炎の原因ともなる．水のスプレーを用いれば除去が可能である．

マトリックスバンド【修】マトリックス法をおこなう時，形成歯の開放面に壁を作り，塡塞しやすくするための金属バンドをいう．既製のものでは，トッフルマイヤー型，アイボリー型，ワルサー型などがある．

マトリックス法（――ほう）①陶材の築盛焼成法の一種で，金属箔を圧接した中に陶材を入れて焼成する方法をいう．箔としては白金箔や金箔が用いられる．模型上の窩洞に直接圧接する方法（直接法）と，正確な窩洞の印象から作成したメロットメタルやアマルガムの歯型に圧接する方法（間接法）がある．②複雑窩洞での成形修復操作はむずかしく，とくに，隣接面窩洞での歯冠部の適合，接触点の回復は困難である．そこで，開放面を一時的に壁を作り，塡塞しやすくする．この方法を隔壁法という．

マトリックスリテーナー⇔隔壁保定器【修】マトリックス法において形成歯に既製の金属バンドを保持するための保定器．トッフルマイヤー型，アイボリー型，セクベランド型，ワルサー型などがある．

麻痺性兎眼（まひせいとがん）【外】顔面神経麻痺の際の一症状．患側のまばたきや閉眼が不能となり，あたかも兎の眼のような状態を呈する．

摩耗症（まもうしょう）歯は機械的な摩擦で徐々に消耗し，欠損を生ずる．軽度では無症状だが，しばしば知覚過敏やう蝕を継発する．髄腔内には第二象牙質が形成される．歯ブラシ（くさび状欠損），義歯床縁，クラスプ，パイプなどが原因となる．

マラッセの残遺上皮（――ざんいじょうひ）⇔マラッセの残存上皮．マラッセの上皮残遺　歯根膜腔の中に球状，索状などの形をしている上皮細胞群が認められる．これを発見者の名前をとってマラッセの残遺上皮という．マラッセの残遺上皮は，エナメル器の上皮の残った細胞であるので，外胚葉性である．

マルチブラケットシステム【矯】多数歯にわたるブラケットおよびバッカルチューブに，アーチワイヤーを装着し，その弾性や付加物（エラスティク，コイルスプリング）を用いて三次元的な歯の移動を行う矯正装置の総称である．

マレット【修】インレーなどの鋳造修復物をセメント合着する際に使用する．槌打によって，セメント層を薄くし，鋳造物を正しい位置に据える．ハンドマレット，オートマチックマレットがある．ハンドマレットは，抜歯時などに歯槽骨を除去するのにチゼルとともに用いることもある．

マンシェット⇔腕帯　血圧測定時や毛細血管抵抗試験（Rumpel-Leede法）時に上

腕に巻く腕帯をいう．中のゴム袋の幅により血圧測定値に差があり年齢に応じて選択する．

慢性う(齲)蝕（まんせい——しょく）進行の緩慢なう蝕で，高齢者に多くみられる．軟化象牙質は一般に硬めで，黒褐色に濃く着色している．う蝕円錐が明瞭で，第二象牙質の添加が多い．歯髄の障害はまれである．

慢性炎症（まんせいえんしょう）炎症経過が長いものである．たとえば体腔の蓄膿症の場合にはしばしば慢性の経過をとることがある．

慢性潰瘍性歯髄炎（まんせいかいようせいしずいえん）【内】う蝕などで歯髄が一部露出し潰瘍状態を呈する歯髄炎で，一般に自発痛はなく，食片圧入や探針での触診で出血し痛みを生ずる．温度診では冷・温ともに反応を示さないことが多く，電気診では閾値が上昇するものが多い．

慢性根尖性化膿性歯周炎（まんせいこんせんせいかのうせいししゅうえん）【内】通常無症状に経過し，体力低下時に歯の挺出感や咬合痛を訴える．根尖部圧痛や腫脹，瘻孔あるいは瘢痕形成を認め，リンパ節は腫脹し大きくて硬いが圧痛はない．X線所見では根尖部にびまん性病変部を認める．

慢性根尖性歯周炎（まんせいこんせんせいししゅうえん）【内】初めから慢性のものと急性症状からのものがある．原因は感染根管から歯髄死を呈し，通常自発痛はなく，違和感を訴える程度である．慢性根尖性単純性歯周炎，慢性根尖性歯槽膿瘍，歯根肉芽腫，歯根嚢胞に分類される．

慢性歯根膜炎（まんせいしこんまくえん）【内】慢性の漿液性炎あるいは化膿性炎が根尖部歯根膜に限局する歯周組織炎をいうが，実際にはセメント質や骨にも炎症が波及している場合がほとんどである．歯の軽度の挺出感，打診や咬合時の不快感を訴えることがある．

慢性歯髄炎（まんせいしずいえん）【内】う蝕進行が緩除で，軟化象牙質で被覆された閉鎖性歯髄炎と感染のある開放性歯髄炎があり，疼痛は少なく経過している歯髄炎をいう．前者には化膿性と壊疽性のが，後者には潰瘍性，増殖性，化膿性のものがある．

慢性増殖性歯髄炎（まんせいぞうしょくせいしずいえん）⇔歯髄息肉 【内】歯髄の抵抗力の強い若年者や小児の臼歯に多く，う窩内に暗赤色の歯髄息肉が充満した状態が認められる．自発痛はない．視診で容易に出血するが疼痛はない．温度診や打診にはとくに反応は認めず，電気診では閾値が上昇する．

慢性剥離性歯肉炎（まんせいはくりせいしにくえん）【周】歯肉上皮の剥離が繰り返し起こる疾患で，原因は明らかでないが30歳前後の女性に多発する．軽度のものは歯肉がびまん性に発赤するが，重篤なものでは水疱の形成や上皮の剥離が起こり，その場合は歯肉は鮮紅色を呈し，灼熱感も訴える．

慢性閉鎖性歯髄炎（まんせいへいさせいしずいえん）【内】歯冠修復物を有する歯に多く，軽度の自発痛を生ずることもあるが，一般に無症状に経過する歯髄炎．打診や温度診には大部分が正常反応を示し，電気診で閾値の上昇をみることがある．まれに無症状で歯髄死をきたす．

マンディブラーキネジオグラフ® MKG (Mandibular Kinesiograph) 電気的な下顎運動描記装置．患者の下顎前歯部に小型の永久磁石を貼付し，顔面前方に設定したフレームの磁気検出器により磁力の変化を計測し，装置のモニターに下顎の運動経路を描記する．

マンドレール 【修】車状(wheel)または平板状，あるいは杯状の円板形(disk)に形作ったカーボランダムやダイヤモンドのホイール．ジスクはマンドレージ式につけて用いる．

ミ

ミクリッツ症候群（——しょうこうぐん）Mikulicz syndrome 唾液腺および涙腺が，リンパ性白血病，悪性リンパ腫，結核などの疾患により対称性無痛性腫脹をきたす病態．

未熟児（みじゅくじ）⇔早産児 在胎満37週未満で生まれたものに限って未熟児．

未処置歯（みしょちし）厚生労働省が行

った歯科疾患実態調査基準によると、う蝕が拡大した範囲によりC_1〜C_4以上の3段階に分けられている. C_1はエナメル質に限局したう蝕であるが、この診断は診査者により異なることが多いため、明らかなう窩の形成からをう蝕とすることがある. これまでのC_3〜C_4はC_3以上としてまとめている.

密植 (みっしょく) →多毛束植

みにくいあひるの子の時代 (——こ——じだい) →アグリーダックリングステージ

Mini-K® 摩耗したスケーラーやメスなどを研磨（研ぐ）する電動研磨器（砥石）で、固定式の回転式である.

ミニコントラアングルハンドピース 通常のコントラアングルハンドピースよりかなり小さい形をしている. 口を十分に開口することのできない患者、または口の小さな患者に利用する. 種類は少ないが、このハンドピース用にバーも製作されている.

ミニトーチ 自在な着などに用いる器具. ガスボンベに火吹き口を取り付けたようなもので、空気力によって大切な大きさに調節できる. 液化ガス器具で持ち運びが簡便.

ミネラル 食品に含まれている無機質で健康保持に重要な成分をいう. ミネラルの欠乏は健康を悪化させ、疾病にかかりやすくする. ミネラルにはその必要量が微量でよいものと、カルシウム、リンのように大量を必要とするものがある. カルシウムやリンが欠乏すると硬組織の発育が阻害され歯灰化不全をきたす.

未萌出歯 (みほうしゅつし) 萌出時期に達していないため歯肉から露出せず、顎骨内に存在する歯（歯胚を含む）.

ミュータンスレンサ球菌 (——きゅうきん) →ストレプトコッカス・ミュータンス

ミューチュアリープロテクティッドオクルージョン 上下顎前歯の咬合接触状態の理想像の1つ. 中心咬合位では臼歯のみ、前方咬合位では前歯のみ、側方咬合位では作業側犬歯のみが接触を示す. オーラルリハビリテーションの症例に与えられる咬合状態.

ミューラーの方法 (——ほうほう) Muhler's method う蝕予防におけるフッ化物塗布方法の1つで、歯の清掃後、8％フッ化第一スズ溶液を歯面に塗布し、4分間歯が薬液に湿潤している状態に保つ方法をいう.

ミラー探針 (——たんしん) →スムースブローチ

ミラーテクニック 同歯鏡の操作 【周】ミラーの挿入操作のことをいう. 口腔内は肉眼で、頰粘膜、舌、また歯の隣接面部、遠心面など見えにくく、直接目で見えないところを写して見る（投影）. そのほか、牽引、反射などの操作目的がある.

ミラーの化学細菌説 (——かがくさいきんせつ) う蝕の病因を説明した学説の1つで、Miller（1890年頃）によって発表された. Miller は唾液の存在下で歯冠部にグルコース（糖）を作用させることにより、硬組織の脱灰を認めた. 唾液の口腔細菌が糖から酸を産生し、その酸によって起こる酸脱灰現象であると考えた.

味蕾 (みらい) 味覚の受容器で舌の糸状乳頭以外の乳頭中に分布している. 軟口蓋や咽頭の上皮にもみられる. 味蕾中の味細胞が有味物質により興奮され味覚を生ずる.

ム

無亜鉛アマルガム用合金 (むあえん——ようごうきん) 【修】 通常、アマルガム合金製造時の酸化防止に配合される亜鉛は、充塡操作時に水に触れると腐蝕し、水素ガスを発生して数日後にアマルガムの異常膨脹（遅発膨脹）を引き起こすので、亜鉛を含まない無亜鉛合金が作られた.

無圧印象 (むあついんしょう) 【補】 顎堤や口蓋粘膜の解剖学的形態をそのまま印象採得するために、可及的に印象圧を加えない、いわゆる無圧の状態で行う印象である. 使用される印象材にはフローのいいインプレッションペーストなどがある.

ムーン歯 (——し) →ハッチンソン歯

無カタラーゼ血症 (む——けっしょう) 同無カタラーゼ症 生体内に存在しているカタラーゼの先天的欠損症である. 10歳未満で発症し、歯周組織の進行性壊疽をともなうことが多い. 診断としてオキシ

ドールを血液に触れると発泡せず黒変する．血族結婚と関係する．

無機質 (むきしつ)　無機質は有機質とともに歯や骨などの硬組織の基質を構成している物質で，ヒドロキシアパタイトの形で存在している．無機質は，エナメル質で96％，象牙質で67％，セメント質や骨で65％と46％，Ca, P, CO_2, Mg, Na が主である．

無機質フィラー (むきしつ——)　コンポジットレジンに混入される石英や各種ガラスの粉末で，X線造影性を付与するためにはバリウムガラスや酸化ジルコニウムが混入される．レジンと接着するようビニールシランなどのカップリン剤で表面処理される．

無口蓋義歯 (むこうがいぎし)【補】　上顎の義歯で，口蓋部分を顎堤の内側でU字形，あるいはO字形に削除して，異物感を少なくした義歯．通常の義歯と比較して，義歯の吸着は期待できず，支持に対しても不利となる．

無甲状腺症 (むこうじょうせんしょう)　甲状腺の欠如を認める先天的奇形である．身体各部の発育は不良，鼻根は広くかつ陥没し，舌は大きく，毛髪は少なく特異な顔貌を呈する．

無咬頭歯 (むこうとうし)【補】　天然の臼歯は，機能しているうちに摩耗，咬耗により咬頭が徐々にすり減っていく．そこで臼歯を人工物で修復する場合にも，あらかじめ咬頭がすり減った形にしておいたほうが，機能的であるという考え方で製作された，咬合面が平らな人工歯．

ムコ多糖類 (——たとうるい)　ヘキソサミンを成分とする多糖類の総称．ムコ多糖類あるいは酸性ムコ多糖類としてタンパク質と結合し，ムコイド，ムコタンパク質となり結合組織，顎下腺，骨，血清のα-グロブリンあるいは上皮組織中に存在していて，水分や塩類の調節機能を果たしている．

無細胞セメント質 (むさいぼう——しつ)　同原生セメント質は有細胞セメント質と無細胞セメント質からなっており，無細胞セメント質はセメント基質内に細胞がなく，石灰化の程度は強く歯頸部付近に多く存在する．

無歯顎 (むしがく)【補】　歯がすべて欠損してしまった状態の顎のことで，有歯顎に相対することば．無歯顎に対する補綴物は全部床義歯，有歯顎に対する補綴物は部分床義歯，クラウン，ブリッジであると理解してよい．

無歯顎印象(材) (むしがくいんしょう〈ざい〉)【補】　全部床義歯製作のための印象(材)．大別すると，加圧状態の粘膜形態を印記させようとする加圧印象法と，無圧状態の粘膜形態を印記させようとする無圧印象法があり，用いられる印象材も目的により種々のものがある．

無歯顎用網トレー (むしがくようあみ——)【補】　全部床義歯用既製トレーの一種．網トレーはワイヤーを網目状に製作したものであり，印象材の保持は良好だが，トレー自体が変形しやすいこと，辺縁の長さの調整ができないこと，印象材の除去，清掃が困難であるなどの欠点をもつ．アルギン酸印象材専用のトレーである．

無歯期 (むしき)【小】　出生から最初の乳歯が萌出するまでの時期をいい，出生からおよそ6～8か月までの期間をいう．Hellmanの歯齢ではⅠA期である．

無歯症 (むししょう)　先天的に歯胚を欠くため，歯が欠如しているものをいう．全部が欠如していれば完全無歯症で，数歯が欠如するのは部分的無歯症である．

むし歯半減運動 (——ばはんげんうんどう)　学童むし歯半減運動は，未処置のむし歯をもつ学童を半減させる目的で日本学校歯科医会が日本保健会とともに，昭和31年からスタートさせたものである．

むし歯予防活動 (——ばよぼうかつどう)【衛】　定期健診の結果に基づいて，むし歯予防活動が実施されるが，フッ化物の応用による宿主の抵抗増強が一般的である．しかし，単一要因のみによらず，3要因を組み合せることがむし歯予防活動の原則である．

ムシャーンのプライヤー　矯正バンドの作製に必要な器具で，歯の外形に合わせてバンドを広げたり，膨隆を与えるのに十分子である．

無水亜ヒ酸 (むすいあ——さん)　➡亜ヒ酸

ムタン　➡不溶性グルカン

ムチン　多糖類とタンパク質，またときに脂質からなる複合物質でムコイドともよ

ばれる．唾液腺ムチン，胃粘膜ムチンなどがあり，これらは粘膜をうるおし，なめらかにする生理作用がある．

6つの基礎食品（――きそしょくひん）　米国で行われていた食品群の分類を参考にして，厚生省が日本的食習慣に変形したもので，栄養素の種類から6つに分けた．緑黄色野菜，その他の野菜と果物，魚介・肉・卵・大豆製品，穀類・いも類，乳製品・小魚・海草，バター・マーガリンなどの油脂類の6種類のこと．

無尿（むにょう）　成人の尿量(排尿量)は約1500 ml/dayであるが，種々の疾患(腎炎，腎盂炎など)によりこれが100 ml以下に減少した場合を無尿という．また，500 ml以下の場合を乏尿もしくは貧尿という．

メ

メインテナンス【周】　治療後，長期にわたって再発をきたさないための手段として，口腔や全身の健康管理が必要である．治療後，治癒した状態を長く維持することがメインテナンスである．

メール【補】　アタッチメントの雄部で，凸形になっている．

メジアルステップタイプ　同近心階段型【小】　乳歯列における上下顎第二乳臼歯の遠心面の近心関係で，上顎第二乳臼歯の遠心面に対して下顎第二乳臼歯の遠心面が近心位にあるものをいう．

メジャリングディバイス®【補】　クラウンの厚さを測定する器具．金属用と，ワックスパターン用の2種がある．一般に金属用のものは，クラウンを試適して，咬合調整を行う場合に削合の可否を判断するために用いる．

メタスターゼ　➡転移

メタルインレー【補】　口腔外で窩洞の形態に一致した修復物を，金属を鋳造して作製して，これを合着材により窩洞に合着して歯の欠損部を補うものである．

メタルコア　同鋳造支台【補】　金属冠の崩壊が著しい場合，残存歯質に保持を求めた築造という方法によって必要な支台歯形態を回復する処置が行われる．この築造を鋳造法によって製作した金属支台をメタルコアとよぶ．

メタルストリップス　➡ポリッシングストリップス

メタルボンドクラウン　同陶材焼付鋳造冠，焼付陶材冠　鋳造作製されたキャップ状の金属冠の唇・頰側面，隣接面および舌側面，咬合面の一部に陶材泥を盛りつけ，真空焼成して作製された前装冠．金属の強度と陶材の審美性とを兼ね備えた補綴物である．

滅菌（めっきん）【外】　すべての微生物を殺滅または除外し，無菌の状態にすることをいう．

滅菌ガーゼ（めっきん――）　無菌状態のガーゼ，外科的処置には原則としてこのガーゼを使用する．

滅菌消毒（めっきんしょうどく）【外】　滅菌はすべての微生物を除外するのに対して，消毒は病原微生物のみを死滅，除去する．

メトコール®【内】　パラクロロフェノール，グアヤコールの合剤である．パラクロロフェノールの殺菌作用とグアヤコールの鎮痛，鎮静作用を合わせもったものである．う窩の鎮痛，鎮静および根管治療薬剤として使用する．

メピバカイン　➡カルボカイン®

メプロバメート　不安，過度の精神緊張を緩和する作用を有する穏和精神安定剤．アトラキシンはその商品名．

メラニン細胞（――さいぼう）　メラニンを合成する細胞で，複雑な樹状の突起を有する．表皮と真皮の境界部や眼球の結合組織内におもに存在する．

メラニン色素（――しきそ）　生体にみられる黒褐色の色素の総称．メラニン細胞内で作られ，皮膚においては，光線に対する防御機構として働いている．

メルレル・バロウ病（――びょう）　➡小児壊血病

免疫（めんえき）　異物が生体内に侵入したとき，または内部から発現したとき，それぞれに対応した抗体またはリンパ球が，これを能率良く排除するために働く感染防御反応の1つである．

免疫療法（めんえきりょうほう）　生体がある疾患に侵されたときに，その病原菌または腫瘍に対し，生体のもつ異物除去能を賦活せしめるか体内に移入させ治療

メンカ

綿花 (めんか) 脱脂綿のことで，綿の種子より得た線維から脂肪分や不純物を取り除いて消毒した精製消毒綿である．ロールワッテとして簡易防湿に，ブローチ綿栓や小綿球として根管の清掃乾燥や根管内への貼薬その他に広く使用される．

綿栓 (めんせん)【内】 ブローチに綿156を細く纏絡させたものをいう．根管の太さや長さに応じたものを作製し，根管の清掃乾燥や根管消毒薬の貼付に使用する．綿栓は火炎で滅菌したり，簡易乾熱滅菌装置やオートクレーブにて滅菌したものを使用する．

メントン Menton (Me)【矯】 頭部X線規格写真上における計測点で，オトガイ正中矢状面のX線像の最下点．

モ

毛細管現象 (もうさいかんげんしょう) 液体の中に内径の細い管を立てると管の内外の液面に高さの差を生じる現象をいう．各種ドレーンはこの現象を利用したものである．

盲囊 (もうのう) ➡ポケット

盲囊測定 (もうのうそくてい) ➡プロービング

盲囊測定器 (もうのうそくていき) ➡プローブ

モース硬さ (——かた——) 硬さの未知の検体を10種類の基準石とこすりあわせて傷の有無から大体の硬さを知る．エナメル質は5〜7，象牙質は3〜5であるといわれる．簡便ではあるが単に比較にとどまり，他の硬さと同一には取り扱えない．

モード ➡最頻値

モールドガイド 同型見本【補】 既製人工歯の形態見本．

模型計測(法) (もけいけいそく〈ほう〉) 口腔模型による診断情報の1つで，個々の歯の大きさ，歯と歯列弓，歯槽基底弓の形や大きさとの調和などを調べるために，決められた基準に従って測定し分析することをいう．

模型材 (もけいざい) 補綴物の製作のために用いる各種模型の材料．模型用の材料には種々のものがあるが，石膏が代表的なものであり，そのほか合成樹脂，埋没材，シリコーン材，金属なども使用する場合がある．

モジュール【矯】 ワイヤーをブラケットに結紮する際に，リガチャーワイヤーの代わりに用いるゴム製の小リング．

モスキート ➡止血鉗子

モチベーション 同動機づけ 歯周治療におけるモチベーションとは，患者に歯周治療がどんなものであり，患者の協力がいかに必要であるかを理解させ，患者自身積極的に口腔清掃を行うよう，動機づけをすることをいう．

モディファイドフェノール【内】 フェノール，チモール，メントールの合剤である．う窩の消毒，鎮痛消炎，根管消毒剤として使用される．チモールは腐蝕作用がなく，鎮痛作用がある．メントールは防腐作用があり，軽度の知覚鈍麻作用がある．

モディファイドPMA指数 (——しすう) Modified PMA Index (Parfittによる)【周】 この指数は，上顎前歯唇側歯肉を検査部位とする．PMA指数に炎症の強さを加えて改良評価する指数である．評価基準は0〜5点の6段階になっている．

モデリングコンパウンド【補】 カウリ樹脂および硬質ワックスを主成分とする熱可塑性の非弾性印象材で，約60℃の温湯で軟化し，口腔内温度で硬化する．筋圧形成や個人トレーの作製に用いられる．

モデリング法 (——ほう) ➡社会的模倣法

モノアングル型 (——がた) 同単屈曲型 手用器具は把持部，腕部，刃部よりなり，腕部は使用の部位，方向に適した角度をもっている．その屈曲形状から，単屈曲のものをモノアングル型という．

モノグラフ ある単一の問題またはその一事項について調査・研究をして，それを発表したパンフレットとか論文をいう．

モノクロロフェノール【内】 モノクロロフェノールにはオルソ，メタ，パラの3種類の異性体があり，そのなかでもパラモノクロロフェノールがもっとも殺菌作用，防腐作用に優れている．そのため，根管治療薬剤，歯髄鎮痛消炎剤として頻用されている．

- **モノクロロフェノールカンフル 【内】** モノクロロフェノールには3種類の異性体があり，もっともよく使用されるのが，パラモノクロロフェノールである．パラモノクロロフェノールカンフル（クロロフェン）は歯髄鎮痛剤，根管消毒剤として使用される．

- **モノフルオロリン酸ナトリウム （――さん――）** 無機フッ化物でNa_2PO_3Fの化学式で示される．Na_2PO_3FはNaFやSn_2F_2に比較して，歯磨剤の基礎剤との反応性が低いことから，フッ素添加歯磨剤のフッ化物として用いられている．今日，わが国で市販されているフッ素添加歯磨剤は0.76% Na_2PO_3F（フッ素濃度1,000 ppm）が使用されている．

- **モノマー** 圓単量体 歯科用レジンやラバーベース印象材のような高分子材料において，高分子を構成する基本単位となる分子をモノマーという．多くのモノマー同士の反応によって結合して高分子ができる．

- **モルデン 【補】** 陶土をグリセリンで練和した粘土様の塊．ビーソーシェルクラウン（縫製金冠）の製作時には人工歯冠の陽型を作る必要があるが，この陽型はモルデンによる印象面に易溶合金を注入して作られる．近年用いられることはほとんどない．

- **モルテンメタル** 簡易乾熱滅菌器の一種である．スズと鉛の合金を火炎または電熱によって加熱すると溶解するので，その中に根管治療時に使用するブローチ綿栓，リーマー，ファイルなどを挿入して，滅菌をする．

- **モロー反射 （――はんしゃ） Moro's reflex** 圓抱擁反射 【小】 新生児反射の1つで，新生児や乳児を背臥位にし，背部，後頭部に手をやり上体を約30度起こして刺激すると，上肢を伸展外転させて手を開大し，つぎにゆっくり抱え込むように屈曲する．通常，半年ほどで消失する．

- **問診 （もんしん）** 病歴作成のため，患者と医師が対話形式で接するのを問診という．医療面接ともいう．こうして患者のもつ訴え，希望，症状や経過などについての情報が得られる．問診は診断上，治療上，おおいに役に立ち，助けとなるし，患者との信頼関係の確立もできる．

ヤ

八重歯（やえば）➡上顎犬歯の低位唇側転位

焼入れ（やきい――）【矯】一般には鋼を赤熱，急冷して硬化熱処理することをいう．矯正においては，アーチワイヤーを屈曲，成形後に適度の熱を加えてより強い弾性を得ることをいう．ワイヤー電気焼入れ器を用いることもある．

焼付陶材冠（やきつけとうざいかん）➡メタルボンドクラウン

薬液消毒（法）（やくえきしょうどく〈ほう〉）【外】薬液中に浸漬させることにより消毒する方法で，熱による破損や変性など熱に弱いものにも利用できる．クロールヘキシジン，逆性石鹸などが広く利用されている．

薬物性歯肉増殖症（やくぶつせいしにくぞうしょくしょう）【周】薬物服用の副作用の1つとして起こる歯肉の増殖のことをいう．抗てんかん薬であるフェニトイン（ダイランチン，ジフェニールヒダントイン）の服用，高血圧症，狭心症などの患者に用いられるカルシウム拮抗剤であるニフェジピンの服用，免疫抑制剤であるシクロスポリンＡの服用などで発症する．

薬用量（やくようりょう）薬物の最小有効量と最大有効量との間の量である．薬用量は常用量と極量に分類されている．

やすり型スケーラー（――がた――）➡ファイル型スケーラー

夜尿（やにょう）小児が無意識的に夜間尿をもらすことをいう．4～5歳になっても夜間睡眠中に尿をもらす場合を夜尿症という．

軟らかい付着物（やわ――ふちゃくぶつ）【周】歯面に沈着する物質のうち軟らかいものには，歯垢，獲得被膜，マテリアアルバ，食物残渣があるが，歯周病やう蝕の原因としては，主として細菌で構成されている歯垢が重要であり，歯面から除去するには機械的な清掃が必要となる．

ヤンガーグッドタイプ ヤンガーグッドによって考案されたキュレットタイプ（鋭匙型）スケーラーの一種で，刃部の横断面はスプーン状で，片刃である．また，刃部は頸部に対して，角度がついている．

ヤングのプライヤー 線屈曲用器具で先端は平坦な内面で，他端は丸く3段階に分かれている．細いワイヤーから0.7mmまでのワイヤーに用いる．

ヤングのフレーム ラバーダムの防湿法のとき使用する用具の1つである．ラバーシートを広げて保持するために使用する．ヤング（Young）という人が考案したのでその人の名前をとってヤングのフレームと名付けられた．

ヤング法（――ほう）Young's formula 小児の薬用量の算定方法の1つで，暦年齢を換算基準としている．式は，小児薬用量 = $\frac{年齢}{年齢+12}$ ×成人量で表される．この式より算出した値は，小児薬用量としては少なすぎる傾向にある．

ユ

有意抽出法（ゆういちゅうしゅつほう）⑩割あて法 調査統計などを行うときの対象を取り出す方法の1つ．調査の対象を有意に（いろいろな意図のもとに）取り出す方法であって，この場合特定の対象を取り出すこともできるため，一般化の手がかりとはならない．

有機材料（ゆうきざいりょう）有機化合物のうち，人間生活に種々利用されているものを有機材料という．歯科の領域では，ガッタパーチャ，寒天，アルギン酸，ビニルシリコーンなどが有機材料に属する．

有機質（ゆうきしつ）元来は有機体（生物）を構成する物質および有機体によって生産される物質という意味であったが，現在では簡単な炭素化合物や金属炭酸塩を除くすべての炭素化合物の総称である．簡単な炭素化合物のなかには，無機質，有機質どちらにも考えられるものもある．

有機質複合フィラー（ゆうきしつふくごう――）コンポジットレジンに混入される各種フィラーの1つ．超微粒子（0.004μm以下）のコロイダルシリカをレジンに混入し，一度固めてから粉砕したもので，有機質無機質混合フィラーともよばれる．

有機質分解説 (ゆうきしつぶんかいせつ)
→ゴットリーブのタンパク溶解説

有棘層 (ゆうきょくそう) 歯肉の上皮のような重層扁平上皮にみられる細胞層で，上皮の最下層の基底膜および一層の基底細胞層に続く層である．デスモゾームと張原線維が発達し，いわゆる細胞間橋により細胞同士が結合するため，細胞の周囲に小突起をもつようにみえ，有棘細胞とよばれる．

有隙(型)歯列弓 (ゆうげき〈がた〉しれつきゅう)【小】 発育空隙あるいは霊長空隙，または両方ある乳歯列弓を有隙型歯列弓という．

融合歯 (ゆうごうし) →癒合歯

有鉤探針 (ゆうこうたんしん) う蝕の診査用器具の一種で，探針の先端が鉤状になっており，通常の診査のほか，隣接面う蝕や遊離エナメル質の診査，抜歯時の天蓋除去や形成窩洞の添窩のチェック，充塡物や冠の適合性のチェックなどに使用される．

有孔トレー (ゆうこう—) 既製トレーの一種で，印象材の保持を目的としてトレー体部に孔があけてあるもので，金属製，プラスチック製などのものがある．

有鉤ピンセット (ゆうこう—) 同ハーケンピンセット 先端に鉤がついているピンセットで，歯肉などの組織をはさんだときにすべりにくくなっている．

有細胞セメント質 (ゆうさいぼう—しつ) 同第二セメント質 セメント質中にセメント細胞が存在するセメント質で，無細胞セメント質と区別される．一般に根尖1/2に存在し，セメント小腔と細管があり，セメント質の形成は無細胞セメント質より速い．

有歯顎用網トレー (ゆうしがくようあみ——) ワイヤーを網状にした有歯顎専用の既製トレーで，無歯顎よりも辺縁部を長くしたもの．アルジネート印象用である．

ユージノール 歯科用として消毒作用，鎮痛作用に優れ，歯髄鎮痛薬，歯肉包帯，仮封剤に処方される．酸化亜鉛ユージノールセメントとして用いられる．

ユージノール印象材 (——いんしょうざい)
→酸化亜鉛ユージノール印象材

ユージノール清掃剤 (——せいそうざい) ユージノールセメントや印象材は歯質や皮膚に接着しやすいため，探針などで機械的に除去できない場合には，ユージノールを溶かして除く．この溶液のことをユージノール清掃剤とよぶ．

ユージノールペースト →酸化亜鉛ユージノール印象材

有床義歯 (ゆうしょうぎし)【補】 欠損補綴物のうちで，歯の欠損を回復する人工歯の基底部に，欠損顎堤粘膜に密接する義歯床をもつものをいう．全部床義歯と部分床義歯とがある．

有窓鋭匙 (ゆうそうえいひ)【外】 先が類円形で，中央に窓がある鋭匙で，盲囊掻爬術のときなどに使用される器具である．

ユーティリティープライヤー 【矯】 アーチワイヤーなどの線材料やエラスティックの装着など，多様な目的に使われるプライヤー．先端が次第に細くなっており，緩やかな湾曲を呈しているため，口腔内の狭いところでも有用である．

ユーティリティワックス 印象採得時に不利益な著しいアンダーカット部のブロックアウト，模型の人工歯石の仮どめなど，いろいろな目的に用いられる柔性ワックスのこと．

誘導針 (ゆうどうしん)【外】 目的の場所に糸やワイヤーなどを導くための針．

誘導線 (ゆうどうせん)【矯】 アクチバトールに用いられる金属線をいう．通常1.0 mmと比較的太い線で，それ自体は矯正力を発揮しない．構成咬合により口腔周囲筋の機能力を歯や顎骨に伝えたり排除するためのもの．

誘導面 (ゆうどうめん)【矯】 アクチバトールで歯の舌側面があたる部分をいう．この部分を削合することにより個々の歯の移動を補助する．

誘発痛 (ゆうはつつう) 物理的，化学的などの外来刺激が原因となって，痛みを引き起こすこと．

遊離エナメル質 (ゆうり——しつ) 健康な象牙質に裏うちされていないエナメル質のことで，穿下遊離エナメル質と斜ırt遊離エナメル質とがある．エナメル質は硬いがもろいため，原則として窩縁部に遊離エナメル質を残さないようにする必要がある．

遊離基 (ゆうりき) →フリーラジカル

遊離歯肉（ゆうりしにく）➡辺縁歯肉

遊離歯肉移植術（ゆうりしにくいしょくじゅつ）【周】 付着歯肉の獲得，口腔前庭の拡張，孤立した歯根露出部の被覆などを目的として行われる．受給部は骨膜を残しながら歯肉を取り除いて形成し，移植床とする．供給材料としては口蓋粘膜などを用い，0.8 mm程度の厚さで剥離し，移植床に縫合するか，生体接着剤を用いて固定する．

遊離歯肉溝（ゆうりしにくこう）➡辺縁歯肉溝

遊離端義歯（ゆうりたんぎし）【補】 欠損部の遠心側に天然歯が存在しない遊離端欠損に応用される部分床義歯である．義歯の近心側には支台装置があるが，遠心側には支台装置がないため，咀嚼時に義歯が動揺・回転しやすい．

遊離端欠損（ゆうりたんけっそん）【補】 欠損部の遠心側に天然歯が存在しない状態の欠損をいう．欠損部の近遠心両側に天然歯が存在する中間欠損に比べて，補綴物の維持が困難であるため，補綴物の設計や製作に特別な工夫が必要になる．

遊離端ブリッジ（ゆうりたん——）➡延長ブリッジ

輸液（ゆえき） 水，電解質などの脱失を補い，適当な熱源を静脈より補給し，体内の水分バランスを生理的に維持しようとするものである．

癒合歯（ゆごうし）⦿融合歯 歯冠の完成前期に複数の歯胚が結合して発育した歯をいう．正常歯どうしの場合，正常歯と過剰歯との場合があり，歯と同時にエナメル質，象牙質，セメント質のさまざまな癒合状態がみられる．

癒合不全（ゆごうふぜん）【外】 傷，骨，皮膚などが，治癒過程において不完全な状態をいう．また発生の途中で，本来癒合すべき組織，器官が癒合しなかったり，完全でなかったりした場合にも癒合不全という．

湯境い（ゆざかい——） 複数のスプルーを用いたときに鋳造体に現れる欠陥の1つをいう．各スプルーから溶湯が鋳型内に入り，溶湯がお互いにぶつかる所でうまく融合できないまま凝固したときに生ずる．

湯溜り（ゆだまり——） 鋳型内に流入した金属の凝固収縮によって生ずる不足分を補給するために，スプルーの途中に設けられた，溶けた金属のたまり場のことで，形状はろう型の最厚部の直径より大きい球状とし，ろう型から約1 mmの所に設置される．

癒着歯（ゆちゃくし） 歯根の形成完了後，2個以上の歯が第二セメント質の増生により結合したもので，それぞれの象牙質，エナメル質は明らかに分かれ，歯髄腔も完全に分かれている．乳歯ではまれで，永久歯下顎前歯に多い．

ユニバーサルタイプ ⦿ダブルブレードタイプ（Universal type） 鋭匙型スケーラーの一種で，刃部（作業部）が頸部に対して直角（90°）になっているため，両側の刃端（刃縁）が使用可能で，片面，両頭型がある．歯石除去やルートプレーニング，歯周ポケット搔爬時の病的歯肉搔爬除去に用いる．

ユニファイル【内】 ファイルの一種である．バーンズ（Burns）が考案したファイルである．一般のファイルはらせんが一重であるが，ユニファイルはらせんが二重になっているので，回転しても根管壁にくい込むことがない．

指しゃぶり（ゆび——）➡吸指癖

湯回り不良（ゆまわりふりょう） なめられともいう．鋳型の辺縁部に十分に溶融金属が行きわたらなかった結果，鋳造体の辺縁が丸みを帯びた状態となる．原因として，鋳造圧の不足，バックプレッシャー，金属の融解不足，鋳型の加熱不足などがあげられる．

弓倉氏症状（ゆみくらししょうじょう）【外】 骨髄内に発生した炎症は原因より近心側に進行する傾向がある．このため急性下顎骨骨髄炎において原因より近心の数歯がまだ動揺を呈さないにもかかわらず，鋭敏な打診痛を示すことをさす．骨髄炎初期の診断，罹患範囲の推定に役立つ．

ヨ

要観察歯（ようかんさつし）⦿CO【衛】 学校歯科保健の健康診断で，「う蝕とは判定できないが，う蝕の初期症状の疑いのあるもの」をいう．COとはQuestionable

Caries for Observationで，児童生徒に適切な保健指導・予防処置を行うことにより，う蝕の予防・進行の抑制が期待できる．

洋銀系白色銅合金 （ようぎんけいはくしょくどうごうきん）　歯科鋳造用合金で，組成は銅40～60％，亜鉛20～30％，ニッケル10～20％，スズ，銀が微量添加されている．融点は900～1,000℃で色調は銀色を呈する．口腔内で黒変することが金属味を呈するため現在では臨床には用いられない．

溶菌作用 （ようきんさよう）　細菌が抗原抗体反応によって溶解する作用をいう．

溶血性レンサ球菌 （ようけつせい――きゅうきん）　血液寒天上で集落の周囲に溶血環を示すレンサ球菌である．主として人の鼻咽腔にあり，咳，クシャミなどの際に喀出されて感染を起こす．

楊枝 （ようじ）　歯ブラシの補助器具として用いられることがある．インターデンタルスティムレーターの１つとして，歯間部隣接面の歯垢の除去に使用するが，歯肉を傷つけやすいので注意を要する．

幼児期 （ようじき）【小】　一般に１～６歳の年齢段階をいう．小児の成長発育を時間的に分類したもので，１歳以前の乳児期，６歳以降の学童期とに区別される．

幼児後期期 （ようじこうきき）【小】　小児の生活環境の変化によって，発育中の歯胚の石灰化が一時的に低下したために生ずる石灰化不良環の示す，約５歳頃の幼児後期の生活環境変化に起因する．

幼児性嚥下 （ようじせいえんげ）　➡異常嚥下癖

幼児前期期 （ようじぜんきき）　約２歳６か月頃の生活環境変化が，発育中の歯胚の石灰化を低下させたために出来る石灰化不良環の１つで，この頃に食欲減退期を迎えることなどが影響すると考えられている．

幼若永久歯 （ようじゃくえいきゅうし）【小】　萌出間もない，歯根未完成な時期にある永久歯をいう．歯質も未成熟なため，う蝕罹患性が高い．

幼若永久歯のう（齲）蝕 （ようじゃくえいきゅうし――しょく）【小】　萌出直後の歯根未完成永久歯を幼若永久歯とよぶが，歯質の未成熟や形態的問題，萌出過程にともなう問題などからう蝕罹患性がきわめて高い．

幼若永久前歯の外傷 （ようじゃくえいきゅうぜんし――がいしょう）【小】　前歯の交換期，とくに大きな上顎切歯が突出している８歳前後はこの部分の外傷が多く，脱臼，破折などを起こしやすい．

羊皮紙音 （ようひしおん）　同羊皮紙感骨内に嚢胞などが生じ，骨質の破壊，吸収が進むと，骨皮質が極端にうすくなり，紙様を呈する．この際，外部よりその部を指先で押すと，あたかも洋皮紙を擦過するときのような音を発する．これを洋皮紙音と称する．

ヨード　➡ルゴール液

ヨードグリセリン　ヨウ素，ヨウ化カリウム，硫酸亜鉛，グリセリン，精製水の合剤である．ヨードグリセリンには，刺激緩和作用のあるグリセリンが配合されているので，ヨードチンキに比べて，口腔粘膜に対する刺激性は軽度である．

ヨードチンキ　ヨウ素，ヨウ化カリウム，エタノールの合剤である．ヨウ素は水に難溶性である．ヨウ化カリウムが共存すると水に溶けやすくなり，エタノールには容易に溶ける．おもに粘膜の消毒剤として使用する．

ヨードホルム【内】　黄色の光沢のある顆粒状の粉末で水に難溶性である．組織に接触すると徐々にヨウ素を遊離して，殺菌，消毒作用を示す．組織に対する刺激性は少ない．そのため，ヨードホルムが配合されている根管充填剤もある．

ヨードホルム系根管充填剤 （――けいこんかんじゅうてんざい）【内】　ヨードホルムを主成分とする根管充填剤である．ヨードホルム粉末を生理食塩水またはフェノールカンフルで練和して使用する．根尖孔外に押し出された根管充填剤は吸収される．市販されている根管充填剤もある．

ヨードホルム水酸化カルシウム系根管充填剤 （――すいさんか――けいこんかんじゅうてんざい）【内】　組織の瘢痕治癒，硬組織形成作用が著明であるとされている水酸化カルシウムに，根尖病巣に溢出させると著しい治癒能力を有するとされているヨードホルムを配合した根管充填剤である．カルビタールが市販されてい

翼口蓋窩（よくこうがいか）Ptm 解剖学的には上顎骨後縁と蝶形骨翼状突起との間にある間隙で，頭部Ｘ線規格写真上ではオタマジャクシ状の透過像として現れ，その最下点を計測点Ptmとして採用している．

翼状潰瘍（よくじょうかいよう）➡ベドナアフタ

翼状捻転（よくじょうねんてん）➡対称捻転

抑制器具（よくせいきぐ）⦿身体固定具【小】一般的な対応では診療が困難な小児患者あるいは不随意運動のある障害児などに対し，その身体を拘束する器具をいい，マジックホルダー，固定用バンド，ネット状固定具などがある．

抑制(的)治療（よくせい〈てき〉ちりょう）⦿強制治療【小】一般的な取り扱いでは診療が困難な小児患者などに対し，危険防止のためにやむを得ず身体を物理的に拘束して治療することをいう．

予測模型（よそくもけい）➡セットアップモデル

予防医学（よぼういがく）疾病を予防し，健康を保持増進し，人類の福祉と文化の向上をはかる学問．予防には病気または不健康にならないよう，発生した病気を治すこと，病気の悪化を防ぎ社会復帰をはかるなどの諸段階があり，それぞれの前段階で防ぐことが予防である．

予防拡大（よぼうかくだい）窩洞形成に際して，単に罹患歯質を除去するだけでなく，う蝕の再発を予防する目的から，欠損部周囲の健康な歯質をも一部削除して，窩洞の外形を比較的う蝕にかかりにくい位置にまで拡大することをいう．

予防矯正（よぼうきょうせい）➡不正咬合の予防

予防業務（よぼうぎょうむ）医・歯学分野でいう予防とは，疾病にならないよう前もって防ぐこと，さらに何らかの疾病に患った場合には，疾病を治療すること，さらにそれ以上悪くならないよう防ぐことをいい，このような目的の業務のことを予防業務という．歯科衛生士の業務はおもに予防業務である．

予防歯学（よぼうしがく）予防医学に対応する学問で，歯と口腔の正常な発育を促し，それらの疾病や異常を予防し，その健康を保持増進させることによって全身の健康をはかり，人類の福祉と文化の向上に貢献することを目的とする学問のこと．

予防充塡（よぼうじゅうてん）むし歯の発症や進行を予防する目的で，歯の小窩裂溝部をレジンなどの材質で封鎖すること．予防的に小窩裂溝部を切削して充塡を行う方法と，まったく切削を行わず，小窩裂溝の清掃のみを行って充塡する方法がある．

予防的歯石除去法（よぼうてきしせきじょきょほう）歯科衛生士が歯科医師の直接の指導の下に行うことのできる歯科処置の１つで，歯の露出面および正常な歯ぐきの遊離縁下の付着物および沈着物を，機械的操作によって除去すること．

予防塡塞法（よぼうてんそくほう）➡窩溝塡塞法

Ⅳ級窩洞（――きゅうかどう）【修】前歯の隣接面にある窩洞で，切縁（切端）隅角を含むもの．かつてはインレー修復で用いられたが，最近ではコンポジットレジン修復によく用いられる．

四糖類（よんとうるい）炭素（C），水素（H），酸素（O）の３元素が一般式 Cm(H$_2$O)n で構成され，炭素（C）以外に，水素（H）と酸素（O）を水（H$_2$O）と同じ割合で含んでいるものが糖で，基本になる単糖類が脱水結合した生成物である．

3/4冠（――かん）⦿スリークォーターラウン【補】前歯部に応用される部分被覆冠の一種である．前歯歯冠の唇面，舌面，近心面，遠心面の４面のうち，唇面を除く３面を金属で被覆するので3/4冠という．

ラ

蕾状臼歯（らいじょうきゅうし） 先天性梅毒に起因する白歯の形態異常で、発育の悪い白歯咬頭が内側方向へ寄り、蕾状の外観を呈する。さらに変化が進み咬頭が凹凸になると桑実状臼歯とよぶ。

ライトワイヤーテクニック【矯】 全帯環装置の1つで、矯正力として歯に働くもっとも弱い力（light force）を応用したテクニックで、ワイヤーは細い弾力のある円線（round wire）が用いられる。

ライトワイヤープライヤー【矯】 比較的細いワイヤーの屈曲に適したプライヤーである。先端部の一方が円錐型、一方が四角錐であり、おもにループやアーチフォームの屈曲に用いられる。

ライニング ➡裏層

ライニング材（———ざい）同裏層材【修】 主として、歯髄への修復材の物理化学的刺激を遮断することを目的として用いられる。覆髄的な意味も兼ねさせることもある。フィルム状の遮断膜を作るバーニッシュ類、水酸化カルシウム系ライナー、セメントを薄練りにしたものがライニング材として用いられている。

ライニングセメント【修】 窩洞を裏層するためのライニング専用のセメントで、膜状の使用に適した処方になっている。

ラウリル硫酸ナトリウム（———りゅうさん———） 歯磨剤の発泡剤としてもっとも広く用いられている。発泡剤とは基本的には洗浄剤であって、歯磨剤の有効成分を歯面の隅々までいきわたらせ、その清掃効果を高める役割をもっている。この物質は発泡作用に加えて抗菌作用もある。

ラウンドバー同球形バー、球状バー、円形バー 球形ですべての方向に切削できる炭素鋼製のスチールバーをいう。主として窩の拡大、軟化象牙質の除去に用いる。最小径のものはレジン、アマルガム窩洞の円形窩下の形成に使用される。

ラスパトリウム ➡骨膜剥離子

ラスレス 防錆剤である。ラスレスは常温で徐々に気化して、器械、器具の金属表面に薄い被膜を形成し、この被膜形成によって防錆効果を示す。水あるいはエタノールなどに溶解しても防錆効果は得られる。

らせん根管充填器（———こんかんじゅうてんき）➡レンツロ

ラタニアチンキ ラタニアは南米の高地に育つ潅木の根に含まれ、古くより口腔などの炎症に含嗽剤、防腐剤として使われている。中に含まれるタンニンが収斂作用を有する。ラタニアチンキはラタニアを希アルコールで溶かしたもの。

ラド rad 電離放射線の吸収線量を表す単位である。放射線の種類とは無関係に吸収物体1ｇに100 ergのエネルギーが伝えられる線量を表す。悪性腫瘍に対する放射線治療の単位として用いられることが多い。

ラヌーラ ➡ガマ腫

ラバーカップ【修】 レジンや各種の金属材料の研磨艶出し用として用いられるカップ状のゴム製研磨用具。浮石末グリセリン泥、酸化亜鉛グリセリン泥、あるいはアルミナ微粉などの研磨ペーストをカップにつけて、中速回転で用いる。

ラバー系印象材（———けいいんしょうざい）同ゴム質印象材 弾性印象材の1つで、イオウを含む合成ゴムの一種であるチオコールゴムを主成分とするポリサルファイド系印象材と、有機ケイ素化合物をベースとしたシリコーンラバー印象材とがある。

ラバーストッパー【内】 リーマー、ファイルなどで、作業長を決定したとき、その作業長の目印となるのが、ラバーストッパーである。このストッパーの材質はラバー、シリコーンなど種々ある。

ラバーダムクランプ ラバーダム防湿法のとき使用する用具の1つである。ラバーの固定、歯肉圧排、舌の排除などに使用する。前歯部用、小臼歯部用、大臼歯部用などがあるが、歯に適合するラバーダムクランプを選択すればよい。

ラバーダムクランプホルダー ラバーダム防湿法のとき使用する用具である。ラバーダムクランプを保持して、歯に装着したり、着脱するときに使用する器具である。種々の形態のものがある。

ラバーダムシート ラバーダム防湿法のとき使用する薄いゴム状のシートである。形は一般に正方形であり、厚さも種々あ

ラハア

る．また，シートの色も黒，青など種々ある．

ラバーダムシートパンチ 同ラバーダムパンチ　ラバーダム防湿法のとき使用する用具の1つである．ラバーダムシートに穴をあける目的で使用する．歯の大きさに合わせて，5～6種類の穴があけられるようになっている．

ラバーダムセット　ラバーダム防湿を行う際，必要な器具をセットにしたものる．ラバーダムシート，ラバーダムパンチ，クランプ，クランプホーセップス，フレーム（ヤング，オスビー）が最低限必要である．

ラバーダム撤去用はさみ（——てっきょよう）ラバーダム防湿をしたとき，そのラバーを撤去するときに使用するはさみである．連続結紮でラバーを装着したとき，その部分のデンタルフロスおよびラバーをはさみで切断すると，容易に撤去できる．

ラバーダムテンプレート　ラバーダムシートに穴をあけるとき，どの部位に穴をあければよいかわからない．このとき，ラバーダムテンプレートには穿孔部位が記入してあるので，これに従って穴をあければ，正確な穴の位置を得ることができる．

ラバーダムナプキン　ラバーダム防湿をするとき，ラバーを直接口腔周囲に接触することをきらう人や，ラバーによって皮膚の荒れる人には，ラバーと口腔周囲の間にペーパーを介在させる．このペーパーのことをラバーダムナプキンという．

ラバーダムパンチ →ラバーダムシートパンチ

ラバーダムフレーム →オストバイフレーム

ラバーダム防湿法（——ぼうしつほう）ラバーダム防湿法は，患歯を唾液から隔離し，無菌的に防湿ができる．根管治療のとき，無菌的な操作ができ，さらに強力な消毒剤を使用しても口腔粘膜を損傷することが少ない．また充填処置をするときにも利用される．

ラバーダムホルダー →イージーレイ，ウィザードフレーム，オストバイフレーム

ラバーダム用具（——ようぐ）ラバーダム防湿法のとき使用する用具一式のことである．ラバーダムパンチ，ラバーダムクランプ，ラバーダムシート，ヤングのフレーム，ラバーダムクランプホルダーからなっている．デンタルフロスを含むこともある．

ラバーチップ 同スティムレーター【周】軟らかいラバー製の円錐形の歯間隣接面の清掃用具の一種で，歯間刺激子ともいわれている．歯間隣接面部のプラークの除去に用いたり，歯間乳頭の歯肉マッサージに用いられる．

ラバーベース印象材（——いんしょうざい）ゴム質弾性印象材のうちのポリサルファイド（チオコール）ラバー印象材でい，寸法精度が良いことから間接法による鋳造修復の際の最終印象に用いられる．

ラバーボール【修】アルジネート印象材，石膏，埋没材などを練和する際に用いるゴム製の器をいう．柔軟で弾力があるので，壁にスパチュラを押しつけて気泡を抜きながら練和できる．

ラビアルバー →唇側バー

ラポール　患者と術者，小児の場合は保護者（おもに母親）を含む，3者間の調和と理解のある相互の信頼関係をいう．歯科治療を成功させ，また口腔衛生習慣を育成するうえで，もっとも重要な要素となる．

ラポールの形成（——けいせい）【小】患者（小児），保護者（おもに母親），術者（歯科医，衛生士）の相互の信頼関係を構築することをいう．とくに小児の場合，患児と術者との間にラポールを形成することは，小児の歯科治療を円滑に行うために必要である．

ラミテック®　ポリエーテルラバー系の咬合採得材．

ラミネートベニア【補】前歯部唇側面の審美修復を目的とした薄い歯冠色のシェル．使用材料としてポーセレンとレジンを応用したものの2種類がある．ともに接着性レジンを使用して歯質に接着させる．

ラルゴリーマー®【内】根管拡大のとき，根管口を漏斗状に拡大するために使用する．6種類の太さのものがある．ラルゴリーマーの尖端は丸くなっているので，根管に挿入しても穿孔の心配がない．しかし，無謀な圧を加えると破折する．

乱杭歯（らんぐいば）→叢生

- **ランパントカリエス** 同重症型う(齲)蝕
【小】一般にう蝕免疫性の強いとされている下顎前歯に至るすべての歯や歯面に非常に急速に,しかも広範囲に拡大するう蝕をいう.とくに,低年齢の小児に突然発現する.
- **ランフォードの歯垢指数** (——しこうしすう)【周】被検歯は口腔全体を代表する6歯($\frac{6|14}{41|6}$)に決め,その隣接面と頰,舌側面のプラークを染色して,評価基準に従って,歯牙別に0,1,2,3の得点を与え,指数を算出する.

  歯垢指数 = $\frac{評価値の合計}{被検歯数(6)}$

- **卵胞器** (らんぽうき) 月経周期の前半で卵胞のできるまでの時期をいい,受胎の可能性はない.

リ

- **リーウェイスペース** 【小】乳歯側方歯群(乳犬歯,第一乳臼歯,第二乳臼歯)の歯冠近遠心幅径の総和は,後継する永久歯側方歯群(犬歯,第一小臼歯,第二小臼歯)のそれよりも,上顎で約1 mm,下顎で約3 mm大きい値を示す.この差をいう.
- **リーフレット** 心臓,血管などの弁の尖頭.小葉.1枚ずつの印刷物.
- **リーマー** 【内】根管治療用の小器具で,断面が通常三角形をしている.穿通性に優れており,1/4~1/3回転させて使用する.リーマーの番数(大きさ)には,8~140番まであり,カラーコードは8番が銀,10番が紫,その後15(白),20(黄),25(赤),30(青),35(緑),40(黒)の6色の繰り返しとなる.
- **リーマー,ファイルセット** 根管治療時に使うリーマーおよびファイルをセットにしたもの.リーマー,Kファイル,Hファイルを区別し,規格サイズの小さいものから順に並べることにより,操作性が向上する.
- **リウマチ因子反応** (——いんしはんのう)
  ➡RAテスト
- **リウマチ性関節炎** (——せいかんせつえん)多数の関節に腫脹,疼痛などの炎症性変化や骨の破壊,変形を生じる疾患である.本症患者の多くに顎関節炎の発症をみる.原因は不明で,溶血性レンサ球菌感染などが考えられている.
- **離液現象** (りえきげんしょう) 寒天,アルジネートなどの水成コロイド印象材は,硬化後も引き続いてゲル化が進行するため,そのまま放置すると水分と塩分が印象表面に浸出してくる.これを離液現象といい,このことによって印象は収縮する.
- **離開** (りかい) 多数の歯間に空隙のあるものを空隙歯弓という.永久歯列では上顎の両中切歯間に出現する正中離開のことのみを指すことが多い.
- **リガチャーカッター** 同ピンアンドリガチャーカッター 【矯】リガチャーワイヤー(結紮線)やロックピンを切るのに用いる.先端が大切なのでその他の線を切断するのには用いない.
- **リガチャータイニングプライヤー** 【矯】リガチャーワイヤーをブラケットに結紮するときに用いる.先端が細長くなっていて,口腔内で使いやすい構造になっている.
- **リガチャーディレクター** 【矯】結紮線をアーチワイヤーの下に押し込むときに使用する.
- **リガチャーワイヤー** 【矯】アーチワイヤーをブラケットに結紮したり,あるいは顎間,顎間固定装置の固定に用いてループを活性化させる線材料である.
- **リガ・フェーデ病** (——びょう) Riga-Fede disease 【小】下顎中切歯の早期萌生歯(先天性歯)の鋭利な切縁が舌に触れる器械的刺激によって,乳児の舌小帯を中心とした舌下部付近に生じる褥瘡性潰瘍をいう.これによって,しばしば哺乳障害が生じる.
- **罹患率** (りかんりつ) 一定期間内に新たに発生した患者数を,その地域の人口数で割り,人口10万対で表す.
- **リケッチア** 通常の細菌よりも小さなグラム陰性の短桿菌である.リケッチアの感染による疾患に,発疹チフス,発疹熱などがある.
- **リコール** 【周】メインテナンスを良好に保つためには定期的に来院させ,診査,処置,指導を行う必要がある.これをリ

コールという．リコールの間隔は最初の1か月は，1週1回，その後，1か月後，3か月後，6か月後と間隔を広げる．

リコールカード【小】リコールの内容を記載するため，診療室側で準備するカードで，患者の氏名，性別，生年月日，年齢，初診日，保護者名，住所，電話番号，リコールの日付，内容，注意事項，次回リコール日などを記入する．

リコールシステム ➡定期診査

リコールの間隔（――かんかく）【小】小児の年齢とう蝕に対する感受性，処置内容，歯の萌出状態や保障装置の状態，口腔内の状況によって間隔も異なる．通常は3か月から4か月で，短い場合は1か月ごとから最長で6か月の間隔で行っていく．

リジッドタイプ 部分床義歯の維持装置のうち，維持歯に対して強固に連結する型式の維持装置のこと．

リスピング 幼児の言葉や舌のもつれのことをいう．上顎前突や開咬を有する患者には，発音障害としてリスピングを起こすことがある．

裏装（りそう）➡リライン

裏層（りそう）同ライニング，ベース【修】修復材の化学的刺激や熱良導性修復材の温度刺激の遮断，あるいは薬物効果の期待や象牙質の代替層を作ることにより抵抗形態や保持形態を付与，または補強することを目的として，修復材と象牙質の間に設けられる層をいう．

理想咬合（りそうこうごう）歯，顎関節，咀嚼筋などの顎口腔系の健康を阻害せず，形態的・機能的に良好な咬合状態をいう．一般的に，バランスドオクルージョン，グループファンクションドオクルージョン，ミューチュアリープロテクティッドオクルージョンの3種の咬合状態を指している．

裏装材（りそうざい）同ライニング材【補】床下粘膜に対して適合が悪くなった有床義歯の床粘膜面を改造して再適合させるリベース（改床法）やリライン（裏装法）に用いる材料である．充填時の裏層材と混同しやすいので注意．

裏層材（りそうざい）【修】修復材の歯髄刺激作用を遮断する目的で，修復材と象牙質の間に層を作るために用いる材料をいう．薄い層を形成するライニング材と，厚い層を形成するベース材があり，各種のバーニッシュ，ライナー，セメント類が用いられる．

裏層材塗布器（りそうざいとふき）【修】バーニッシュ，ライナー，軟らかく練ったセメントなどのライニング材を，窩洞象牙質に薄く塗布するための器具．探針の先端に小球あるいは小円盤を取りつけたような構造である．

リゾチーム 細菌の細胞壁のムコ多糖類を加水分解する酵素で，ムコポリサッカリダーゼの一種．グラム陽性菌と大腸菌，サルモネラ菌のグラム陰性菌を溶菌する．唾液，胃液，涙液，乳汁，組織液などに含まれる．

リッジラップ型ポンティック（――がた――）【補】ブリッジのポンティックの粘膜面形態の1つで，ポンティック底面が，T字状に歯肉を軽く圧接するタイプのもの．清掃性により，半自浄型に属する．

リップバンパー【矯】下顎の筋力によって下顎第一大臼歯の遠心移動に用いる．レジンを付加した唇側弧線と左右第一大臼歯のバッカルチューブで構成される．また，下唇圧が原因の下顎前歯叢生にも用いられる．

リテーナー ➡クランプ

リドカイン ➡キシロカイン®

リトラクター ➡クランプ

リトルジャイアンツ【補】支台歯に形成されたポスト孔に合着されたポストを除去する器具の一種．根面部の歯質に器具を固定するため，根面を全面被覆された根面板の除去には使用できない．

離乳(食)（りにゅう〈しょく〉）【小】母乳あるいは人工乳のみの摂取では，小児の成長に必要な栄養所要量が補えなくなる生後4～5か月頃から乳汁を減らして，完全に幼児食に移行する15か月頃までの過程を離乳といい，その間与える乳汁以外の食物を離乳食という．離乳食はドロドロしたもの，舌でつぶせる固さのもの，歯ぐきでつぶせる固さのものの順に，1日に与える回数を増やしながら与える．

リバノール液（――えき）➡アクリノール液

リハビリテーション 同オーラルリハビリテーション 社会復帰を目標に行う機能

回復訓練とそれに関連する医療である．歯科においては喪失した歯質の補充，橋義歯や床義歯による歯の補綴とその調和と機能回復である．また歯の喪失した状態のままでいる患者に対する補綴処置の必要性の教育もこれに該当する．

リヒワルスキー固定装置（――こていそうち） 鋳造鉤応用固定装置で，可撤式の暫間固定装置であるが，また永久可撤式固定装置としても用いられる．

リベース【補】 有床義歯装着後の経年的変化の1つとして床下組織の形態的変化があるが，それに起因する義歯床の不適合は避けられない．その際，人工歯部には問題はなく，義歯床の不適合やレジンの劣化が進行していることがある．このような場合に，人工歯以外の部分，つまり義歯床部分をすべて新しいものに置き換えて義歯床粘膜面の再適合をはかる方法をいう．この方法は，使用中の義歯を用いて機能的な印象を採得し，作業用模型上にて操作を進める．義歯床のすべてを削除した後，新しい義歯床用材料に置き換えるため義歯床の厚みが増加することがなく，口蓋に義歯床を有する上顎義歯に適している．

リポ多糖(LPS)（――たとう） ➡内毒素

リムーバルノブ【補】 ①鋳造冠の試適時において，支台歯から撤去する際に，クラウンの辺縁保護のため鋳造冠の側面につけられた突起．試適後クラウンを取り外し，合着する前に削除する．②クラスプを変形させないために部分床義歯に付与され，患者が利用する撤去用の突起．

リムロックトレー 印象用の既製トレーの1つで，トレー辺縁（リム）に設けられた管状のアンダーカットにより印象材を保持する型式のもの．

流行性耳下腺炎（りゅうこうせいじかせんえん） 同おたふく風邪 耳下腺，ときには他の唾液腺の腫脹，圧痛と発熱を主症状とする急性ウイルス性疾患である．主として幼児，学童が罹患し，ときに成人にみる．

流動パラフィン（りゅうどう――） 常温で液状のパラフィンで，原油精製時に副産物として採取される高級炭化水素に属する無臭・透明の濃厚な液体である．軟膏剤や精密機械の潤滑剤として用いられる．

稜角（りょうかく） ➡線角

両顎前突（りょうがくぜんとつ） 同上下顎前突 上下顎ともに前歯歯槽部が前方位をとり，上下前歯が突出（傾斜）した咬合をいう．

良質タンパク質（りょうしつ――しつ） タンパク質の栄養的価値は，そのタンパク質を構成するアミノ酸の種類と量によってきまる．すなわち，必須アミノ酸の含量とアミノ酸相互のバランスが，理想値に近いタンパク質を良質タンパク質という．

両性界面活性剤（りょうせいかいめんかっせいざい） 1つの分子内に，陽イオンになる基と陰イオンになる基を含む表面活性剤で，消毒洗浄剤などに用いられる．高級アルキルアミノ酸はこれのもっとも簡単なものである．

良性腫瘍（りょうせいしゅよう）【外】 腫瘍とは自律性をもつ組織の増殖で，主として拡張性に発育するものを良性腫瘍という．一般に悪性腫瘍に比べ発育速度は緩慢で，疼痛はなく，境界は明瞭であり，周囲との癒着は少ない．転移はなく，再発はまれである．

両側性平衡咬合（りょうそくせいへいこうこうごう） ➡フルバランスドオクルージョン

両翼鉤（りょうよくこう） ➡二腕鉤

緑色沈澱物（りょくしょくちんでんぶつ） 上顎前歯部の唇面歯頸部に多くみられる緑色の沈着物で，主として，銅やニッケルなどの金属性の粉塵によると思われる．下顎前歯部や臼歯部にもまれにみられることがあり，除去が困難な場合が多い．

緑膿菌（りょくのうきん） グラム陰性の桿菌で，本菌の増殖により膿汁が緑色を示す．全身性抵抗力の減弱した場合にしばしば病原的役割を演じる．ペニシリンなどは無効である．

リライニング材（――ざい） ➡裏装材

リライン 同裏装【補】 義歯床下組織の形態的変化に起因する義歯床の不適合を改善するために，不適合となった義歯の粘膜面を一層削除し，その部分を新しい義歯床用材料に置き替え，義歯の再適合をはかる方法をいう．この方法には，使用中の義歯を用いて機能的な印象を採得

し，作業用模型上にて操作を行う間接法と，使用中の義歯の粘膜面に常温重合レジンをかつ口腔内に装着し，口腔内で硬化させて機能的な粘膜面形態を付与する直接法とがある．いずれの方法も義歯床の厚みが増加することは避けられない．

リリーフ 同緩衝　義歯によって床下の特定部位に加わる圧力を軽減して疼痛や為害作用を防ぐこと．そのため義歯床粘膜面と粘膜表面の間に部分的に間隙（緩衝腔）を作る．粘膜下に骨の隆起や鋭縁，あるいは神経，血管束の出口がある部位が対象になる．

臨界pH　（りんかい――）歯のエナメル質が実験的に溶解または脱灰される酸度のことを臨界pHといい，だいたいpH 5.5前後である．歯の表面の歯垢のpHがこのpH以下にならないよう，歯口清掃などを心がける必要がある．

リンガライズドオクルージョン【補】全部床義歯人工臼歯部の咬合様式の１つ．義歯の安定をはかるために中心咬合位および側方運動時に，上顎臼歯の舌側咬頭だけが下顎臼歯に接触するような咬合様式．

リンガルアーチ保隙装置（――ほげきそうち）【小】半固定保隙装置の一種で，両側性に乳臼歯部の欠損があり，第一大臼歯が萌出している場合に適応される．本装置は，歯列周長の維持を主目的としている．

リンガルバー【補】両側性の下顎部分床義歯に用いられる大連結子の１つで，前歯の舌側部に設けられる棒状の連結装置である．

リンガルプレート【補】下顎における大連結子の１つ．下顎残存歯の舌側粘膜面に設置され，リンガルバーより幅が広く，その分薄い．リンガルバーでは，異物感が大きい症例に使用される．

リン酸（――さん）同正リン酸　リン酸亜鉛セメント，ケイ酸セメントの液は，55～70％のリン酸水溶液である．また，レジン修復時の酸処理には通常，30～50％の正リン酸が使用される．

リン酸亜鉛セメント（――さんあえん――）【修】粉末（酸化亜鉛）と液（正リン酸）とを主成分とするセメントで，ガラス練板と金属スパチュラで練和して用いる．操作性が良く，歯髄作用も少なく，経済的でもあるので，おもに合着，あるいは裏層，仮封などに使用されている．

リン酸カルシウム（――さん――）歯磨剤の粉末基礎剤として使用される物質である．粉末基礎剤は硬度がエナメル質の半分，粒子径が10μm以下で研磨性と吸着性を有し，液性は中性で水に難溶性であることが必要である．炭酸カルシウムなども基礎剤に用いられる．

リン酸マグネシウム（――さん――）無水塩，四，八および十二水塩がある．天然には八水塩がボビーライト（マグネシウムの含水リン酸塩鉱物）としておもにノルウェーから産する．

輪状う(齲)蝕　（りんじょう――しょく）→環状う(齲)蝕

臨床検査(法)　（りんしょうけんさ〈ほう〉）歯科疾患の患者を治療するときに必要に応じて行う検査で，血液一般検査，血液生化学検査，血液酵素化学的検査，尿検査，病理組織検査，細菌検査などがある．その結果，全身疾患が疑われるときは専門医に依頼する．

臨床的歯冠（りんしょうてきしかん）歯が口腔内に植立していることき，解剖的歯冠のうちで歯肉縁上に露出している見かけ上の歯冠の部分を指していう．その大きさは増齢的に変化し，また，歯周組織の状況によっても変化する．

臨床的歯頸線（りんしょうてきけいせん）同臨床的歯頸部　エナメル・セメント境界をす解剖的歯頸線に対して，口腔内に植立している歯の歯肉縁部を連ねた線をいう．すなわち，臨床的歯冠と歯肉との境界線である．

隣接面（りんせつめん）同接触面　隣り合う２つの歯が相接する面で，近心の歯に向かった面を近心面，反対側の面を遠心面という．食物残渣が停滞しやすく，自浄作用やブラッシングの及びにくい部分で，う蝕の好発部位の１つである．

隣接面う(齲)蝕　（りんせつめんう〈しょく〉）平滑面う蝕の１つで，歯間隣接面接触点下の不潔域に発生しやすい．う蝕は広い範囲から始まり，中央で深く進行するので，エナメル質でのう蝕の形態は，表面を底面とし，先端をエナメル象牙境に向けた円錐形となる．

隣接面窩洞 (りんせつめんかどう) 単純窩洞の1つで，窩洞の位置が隣接面に限局して存在するものをいう．近心面窩洞と遠心面窩洞がある．

隣接面空隙 (りんせつめんくうげき) 隣り合った2つの歯が接する面（近心面と遠心面）によってできる空隙である．とくに接触点以下の空隙は歯垢が停滞しやすい部分で，隣接面う蝕や歯周疾患が起こりやすいので，この部の清掃は重要である．

隣接面研磨器 (りんせつめんけんまき) 先端に研磨用ストリップスを装着し，コントラの往復回転運動を往復運動に変えることによって，歯間隣接面部の研磨操作を機械的に行えるようにした器具のことを．

隣接面溝 (りんせつめんこう)【補】3/4冠，4/5冠などの部分被覆冠において，クラウンの保持と加強のために，支台歯の隣接面に歯冠側から歯頸側に向かって形成される溝のこと．

輪走線維群 (りんそうせんいぐん) 歯肉の固有層（上皮の下の結合組織）は主としてコラーゲン線維でできていて，一定配列の線維束になっている．そのうちセメント質から起こり，歯の周囲を取り巻く線維を輪走線維群といい，歯と歯肉の結合を保つうえで重要である．

リンパ球 (——きゅう) 白血球系の構成成分で，骨髄およびリンパ組織から産生され，体液性および細胞性免疫に関与する．

リンパ型(曲線) (——がた〈きょくせん〉) スキャモン(Scammon)の臓器発育曲線の第四型で，これに含まれるものとしては，胸腺，リンパ腺，リンパ節，口蓋分泌腺の一部，これらは幼児期後半から成長が始まり，12歳頃に最高の成長をとげ，以後退縮して成人値となる．

リンホカイン 感作されたリンパ球が抗原と接触して分泌する種々の生物学的活性因子をケミカル・メディエーター，またはリンホカインとよぶ．マクロファージ遊走阻止，マクロファージ凝集，マクロファージ活性化，クローン阻止，インターフェロン，リンパ球幼若化などの活性を有する．

ル

類デンプン質症 (るい——しつしょう) 生理的に存在しない類デンプン質が体内に出現する疾患である．沈着部位は心臓，腎臓，肝臓，舌などにみられる．

類天疱瘡 (るいてんぽうそう)【外】抗基底膜抗体を有する自己免疫疾患で表皮下に水疱が形成される．粘膜類天疱瘡と水疱性類天疱瘡に分類される．前者は口腔内にふくまれ，歯肉，頬粘膜，口蓋に好発する．水疱が生じ，すぐに破れて潰瘍を呈す．予後は天疱瘡に比べるとよい．

類皮囊胞 (るいひのうほう)【外】胎生期に外胚葉組織が封入されて生ずる嚢胞．嚢胞壁に角化重層扁平上皮と皮脂腺，毛嚢および汗腺などの皮膚付属器官をともなう．口腔領域での好発部位は口底部に，内容は，黄白色のかゆ状，軟泥状あるいは豆腐かす状のもので満たされている．

類表皮囊胞 (るいひょうひのうほう)【外】胎生期に外胚葉組織が封入されて生ずる嚢胞．表皮構造のみからなる．皮膚付属器官をともなわない．口腔領域では類皮囊胞より類表皮囊胞が多く，好発部位は口底部に，まれに頬部，口唇にみられる．

ルーツェピンセット 同クニー，膝状鑷子銃鋸状ピンセットともいう．先端が細長いためガーゼドレーンなどを切開創より膿瘍腔などに挿入させるときに用いる．

ルートキャナルシーラー ➡根管充填用セメント

ルートキャナルメーター® 同根管長測定器【内】歯種，年齢に関係なく歯根膜と口腔粘膜のインピーダンス（電気抵抗値）は，ほぼ一定であるということを利用した根管長測定器である．さらに，このルートキャナルメーターを応用して，露髄の有無も診断できる．

ルートプレーニング【周】歯石やそのほかの沈着物の根面は細菌に汚染され，軟化したり，壊死セメント質になっているので，その病的セメント質を除去し，根面を滑沢（平滑）にすることである．ルートプレーニングには通常鋭匙型スケーラーが用いられる．

ルーラー【内】一般にフィンガールーラ

ー，エンドドンティックルーラーのことをいう．

ルゴール液（――えき）同ヨード，グリセリン液　処方はヨウ素10gおよびヨウ化カリウム20g，グリセリン900g，ハッカ水2ml，液状フェノール4.5ml，精製水適量を加えて全量1,000mlにしたものである．殺菌，防腐，消毒作用を有する．咽頭カタル，皮膚疾患，歯周疾患などの治療に用いる（局所に塗布して用いる）．

ルビーストーン　同練り砥石，人工砥石　スケーラーやメスを鋭利にする（研磨）ための砥石の一種で，ルビーなどの微粉末をボンドで固めた人工砥石．粗仕上げ用で，練り砥石ともいれている．

ル・フォーⅠ型骨折（――がたこっせつ）Le Fort type Ⅰ fracture 同Guérin骨折　骨折線が両側の梨状口側縁より水平に上顎骨体を通り，上顎洞前壁，側壁，後壁を回って走行している型の上顎骨折である．上顎歯列は歯槽突起とともに可動性となる．

ル・フォーⅡ型骨折（――がたこっせつ）Le Fort type Ⅱ fracture 同ピラミッド型骨折　骨折線が前頭鼻骨縫合から両側に，眼窩内側，下眼窩裂，眼窩下縁，頬骨上顎縫合，上顎洞側壁，後壁に至る走行を示す上顎骨折である．

流ろう（蠟）（る――）【補】有床義歯のろう義歯をレジンに置換するために，重合用フラスコ内に埋没したのちフラスコを温湯中に漬けてワックス部分を軟化して除去し，さらに残留しているワックスに熱湯を注入して洗い流す操作．

流ろう（鑞）（る――）【補】金属のろうを金属板上で溶融し，その表面上に流して加熱する操作をいう．線鉤（ワイヤークラスプ）のレストの製作などに応用される．

レ

冷刺激（れいしげき）歯髄診断法のうちの温度診に用いられる．冷水，氷，ドライアイス，四塩化炭素などを用いて歯を冷却し，冷刺激に対する歯髄の反応の有無や，疼痛の持続時間を調べる．

霊長空隙（れいちょうくうげき）【小】発育空隙とともに乳歯列に生理的に認められる歯間空隙で，上顎では乳犬歯近心，下顎では乳犬歯遠心に発現する空隙を指す．

レギュラータイプ　弾性印象材は，使用時の流動性により流れの良いものから悪いものまでの3種類があり，用途により使い分けられるが，その流動性が中くらいのもので，個歯トレーを用いた支台歯や，個人トレーによる歯列の印象に用いられるものをいう．

暦齢正常咬合（れきれいせいじょうこうごう）【矯】乳歯列弓，混合歯列弓，永久歯列弓のそれぞれの段階で良好と考えられる咬合．

暦齢年齢（れきれいねんれい）出生後何年何か月という通常の暦に基づいた年齢評価の方法．成長現象では個体間の偏差が大きく，単に暦齢を尺度とするだけでは不都合な場合もある．

レクロンナイフ　両端に長刀状の刃と円形の皿のついた彫刻刀で，柄には横に数条の溝が刻まれている．ワックスパターンの形成に用い，柄は埋没のとき振動を与えるのに使用する．

レジンインレー【修】口腔外で形成歯によく適合するような形態に，即時重合レジンあるいはコンポジットレジンで作られた修復物をいう．前者は，仮封に用いられ，仮封用セメントで合着し，後者は，各種セメントやコンポジットレジンで合着する．

レジンキャップ【補】レジン製の帽子状のもので，残存歯の根面の保護のために暫間的に用いる．

レジン研磨用具（――けんまようぐ）レジン充塡後，形態修正や表面を滑沢に仕上げるための用具をいう．フィニッシングカーバイドバー，ホワイトポイント，レジン研磨用ジスク，メタルストリップス，プラスチックストリップス，研磨用ペーストなどがある．

レジン個歯トレー（――こし――）【補】鋳造冠などの支台歯の精密印象に用いる小型トレーの1つで，概形印象により得られた模型上で支台歯にあわせて，常温重合レジンで製作する．

レジン歯（――し）【補】レジン製の人工歯．審美性や操作性に優れるが，耐摩

レジンジャケットクラウン 【補】 歯冠補綴物の一種で、歯冠色レジン製の全部被覆冠のことである。材料の強度、審美的な配慮から支台歯のマージンは全周にわたってショルダー型とする.

レジン重合 （——じゅうごう） レジンを用いて、補綴物などを製作する場合は、成形を容易にするために泥状ないし餅状で用いるが、最終的には硬化させて完成する。この硬化させる過程を重合という.

レジン充填 （——じゅうてん） 【修】 レジンの充填は、窩洞の裏層、酸処理、ボンディング材の塗布後、化学重合型レジンの場合は折りたたむように練和し、レジン充填器またはシリンジで窩洞に填入し、用意しておいたマトリックスで圧접固定して行う。光重合型レジンでは1回の光照射で重合する分ずつ充填し、硬化させる.

レジン充填器 （——じゅうてんき） 【修】 レジン泥を窩洞に填入したり、填塞したレジンに形態を付与したりするのに用いる。テフロン加工が施してありレジン泥がくっつきにくくしてある.

レジン充填用シリンジ （——じゅうてんよう——） 【修】 2種のペーストを練和、硬化させる化学重合レジンでは、練和時にレジン内部に気泡を混入しやすい。内部気泡を減少させ、また窩洞の隅々に速やかにレジン泥を填入するために、シリンジに練和したレジンを入れて窩洞に注入する.

レジン修復 （——しゅうふく） 【修】 レジン修復とは、泥状にしたレジン（合成樹脂）を窩洞内へ直接填塞硬化させてその歯の形態、機能、審美性を回復させる処置をいう.

レジン床義歯 （——しょうぎし） 【補】 床部がレジン製の義歯のこと。金属床に比べ異物感が強く、耐久も劣るが、製作が容易であり、修理、調整もやりやすいため多用される.

レジンセメント 【修】 歯質や金属と化学的に接着し、従来のセメントに比較して耐溶解性、耐酸性、辺縁封鎖性に優れている。4-META-MMAタイプやBis-GMA系コンポジットレジンタイプなどがあり、被膜厚さも改良された。歯質や金属面の処理状態により接着力は異なる.

レジン前装冠 （——ぜんそうかん） 【補】 前歯部に施される歯冠色修復物の一種で、唇側面を歯冠色レジンで前装した金属製の全部被覆冠のことである。審美的な配慮から支台歯の唇側マージンは、ショルダー型とする.

レジンタッグ 【修】 エナメル質表面を酸（エッチング剤）処理すると、エナメル小柱にすり脱灰が進み、エナメル質表面が粗糙化する。この面に液状レジンを填塞すると粗糙化したエナメル質にレジンが侵入しレジンタッグを形成し、嵌合力、辺縁封鎖性が向上する.

レジンペースト 化学重合型レジンのペーストは、キャタリストペーストとユニバーサルペーストの2種類があり、それぞれ等量を練和し硬化させる。光重合型レジンのペーストは1種類で、光を照射することにより硬化する.

レジン用筆 （——ようふで） 暫間キャップ作製、増歯をするときなどに、レジンを筆積するときに使用する細い筆のことである。使用後はそのまま使用したモノマーで十分に洗っておかないと、レジンが硬化し、筆が使用不可能になることがある.

レスト 【補】 部分床義歯が使用時に沈下したり横ゆれすることを防ぐために、残存歯上に設けられるストッパーのこと.

レストシート 【補】 レストを設ける支台歯のエナメル質の一部を削除して、レストの設置にふさわしい形態に形成された凹みをいう。機能的観点から、基本的には咬合時にその歯の対合歯との空隙の有無にかかわらず設定されねばならない.

レスト付き二腕鉤 （——つき——こう——） 【補】 咬合面レストと2つの鉤腕からなる環状鉤。鉤腕はワイヤー屈曲法か鋳造法で製作されるが、鋳造法によるレスト付き二腕鉤の代表的なものは、エーカースクラスプである.

レチクリン線維 （——せんい） 同細網線維 歯根膜の線維成分中に存在する主線維以外の比較的少数のコラーゲン線維である.

裂奇形 （れつきけい） 奇形の一分類。個体発生の過程において、本来、融合するはずの組織や器官の融合が生じなかった

裂隙囊胞（れつげきのうほう）➡顔裂性囊胞

裂溝う(齲)蝕（れっこう——しょく）【修】
3大不潔域の1つの裂溝部に発生するう蝕である．エナメル質では小柱にそって進行し，エナメル象牙境で側方に拡大するので，う蝕の形態は，裂溝部に先端を向け，エナメル象牙境に底を向けた円錐形となる．

裂溝形成（れっこうけいせい）　歯冠修復時のワックスパターンに裂溝形成を行うが，歯周治療としても，咬耗面の形態を修正したり，早期接触を修正したりするときにも行う方法である．これは咬耗により減少している歯の表面の溝の深さを増すことで，一般にはタービンに円錐型のダイヤモンドポイントを使用して行う．

レッチウスの線条（——せんじょう）　歯の研磨標本あるいは弱脱灰標本を弱拡大の顕微鏡で観察すると，象牙質面からエナメル質表面に向かって多数の並行線条を見る．この線条を並行条またはその発見者の名をとってレッチウスの線条という．

レトロモラーパッド【補】　下顎の後方に位置する粘膜上の隆起．最後大臼歯の喪失後も位置，高さの変化がみられないため，下顎の仮想咬合平面の基準となる．また，レトロモラーパッド前半は固有歯肉部で不動性なため下顎義歯の維持安定に役立つ．

レバン　プラーク中の細菌による菌体外産生物で，ある種の多糖類である．ストレプトコッカスミュータンスによってショ糖から合成され，粘着性があるのでプラークの歯面への付着とプラークの成長促進，さらには炭水化物の貯蔵庫になる．

レフトーゼ®　⑥リゾチーム　卵白より抽出，精製の塩化リゾチーム剤で出血抑制，消炎酵素剤である．組成は1錠中リゾチームを10 mg，30 mg，50 mg，100 mg含有している．薬理作用は，抗炎症，組織修復，出血抑制，膿粘液の分解と排出，唾液小体の増加などの多彩な作用を有する．効能は，慢性副鼻腔炎，呼吸器疾患，小手術時の出血，歯周炎などに効果がある．

レフレルの液（——えき）　ドイツの細菌学者が考案した細菌染色液である．メチレンブルーのアルコール飽和溶液30 ml，1%カセイカリ溶液1 ml，精製水100 mlを混和した液で細菌の染色にもっとも多く用いられる．

レム　1ラドのX線と生物学的効果が等しい電離放射線の量．

連結子（れんけつし）　⑥連結装置，コネクター【補】　部分床義歯の構成要素を結合する部分で，大連結子と小連結子がある．大連結子は離れた位置にある床と床，床と支台装置，支台装置同士をつなぐもので，その形態によってバーとプレートに分けられる．小連結子はクラスプやレストの脚部などの別称である．

連結装置（れんけつそうち）➡連結子

連合印象法（れんごういんしょうほう）
2種以上の印象材を用い，各印象材の特徴を生かして完成する印象法である．たとえば部分床義歯症例では，コンパウンド系印象材での粘膜の加圧印象と，アルジネート印象材での歯の解剖的印象を1つの印象内に採得する方法などがこれに属する．

連合修復（れんごうしゅうふく）➡接合修復

レンサ球菌（——きゅうきん）　口腔内常在菌の一種で，グラム陽性の球菌である．口腔のほかに自然界に広く分布している．病原菌は種々の化膿性疾患を起こし，う蝕および感染根管内からもっとも多量に検出される細菌の一種である．

練成充填（れんせいじゅうてん）➡成形修復

連続インレー固定法（れんぞく——こていほう）【周】　動揺歯を固定するため，動揺歯を含む連続した数歯にMOD窩洞を形成し，連続したインレー（アンレー，前歯部では3/4冠も）を装着する永久固定法．歯周治療には初期治療や外科治療を終えてから，最終治療として行う．

連続冠固定法（れんぞくかんこていほう）　連続したクラウンにより動揺歯を固定する永久固定法．保持力は強固であるが，歯質の削除量が多くなる．前歯部ではメタルボンドクラウン，硬質レジン冠，臼歯部では全部鋳造冠，メタルボンドクラウンなどが用いられる．

- **連続歯牙結紮** (れんぞくしがけっさつ)【外】顎骨骨折などに利用される固定法である。0.5 mmほどのステンレススチールワイヤーを使用し、牽引力を多数歯に分散し、歯のみに維持を求める方法である。

- **連続鋳造鉤固定** (れんぞくちゅうぞうこうこてい) 動揺歯の固定に、唇舌側を波状に走る連続鋳造鉤を用いた可撤式最終固定である。全顎にわたるような広範囲の歯の動揺や病的移動がみられるときに用いられる。歯に損傷を与えずに製作・装着できるのが利点であるが、外式固定のためにやや異物感があり、また、より清掃に注意する必要がある。

- **連続抜去** (れんぞくばっきょ)【矯】混合歯列弓前期に、すでに顎骨に対して歯列が大きく、将来歯列不正（叢生）が起こると予測される症例において、連続的に乳歯、永久歯を抜去し個性正常咬合に誘導することをいう。

- **レンツロ** 同スパイラルートキャナルフィラー，らせん根管充填器【内】糊剤根管充填剤を根管内に送り込むときに使用する。細いものから太いものまで6種類ある。正回転することにより、糊剤を根管内に送り込むことができる。低速回転で使用しないと、破折の危険性がある。

- **レンツロ用ミニモーター** (――よう――)【内】レンツロを利用して、糊剤を根管充填するときに、低速エンジンを使用することが望ましい。このような目的のために製作された器具である。電池式であり、一定な低速でレンツロを回転させることができる。

- **レントゲン診査** (――しんさ) →X線診査

- **練板** (れんばん) 主としてセメント類の練和に使用される板である。硬化時間が温度に影響されることが多いので、これを避けるため厚いガラス板のものが多い。最近では温度計や冷却装置を組み込んだものもある。ほかに紙製のものもある。

- **練和** (れんわ) 印象材、石膏、セメントなどを、繰り返しかきまぜて均質な状態とし、化学反応を開始させる操作である。練和方法は各材料によって種々であるが、いずれも、練和の時間、温度、速度によって硬化後の物性が影響される。

- **練和紙** (れんわし) 同紙練板 印象材、セメント、根管充填用糊剤などの練和に利用する紙製の使い捨て練板のことである。紙はろう引き紙や特殊加工のものが用いられている。材料によって利用の適・不適があるので注意が必要である。

ロ

- **ロイコトキシン** 同白血球毒性因子 Menkinが炎症病巣より分離した分子量6,000〜7,000のペプチドである。毛細血管の透過性亢進、白血球遊走作用を有している。

- **ロイコプラキー** 同白板症

- **ろう(蠟)義歯** (――ぎし)【補】義歯を製作する際、床部をレジンで置き換える前に、調整の容易なろうで製作し、口腔内に試適して、床部や人工歯の状態を診査し、必要に応じて調整するが、これをろう義歯とよぶ。

- **ろう(蠟)型** (――けい) →ワックスパターン

- **ろう(蠟)型採得** (――けいさいとく) →ワックスアップ

- **ろう(蠟)形成** (――けいせい) →ワックスアップ

- **ろう(蠟)原型** (――げんけい) →ワックスアップ

- **瘻孔** (ろうこう) 同歯瘻，フィステル【外】組織の管状の欠損で、歯が原因で口腔粘膜あるいは皮膚に生じた瘻孔を歯瘻という。

- **弄指癖** (ろうしへき) →吸指癖

- **老人保健施設**〈通称〉(ろうじんほけんしせつ〈つうしょう〉) →介護老人保健施設

- **老人保健法** (ろうじんほけんほう) 昭和57年に、老人の疾病の予防から治療、機能訓練までを含めた総合的な保健事業を行い、老後の健康保持と医療の確保を目的として制定された。医療の実施は70歳以上を対象とするが、医療以外の保健事業は40歳以上を対象に市町村が実施する。

- **弄舌癖** (ろうぜつへき) 同舌癖，舌突出癖【小】不必要に舌をもてあそぶ口腔周囲の不良習癖の1つで、開咬など歯列不正、咬合異常をまねくことがある。一般には嚥下時に舌を前方に押し出すことが多く、異常嚥下癖ともよばれる。

ろう（鑞）着 （——ちゃく） ➡ろう（鑞）付け

ろう（鑞）付け （——づけ） 同ろう（鑞）着
2つ以上の金属修復物を連結固定する場合に用いられる方法の1つで、連結される修復物より融点の低い金属ろうを用いて、それらと中間合金を生成させることにより固着させること。

ローテーション 【矯】
個々の歯の位置異常の中で、歯の長軸を中心として回転した状態をいう。

ローリング法 （——ほう） ➡回転法

ロールポイント法 （——ほう）【内】
ガッタパーチャポイントを使用して、根管充塡するときの一方法である。数本のガッタパーチャポイントを加熱軟化し、根管の太さに合わせて作製する。既製のものでは適合しない太い根管に使用する。

ローレル指数 （——しすう） Rohrer index 【小】
小児の身長、体重から算出された発育指数のことで、肥痩度を表すものである。ローレル指数の計算式は、ローレルの身長充実指数＝[体重(g)/身長(cm)³]×10⁴で、判定は、160以上：肥りすぎ、160〜145：肥っている、145〜115：正常、115〜100：痩せ型、100以下：痩せすぎとされる。ローレル指数は、おもに学童期以降の小児に用いられ、乳幼児期の小児にはカウプ指数が用いられる。

6歳臼歯 （——さいきゅうし） 同第一大臼歯 【小】
第一大臼歯のことで、6歳前後に萌出するところから、このようによばれる。第二乳臼歯遠心位に萌出する最初の加生歯である。

ロゴサー培地 （——ばいち）
ベイヨネラ属の分離培地として用いられる。おもな組成はトリプトケースとイーストエキスおよび乳酸塩が加えられており、その他の添加物として適量の抗生物質が加えられ、他の細菌の発育を抑制している。

ロザン氏法 （——しほう）
尿中ビリルビンの定性法である。尿 3 ml（アルカリ性の場合は酢酸酸性とし）に10%ヨードチンキ液を重層し緑色輪が生ずれば陽性とする。胆汁うっ滞患者はロザン氏法が陽性反応を呈する。

濾紙電気泳動分析法 （ろしでんきえいどうぶんせきほう）
イオン強度の高い緩衝液でうるおした濾紙を支持体とする電気泳動分析法。試料をスポットした濾紙は密閉した容器の中で水平あるいは懸垂式に張りわたし、一定条件下で通電する。血清タンパクや色素などの分離に応用される。

露髄 （ろずい）
歯の硬組織による被覆を失い、歯髄が口腔に露出した状態をいう。う蝕、摩耗、破折のほか、窩洞形成時の歯質切削などが原因となる。電気抵抗値の測定が診断法として有効。症例に応じ覆髄、断髄、抜髄などの処置を行う。

VI級窩洞 （——きゅうかどう）【修】
咬合面や切縁（切端）に生じた比較的大きな欠損に対する窩洞で、デービス（Davis）がブラック（Black）の分類したI〜V級窩洞に追加分類した。アンレー窩洞はこれに含まれる。

ロックピン 【矯】
ベッグ法で、ワイヤーをブラケットのスロットの中にとめるために用いられる真鍮ピン。

ロテラ法 （——ほう）
尿中ケトン体（アセトン体）の検査方法の1つであり、ニトロプルシッドと硫酸アンモニウムとの混合粉末を尿に加え攪拌し、さらにアンモニア水を重層し、両層間の紫色変化により測定を行う。

ロトソニックスケーラー ➡回転式歯石除去用バー

ロビンソンブラシ 【周】
ポリッシングブラシの一種で、平盤状タイプと臼型タイプの2種類があり、おもに咬合面の清掃と研磨などに用いられる。

濾胞性歯囊胞 （ろほうせいしのうほう）【外】
顎骨内に発生する囊胞で、歯胚が発育する過程で、そのエナメル器に囊胞形成が起こり成立したものである。好発部位として、下顎智歯部に多い。

ロングネックラウンドバー 【内】
通常のラウンドバーより柄の部分が長いラウンドバーのことである。髄腔を開拡するとき、通常のラウンドバーでは短くて髄腔に達しないことがある。そのとき、これを使用することで容易に髄腔まで達することができる。

ワ

ワーキングエンド 同刃部，作業部 手用器具の尖端で，作業を行う部分をいい，デンタルミラーの鏡，探針の尖，スケーラーの刃部などをいう．その形態は使用部位や方向によって異なり，片側にのみついているものを"シングル-エンド"，両側についているものを"ダブル-エンド"とよぶ．

Y軸（角）（――じく〈かく〉）【矯】側貌頭部X線規格写真における計測線(角)で，S点とG点を結んだ線をY軸といい，頭蓋に対する下顎骨の成長方向を示す．この線とFH面とのなす角度をY軸角といい，下顎前突や過蓋咬合ではこの角度が小さく，下顎遠心咬合や開咬では大きくなる．

矮小歯（わいしょうし）歯の大きさが正常に比べて極端に小さく，歯冠部の形状が円錐型，円柱型，結節型などを呈する奇形歯で，上顎側切歯，智歯，過剰歯(上顎前歯部)などに出現することが多い．

ワイヤークラスプ ➡線鉤
ワイヤー結紮固定（――けっさつこてい）同A-splint 【周】 ➡金属線結紮固定装置
ワイヤーニッパー ➡ピンカッター
ワイヤーレジン固定装置（――こていそうち）同A-splint 【周】 固定側に連続窩洞を形成し，その中に二，三重によりあわせたワイヤーの補強線を入れ，レジンで連続充塡する暫間固定である．操作が簡単で固定力，耐久力，審美性があり，前歯と臼歯に適用されている．

ワセリン ほとんど無味無臭の高沸点のペースト状油，アルコール，グリセリン，水などに不溶．石膏模型などに分離剤として塗布したり，サホライド使用時に歯肉に塗布し歯肉を保護する．また，鋳造リングに乾燥したアスベストリボンを内張りし，この表面にワセリンを塗布して用いることもある．

ワックスアップ 同ろう(蠟)型採得，ろう(蠟)形成 鋳造修復物のワックスパターンをインレーワックスを用いて作ることをいう．口腔内の形成歯（窩洞）から直接に採得する直接法と，石膏などで作った模型窩洞上で作る間接法がある．

ワックススパチュラ 棒状のインスツルメントであり，大小の2種類がある．両端部の一端は鋭いやり状で，他の一端はスプーン状の形態をもつ．その部分を加熱することにより，ワックスの軟化や融解，あるいは盛り上げや削合などを行う．

ワックスパターン 同ろう(蠟)型，ろう(蠟)原型 鋳造法により作製するインレー，クラウン，キャストクラスプなどの鋳造体の原型をインレーワックスなどを用いて作ったもので，ワックスパターンをもよぶ．埋没後にろうを焼却すると鋳型ができる．

ワッセルマン反応（――はんのう）同補体結合反応 Wassermann らにより始められた梅毒の血清学的診断法である．脂質抗原を用い患者の血清と補体結合反応を行わせることにより，梅毒罹患の有無を検査する．

割あて法（わり――ほう）➡有意抽出法
ワルサー型マトリックス（――がた――）【修】 マトリックス法で使われるマトリックスの一種で，既製の金属バンドがセットされたクランプをワルサー型マトリックスという．充塡に先立って装着しておき，隣接する2窩洞に同時に隔壁を作ることができる．

ワンサン氏症状（――ししょうじょう）下顎骨骨髄炎に認められる症状である．骨髄の炎症が下歯槽神経に波及し，下口唇の知覚異常が引き起こされた状態．

湾刃刀（わんじんとう）【外】 刃が湾曲しているメスで，膿瘍切開などに用いられる．

ワンピースキャスト 同一塊鋳造 【補】 ろう着，鋳接などの操作を含まず，補綴物の金属部すべてを1回の鋳造操作で作製する方法．

付録:主な保険用語の略称

I. 傷病名の略称

名　称	カルテの略称	レセプトの略称
エナメル質初期う蝕	Ce	Ce
う蝕症第1度	C_1	
う蝕症第2度	C_2	
う蝕症第3度	C_3	C
二次う蝕による　う蝕症第1度	$C_1〃$	
二次う蝕による　う蝕症第2度	$C_2〃$	
二次う蝕による　う蝕症第3度	$C_3〃$	
初期の根面う蝕	根C	根C
急性単純性歯髄炎	単Pul	単Pul
急性化膿性歯髄炎	急化Pul	
慢性潰瘍性歯髄炎	潰Pul	
慢性増殖性歯髄炎	増Pul	Pul
慢性壊疽性歯髄炎	壊Pul	
う膿のない歯髄炎	Pul	
急性化膿性根尖性歯周炎	急化Per	
慢性化膿性根尖性歯周炎	慢化Per	Per
急性単純性根尖性歯周炎	急単Per	
歯髄壊死	Pu エシ	Pu エシ
歯髄壊疽	Pu エソ	Pu エソ
単純性歯肉炎	単G	G
複雑性歯肉炎	複G	複G
増殖性歯肉炎	増G	増G
潰瘍性歯肉炎	潰G	潰G
壊疽性歯肉炎	壊G	壊G
肥大性歯肉炎	肥G	肥G
慢性歯周炎(軽度)	P_1	
慢性歯周炎(中等度)	P_2	P
慢性歯周炎(重度)	P_3	
口内炎	Stom	Stom
口腔褥瘡性潰瘍	Dul	Dul

付録

II. カルテ、レセプト記載の略称

1. 傷病名

名　　称	略　　称
咬耗症	Att
酸蝕症	Ero
歯質くさび状欠損	WSD
摩耗症	Abr
象牙質知覚過敏症	Hys
歯槽骨縁線	SchA
智歯周囲炎	Perico
急性歯周炎・歯周炎の急性発作	P.急発
歯内膿瘍	GA
歯槽膿瘍	AA
歯根囊胞	WZ
歯石沈着症	ZS
歯ぎしり	Brx
食片圧入	Food. I
乳歯晩期残存	RDT
残根	C₄
歯の脱臼	Lux
口角びらん	Ang
口腔の色素沈着症	Pig
骨瘤	Tor
埋伏歯	RT
半埋伏歯	HRT
水平智歯	HET
水平埋伏智歯	HIT
捻転歯	ROT
過剰歯	SNT
エナメル質形成不全	EHp
歯の破折	FrT
永久歯萌出不全	IPT
舌炎	Gls
欠損歯（欠如歯）	MT
咬合異常	Mal
破損（破折）	ハセツ
脱落（脱離）	ダツリ
不適合	フテキ
睡眠時無呼吸症候群	SAS

(注) ハセツ、ダツリまたはフテキを接尾語とする場合は、○○ダツリのように連結して使用して差し支えない。

2. 検査名

名　　称	略　　称
X線撮影　X-Ray	X線
歯科用X線フィルム（標準型）	X-Ray(D)
咬翼型	X-Ray(BW)
咬合型	X-Ray(O)
小児型	X-Ray(P)
全顎※枚法	X-Ray(全※)
片顎※枚法	X-Ray(片※)
歯科用3次元X線断層撮影	歯CT
接触面の歯面間隙検査	CT
Caries Activity Test	CAT
歯髄電気検査	EPT
電気的根管長測定検査	EMR
歯周基本検査	P基検
歯周精密検査	P精検
混合歯列期歯周病検査	P混検
歯周病部分的再評価検査	P部検
ポケット測定検査	EPP
細菌簡易培養検査	S培
顎運動関連検査	顎運動
総義歯（局部義歯）の適合性検査	FD(PD)-Fit
チェックバイト	ChB
ゴシックアーチ	GoA
パントグラフ描記法	Ptg

3. 処置、手術名および麻酔

名　　称	略　　称
う蝕処置	う蝕
咬合調整	咬調
機械的歯面清掃処置	歯清
歯髄保護処置	PCap
直接歯髄保護処置	直保護／直覆／直PCap
間接歯髄保護処置	間保護／間覆／間PCap
歯髄温存療法	AIPC
初期う蝕早期充塡処置	シーラント／塡塞
う蝕薬物塗布処置	サホ塗布
フッ化物歯面塗布処置	F局
麻酔抜髄	麻抜
感染根管処置	感根処

名称	略称
根管貼薬処置	根貼／RCT
抜髄と同時の根管充填	抜髄即充
感染根管処置と同時の根管充填	感根即充
根管充填	根充／RCF
生活歯髄切断	生切
失活歯髄切断	失切
歯根端切除手術	根切
根管拡大	拡大
根管形成	RCP
加圧根管充填処置	CRF
根管内異物除去	RBI
歯肉圧排	圧排
歯肉包帯	GBd
歯周病処置	P処
(糖尿病を有する患者)	P処(糖)
歯周病重症化予防治療	P重防
歯周病安定期治療	SPT
歯石除去	除石
プラークコントロール	プラーク.C／プラコン
スケーリング	SC
スケーリング・ルートプレーニング	SRP
歯周ポケット搔爬術	搔爬術／ソウハ術
歯肉切除手術	GEct
歯肉剥離搔爬手術	FOp
歯周組織再生誘導手術	GTR
暫間固定	TFix
歯肉整形術	GP
歯肉移植術	Gpl
歯槽骨整形手術	AEct
抜歯手術	抜歯／T. EXT
有床義歯床下粘膜調整処置	T.コンデ／T.cond
舌接触補助床	PAP
手術時歯根面レーザー応用加算	手術歯根
周術期等専門的口腔衛生処置1	術口衛1
周術期等専門的口腔衛生処置2	術口衛2
吸入鎮静法	IS
表面麻酔	OA
静脈内鎮静法	静鎮

4. 医薬品名

名称	略称
テラ・コートリル軟膏	TKパスタ
テトラサイクリン・プレステロン軟膏	TCPSパスタ
プレステロン「歯科用軟膏」	PSパスタ
歯科用抗布剤	Af
ヒノポロン口腔用軟膏	HPパスタ
ネオクリーナー「セキネ」	NC
カルビタール	CV
ペリオドン	PO
クレオドンパスタ	Guパスタ
歯科用モルホニン	MH
カートリッジ	Ct
歯科用(口腔用)アフタゾロン	AFS
ユージノールセメント	EZ
キャナルス	CaN
ガッタパーチャポイント	G.ポイント

5. 歯冠修復および欠損補綴

名称	略称
印象採得	imp
単純印象	単imp／S-imp
連合印象	連imp／C-imp
咬合圧印象	咬imp／B-imp
機能印象	機imp／F-imp
咬合採得	BT
仮床試適	TF
装着	set
う蝕歯無痛的窩洞形成加算	う蝕無痛
う蝕歯即時充填形成	充形
う蝕インレー修復形成	修形
窩洞形成	KP
歯冠形成	PZ
[生活歯歯冠形成 失活歯歯冠形成]	[生PZ 失PZ]
根面形成	PW
テンポラリークラウン	TeC
補綴時診断料	補診
クラウン・ブリッジ維持管理料	補管／維持管
金属歯冠修復	MC
レジン前装金属冠	前装MC／ゼンソウMC
硬質レジンジャケット冠	HJC
レジンインレー	RIn
CAD/CAM冠	歯CAD
CAD/CAMインレー	CAD In
ブリッジ	Br
ポンティック	Pon

名　称	略　称
四分の三冠	3／4 Cro
五分の四冠	4／5 Cro
全部金属冠	FMC
小児保隙装置	保隙
チタン冠	TiC
総義歯	FD
局部義歯	PD
鉤	Cl
グラスアイオノマーセメント充填	グセ充
光重合型複合レジン	光CR充
エナメルエッチング法	EE
エナメルボンディング法	EB
カルボキシレートセメント	カセ
グラスアイオノマーセメント	グセ
仮着用セメント	仮セ
有床義歯修理	床修理
歯冠補綴物修理	Pro修理
歯科技工加算1	歯技工1
歯科技工加算2	歯技工2
未装着	㊛
上顎	UP
下顎	LW

6. リハビリテーション

名　称	略　称
歯科口腔リハビリテーション料1	歯リハ1(1)～(3)
歯科口腔リハビリテーション料2	歯リハ2

7. その他

名　称	略　称
文書提供加算	文
歯科疾患管理料	歯管
エナメル質初期う蝕管理加算	初期う蝕
薬剤情報提供料	薬情
薬剤総合評価調整管理料	薬総評管
歯科衛生実地指導料1	実地指1
歯科衛生実地指導料2	実地指2
新製有床義歯管理料	義管
診療情報提供料（Ⅰ）	情Ⅰ
診療情報提供料（Ⅱ）	情Ⅱ
電子的診療情報評価料	電診情評
歯科特定疾患療養管理料	特疾管
歯科治療時医療管理料	医管
フッ化物洗口指導加算	F洗
歯科診療特別対応加算	特
乳幼児加算	乳
歯科初診料	初診／歯初診
地域歯科診療支援病院歯科初診料	病初診
初診時歯科診療導入加算	特導
歯科診療特別対応連携加算	特連
明細書発行体制等加算	明細
歯科再診料	再診／歯再診
地域歯科診療支援病院歯科再診料	病再診
歯科外来診療環境体制加算1	外来1
歯科外来診療環境体制加算2	外来2
再診時歯科外来診療環境体制加算1	再外来1
再診時歯科外来診療環境体制加算2	再外来2
歯科診療特別対応地域支援加算	特連
地域歯科診療支援病院入院加算	地歯入院
周術期等口腔機能管理計画策定料	周計
周術期等口腔機能管理料（Ⅰ）	周Ⅰ
周術期等口腔機能管理料（Ⅱ）	周Ⅱ
周術期等口腔機能管理料（Ⅲ）	周Ⅲ
広範囲顎骨支持型補綴診断料	特イ診
広範囲顎骨支持型装置埋入手術	特イ術
広範囲顎骨支持補綴物管理料	特イ管
広範囲顎骨支持型補綴	特イ補
広範囲顎骨支持型補綴物修理	特イ修
広範囲顎骨支持型装置掻爬術	特イ掻
在宅療養支援歯科診療所1	歯援診1
在宅療養支援歯科診療所2	歯援診2
歯科訪問診療1	訪問診療1
歯科訪問診療2	訪問診療2
歯科訪問診療3	訪問診療3
歯科訪問診療料（初診時）	歯訪診（初）
歯科訪問診療料（再診時）	歯訪診（再）
在宅患者歯科治療時医療管理料	在歯管
在宅歯科医療推進加算	在推進
栄養サポートチーム等連携加算1	NST1
栄養サポートチーム等連携加算2	NST2
歯科疾患在宅療養管理料	歯在管
歯科訪問診療補助加算	訪補助イ(1)～(2) 訪補助ロ(1)～(2)

(2022年4月現在)

QUINTESSENCE PUBLISHING 日本

歯科衛生士のための
歯科用語小辞典　臨床編　改訂第2版

1987年 2 月10日	第 1 版第 1 刷発行
2001年 4 月 5 日	第 1 版第17刷発行
2002年 5 月10日	第 2 版第 1 刷発行
2023年 3 月10日	第 2 版第18刷発行

編　　者　　栢　豪洋／内村　登／近藤　武
　　　　　　坂下英明／田中貴信／北條博一

発 行 人　　北峯康充

発 行 所　　クインテッセンス出版株式会社
　　　　　　東京都文京区本郷 3 丁目 2 番 6 号　〒113-0033
　　　　　　クイントハウスビル　電話(03)5842-2270(代表)
　　　　　　　　　　　　　　　　　(03)5842-2272(営業部)
　　　　　　　　　　　　　　　　　(03)5842-2279(編集部)
　　　　　　web page address　https://www.quint-j.co.jp/

印刷・製本　三松堂印刷株式会社

Printed in Japan　　　　　　　　　　　禁無断転載・複写
　　　　　　　　　　　　　落丁本・乱丁本はお取り替えします
ISBN 978-4-87417-719-8 C 3047　定価はカバーに表示してあります